신경해부생리학

Neuroanatomy & neurophysiology

감경윤 · 김석범 · 김정기 · 배주한 · 송창호 · 윤용순
이선명 · 이윤미 · 이인경 · 이진종 · 장 철 · 정현애 공저

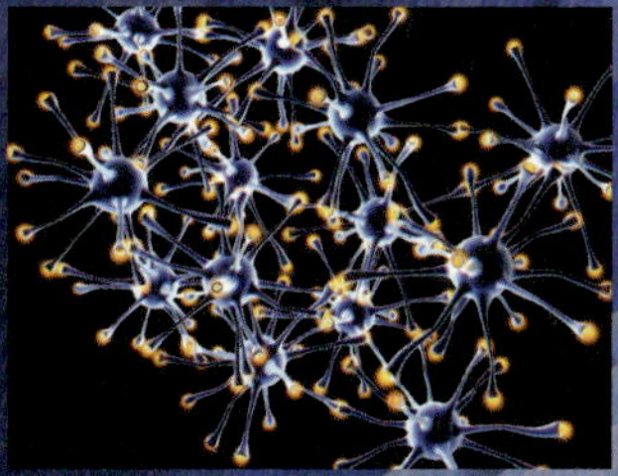

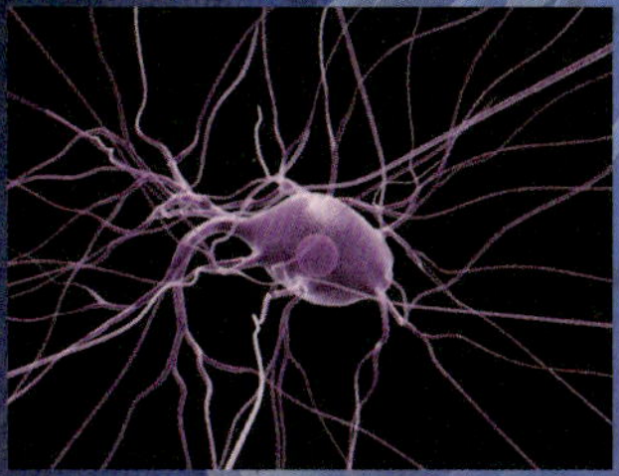

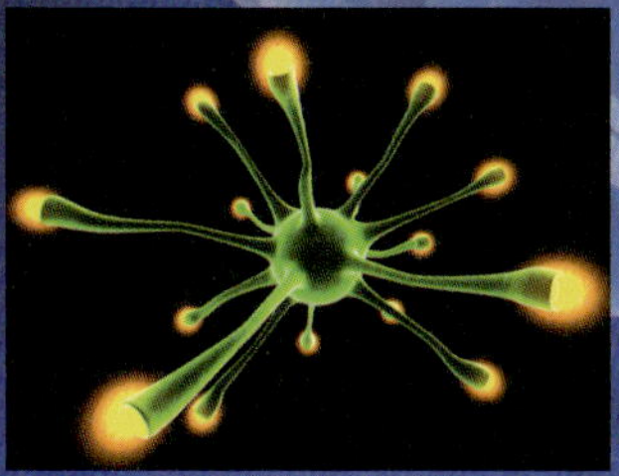

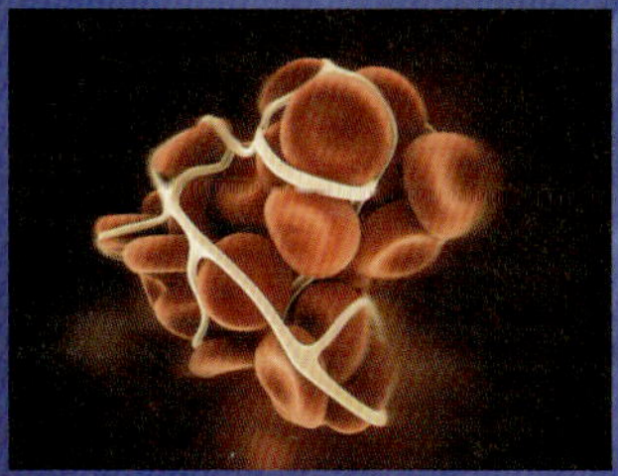

정 문 각

| 집필진 소개 |

편집위원

감경윤 · 김정기 · 배주한

저 자

감경윤(인제대학교)
김석범(제주한라대학)
김정기(대구보건대학)
배주한(경북과학대학)
윤용순(호원대학교)
송창호(삼육대학교)
이선명(마산대학)
이윤미(구미1대학)
이인경(성덕대학)
이진종(전남과학대학)
장　철(경남정보대학)
정현애(영남외국어대학)

| 머리말 |

20세기를 지나면서 생명과학과 의학은 비약적인 발전을 했고 과거에는 불치병이라고 생각했던 많은 병들을 치료할 수 있게 되었다. 21세기에 들어서면서 과학자들과 의학자들은 아직도 미지의 영역이라고 불리는 뇌에 관심을 가지게 되었다. 사회가 고령화됨에 따라 뇌질환으로 인한 개인적, 사회적 고통이 불가피해지고 있기에 사람들은 다른 어느 때보다도 단순한 생명 연장보다는 건강한 육체와 정신으로 높은 삶의 질을 누리며 살기를 원한다. 이를 증명이라도 하듯 최근 10년 동안 보건계열의 학과가 많이 신설되면서 많은 학생들이 보건의료 전문인이 되기 위해 노력하고 있다.

신경해부생리학은 재활관련 분야를 비롯하여 여러 보건계열 학과에서 기초 과목으로 중요하게 여겨지고 있다. 최근 보건계열을 중심으로 과거 구용어에서 '새용어'로 용어 선택의 방향이 바뀌면서 이러한 동향에 맞추어 과거에 나왔던 교재들이 새로이 개정되어 나오고 있다. 이러한 상황에서 또 하나의 신경해부생리학 교재를 출간하는 것이 조심스러웠으나 어떠한 교재도 완전할 수 없기에 나름대로 특성 있는 강의교재를 만들고자 하여 다음 사항에 역점을 두어 편집하였다.

첫째, 신경해부생리학의 내용을 제대로 다루자면 책의 내용이 너무 방대해지기 때문에 한 학기 강의 교재로 사용하기에 적절한 분량으로 기획되었다. 따라서 너무 깊고 지엽적인 내용은 피하고 보건계열 학부 수준에서 필요한 내용만을 담고자 하였다.

둘째, 최근의 동향에 맞추어 새용어를 기본으로 사용하였다. 사용된 용어는 의학용어집 제5판(2009년)을 기준으로 하였다.

셋째, 내용의 이해를 돕도록 원색의 그림과 도표들을 제시하였다.

넷째, 각 장의 끝에는 다양한 임상 관련 내용을 소개하였다.

본서가 어려운 학문분야인 신경해부생리학을 공부하는 학생들에게 좋은 길잡이 역할을 할 수 있기를 바라는 마음으로 준비했으나 여러 가지 부족한 점이 없지 않다. 그리고 많은 보건계열 학과에서 사용할 수 있도록 했지만 집필진들의 대부분이 재활분야 관련 전공자들로 본서의 전반적인 내용이 물리치료나 작업치료와 같은 재활분야 관련 학과에서 공부하는 학생들을 대상으로 집필되었다. 아무쪼록 본서의 부족한 부분에 대해 지적과 충고를 해주면 이를 토대로 더욱 더 좋은 내용으로 개정할 것을 다짐하는 바이다.

끝으로 이 책이 나오기까지 물심의 지원을 아끼지 않으신 정문각 김시동 사장님과 편집부 직원들의 노고에 진심으로 감사를 드린다.

2010년 7월

저자 일동

| 차 례 |

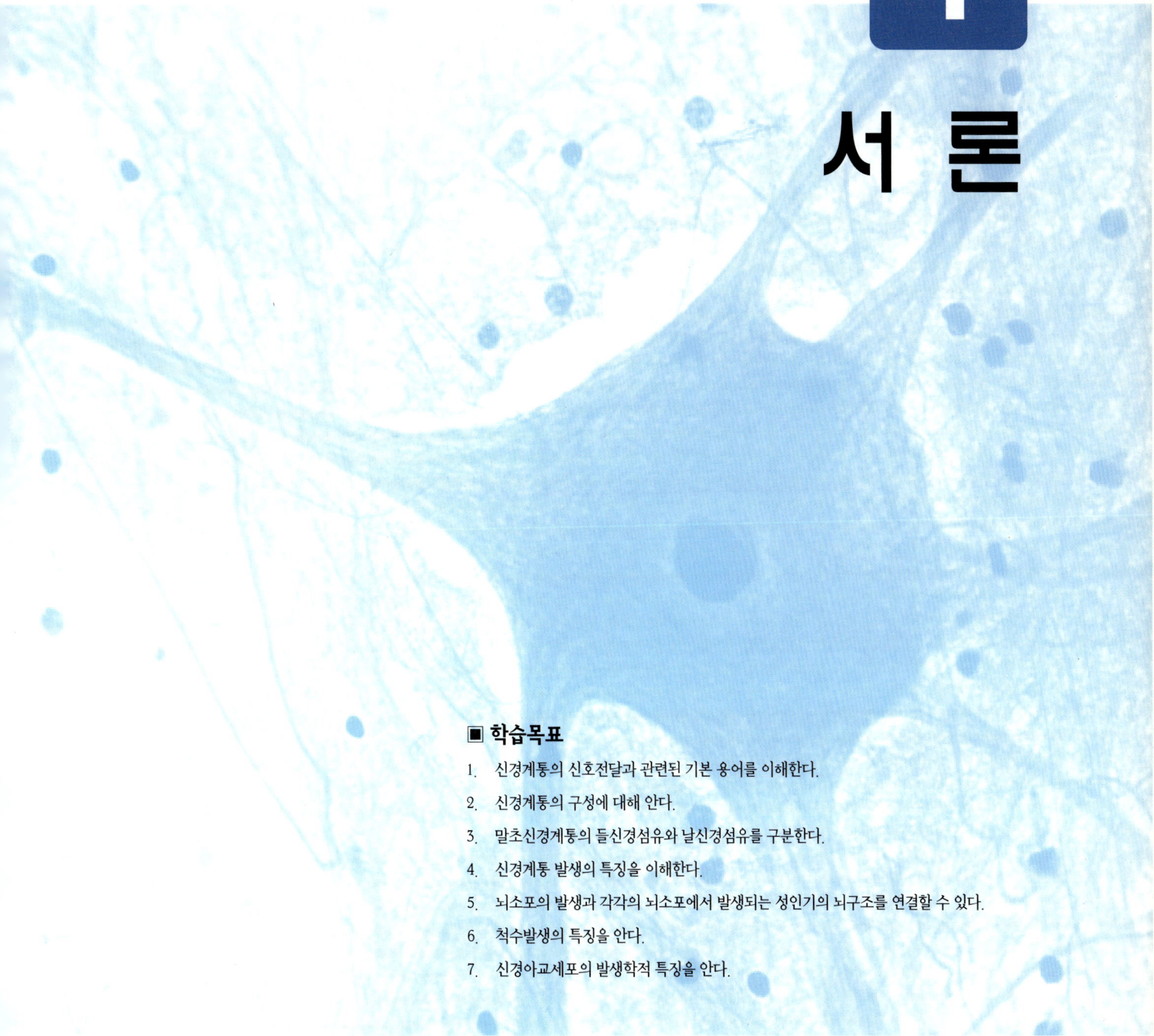

1 서 론

▣ 학습목표

1. 신경계통의 신호전달과 관련된 기본 용어를 이해한다.
2. 신경계통의 구성에 대해 안다.
3. 말초신경계통의 들신경섬유와 날신경섬유를 구분한다.
4. 신경계통 발생의 특징을 이해한다.
5. 뇌소포의 발생과 각각의 뇌소포에서 발생되는 성인기의 뇌구조를 연결할 수 있다.
6. 척수발생의 특징을 안다.
7. 신경아교세포의 발생학적 특징을 안다.

개체가 외부 자극에 대해 적절히 반응하지 못하거나 세포들 간의 협력이 제대로 이루어지지 않으면 그 개체는 죽음(death)에 이르게 된다. 외부 또는 내부로부터 오는 자극에 대해 개체로 하여금 반응하게 하거나 개체 내 세포들 간의 소통(communication) 기능을 수행하는 중요한 두 개의 계통이 **신경계통**(nervous system)과 **내분비계통**(endocrine system)이다. 신경계통은 세포 간의 빠른 신호전달을 수행하는 데 적합하도록 되어 있고, 내분비계통은 **호르몬**(hormone)이라는 화학적 전령을 이용하여 세포 간의 신호를 전달한다. 이 두 계통은 신체 장기의 기능을 조화롭게 조절하여 항상성(homeostasis)을 유지하는 중요한 역할을 담당하고 있다.

신경계통은 매우 복잡한 조직화된 정보처리 체계이다. 사람은 신경계통의 작용의 결과로 다양한 감각을 지각하고, 움직이며, 사고할 수 있다. 이러한 기능들은 신경계통이 자극을 받아들이고, 자극신호를 전달하고, 이를 통합함으로써 이루어진다. 자극을 받아들이는 특화된 구조를 **수용기**(receptor)라고 한다. 외부환경으로부터 오는 자극은 주로 신체 표면에 있는 수용기에 의해 받아들여지고, 인체의 내부로부터 발생하는 자극 중 신체 운동이나 자세 등과 관련된 감각(고유감각)은 근육, 관절, 인대 등에 존재하는 수용기에 의해 감지된다. 가슴안이나 배안 장기로부터 오는 내장감각은 장기 자체의 수용기에 의해 감지된다. 이와 같이 내부 또는 외부로부터의 감지 가능한 변화를 **자극**(stimulus)이라고 하고, 이러한 자극에 대해 하나의 신경세포 또는 신경계통이 반응을 할 때 이를 **흥분**(irritation)이라 한다. 세포 수준에서, 하나의 신경세포를 자극하게 되면 세포막의 전기화학적인 변화가 일어나는데 이를 **흥분충동**(impulse)이라고 하고 흥분충동의 이동을 **전도**(conduction)라 한다.

I 신경계통의 구성

신경계통의 근본적인 역할은 신체 내부와 외부환경으로부터의 자극을 **수용**(reception)하고, 자극정보를 **처리**(processing)하여 적절한 반응(response)을 **결정**(determination)하며, 반응을 수행할 세포에게 **명령**(command)을 전달하는 것이다. 이러한 역할을 잘 수행하기 위해 신경계통은 해부학적 및 기능적 구성(organization)을 갖고 있다.

사람을 포함한 포유동물의 신경계통은 해부학적으로 **중추신경계통**(central nervous system; CNS)과 **말초신경계통**(peripheral nervous system; PNS)으로 나누어진다. 말초신경계통은 다시 기능적으로 **몸신경계통**(somatic nervous system)과 **자율신경계통**(autonomic nervous system; ANS)으로 나눌 수 있다 그림 1-1.

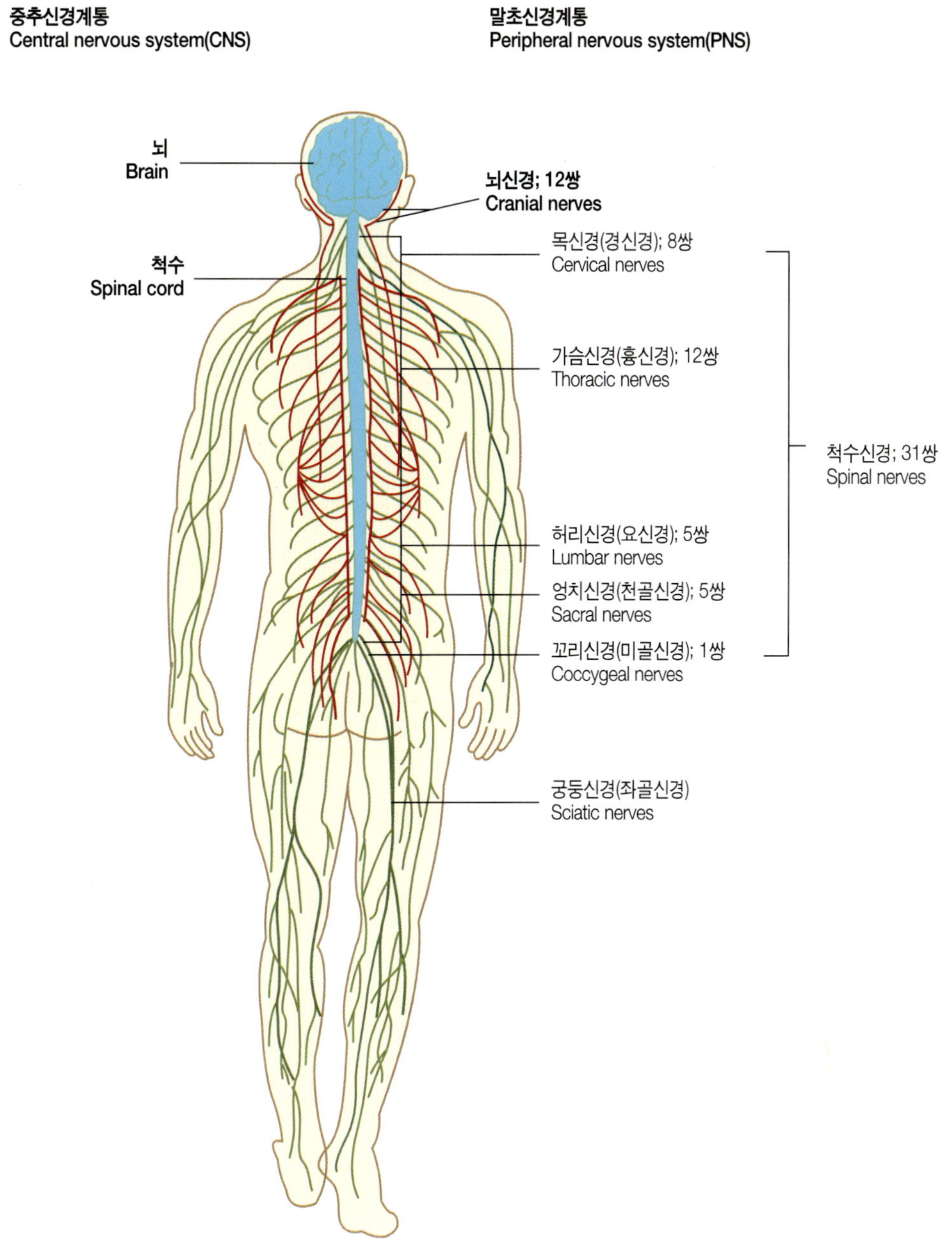

그림 1-1 사람의 신경계통

1. 중추신경계통

중추신경계통은 **뇌**(brain)와 **척수**(spinal cord)로 구성된다. 이들은 골성 구조에 싸여 보호된다. 뇌는 머리뼈(두개골, skull)에 의해 보호되고, 척수는 척추의 척주관(vertebral canal)에 들어 있다. 중추신경계통은 **통합**(integration)과 **조절**(control)의 중추로 말초신경계통으로부터 감각정보를 받아 이에 대한 적절한 생체 반응을 일으키는 기능을 한다.

2. 말초신경계통

말초신경계통은 중추신경계통 이외의 모든 신경구조를 포함한다. 구조적으로 볼 때 이들은 중추신경계통에서 나오는 신경들로, 뇌와 뇌줄기에서 시작해서 머리뼈의 구멍을 통해 머리뼈안(두개강, cranial cavity)을 나오는 12쌍의 **뇌신경**(cranial nerve)과 척수에서 시작하여 척추사이구멍(추간공, intervertebral foramen)을 통해 척주관을 나오는 31쌍의 **척수신경**(spinal nerve)으로 이루어진다. 척수신경은 목신경(경신경, cervical nerve) 8쌍, 가슴신경(흉신경, thoracic nerve) 12쌍, 허리신경(요신경, lumbar nerve) 5쌍, 엉치신경(천골신경, sacral nerve) 5쌍, 꼬리신경(미골신경, coccygeal nerve) 1쌍으로 구성된다 그림 1-1.

말초신경계통의 기능은 감각정보를 중추신경계통에 전달하고, 중추신경계통으로부터 조절명령을 받아 말초의 효과기(effector)에 전달하는 것이다. 말초신경은 전달하는 정보의 방향에 따라 들신경섬유(afferent fiber)와 날신경섬유(efferent fiber)로 구성된다.

1) 들신경섬유(Afferent fiber)

들신경섬유는 감각정보를 중추에 전달하는 기능을 하기 때문에 **감각**(sensory)**섬유**라고도 한다. 피부나 근육, 관절에 존재하는 수용기로부터 감각을 전달하는 **몸감각**(체성감각, somatic sensory) **섬유**와 내장으로부터 감각을 전달하는 **내장감각**(visceral sensory)**섬유**가 있다 그림 1-2. 몸감각섬유는 피부, 근육, 뼈와 관절의 수용기로부터 감각을 받으며, 내장감각섬유는 가슴안이나 배안의 내장장기로부터 감각정보를 받아 중추신경계통으로 정보를 전달한다.

2) 날신경섬유(Efferent fiber)

날신경섬유는 중추로부터의 조절명령을 말초에 전달하는 기능을 가지는데, 이 명령은 주로 근육의 운동이나 분비샘의 수축 등을 야기시키므로 **운동**(motor)**섬유**라고도 한다. 뼈대근육에 운동명령을 전달하는 섬유를 **몸운동**(somatic motor)**섬유**라고 하고, 내장기관에 운동명령을 전달하는 섬유를 **내장운동**(visceral motor)**섬유**라고 한다 그림 1-2. 몸운동섬유가 **수의적**(voluntary) 운동명령을 전달하는 데 반해, 내장운동섬유는 **불수의적**(involuntary) 운동명령을 전달하면서 생명을 유지하는 데 중요하고 다양한 기능을 수행하기 때문에 **자율신경계통**(autonomic nervous system)으로 분류하여 다룬다.

3. 자율신경계통

자율신경계통은 민무늬근육, 심장근육 및 분비샘 등을 자극하는 내장운동신경으로 이루어진다. 내장운동 흥분충동은 일반적으로 의식적으로 조절될 수 없는 불수의적(involuntary) 운동을 일으킨다. 자율신경계통의 신경은 기능적으로 **교감신경**(sympathetic nerve)과 **부교감신경**(parasympathetic nerve)으로 나눈다. 자율신경계통에 대해서는 제13장에서 자세히 다룬다.

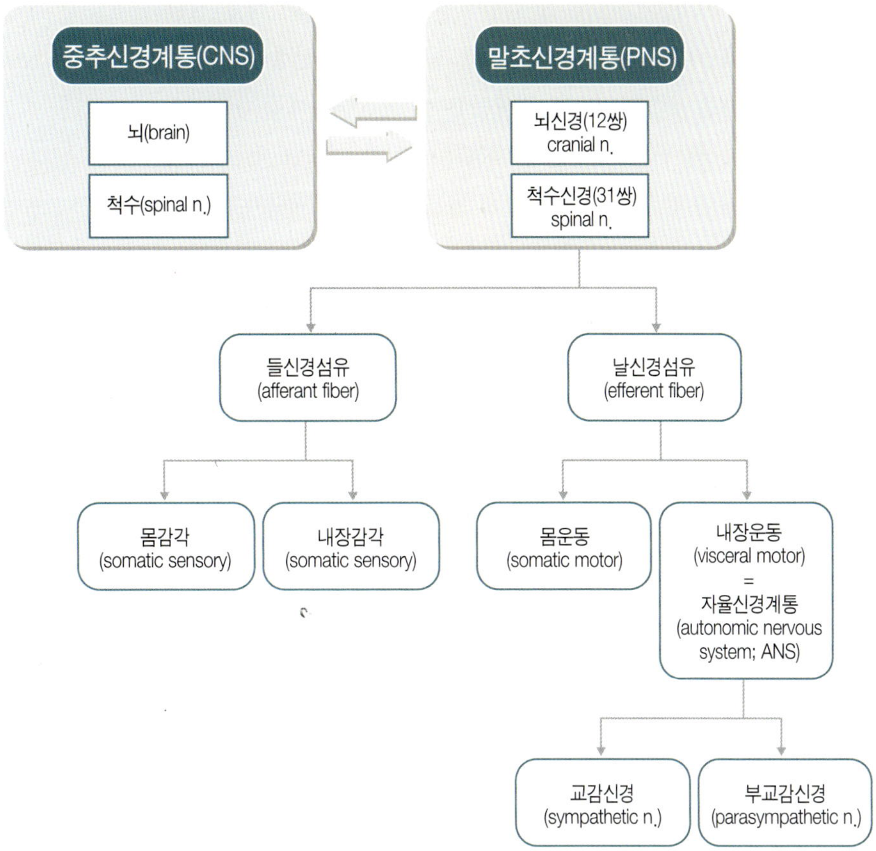

그림 1-2 신경계통의 구성

II 신경계통의 발생

발생 초기 배아(embryo)는 **외배엽**(ectoderm), **중배엽**(mesoderm), **내배엽**(endoderm)의 3개의 배엽으로 나누는데, 신경계통은 외배엽에서 발생한다 그림 1-3. 외배엽에서는 신경조직뿐만 아니라 인체의 표면을 덮는 표피(epidermis)도 유래한다. 수정 후 3주 정도가 지나면 얇고 긴 **신경판**(neural plate)이 나타나고, 이후 신경판의 중앙부가 함몰되면서 **신경고랑**(신경구, neural groove)이 형성되고 신경고랑의 가쪽에 **신경주름**(neural fold)이 생긴다. 시간이 지나면서 신경고랑은 더 깊어지고 양쪽의 신경주름이 서로 가까워지면서 나중에 합쳐져서 **신경관**(neural tube)을 형성한다. 처음에는 신경관의 머리쪽과 꼬리쪽이 열린 상태인데 이때 머리쪽의 구멍을 **앞신경구멍**(전신경공, anterior neuropore), 꼬리쪽의 구멍을 **뒤신경구멍**(후신경공, posterior neuropore)이라고 한다. 이들은 각각 발생 25일과 27일에 폐쇄되는데 머리쪽은 장차 뇌가 되고, 꼬리쪽은 척수로 발생하게 된다. 만일, 이 시기에 신경구멍의 폐쇄가 일어나지 않으면 **뇌없음증**(무뇌증, anencephaly)이 된다.

양쪽 신경주름이 합쳐져서 신경관을 형성할 때 신경관과 몸표면 외배엽의 경계부에 있던 일부 세포들이 떨어져 나와 신경관 등쪽가쪽에 **신경능선**(신경능, neural crest)을 형성하는데 말초신경계통을 구성하는 신경세포들은 이 신경능선에서 유래한다.

신경능선은 주변의 중배엽과 밀접한 연관을 맺으며 발생한다. 신경능선이 형성되는 시기에 중배엽 조직은 신경관 양쪽에 **몸분절**(체절, somite)을 형성하는데, 이 몸분절로부터 33개의 척추뼈와 뼈대근육이 발생한다. 뼈대근육이 발생하면서 신경능선에서 유래된 신경이 발생하는 뼈대근육 조직에 연결되어 지배하게 되면서 **몸운동신경**(체성운동신경, somatic motor nerve)이 형성된다.

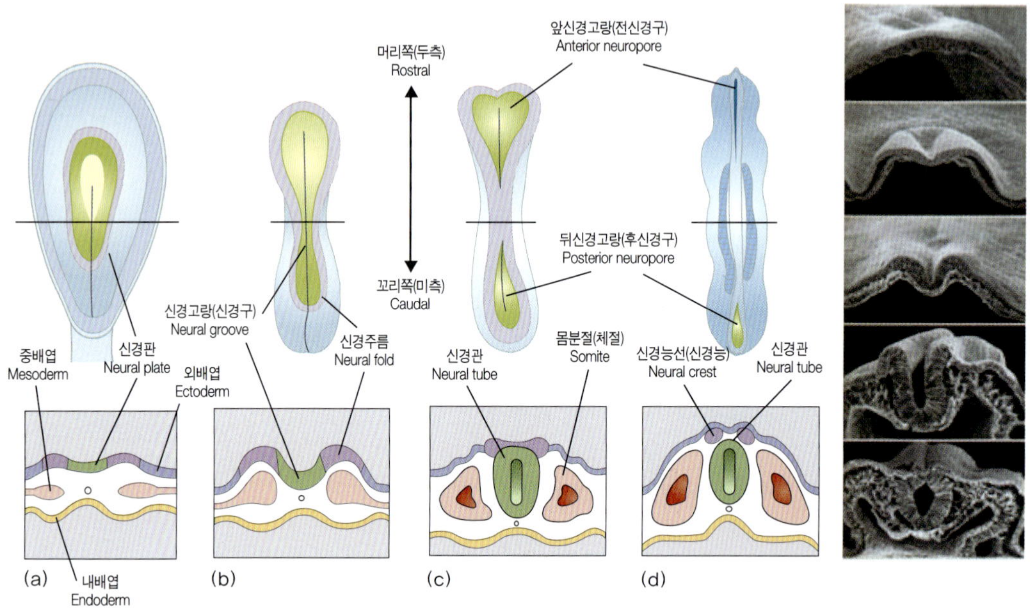

그림 1-3 신경관과 신경능선의 발생 모식도와 전자현미경 사진 (a) 18일째. (b) 20일째. (c) 22일째. (d) 24일째.

1. 일차뇌소포의 형성

발생이 진행되면서 신경관이 머리쪽에서 다른 부분보다 빠르게 확장이 되면서 발생 4주경에 3부분으로 구분이 되는데, 이를 **일차뇌소포**(primary brain vesicle)라고 한다 그림 1-4. 가장 앞쪽에 **앞뇌**(전뇌, prosencephalon, forebrain)가 위치하고 그 뒤로 **중간뇌**(중뇌, mesencephalon, midbrain)가 그리고 맨 뒤쪽에 **마름뇌**(능형뇌, rhombencephalon, hindbrain)가 위치한다. 마름뇌 이후의 부위는 장차 척수로 발생한다. 신경관은 뇌소포의 형성과 함께 일부 부위에서 구부러져 **굽이**(굴곡, flexure)를 형성하는데 앞뇌와 마름뇌 사이, 즉 중간뇌부위에 **머리굽이**(두부굴곡, cephalic flexure)가 형성되고, 마름뇌와 척수 사이에 두번째 굽이인 **목굽이**(경부굴곡, cervical flexure)가 발생 5주경에 나타난다.

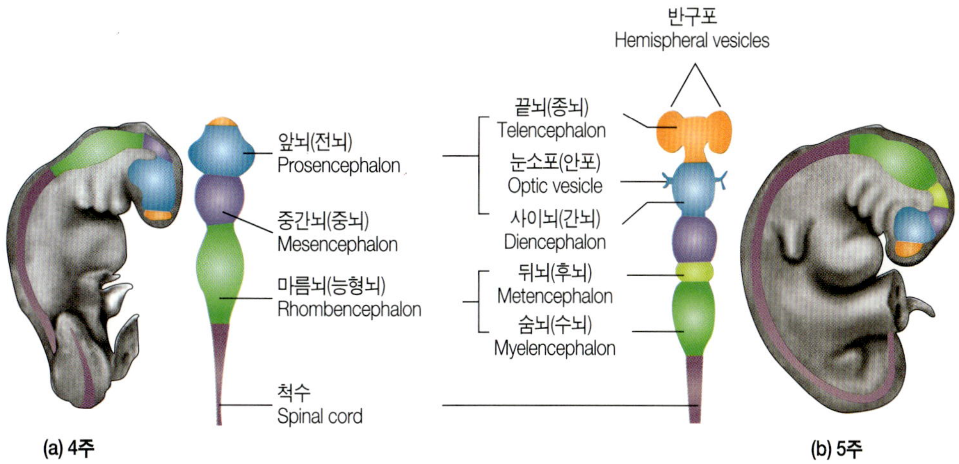

그림 1-4 뇌소포의 형성

2. 이차뇌소포의 형성

일차뇌소포가 형성되면 다음 단계의 중요한 발생이 앞뇌에서 일어난다. 앞뇌에서 이차뇌소포의 싹이 양쪽에서 나와서 커지게 되는데 이들이 **눈소포**(안포, optic vesicle)와 나중에 대뇌반구로 발달될 **반구포**(hemispheral vesicle)이다 그림 1-4 . 앞뇌는 앞쪽의 **끝뇌**(종뇌, telencephalon)와 뒤쪽의 **사이뇌**(간뇌, diencephalon)로 분화된다. 끝뇌로부터 대뇌겉질과 **줄무늬체**(선조체, corpus striatum)가 발달하며, 사이뇌로부터는 **시상**(thalamus)과 **시상하부**(hypothalamus) 등이 발달한다 그림 1-5 .

반구포의 내강은 주로 가쪽뇌실(측뇌실, lateral ventricle)로 발달하며 셋째뇌실(제3뇌실, third ventricle)과는 뇌실사이구멍(실간공, interventricular foramen, foramen of Monro)에 의해 연결된다. 중간뇌는 앞뇌보다 조금 늦게 발달하는데 발생이 진행되면서 머리굽이가 뚜렷해지고 이 굽이는 일생동안 남아 있게 된다. **중간뇌포**(중뇌포, mesencephalic vesicle)의 천장부분은 **중간뇌덮개**(중뇌개, tectum of midbrain)라 불리고, 바닥은 **중간뇌뒤판**(피개, tegmentum of midbrain)을 형성하며, 이 두 구조 사이의 관은 중간뇌수도관(중뇌수도, cerebral aqueduct)이 된다. 마름뇌는 다리뇌굽이(교뇌굴곡, pontine flexure)를 경계로 앞쪽의 **뒤뇌**(후뇌, metencephalon)와 뒤쪽의 **숨뇌**(수뇌, myelencephalon)로 분리된다. 뒤뇌는 마름뇌잘룩(능형뇌협, rhombencephalic isthmus)을 사이에 두고 중간뇌에서 계속되며 숨뇌는 꼬리쪽에서 척수로 이행된다.

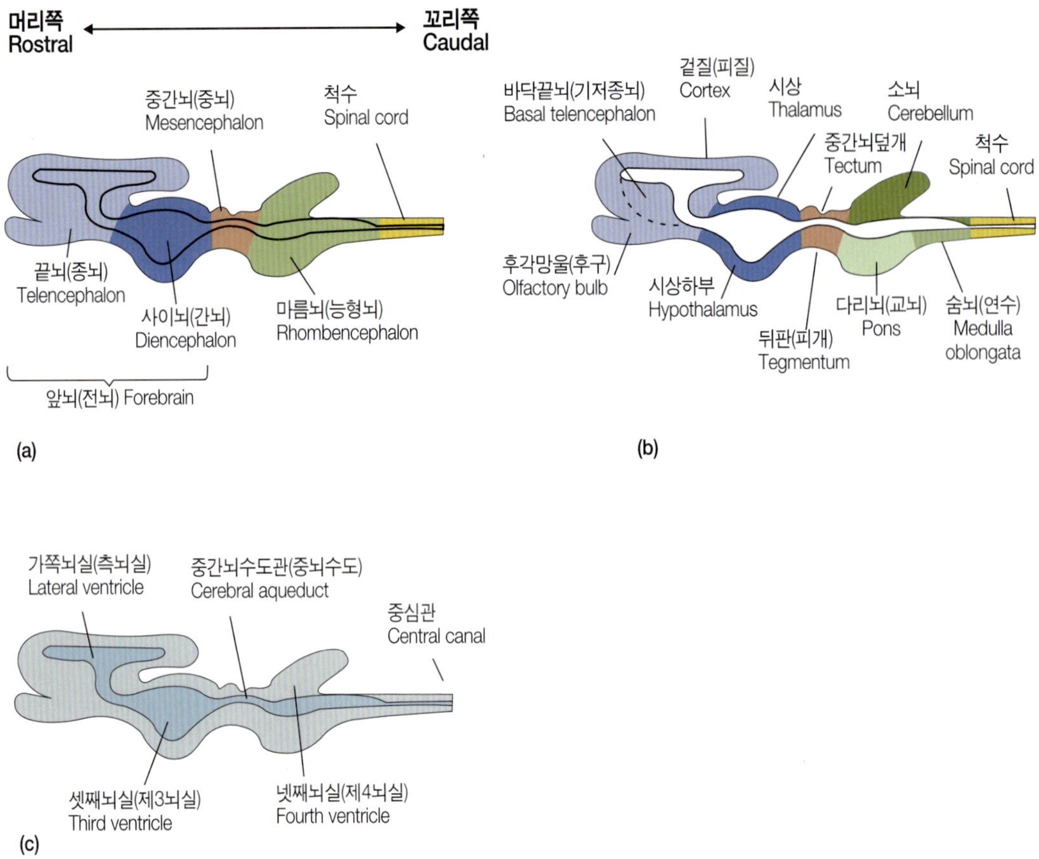

그림 1-5 뇌소포, 뇌실 및 뇌구조 발생의 모식도

3. 척수의 발생

뇌의 발생은 현저한 구조적 변형이 동반되는 데 반해, 척수의 발생은 초기 구조가 큰 변화 없이 유지 되면서 길이의 성장이 일어나는 것이 특징이다.

척수(spinal cord)는 신경관의 꼬리부분이 발달하여 형성된다. 신경관의 가쪽벽은 계속 두꺼워지면서 내강이 좁아져 **중심관**(central canal)이라는 좁은 관이 형성된다. 중심관의 내강은 뇌실막(ependyma)에 의해 덮여 있고, 넷째뇌실(제4뇌실, fourth ventricle)과 교통하여 **뇌척수액**(cerebrospinal fluid)의 순환경로가 된다. 신경관의 가쪽벽이 두꺼워지면서 **경계고랑**(경계구, sulcus limitans)이 생기게 된다. 경계고랑을 기준으로 등쪽을 **날개판**(익상판, alar plate)이라 하고, 배쪽을 **바닥판**(기저판, basal plate)이라고 한다. 9주 정도가 되면 날개판은 들신경섬유로부터 감각정보를 받아들이는 세포를 갖는 **뒤뿔**(후각, dorsal or posterior horn)이 되고, 바닥판은 운동신경세포(motor neuron)를 갖는 **앞뿔**(전각, ventral or anterior horn)과 **가쪽뿔**(측각, lateral horn)로 발달한다 그림 1-6.

표 1-1 뇌의 발생학적 구분과 성인의 뇌구조

일차뇌소포 (primary vesicle)	이차뇌소포 (secondary vesicle)	성인의 뇌구조 (adult brain structure)	성인의 뇌실과 신경관 (adult ventricle or canal)
앞뇌 (prosencephalon)	끝뇌 (telencephalon)	대뇌겉질(cerebral cortex) 대뇌백질(cerebral white matter) 바닥핵(basal ganglia)	가쪽뇌실(lateral ventricle) 셋째뇌실(3rd ventricle)의 일부
	사이뇌 (diencephalon)	시상상부(epithalamus) 시상하부(hypothalamus) 시상(thalamus) 시상밑부(subthalamus)	셋째뇌실 (3rd ventricle)
중간뇌 (mesencephalon)	중간뇌 (mesencephalon)	중간뇌(midbrain)	중간뇌수도관 (cerebral aqueduct)
마름뇌 (rhombencephalon)	뒤뇌 (metencephalon)	소뇌(cerebellum) 다리뇌(pons)	넷째뇌실(4th ventricle)
	숨뇌(수뇌, myelencephalon)	숨뇌(연수, medulla oblongata)	중심관(central canal)

발생 3개월 정도가 되면 척수는 배아의 길이만큼 길어진다. 척추가 발달하면서 척추사이구멍을 통해 척추뼈 사이로 척수신경이 뻗어 나온다. 그러나 이후 척주의 성장은 척수의 성장보다 빨라서 출산 시 척수의 끝은 셋째허리뼈(L3)에 위치하게 되고, 성인이 되어서는 첫째허리뼈(L1)나 둘째허리뼈(L2) 수준에서 위치하게 된다. 척주가 자라면서 척수의 길이변화 없이 척수신경뿌리(root of spinal nerve)만 자라게 되어 척수의 끝부분인 **척수원뿔**(척수원추, conus medullaris, medullary cone) 아래에는 척수신경뿌리들이 말총 모양을 하고 있어 이를 **말총**(마미, cauda equina)이라 부른다 그림 1-7.

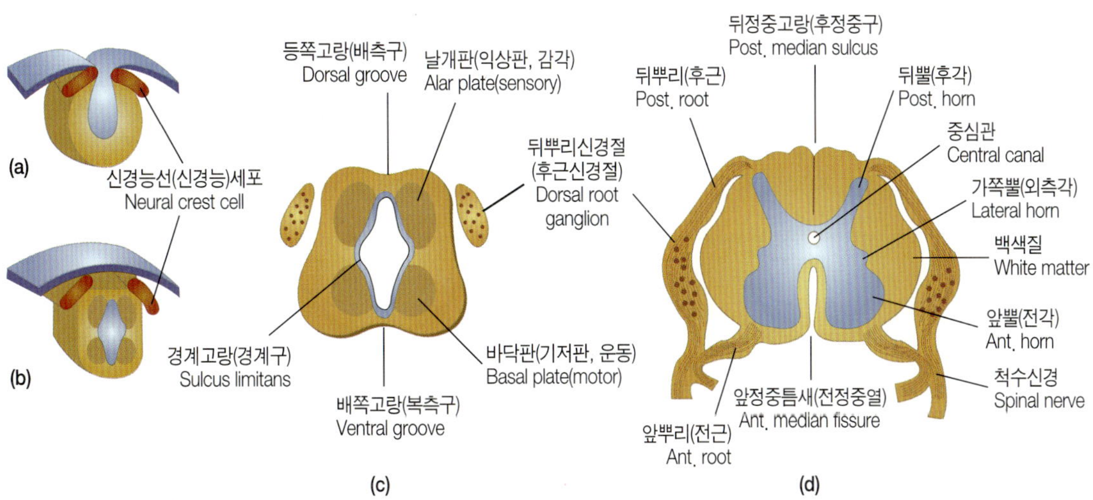

그림 1-6 척수의 발생

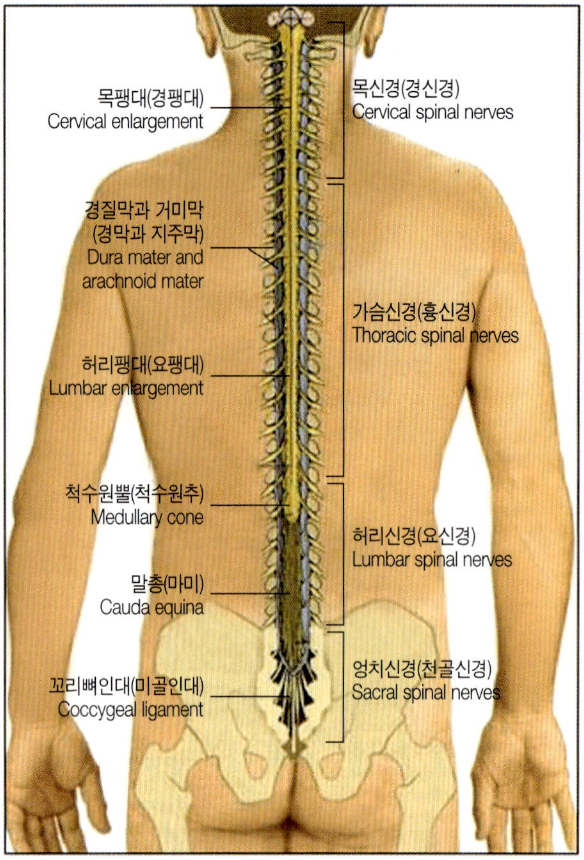

그림 1-7 성인의 척수(뒤면)

4. 척수의 세포층과 신경세포의 발생

신경관의 중심관은 내면이 한 층의 거짓중층원주상피(위중층원주상피, pseudostratified columnar epithelium)로 둘러싸여 있다. 이 신경상피(neuroepithelium)에서 **미세아교세포**(소교세포, microglia)를 제외한 모든 중추신경계통의 세포가 발생되며, 이 상피층을 **뇌실막층**(ventricular layer)이라고 한다.

뇌실막층의 세포는 바닥부분에서 DNA를 합성하고 점차 신경관의 바깥쪽으로 이동한다. 신경관의 바깥경계막 가까이에 이르러 세포분열(mitosis)을 한 후, 일부 세포는 다시 아래쪽으로 내려가 바닥부분에서 DNA를 합성하고 또다시 바깥경계막쪽으로 올라와 분열을 하는 일을 반복하는데, 이 과정에서 일부 세포는 더 이상 DNA를 합성할 수 없는 **신경모세포**(neuroblast)로 분화한다. 신경모세포는 바깥경계막쪽으로 올라가지 않고 바닥부에 위치하지만, 분열하는 뇌실층의 세포보다는 바깥쪽에 위치하게 된다.

신경모세포는 뇌실층의 바깥쪽에서 점차 많아져 여러 세포층으로 구성된 **외투층**(mantle layer)

을 형성한다. 외투층의 신경모세포는 바깥쪽으로 돌기(neurite)를 내어, 외투층의 바깥쪽에는 돌기로만 구성된 **가장자리층**(변연층, marginal layer)이 형성된다 그림 1-8 . 가장자리층은 나중에 백색질(white matter)이 되고, 외투층은 회색질(gray matter)이 되며, 뇌실층은 뇌실막으로 분화한다. 일부 외투층의 신경모세포는 가장자리층의 바깥쪽으로 이동하여 이곳에서 **겉질**(피질, cortex)을 형성한다.

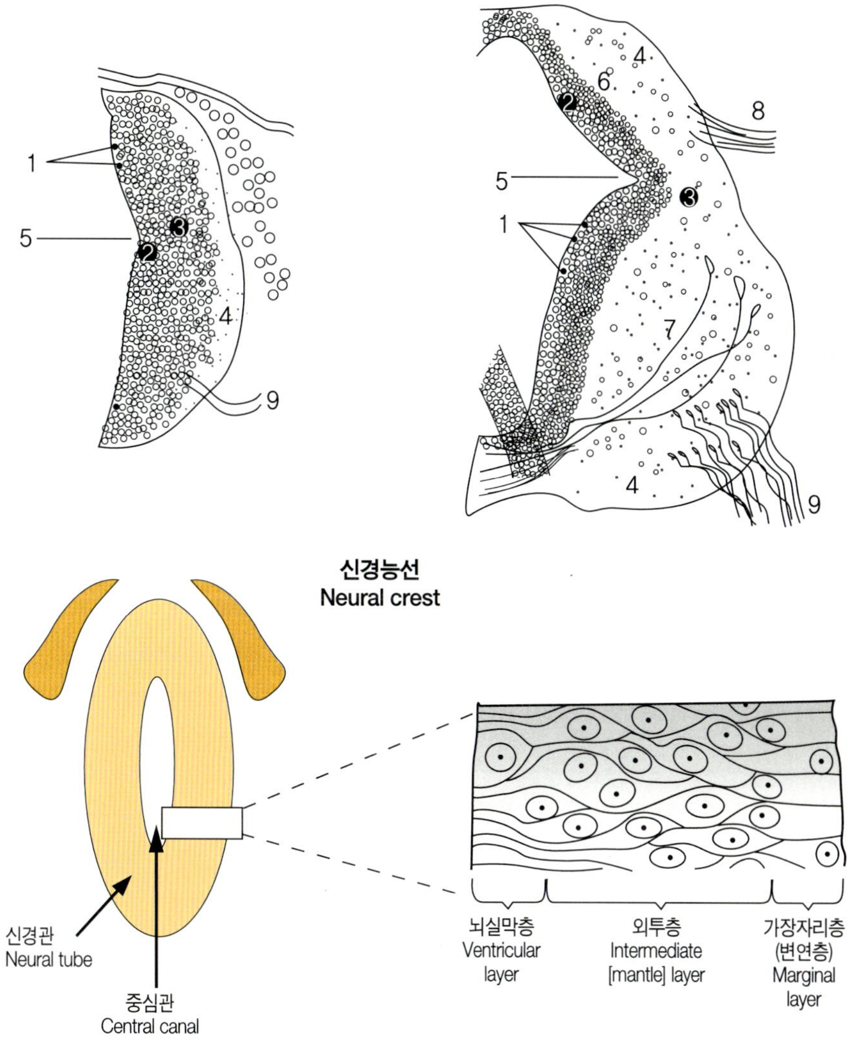

그림 1-8 척수의 신경세포 분화와 증식

1. 분열 중인 신경상피세포(neuroeplthellal cell)
2. 뇌실막층(ventricular layer)
3. 외투층(mantle layer)
4. 가장자리층(변연층, marginal layer)
5. 경계고랑(경계구, sulcus limitans)
6. 날개판(익상판, alar plate)
7. 바닥판(기저판, basal plate)
8. 뒤뿌리(후근, posterior root)
9. 앞뿌리(전근, anterior root)

5. 신경아교세포의 발생

신경모세포의 형성이 끝나면 신경아교세포(신경교세포, neuroglia)로 분화될 **아교모세포**(교모세포, glioblast)가 신경외배엽에서 나타나기 시작한다. 일부 아교모세포는 **별아교세포**(성상교세포, astrocyte)로 분화한다. 별아교세포는 신경세포와 혈관 사이를 중계하고 신경세포의 영양공급과 관련된 기능을 수행한다. **뇌실막모세포**(상의모세포, ependymoblast)로부터 분화하는 **뇌실막세포**(상의세포, ependymal cell)가 있고, 이 밖에 **희소돌기아교세포**(희돌기교세포, oligodendrocyte)가 신경관 세포로부터 분화되고, 미세아교세포(소교세포, microglia)는 중배엽성 세포로부터 분화되는 것으로 알려져 있으나 기원은 확실하지 않다. 신경아교세포의 종류와 기능은 제 2장에서 자세하게 다루어진다.

임 상 노 트

중추신경계통의 선천기형은 관련된 근육기능에 장애를 유발한다. 심할 경우 일상생활이 불가능하지만 경미한 기형은 기능적인 장애를 일으킨다. 신경계통의 기형은 유전에 의하기도 하지만 발생기간 중 산소결핍이나 약물복용 등에 의해서도 일어난다.

✓ 척추갈림증(이분척추, Spina bifida)

양쪽 척추뼈고리(척추궁, vertebral arch)와 신경관 융합에 있어서 결손이 일어난 상태이다. **숨은척추갈림증**(잠재성이분척추, spina bifida occulta)이 가장 흔하지만 척추갈림증 중 문제의 심각도는 가장 약하다. 이 결함을 가진 경우 병변 부위의 피부에 털 또는 지방성 종양이 형성되고 색소침착이 나타나기도 하지만 이러한 특징이 나타나지 않을 수도 있으며 보통 신경학적인 문제도 없다. 척추갈림증의 심한 형태로 **낭성척추갈림증**(낭성이분척추, spina bifida cystica)이 있다. 이는 척추뼈고리와 신경관이 정상적으로 융합하지 못해 생기는데 척추뼈고리 결손으로 척수 및 수막이 주머니 모양으로 돌출되어 있다. 이 주머니에 수막과 뇌척수액이 포함되어 있으면 **수막탈출증**(수막류, meningocele)이라 하고, 척수 및 신경뿌리들이 포함되어 있으면 **척수수막탈출증**(척수수막류, myleomeningocele)이라 한다 그림 1-9.

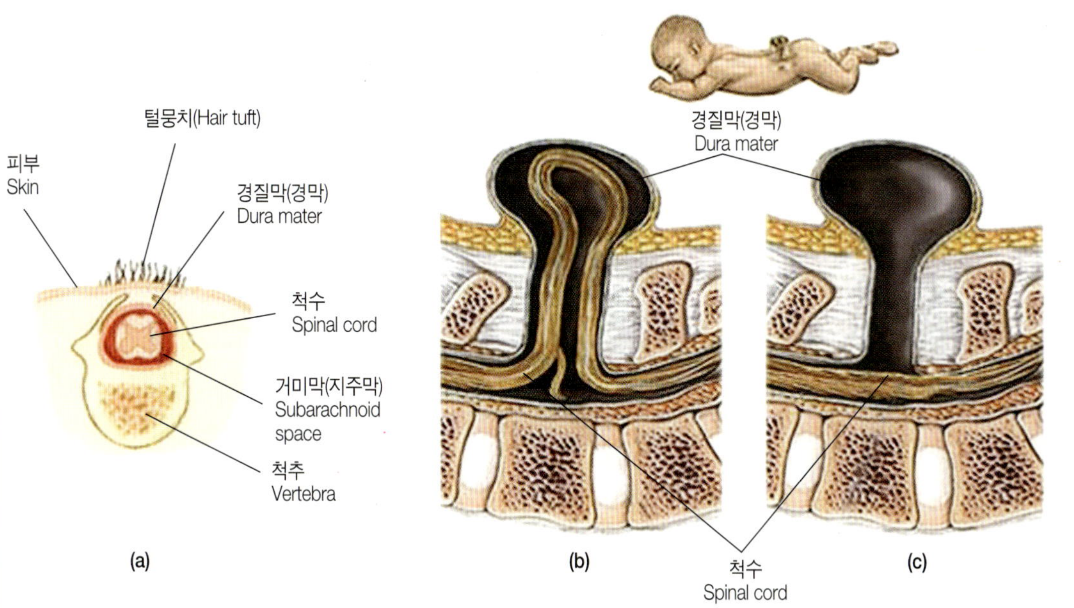

그림 1-9 척추갈림증의 종류 (a) 숨은척추갈림증(잠재성이분척추, Spina bifida occulta). (b) 척수수막탈출증(척수수막류, Meningomyelocele). (c) 수막탈출증(수막류, Meningocele).

임상노트

✓ 뇌없음증(무뇌증, Anencephaly)

대부분의 뇌조직이 결손된 상태로 발생 중 신경관의 앞쪽 끝이 폐쇄되지 않고 내강이 노출되어 생긴다. 그 정도가 다양하여 소뇌까지 거의 완전히 없는 경우도 있고 상당량의 대뇌반구를 가지는 경우도 있다. 일반적으로 뇌없음증이라 할 때는 머리뼈결손이 반드시 동반된다. 머리뼈가 정상이면서 뇌가 없으면 **물무뇌증**(무뇌수두증, hydranencephaly)이라 한다. 뇌없음증 아동은 경우에 따라 신체발육이 좋고 피부밑지방조직이 증가되어 있고 시각신경도 가지고 있으나 시각을 지각할 수 있는 뇌조직이 존재하지 않는다.

✓ 뇌이랑없음증(무뇌회증, Agyria or lissencephaly)

대뇌 표면에 존재해야 할 이랑(회, gyrus)의 형성부전 상태이다. 대뇌 전체에 걸쳐 이랑이 결손된 경우도 있고, 일부만 결손된 경우도 있는데 후자를 **뇌이랑비대증**(경뇌회증, pachygyria)이라 한다. 맨눈으로 침범된 부위에 이랑 형성이 거의 없고 절단면에서 보면 겉질의 정상적인 층상구조가 소실된 것을 볼 수 있으며 신경세포 배열도 비정상소견을 보인다.

2

신경세포와 신경아교세포

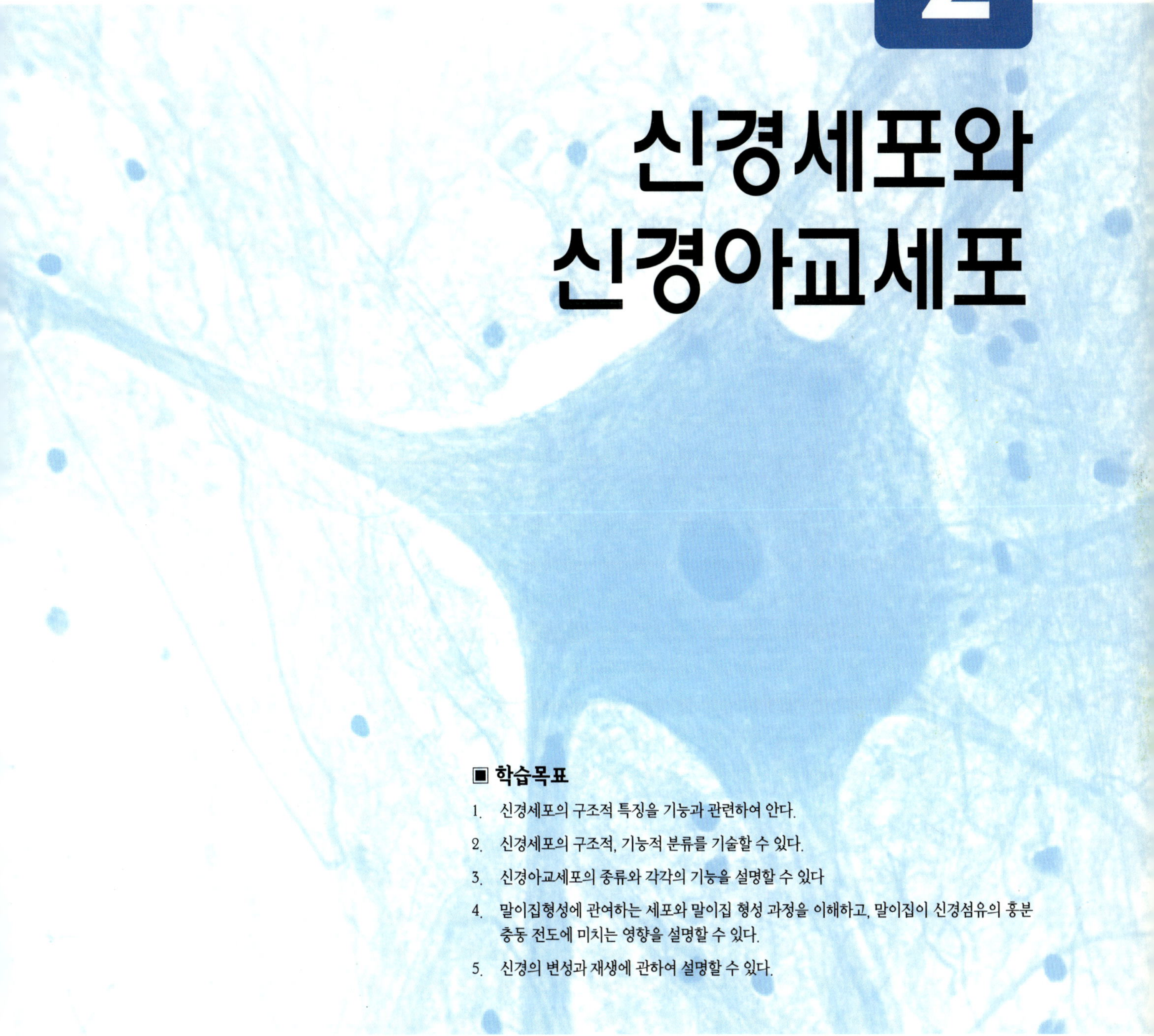

▣ 학습목표

1. 신경세포의 구조적 특징을 기능과 관련하여 안다.
2. 신경세포의 구조적, 기능적 분류를 기술할 수 있다.
3. 신경아교세포의 종류와 각각의 기능을 설명할 수 있다
4. 말이집형성에 관여하는 세포와 말이집 형성 과정을 이해하고, 말이집이 신경섬유의 흥분충동 전도에 미치는 영향을 설명할 수 있다.
5. 신경의 변성과 재생에 관하여 설명할 수 있다.

I 신경세포

1. 신경세포의 특징

신경세포는 신경계통 내에서 의사소통(communication)의 역할을 잘 수행하기 위해 다음의 세 가지 생리적인 특성을 가지고 있다.

- **흥분성**(excitability): 모든 세포는 외부환경으로부터 오는 자극에 흥분할 수 있는 능력을 가지고 있으나 특히 신경세포에서 이 특징이 매우 현저하다.
- **전도성**(conductivity): 신경세포는 자극에 반응하여 전기적 신호를 만들고 이를 멀리까지 전달한다.
- **분비**(secretion): 전기 신호가 신경섬유의 끝에 이르게 되면 신경세포는 **신경전달물질**(neurotransmitter)을 분비하여 다음 신경에 신호를 전달한다.

2. 신경세포의 구조

신경세포는 여러 가지 형태가 있으나 척수의 운동신경세포가 전형적인 모양을 하고 있기에 이를 중심으로 설명을 하고자 한다 그림 2-1. 신경세포도 세포이기 때문에 생존과 기능 수행을 위한 기본적인 대사활동이 요구되는데 이러한 대사가 일어나는 부위가 **세포체**(soma, cell body)이다. 세포체에는 하나의 핵이 중심부에 위치하고 세포질에는 미토콘드리아, 용해소체(lysosome), 골지복합체(Golgi complex), 세포질봉입체(cytoplasmic inclusion body), 과립세포질그물(과립형질내세망, rough endoplasmic reticulum)과 세포골격(cytoskeleton)이 존재한다. 특히, 세포골격은 미세관(microtubule)과 **신경세포섬유**(neurofibril)로 구성되며 이들이 촘촘한 그물망을 형성하면서 과립세포질그물을 국지화시킨다. 이 현상은 신경세포에만 특이적으로 나타나는 것으로 염기성 염료로 염색했을 때 모여 있는 과립세포질그물이 작은 소체로 보이는데 이를 **니슬소체**(Nissl body)라 한다. 니슬소체는 여러 종류의 세포들이 모여 있는 조직에서 신경세포를 찾아내는데 도움을 준다. 세포질봉입체의 내용물로는 글리코겐, 지방, 멜라닌 색소와 갈색의 **리포푹신**(lipofuscin)이라는 색소이다. 리포푹신은 나이가 들어감에 따라 신경세포체에 축적되지만 그 자체로 해롭지는 않다.

신경세포체는 몇 개의 두꺼운 돌기를 내다가 이것이 작고 가는 섬유로 가지를 내는데 이 모양이 나뭇가지를 닮아서 **가지돌기**(수상돌기, dendrite)라 한다. 가지돌기는 다른 신경으로부터 신호를 받아들이는 자리이다. 어떤 신경세포는 단지 한 개의 가지돌기를 가지기도 하지만 수천 개의 가지돌기를 가지는 신경세포도 있다. 가지돌기의 수가 많을수록 많은 정보를 받아들여 처리하게 된다.

세포체에는 **축삭**(axon)이 시작되는 두툼한 부위가 있는데 이를 **축삭둔덕**(axon hillock)이라고 한다. 축삭은 신경신호를 세포체에서 먼 부위로 빠르게 전달하는데 적합한 구조를 가진다. 원통형

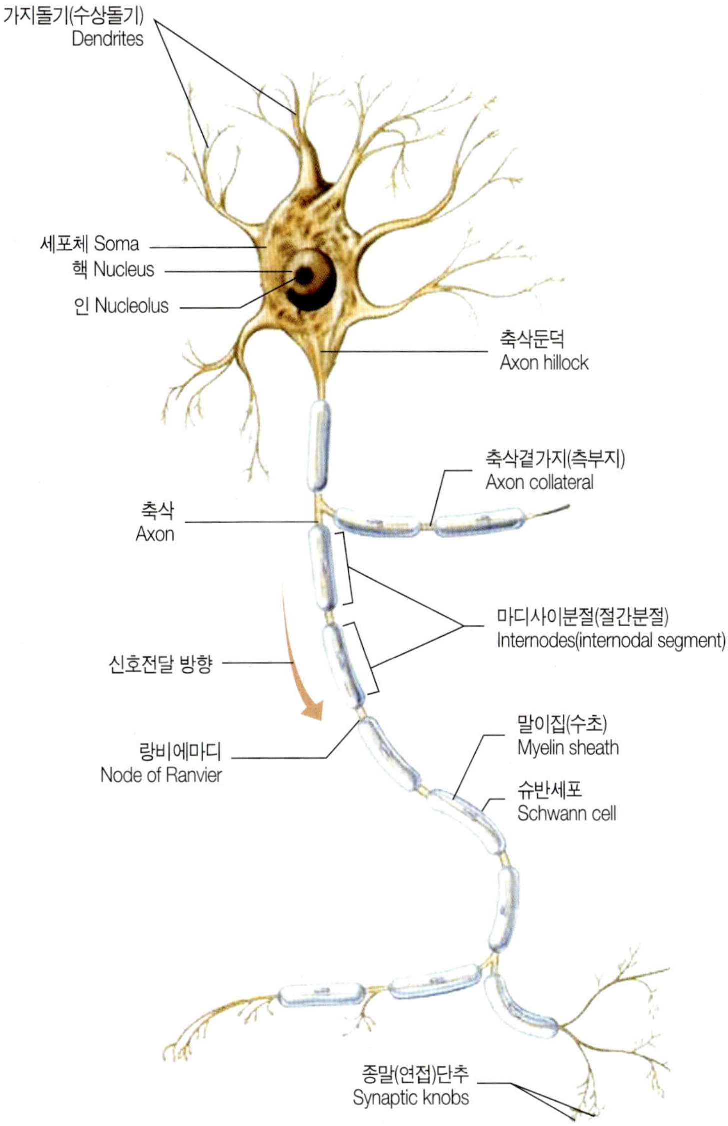

그림 2-1 신경세포의 구조

이며 가지돌기와 달리 분지를 거의 하지 않는다. 그렇지만 간혹 소수의 분지를 내기도 하는데 이를 축삭곁가지(축삭측부지, axon collateral)라고 하며 주로 먼쪽부위에서 가지가 잘 나타난다. **축삭말단**(axon terminal)의 버튼 모양으로 팽대되어 있는 구조를 **종말**(연접)**단추**(synaptic knob)라 한다.

신경 흥분충동은 방향성을 가지는데 자극이 가지돌기에서 받아들여지면 신경세포체를 거쳐 축삭을 따라 선날되고 축삭의 끝, 즉 축삭 말단에 이르게 된다. 특별한 경우가 아니라면 이 흐름의 역방향으로 신호가 전달되지는 않는다. 축삭 말단에 이르게 된 전기적 흥분충동은 다른 신경으로 전달되어야 하는데 이러한 역할을 수행하는 부위를 **신경연접**(시냅스, synapse)이라고 한다. 운동신경의 경우 종말단추는 주로 뼈대근육과 연접을 형성하고 중추신경계통에서는 다른 신경과 연접을 형성한다.

3. 신경세포의 분류

신경세포는 구조적 또는 기능적인 특징에 따라 나뉠 수 있다.

1) 구조적 분류

구조적 분류는 신경세포에서 나온 돌기의 수에 기초한다 그림 2-2.

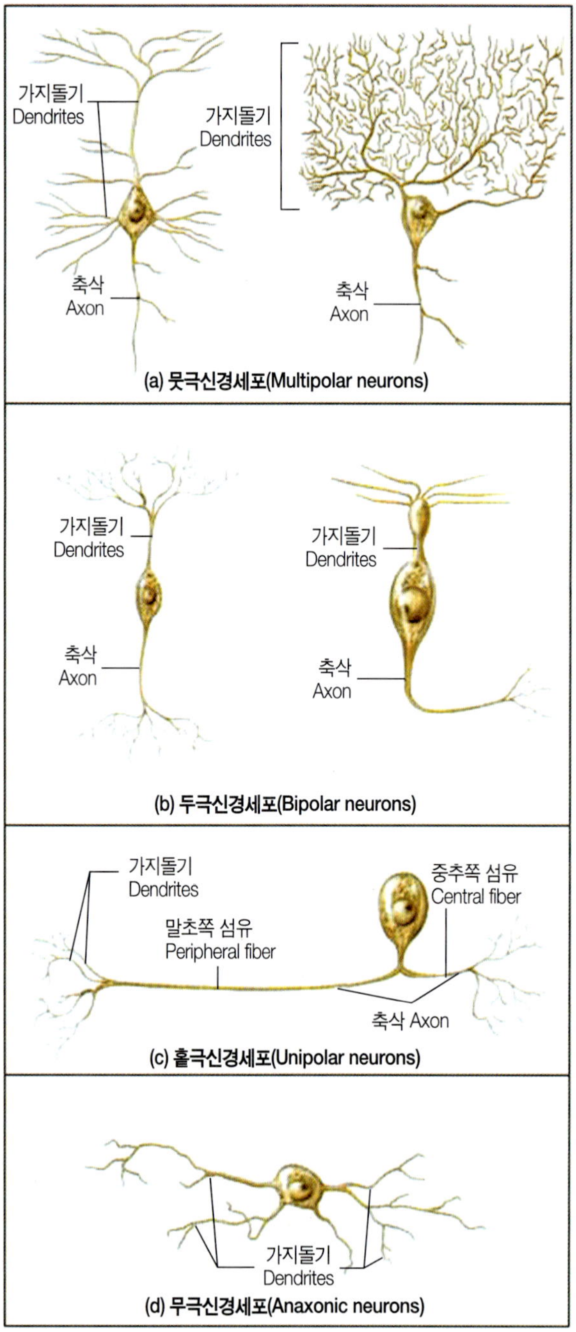

그림 2-2 돌기 수에 따른 신경세포의 분류

(1) 뭇극신경세포 (Multipolar neuron)

뭇극신경세포(다극신경세포, multipolar neuron)는 하나의 축삭과 둘 이상의 가지돌기를 갖는다. 주로 중추에서 볼 수 있고 뼈대근육을 지배하는 운동신경(motor neuron)과 자율신경절(autonomic ganglion) 내의 신경세포가 대표적이다.

(2) 두극신경세포 (Bipolar neuron)

두극신경세포(양극신경세포, bipolar neuron)는 두 개의 돌기를 가지는 신경세포이다. 세포체를 중심으로 한 쪽은 축삭이 다른 한 쪽은 가지돌기가 나와 있고, 주로 특수감각을 담당하는 신경세포들이 이 유형에 속한다. 후각점막(olfactory mucosa), 망막(retina)과 속귀의 안뜰(전정, vestibular) 및 달팽이(와우, cochlear) 신경절 내의 신경세포에서 볼 수 있다.

(3) 홑극신경세포 (Unipolar neuron)

홑극신경세포(단극신경세포, unipolar neuron)는 신경세포에서 하나의 돌기만이 나온다. 문자적으로 보면 이 신경은 돌기가 하나이기 때문에 가지돌기와 축삭의 역할을 하나의 돌기가 수행해야 한다. 실제로 이런 형태의 신경은 포유동물에서는 존재하지 않고, 그 대신 세포체에서 하나의 짧은 가지가 나와 다시 둘로 나뉘어지는 형태의 거짓홑극(가성단극, pseudounipolar) 신경세포가 존재한다. 갈라진 돌기는 축삭의 형태인데 그 중 한쪽 끝이 감각수용기를 가지는 가지돌기이다. 뇌신경과 척수신경에서 들신경(감각신경)이 홑극신경세포이다.

(4) 무극신경세포 (Anaxonic neuron)

무극신경세포(anaxonic neuron)는 다수의 가지돌기는 가지고 있으나 축삭을 가지고 있지 않다. 따라서 이들 세포는 가지돌기를 통해 세포 사이 신호전달을 하지만 활동전위를 사용하는 것은 아니다. 무극신경세포는 뇌와 망막(retina)에서 발견된다. 망막에서는 시각상을 인식할 때 대비(contrast)의 지각에 관련 있는 것으로 알려져 있다.

2) 기능적 분류

자극의 수용, 통합, 반응명령의 전달이라는 신경계통의 기본적 기능과 관련하여 3가지 신경세포로 분류할 수 있다 그림 2-3.

(1) 들신경세포 (Afferent neuron)

들신경세포(afferent neuron)는 **감각신경세포**(sensory neuron)라고도 하며, 흥분충동을 중추신경계통 혹은 하위중추에서 고위 중추로 전달하는 신경세포를 말한다. 들신경세포 말단에는 자극

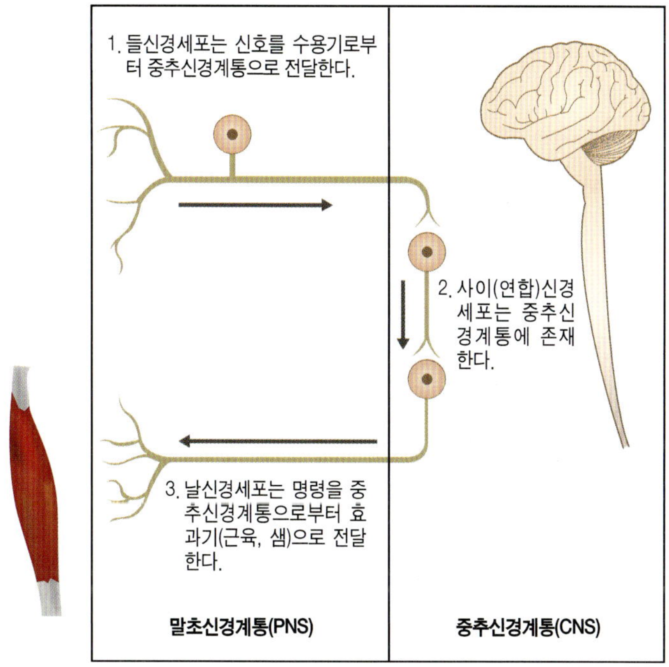

그림 2-3 신경세포의 기능적 분류와 구조

을 수용하기 쉬운 구조를 가진 다양한 **수용체**(receptor)들이 존재한다.

(2) 사이신경세포(Interneuron)

사이신경세포(개재신경원, interneuron)는 **연합신경세포**(association neuron)라고도 하며 중추신경계통에만 존재한다. 다른 신경으로부터 신호를 받아 이를 **통합**(integration)하는 기능을 담당한다. 이들의 작용으로 신경계통은 정보를 처리, 저장하고 인출할 뿐만 아니라 자극에 대해 어떠한 반응을 할 것인지를 판단할 수 있다. 사람의 경우 전체 신경세포의 약 90%가 사이신경세포이다. 사이(inter-)라는 접두어에서 보듯 중추신경계통에서 들신경 감각경로와 날신경 운동경로 사이를 연결해주는 역할을 한다.

(3) 날신경세포(Efferent neuron)

날신경세포(efferent neuron)는 **운동신경세포**(motor neuron)라고도 하며 근육이나 분비샘 등에 신호를 보내 자극에 대한 신체반응이 일어나게 한다.

II 신경아교세포

신경아교세포(신경교세포, neuroglia)는 신경세포를 보호하고 그들의 기능을 돕는 역할을 한다. 아교(glia)는 '접착제' 란 의미로 그 이름에서 알 수 있듯이 서로 다른 신경들을 연결해주는 역할을 한다. 태아시기에 아교세포는 신경세포로 하여금 자기 위치를 찾아가는데 길잡이 역할을 하고, 성체에서는 신경세포가 위치한 곳 이외의 신경계 거의 모든 공간을 아교세포가 차지한다. 그래서 신경세포가 특정한 부위에서 다른 신경세포와 연접을 이루는 것 말고는 신경세포들 사이의 직접적인 접촉은 거의 일어나지 않는다.

1. 신경아교세포의 종류

6종류의 신경아교세포 중 슈반세포(신경집세포)와 신경절아교세포(위성세포)를 제외하고는 중추신경계통에 존재한다 그림 2-4.

1) 희소돌기아교세포(Oligodendrocyte)

희소돌기아교세포(희돌기교세포, oligodendrocyte)는 중추신경계통에 존재하고 망울 모양의 세포체에서 10~20개 정도의 팔 모양 돌기가 나온다. 각각의 돌기는 신경섬유 주위를 감싸 말이집(수초, myelin sheath)을 형성해서 전도속도를 증가시키는 역할을 한다.

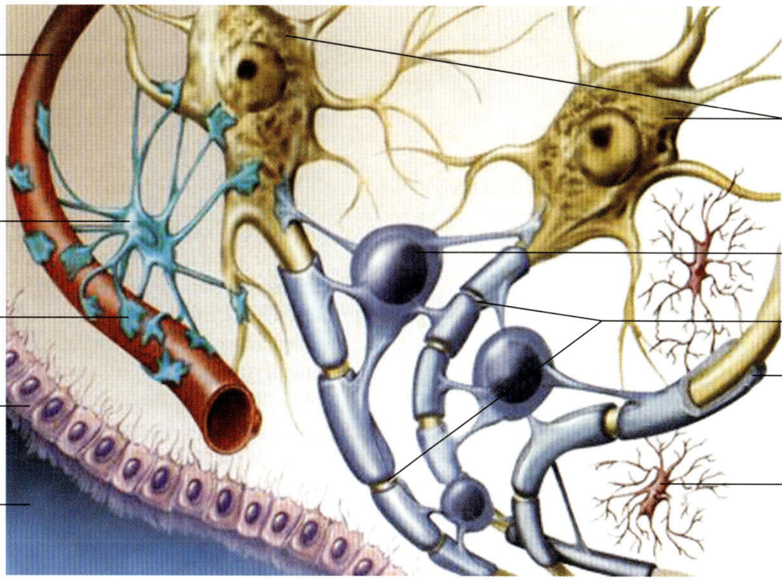

그림 2-4 중추신경계통의 신경아교세포

2) 별아교세포(Astrocyte)

별아교세포(성상교세포, astrocyte)는 중추신경계통에 존재하고, 신경아교세포 중에서 가장 숫자가 많으면서 다양한 기능을 수행한다. 세포체에서 나온 많은 가지 때문에 별 모양을 하고 있어서 이러한 이름이 붙여졌다. 별아교세포는 뇌의 거의 모든 표면에 존재하고 중추신경계통의 회색질(gray matter) 내 신경연접에 관여하지 않는 부위의 대부분을 차지하면서 신경조직에서 지지골격을 구성한다. 뇌의 모세혈관은 대부분의 다른 기관과는 달리 인접한 내피세포들 사이에 구멍이 없다. 이들 모세혈관 속에 있는 분자들은 반드시 능동수송(active transport), 세포내섭취(세포내이입, endocytosis), 세포외배출(세포외유출, exocytosis)과 같은 방법으로 내피세포를 통과해야 한다. 뇌에서 별아교세포는 뇌 모세혈관 표면의 대부분을 둘러싸는 혈관돌기(vascular process)를 낸다. 따라서 혈액 속의 분자들이 중추신경계통의 신경세포로 들어가기 전에 내피세포와 별아교세포를 통과해야만 한다. 이렇게 투과물질에 대한 선택성이 뇌혈관에서 나타나는데 이를 **혈액-뇌장벽**(blood-brain barrier; BBB)이라고 하고 별아교세포가 혈액-뇌장벽 형성에 중요한 역할을 담당한다.

별아교세포는 세포바깥액(세포외액, extracellular fluid; ECF)에 존재하는 K^+ 이온을 제거하고, 신경연접에서 분비된 신경전달물질을 흡수하여 이를 재활용(recycle)할 수 있도록 한다. 뇌조직이 상해를 입으면 병변부위의 별아교세포의 증식이 활발해지면서 손상된 뇌조직을 교체하는 과정에서 **반흔**(scar)을 형성하는 데도 관여한다.

3) 뇌실막세포(Ependymal cell)

뇌실막세포(상의세포, ependymal cell)는 뇌와 척수의 내강을 덮고 있는 입방상피(cuboidal

표 2-1 신경아교세포의 종류와 기능

유형	위치	구조	기능
희소돌기아교세포	CNS	별아교세포와 유사하나 돌기가 짧고 수도 적음	CNS에서 말이집형성 CNS에서 신경세포의 발생을 안내
별아교세포	CNS	많은 돌기를 가지고 있고 별 모양임	모세혈관과 CNS 신경세포 사이에서 구조적 지지 혈관뇌 장벽형성에 관여 ECF의 K^+ 및 신경전달물질 제거 손상된 뇌조직에 반흔 형성
뇌실막세포	CNS	원주상피세포, 일부 세포는 섬모를 가짐	뇌실과 척수의 중심관 내면을 싸고 있으며 뇌척수액의 순환을 촉진
미세아교세포	CNS	극소수의 돌기를 갖고 있는 작은 세포	병원균과 손상된 세포를 탐식함
신경집세포	PNS	축삭 또는 가지돌기 둘레에 일렬로 배열되어 있는 납작한 세포	PNS에서 수포와 신경집의 형성 손상된 신경섬유의 재생촉진
신경절아교세포	PNS	작고 편평한 세포	PNS 신경절 내의 신경세포 세포체를 지지

epithelium)와 유사한 아교세포이다. 상피세포와 다른 점은 바닥막(기저막, basement membrane)이 없다는 것이다. 뇌실막세포는 **뇌척수액**(cerebrospinal fluid; CSF)을 생산하고, 섬모를 가지고 있어서 뇌척수액의 순환을 돕는다.

4) 미세아교세포(Microglia)

미세아교세포(소교세포, microglia)는 골수에 존재하는 전구세포(myeloid progenitor cell)에서 분화되며 말초조직의 **큰포식세포**(대식세포, macrophage)와 유사한 기능을 한다. 이들은 중추신경계통을 돌아다니면서 죽은 신경조직, 미생물과 다른 이물질 등을 제거한다. 감염, 외상 또는 뇌졸중으로 신경조직이 손상되면 손상부위에 모여 상해 회복과정에 관여한다.

5) 신경집세포(Schwann cell)

신경집세포(슈반세포, Schwann cell)는 말초신경계통에서 신경섬유를 감싸 **신경집**(신경초, neurilemma)을 형성한다. 대부분의 경우, 신경집세포는 반복적으로 신경섬유를 감싸서 신경섬유와 신경집 사이에 **말이집**(수초, myelin sheath)이 형성된다. 말이집을 형성하는 점은 중추신경계통의 희소돌기아교세포와 유사하지만 형성하는 방법에 차이가 있고, 신경집세포가 신경섬유의 재생을 돕는 데 반해 희소돌기아교세포는 손상된 신경섬유의 재생을 억제하는 것으로 알려져 있다.

6) 신경절아교세포(Satellite cell)

신경절아교세포(위성세포, satellite cell)는 말초신경계통의 신경절 내에 존재하는 신경세포의 세포체 주변을 감싸고 있고 아직 그 기능은 확실하지 않다.

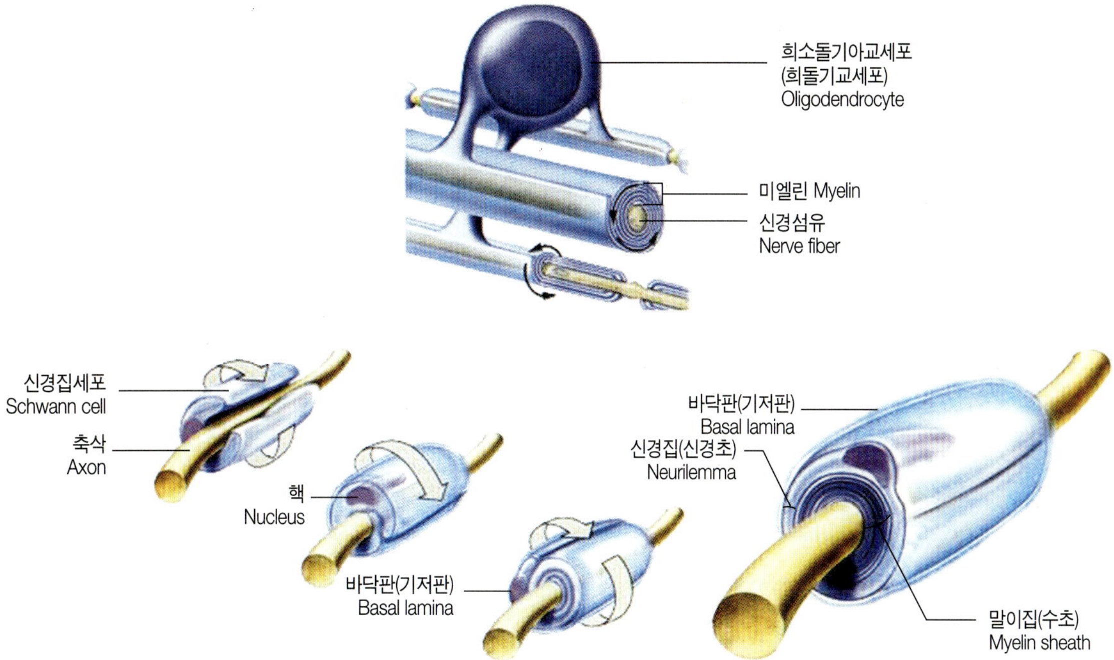

그림 2-5 말이집형성(희소돌기아교세포와 신경집세포의 비교)

2. 말이집형성

신경섬유는 말이집으로 감싸져 있는 **말이집신경섬유**(유수섬유, myelinated fiber)와 말이집이 없는 **민말이집신경섬유**(무수섬유, unmyelinated fiber)로 나뉜다. **말이집형성**(수초형성, myelination)은 신경집세포 또는 희소돌기아교세포가 축삭이나 가지돌기 부분을 감싸서 지지하는 과정이며, 흥분충동의 전도속도를 증가시키는 작용을 한다 그림 2-5. 말이집형성에 참여하는 신경아교세포는 **미엘린**(myelin)이라는 백색의 지질성 단백질을 함유하고 있다. 다수의 신경아교세포가 일렬로 나열하여 축삭과 가지돌기를 감싸는 말이집층(myelin layer)을 형성한다. 뇌와 척수의 백색질(white matter)이나 신경(nerve)의 색이 백색을 띠는 것은 신경섬유를 감싸고 있는 말이집 때문이다.

중추신경계통에서 말이집형성은 신경집세포가 성장하여 축삭과 가지돌기를 둘러싸서 이루어진다. 말이집의 바깥면은 신경섬유가 손상되었을 때 재생을 촉진하는 신경집(neurilemma)에 의해 싸여 있다. 각각의 신경집세포는 축삭을 0.2~1mm 길이로 둘러싸는데 인접한 신경집세포들 사이에는 축삭이 노출되는 틈이 생긴다. 이 틈을 **랑비에마디**(node of Ranvier)라 한다 그림 2-1.

말이집신경섬유에서 흥분충동을 전달하는 이온의 이동은 이 랑비에마디에서만 국한되어 일어난다. 이러한 구조로 인해 활동전위는 하나의 랑비에마디에서 다른 마디로 건너 뛰는 **도약전도**(saltatory conduction)라는 방식으로 빠르게 전달된다.

중추신경계통에서 말이집형성은 희소돌기아교세포에 의해 이루어지는데, 신경집세포와는 다르게 하나의 희소돌기아교세포가 다수의 축삭을 둘러싸는 말이집을 형성한다.

III 신경의 변성과 재생

신체를 구성하고 있는 각종 세포 조직은 출생에서 사망까지 한 주기를 형성하면서 조직적 구조와 대사의 변화를 조절하여 그 수명을 같이하고 있고, 신경계통은 태반에서 분화과정과 생후 1년 이내에 형성된 세포체가 성년까지 성장 발달한 후 여러 원인에 의해 노화, 변성 및 파괴되어 간다.

1. 변 성

신경세포에서 질병, 외상 및 노화 등에 의하여 **변성**(degeneration)이 여러 형태로 일어나는데, 특히 뇌는 20세 이후부터 세포체의 위축과 축삭의 변성이 일어나 노년이 되면 뇌의 육안적 변화, 즉 위축으로 인한 뇌 무게 감소와 뇌척수액이 들어 있는 뇌실공간의 확대가 나타나며, 대뇌겉질의 이랑(회, gyrus)은 작아지고 고랑(구, sulcus)은 간격이 넓어진다.

신경세포의 괴사는 세포체와 돌기에 따라 다르게 진행되는데, 세포체에서는 핵이 주변부로 이동하고 니슬소체(Nissl bodies)는 그 수가 적어지며 손상 먼쪽부위의 신경섬유는 말이집(myelin sheath)과 함께 퇴행성 변화를 나타낸다. 그러나 중추신경계통의 신경아교세포와 말초신경계통의 신경집세포, 또는 신경절아교세포(위성세포)는 분열하여 증식할 수 있다. 손상받은 신경세포에서 퇴행성 변화가 세포체 가까운 부위에서 일어나는지 혹은 먼쪽부위에서 일어나는지가 재생에서 중요하다. 즉, 세포체와 가까운 부위의 변성은 쉽게 재생되지만 세포체로부터 먼쪽부위는 완전히 퇴행성 변화가 일어나 큰포식세포(대식세포, macrophage)에 의해 탐식된다.

축삭의 손상은 세포체와 같은 변화가 오며, 니슬소체 용해가 오고 세포의 호염기성이 저하되며, 세포체 부피가 증가되고 핵이 세포체의 주변부로 이동하게 된다. 세포체와 가까운 부위의 가벼운 손상은 영양공급으로 재생되나, 먼쪽부위의 손상은 세포체로부터 영양공급이 차단되며 완전 퇴행성 변화가 온다. 그러나 신경집세포가 남아있는 조직에서는 회복되어 축삭돌기는 재생된다 그림 2-6.

생화학적 및 생리적 변화로는 신경조직의 단백질량이 감소하고, 신경아교세포의 증가로 DNA 수가 증가되며, 약간의 수분이나 지질의 증가도 볼 수 있다. 또 혈류와 산소 소비가 감소되고 생리적 기능의 변화가 온다. 즉, 기억력, 운동기능, 신경 내분비 기능, 식용 및 수면 등의 퇴행이 온다.

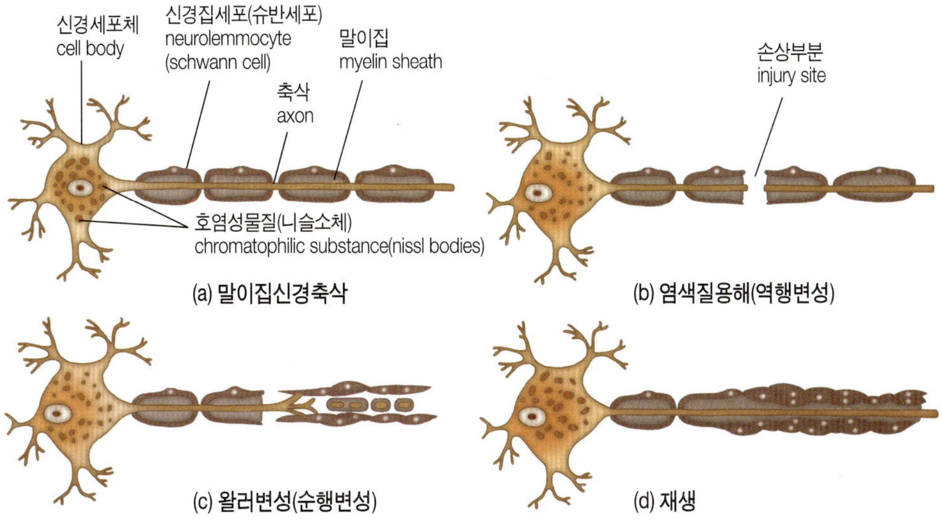

그림 2-6 말초신경세포의 변성

1) 왈러변성(Wallerian degeneration)

왈러변성(wallerian degeneration)은 축삭이나 가지돌기가 세포체와 연결이 절단되면 절단 부분보다 먼쪽부위는 변성하여 그 기능이 소실되나, 세포체 가까운 부분은 기능장애가 일어나지 않는 변성으로 **순행변성**(전행변성, anterograde degeneration)이라고도 한다. 이 변성은 포유동물에 많이 일어나며, 특히 축삭은 팽대하고 분절된 후 소실되며 말이집은 절단된 후 지방과립으로 변성된다.

2) 역행변성(Retrograde degeneration)

역행변성(retrograde degeneration)은 축삭이 절단된 경우 신경세포체에 나타나는 이상 현상으로 핵이 위축되고 니슬소체(Nissele bodies)가 분절되며, 염색질 용해가 일어난다. 신경세포체에 파급되면 역행성 변성이 세포체나 신경섬유 기능 모두 상실되게 된다.

3) 연접횡단변성(Trans-synaptic degeneration)

연접횡단변성(trans-synaptic degeneration)은 축삭이 절단되면 연접부를 넘어 연접이후신경세포에 염색질 용해가 일어나는 변성을 말하며, 주로 시각전도로에서 일어난다.

2. 재 생

신경세포의 손상은 죽음을 의미하나 손상받은 신경섬유는 말초신경계통의 일부에서 재생(regeneration)이 가능하나, 생체 조직 중 가장 재생능력이 약하다.

말초신경은 이처럼 손상된 축삭의 절단부위에 신경세포 재생에 필요한 요인인 성장활성부위인 **성장원뿔**(growth cone)이 있기 때문이며, 손상부위에 성장원뿔이 돋아나고, 말이집과 신경집세포는 기계적으로 이를 유도해야 하는데, 절단된 후 1~3일이 되면 절단부위에 신경성장인자(nerve growth factor; NGF)의 영향을 받아 성장원뿔을 형성한다. 성장원뿔은 많은 가지를 형성하여 손상된 부위로부터 슈반세포들의 배열인 **뷩너띠**(Büngner' s band)를 형성하여 기능을 발휘할 수 있는 재생이 이루어진다. 한 개의 뷩너띠는 재생되어 약 20개의 축삭을 형성하고 말초조직을 지배하게 된다 그림 2-7. 이에 비하여 중추신경에는 슈반세포들의 배열이 없기 때문에 재생이 불가능하다. 그러므로 한번 손상 받으면 신경세포도 재생이 없고, 신경절, 핵, 회색질 등도 거의 회복이 불가능하다. 재생이 말초신경에서 진행된다고 해도 매우 오랜 시간이 소요된다. 신경성장인자(nerve growth factor)는 교감신경과 감각신경의 성장, 형태 및 기능을 유지하는데 필요한 일종의 단백질로서 사람뿐만 아니라 많은 동물의 혈장과 기타의 조직에 존재하면서 신경세포의 성장을 촉진한다.

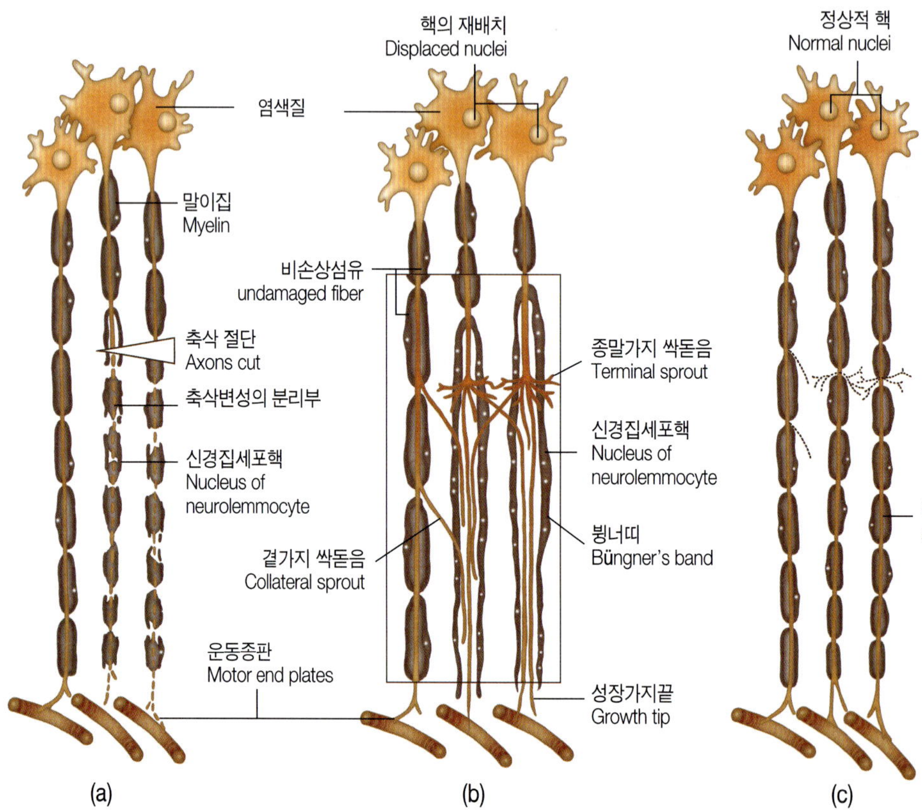

그림 2-7 손상된 신경섬유의 재생

3

신경계통의 생리

▣ 학습목표

1. 안정막전압과 활동전압을 비교 설명할 수 있다.
2. 역치 자극과 실무율을 설명할 수 있다.
3. 신경흥분 전도의 기전을 설명할 수 있다.
4. 신경연접의 기능적 중요성을 이해한다.
5. 화학적 연접의 구조와 신경전달물질의 종류를 안다.
6. 전기적 연접의 특징을 이해한다.
7. 신경연접에서의 신호전달 과정을 설명할 수 있다.
8. 근육방추와 골지힘줄기관에 대하여 설명할 수 있다.

I 신경의 흥분과 활동전압의 전도

인체의 모든 세포는 세포막을 사이에 두고 세포 안팎에 전압 차이를 형성하고 있다. 즉, 모든 세포는 전기를 띠고 있으며, 세포의 활성에 따라 수시로 전기적 변화가 일어나고 있다. 근육 세포나 신경세포는 자극에 의해 전기적 신호를 만들어 흥분하는 성질을 가지고 있다. 막전압을 측정하는 방법은 이론적으로 간단하지만 대부분의 신경섬유나 근육섬유는 크기가 작기 때문에 실제 측정하기는 쉽지 않다.

전해질 용액을 채운 작은 유리 전극이 세포막을 통과하여 신경섬유의 안쪽에 위치하고, 여기에 기준전극이라고 불리는 또 다른 전극을 세포 밖에 위치시킨 다음 적당한 전압 측정기를 연결하면 신경섬유 안팎의 전압 차이를 측정할 수 있다 그림 3-1. 신경 자극이 전달되는 동안 막전압의 빠른 변화를 기록하기 위해서는 미세전극을 오실로스코프에 연결한다. 여러 가지 자극에 의해 유도된 신경세포의 흥분은 신경세포막을 두고 전압차라는 형태로 신경세포나 축삭을 통하여 전파된다. 신경세포에서 나타나는 전압차는 세포막의 이온에 대한 선택적 투과성의 결과이고, 세포막 안팎의 이온 구성의 차이는 이온 펌프에 의하여 유지되어 그 결과 세포내 무기이온의 농도가 일정하게 유지되고 있다고 볼 수 있다.

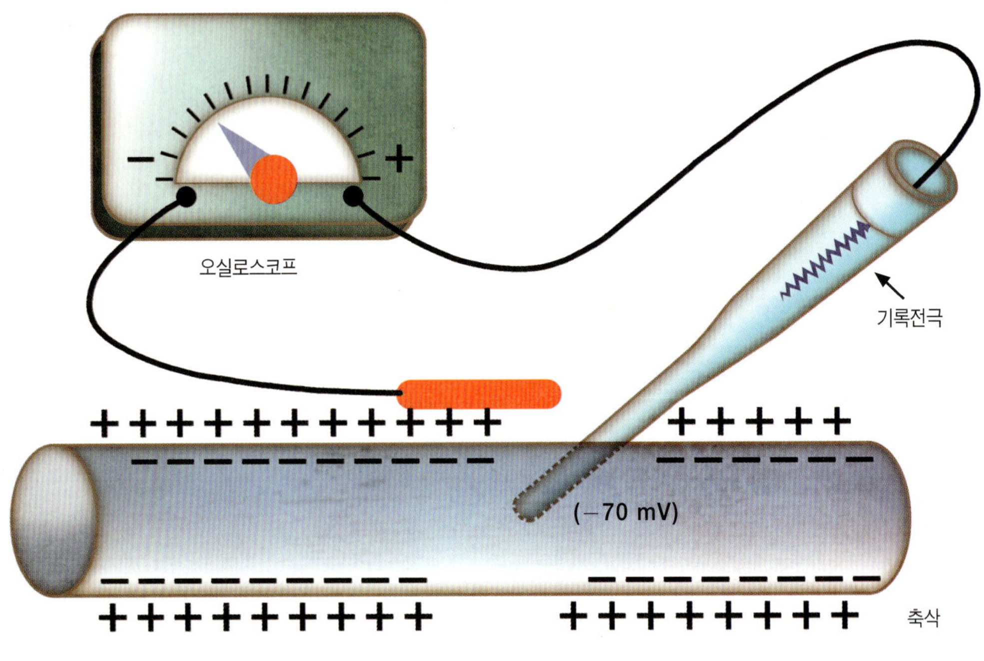

그림 3-1 안정막전압의 측정 일반적으로 신경세포의 안정막전압은 약 -70mV이다.

1. 신경세포의 특징

신경계를 포함한 쉬고 있는 세포막 표면에는 세포막의 안팎으로 전압의 차이가 있어 정상적으로 약 -70mv를 유지하는 **안정막전압**(resting membrane potential)을 보인다. 신경세포에서 나타나는 전압차는 세포막의 이온에 대한 선택적 투과성의 결과이다. 즉 세포막을 경계로 하여 세포 안쪽은 바깥쪽에 비하여 음전하(−)를 띠고 있는데, 음전하의 크기는 세포에 따라 다르다. 이렇게 대전된 상태를 **분극**(polarization)되었다고 하며, 이런 분극상태는 세포 안과 세포 밖의 이온농도의 차이에 기인한다. 이러한 이온 농도의 차이는 이온 펌프에 의해 유지되고 서로 다른 이온에 대한 세포막의 투과성 때문에 세포내 무기이온의 농도는 일정하게 유지되고 있다. 신경이나 근육의 안정막전압은 어떻게 해서 항상 '−' 값을 취하는가 하는 것의 주 원인은 세포 안팎에 있어서 각종 이온, 특히 K^+의 불균형 분포라 할 수 있다. K^+의 경우 세포 안팎에 이미 설정된 30 : 1의 높은 농도기울기에 의해 대치하고 Na^+의 경우 역으로 세포 밖에 약 10배 더 높은 농도로 존재한다. 세포내 대부분의 음이온은 Cl^-가 아니라 음전하를 띠고 있는 큰 단백질들이다 표 3-1.

표 3-1 신경세포막 안팎의 이온분포와 상대적 투과도

이온	농도(mM)		상대적 투과도
	세포 밖	세포 안	
Na^+	150	15	1
K^+	5	150	50~75
Cl^-	125	10	0

신경세포가 -70mV 정도의 일정한 안정막전압을 유지하는 주요 원인은 능동운반인 Na^+-K^+ 펌프, 확산작용에 의한 Na^+과 K^+의 투과성, 그리고 세포내에 있는 음전하를 지닌 단백질 등에 의한다고 할 수 있다.

Na^+ 펌프와 K^+ 펌프는 동시에 작동하며, 이를 구성하고 있는 **운반단백질**(carrier protein)은 Na^+에 대한 3개의 결합부위와 K^+에 대한 2개의 결합부위가 있으며, Na^+의 부착부에 ATPase의 활성을 가진다. Na^+-K^+ ATPase 펌프에 의해서 3분자의 Na^+이 밖으로 빠져 나오는 것에 비해 세포 밖에서 세포 안으로는 2분자의 K^+가 유입되기 때문에 양전하를 세포 밖으로 더 많이 배출하여 결과적으로 세포 안은 음전하를 띠게 된다 그림 3-2.

또한, 확산 원리에 의하여 K^+은 세포 밖으로 나가게 되고 Na^+은 세포 안으로 들어오게 되나, K^+의 투과성이 Na^+의 투과성보다 50~75배 정도 높기 때문에 K^+이 세포 밖으로 더 많이 빠져 나오게 되어 세포 안의 음성이 더욱 커지게 된다. 이렇게 농도기울기로 인한 K^+의 확산이 이루어지면서 세포 안과 세포 밖은 K^+ 이온의 확산에 의해 형성되는 **확산전압**(diffusion potential)이 형성되고, 그 후 K^+의 농도기울기와 다른 전기적 전압이 상쇄되는 지점에서 K^+의 세포막을 통한 이동은 없어지게 되는데, 이때의 막전압을 K^+의 **평형전압**(equilibrium potential)이라고 하며, 그 전압은 -90mV 로 안정막전압과 유사하게 된다.

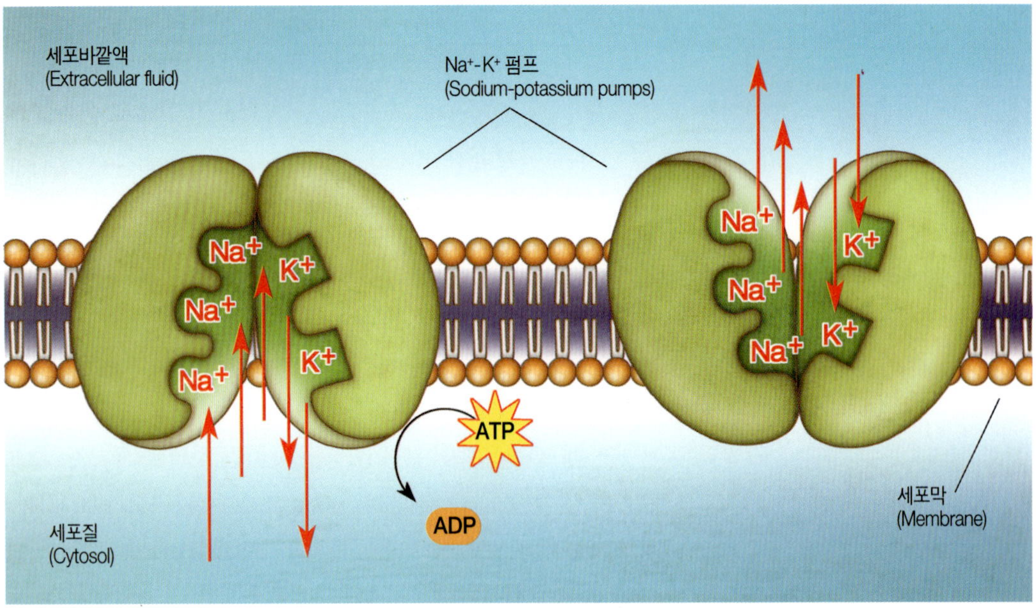

그림 3-2 Na^+-K^+ 펌프
Na^+-K^+ 펌프는 1개의 ATP를 이용하여 세 개의 Na^+을 세포 밖으로 내보내고 두 개의 K^+을 세포 안으로 이동시켜 안정막전압 형성에 중요한 역할을 한다.

세포내 음전하가 K^+을 세포 내에 붙잡아 두는 힘과 농도기울기에 의해 밖으로 확산되어 나가려는 힘이 어느 시점에서 균형을 이루게 된다. 이때 세포 안은 약 -70mV의 전압을 띠게 되는데 이 전압을 휴지막전압 혹은 **안정막전압**(resting membrane potential)이라고 한다. 곧 안정막전압은 확산으로 나가려는 힘과 전기적으로 끄는 힘이 같아지는 순간이라고 할 수 있다.

2. 흥분과 활동전압

안정상태에 있는 신경세포에 **문턱값**(역치, threshold) 이상의 자극을 주게 되면 갑자기 세포막의 Na^+에 대한 투과성이 현저히 증가함으로써 Na^+이 빠른 속도로 세포 안으로 들어오게 되며 막전압의 급격한 변화를 일으키는 **탈분극**(depolarization)상태, 즉 막 바깥쪽은 음전하(−)를, 안쪽은 양전하(+)를 띠는 안정막전압의 역전현상을 보이다가 다시 안정막전압으로 복귀되는 **재분극**(repolarization)의 두 단계를 거치게 되는데 이와 같은 일련의 막전압 변화 과정을 세포막의 흥분상태인 **활동전압**(action potential)이라고 한다. 이때 막전압이 -50mV에서 급속하게 변동하는 부분을 **발화점**(firing point) 또는 **문턱값전압**이라고 하며, 0mV에서 +30mV 사이의 곡선을 **지나치기**(overshoot)라고 한다 그림 3-3. 이와 같은 활동전압은 신경섬유나 근육섬유에서 흥분성을 먼 거리까지 전도할 수 있는 중요한 요인이 되며, 감각세포와 분비세포 등의 세포막에서도 발생된다.

흥분성 조직이 자극을 받으면 Na^+에 대한 투과성이 갑자기 증가한다. 그 이유는 Na^+ 통로가 열리기 때문인데 Na^+의 농도기울기는 밖에서 안으로 향해 있으므로 Na^+이 세포내로 몰려 들어와 막전압은 더욱더 증가되며, Na^+의 투과성은 한층 더 높아진다. 즉, 어느 범위 내에서는 막전압이 올라갈수록 Na^+의 투과성은 더욱 높아져 많은 Na^+이 세포내로 들어가게 된다. 이렇게 하여 세포막에서 갑자기 Na^+에 대한 막투과성이 증가하게 되면 -70mV이던 안정막전압이 +30mV로 뛰어 오르게 되는 것이다. 그러나 전압이 그 이상 올라가지 않는 이유는 Na^+ 통로가 더 이상 열리지 않기 때문이다.

안정상태에서 세포막의 K^+ 또는 Cl^- 통로는 열린 상태이고, Na^+ 통로는 대부분 닫혀 있는 데 비하여 활동전압이 일어나는 동안에는 Na^+ 통로가 열려 있어 Na^+이 세포 안으로 들어오게 되면서 막전압의 변화가 오게 된다. 이때의 막전압은 Na^+의 평형전압(50mV)과 유사하게 된다. 또한 활동전압이 발생한 후 아주 빠르게 다시 안정수준으로 막전압이 되돌아오는 원인은 Na^+ 통로가 닫히고, 대신에 K^+ 통로가 열려 K^+이 세포 안으로 들어오기 때문이며, 이같이 재분극상태에서는 세포막의 Na^+ 투과성은 정상으로 돌아가고 K^+에 대한 투과성이 현저히 증가하므로 많은 양의 양전하를 띤 K^+이 세포 내부에서 세포 외부로 확산되고, 세포 안으로 들어왔던 Na^+은 Na^+ 펌프에 의해 다시 세포 밖으로 나가게 되어 세포막은 안정막전압으로 돌아오게 되는 것이다 표 3-3.

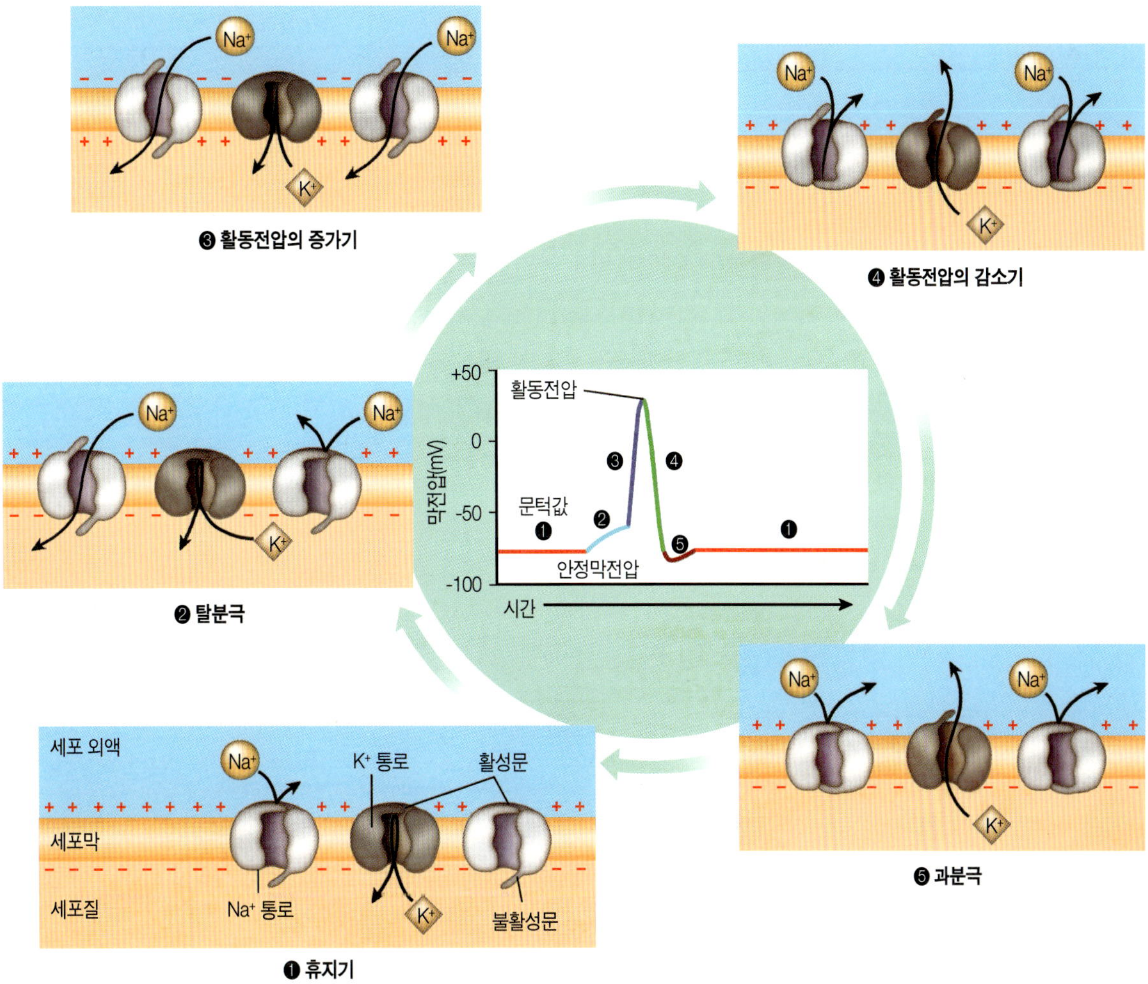

그림 3-3 활동전압의 형성

자극에 의해 막전압이 문턱값전압보다 높아지게 되면 Na^+ 통로가 열려 Na^+가 세포 안으로 유입되고 세포막은 탈분극된다. 막전압이 +30mV에 이르면 K^+ 통로가 열리고 K^+의 유출에 의해 세포막이 재분극되면서 일시적인 과분극상태를 거쳐 유지막전압을 회복하게 된다.

표 3-2	활동전압의 발생 단계
단계별	진행과정
1단계	· 국소전압이 흥분막 부위를 문턱값 수준(-50~55mV)까지 탈분극시킨다.
2단계	· 전압의존성 Na^+ 통로들이 활성화되어 문(gate)이 열린다. · 세포바깥액의 Na^+이 활성화된 통로들을 통하여 세포 안으로 밀려 들어간다. · 막전압이 안정수준인-70mV에서 +30mV까지 변하여 역전된다(지나치기).
3단계	· Na^+ 통로들이 비활성화되면서 문(gate)이 닫힌다(본래의 특성 회복 시작) · 전압의존성 K^+ 통로들이 열리면서 세포내액의 K^+이 세포 밖으로 나간다. · 재분극이 시작된다.
4단계	· 문턱값 수준(-60mV)까지 떨어지면 Na^+ 통로들이 정상으로 회복한다. · 안정막전압 수준(-70mV)에 이르면 K^+ 통로들이 닫히기 시작한다. · K^+ 통로들이 닫히는 속도가 느려 K^+의 유출이 계속되므로 일시적 과분극이 일어난다. · K^+ 통로들이 모두 닫히고 막전압은 안정수준으로 회복된다.

신경세포가 자극에 의하여 활동전압이 일어나는 막전압의 경계부분을 **문턱값**(역치, threshold)이라고 말하며, 신경섬유막을 문턱값 수준까지 탈분극시킬 수 있는 자극을 **문턱자극**(역치자극, threshold stimulus)이라고 한다. 이러한 문턱자극은 세포막의 조건, 자극 기간 및 막 저항 등에 따라 다르다. 어떤 자극이 일단 문턱값 수준까지 이르게 되면 자극의 강도에 관계없이 활동전압은 같은 크기로 발생되지만 문턱값에 도달하지 못하는 자극에 대해서는 전혀 활동전압이 일어나지 않는데, 이러한 특성을 활동전압의 **실무율**(all-or-none law)이라고 한다. 이러한 실무율의 특성으로 신경정보는 활동전압의 크기에 의해 파악되지 않고 빈도에 의해 파악된다. 여기에서 all은 문턱값이상일 때는 아무리 큰 자극이 가해지더라도 일어나는 반응의 크기는 일정함을 의미하고, none은 자극이 문턱값 이하에 미치지 못할 때에는 반응이 일어나지 않음을 의미한다 그림 3-4.

신경세포에 문턱값 이상의 자극이 연속적으로 주어졌을 때, 두 자극 사이의 기간이 너무 짧으면

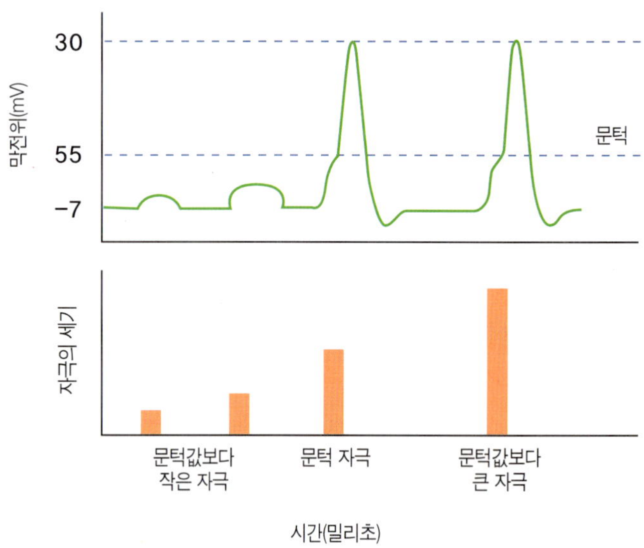

그림 3-4 활동전압과 실무율(all-or-non law) 반응
문턱자극보다 작은 자극에 대해서는 반응하지 않으나 문턱자극보다 큰 자극에 대해서는 자극의 세기와 상관없이 동일한 크기의 활동전압이 나타난다.

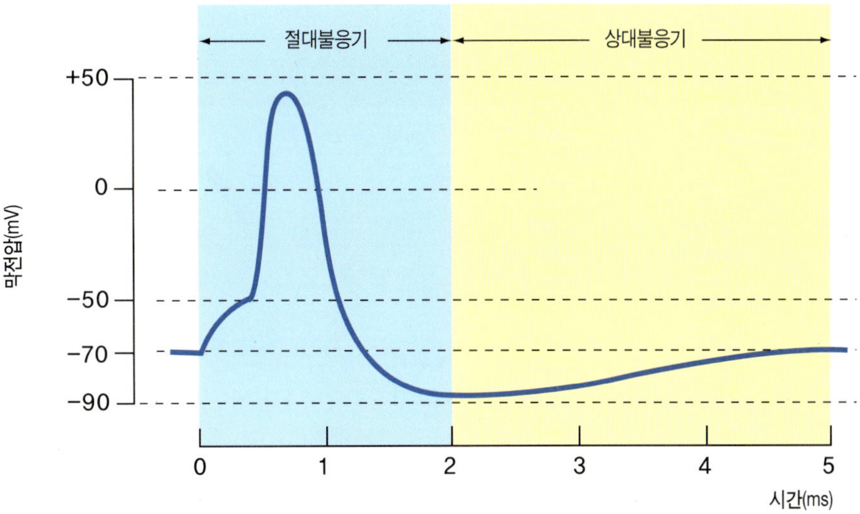

그림 3-5 불응기
절대불응기는 Na^+에 대한 투과성이 높아져 많은 양의 Na^+가 유입되는 시기이고, 상대불응기는 K^+가 세포 밖으로 나가면서 재분극이 진행되는 시기이다.

두 번째 자극에 대하여 신경섬유막이 반응을 하지 않게 되는데, 이를 두 번째 자극에 대한 **불응기**(refractory period)라고 한다. 그러나 그 기간은 0.001~0.005초 정도로 매우 짧다. 그 사이에 신경섬유는 안정상태로 회복되고 흥분성과 전도성을 되찾는다.

불응기는 **절대불응기**(absolute refractory period)와 **상대불응기**(relative refractory period)로 구분할 수 있는데, 절대불응기는 활동전압이 일어나는 동안 두 번째 자극이 아무리 강할지라도 새로운 활동전압을 생산하지 못하는 시기를 말하며 Na^+의 투과성이 증가된 시기이다 그림 3-5. 상대불응기는 처음 자극보다 강한 자극을 가했을 때 새로운 활동전압이 생산되는 시기를 말하는데, 이는 절대불응기 이후에 나타나며 K^+ 이온의 투과성이 증가된 시기이다. 상대불응기의 특징은 활동전압을 일으킬 수 있는 문턱자극이 이전 자극보다 더 커야 하지만, 지나치기 곡선은 작아지는 것이다.

이러한 불응기는 두 활동전압이 융합되는 것을 막고, 독립된 활동전압만 전도하게 하는 원인이 된다. 실무율과 불응기는 신경세포에만 볼 수 있는 성질은 아니고, 심장근육과 뼈대근육에서도 볼 수 있다.

3. 신경흥분의 전도

신경세포에서 흥분 전도의 기전은 자극의 종류에 관계없이 자극에 대한 흥분이 전기적으로 전도된다는 것이다. 흥분성 세포막의 한 부위에서 생긴 활동전압은 일반적으로 막의 이웃한 부분을 흥분시켜 막 전체로 활동전압을 전파한다. 안정상태의 신경섬유에 자극이 들어오면 국소 부위가 흥분하게 되고, 그 부위의 Na^+ 투과도가 갑자기 증가하게 된다. 한 곳에서 활동전압이 발생하면 그 마디가 이웃하는 마디를 자극하게 되어 흥분시키고 다시 다음 마디로 전달되어 릴레이식으로 축

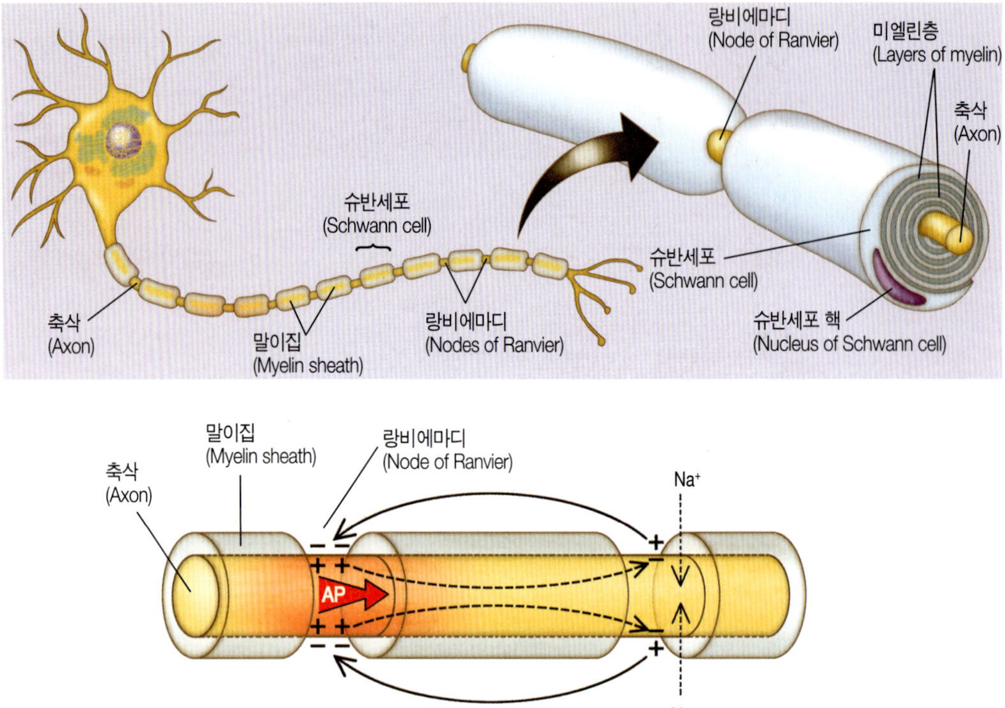

그림 3-6 말이집신경섬유와 랑비에마디

랑비에마디에서만 탈분극이 일어나기 때문에 흥분자극은 도약전도로 인해 빠르게 전달된다.

삭돌기 끝에서 끝으로 흥분이 전달된다. 단일 신경섬유의 일정 부분을 자극하여 생긴 국소전류는 처음 탈분극된 지점을 중심으로 해서 양쪽으로 흐르지만, 정상적인 정보전달이 이루어지기 위해서는 활동전압이 세포체로부터 신경말단을 향해 한쪽방향으로 진행되어야 한다. 이렇게 세포체에서 신경말단쪽으로 진행하는 흥분전도를 **정방향전도**(orthodromic conduction)라고 하며, 그 반대 방향으로의 전도는 **역방향전도**(antidromic conduction)라고 한다.

신경세포의 전기적 변동은 국소전압과 활동전압으로 대별되는데, 국소전압은 크기가 다른 상태로 발생하고 보통 1~2mm 정도의 짧은 거리밖에 전도되지 않지만, 활동전압은 거리에 따라 크기가 감소되지 않는다.

신경섬유의 일정한 부위에서 발생된 활동전압은 신경섬유를 따라 국소회로로 이어지며 다른 곳으로 전도된다. 즉, 국소전류는 신경섬유막의 인접 지역에 새로운 활동전압을 일으키는데, 이때의 국소전류는 양성 되먹임 회로를 일으킬 정도로 커야 한다. 신경섬유의 지름이 크면 클수록 활동전압의 전파는 훨씬 빠르며, 말이집이 있는 말이집신경섬유(유수신경섬유, myelinated nerve fiber)가 도약전도로 인하여 민말이집신경섬유(무수신경섬유, unmyelinated nerve fiber)보다 전파가 빠르다.

이와 같이 말이집신경섬유는 말이집을 갖고 있지만 수 mm 간격으로 말이집이 없는 길이 1μm 정도의 **랑비에마디**(node of Ranvier)를 이루고 있는데, 이곳에는 Na^+ 및 K^+ 통로가 밀집되어 있고, 시간 경과가 빠른 활동전압이 발생한다 그림 3-6.

따라서 국소전류는 말이집으로 싸인 축삭부에서 절연이 되어 활동전압이 발생하지 않으므로 활동전압을 발생시킬 수 있는 장소로 빨리 전달되는 현상, 즉 한 곳의 랑비에마디에서 생긴 활동전압이 다음의 랑비에마디로 마치 징검다리를 건너뛰듯이 전도되는 양상이 일어나는데, 이를 **도약전도**(saltatory conduction)라고도 한다 그림 3-7.

이러한 도약전도는 신경의 전도속도를 높이는 한편, 에너지를 절약하는 장점을 지니고 있다. 따라서 마취제로 1개의 랑비에마디를 차단해도 다음 마디가 정상이라면 차단 부위를 넘어서 전도될 수 있다.

활동전압이 신경섬유를 따라 전도하는 속도는 신경섬유의 직경이 크면 클수록 빠르며, 말이집이 있는 말이집신경섬유가 도약전도로 인하여 민말이집신경섬유보다 전파속도가 빠르다. 전도속도와 신경섬유의 직경 간의 관계는 표 3-3과 같다. 신경섬유는 전도속도가 빠른 순으로 A, B, C 섬유로 구분하며 A 섬유는 다시 그 직경의 굵기에 따라 α, β, γ 및 δ로 구분한다. 위와 같이 신경섬유의 굵기는 전도속도와 관계가 있으며 굵은 신경섬유, 즉 전도가 빠른 신경으로는 뼈대근육을 지배하는 운동신경 등이 있고, 가늘고 전도속도가 느린 신경에는 통각을 전달하는 신경과 자율신경 등이 포함된다. 신경섬유의 굵기는 전도속도에 차이가 있을 뿐만 아니라, 국소마취를 했을 때 마취효과에도 관계한다. 직경이 작은 신경섬유일수록 빨리 마취된다.

또한 신경이 주행하고 있는 부위를 장시간 압박하면 마비가 일어나는데, 이런 경우에는 굵은 신경이 쉽게 마비를 일으킨다. 가는 섬유는 압박의 영향을 잘 받지 않아서 운동신경이나 촉각, 압각이 마비된 후에도 통각은 남아 있는 경우가 많다.

알코올, 진정제, 마취제는 Na^+ 이온의 막투과성을 감소시킴으로써 신경의 흥분을 차단시키고 신경섬유에 지속적인 압력을 가할 경우, 예를 들면 얼음주머니를 대는 경우, 혈액순환이 적어지고 온도가 내려가 흥분전도 능력은 감소된다. 또한 피로가 오면 역치값은 증가하고 불응기가 길어지며 전도속도도 늦어진다.

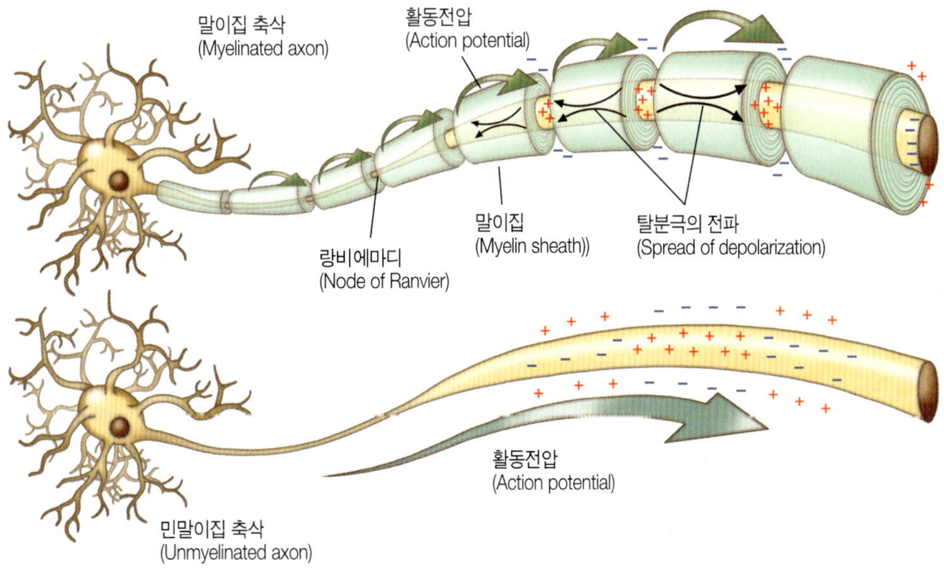

그림 3-7 랑비에마디를 통한 도약전도

표 3-3	신경섬유의 분류		
섬유유형	기능	직경(㎛)	전도속도(m/sec)
Aα	운동신경(뼈대근육)	15~20	70~120
Aα Ia	감각신경(근육방추)	15~20	70~120
Aα Ib	감각신경(골지힘줄기관)	15~20	70~120
Aβ II	감각신경(촉각, 압각)	5~10	30~70
Aγ	운동신경(근육방추)	3~6	15~30
Aδ III	감각신경(온도, 통각)	2~5	12~30
B	자율신경(신경절이전섬유)	<3	3~15
C	자율신경(신경절이후섬유)	0.1~1	0.5~2
C IV	감각신경(통각)	0.5~1	0.5~2

II 신경연접

신경계통에서 하나의 신경세포가 다른 신경세포와 분리되어 독자적으로 기능을 수행하는 경우는 없다. 신경세포들은 다수가 네트워크를 이루어 기능한다. 그러므로 신경세포 간의 구조적, 기능적 연결이 요구된다. 앞서도 설명했듯이 흥분충동이 하나의 신경세포에서 다른 신경세포 또는 세포로 전달되어야 할 지점에서 형성되는 두 신경세포 간의 연결을 **연접** 또는 **시냅스**(synapse)라고 한다. 그러나 이러한 연접은 반드시 신경세포 사이에서만 일어나는 것은 아니다. 상피세포, 근육세포, 샘세포 또는 기타 다른 유형의 세포도 연접에 관여할 수 있다. 연접은 **신경 통합**(neural integration)을 가능케 한다. 각각의 연접은 둘째 세포가 첫째 세포로부터 신호를 받았을 때 반응을 할 것인가 말 것인가를 결정한다. 만일, 연접이 없다면 신호는 단순히 자동적으로 수용기에서 효과기로 전달되고 효과기는 자극에 대해 매번 반응을 할 것이기에 신경계가 반응에 대해 판단기능을 수행할 여지가 없어질 것이다. 그러나 실제로는 하나의 신경세포가 수많은 연접에 관여하여 엄청난 양의 정보를 처리한다. 예를 들면, 척수의 운동신경 하나가 가지돌기에서 약 8,000개의 연접을 하고, 세포체에서도 약 2,000여 개의 연접이 이루어진다. 소뇌에서는 하나의 신경세포가 100,000개의 연접을 가질 수 있다. 대뇌겉질 전체엔 약 10^{14}개의 연접이 형성되어 뇌의 정보처리를 수행한다.

흥분충동이 **연접이전신경세포**(presynaptic neuron)의 신경섬유를 따라 연접부위에 이르게 되고 신경말단에서 신경전달물질이 분비되면서 **연접이후신경세포**(postsynaptic neuron)를 활성시켜 신경신호가 계속적으로 전달되게 된다. 연접이전신경축삭이 연접이후신경의 가지돌기와 연접을 하면 이를 **축삭가지돌기연접**(축삭수상돌기연접, axodendritic synapse)이라고 한다. 연접이전신경축삭이 다음 세포의 세포체와 연접을 하면 **축삭세포체연접**(axosomatic synapse)이라고 하고, 축삭과 다음 세포의 축삭 간에 연접이 형성되면 **축삭축삭연접**(axoaxonic synapse)이라고 한다.

1. 화학연접과 신경전달물질

화학연접(chemical synapse)에서는 연접이전신경세포가 연접이후신경세포를 자극하기 위해 신경전달물질을 분비한다. 신경근육이음부(신경근접합, neuromuscular junction)에서는 아세틸콜린(acetylcholine)을 신경전달물질로 사용한다. 교감신경계통의 연접이후신경세포 말단에서는 노르에피네프린(norepinephrine)이 분비된다. 어떤 신경전달물질은 **흥분성**(excitatory)이기 때문에 연접이후신경세포를 흥분시켜 신경신호전달이 계속되게 한다. 중추신경계통에서 주로 사용하는 흥분성 신경전달물질로 뇌에서는 글루탐산염(glutamate), 척수에서는 아스파트산염(aspartate)이 있다. **억제성**(inhibitory) 신경전달물질로는 감마아미노부티르산(gamma-aminobutyric acid; GABA)과 글리신(glycine) 등이 있다. 이 밖에도 도파민(dopamine), 세로토닌(serotonin), 히스타민(histamine)과 베타-엔돌핀(β-endorphin) 등이 있다. 현재까지 100개 이상의 신경전달물질과 신경조절물질(neuromodulator)이 밝혀져 있다.

화학연접에서 연접이전신경섬유의 끝인 종말단추가 다음 세포와 20~40nm 정도의 사이를 두고 떨어져 있는데 이 공간을 **연접틈새**(연접간극, synaptic cleft)라고 한다. 신경말단의 종말단추에는 신경전달물질을 함유하고 있는 **연접소포**(synaptic vesicle)가 많이 존재한다. 흥분충동이 연접이전신경의 축삭을 따라 종말단추에 이르면 세포외유출에 의해 신경전달물질이 연접틈새로 방출된다. 방출된 신경전달물질은 연접이후신경세포의 세포막에 존재하는 신경전달물질에 특이적인 **수용체**(receptor)에 결합을 한다. 이 결합은 연접이후신경세포의 세포막의 특정 **이온통로**(ion channel)를 열어 연접이후신경세포에서 활동전압을 발생시킨다 그림 3-8.

연접이전신경종말에는 신경전달물질의 소포를 가지고 있고 연접이후신경막에 수용체를 가지는

표 3-4 대표적 신경전달물질의 분포와 특성

신경전달물질	작용 특성	분포	대표적 기능
아세틸콜린(Ach*)	흥분성	신경근육이음부, 자율신경절, 부교감신경세포 말단, 뇌신경운동핵, 꼬리핵과 조가비핵, Meynert 바닥핵, 둘레계통	근육의 수의운동, 학습, 단기기억, 각성, 보상
노르에피네프린(NE)	흥분성	자율신경계(교감신경절이후섬유), 창백핵, 가쪽 뒤판	보상, 각성
도파민(DA)	흥분성	시상하부, 중간뇌 흑색질, 줄무늬체계통	운동조절, 인지, 중독, 내분비 기능조절
세로토닌(5-HT)	흥분성	다리뇌의 솔기핵, 소화관 부교감신경세포	기억, 감정, 각성, 체온조절
감마아미노부티르산(GABA)	억제성	소뇌, 해마, 대뇌겉질, 줄무늬체, 흑색질	운동의 억제성 조절
글리신	억제성	척수, 뇌줄기	척수반사, 운동행위 조절
글루탐산염(Glu)	흥분성	중추신경계통 전반 대뇌겉질, 해마, 줄무늬체, 척수에 다량 분포	학습과 기억을 포함한 다양한 기능에 관련

* 일반적으로 통용되는 약어

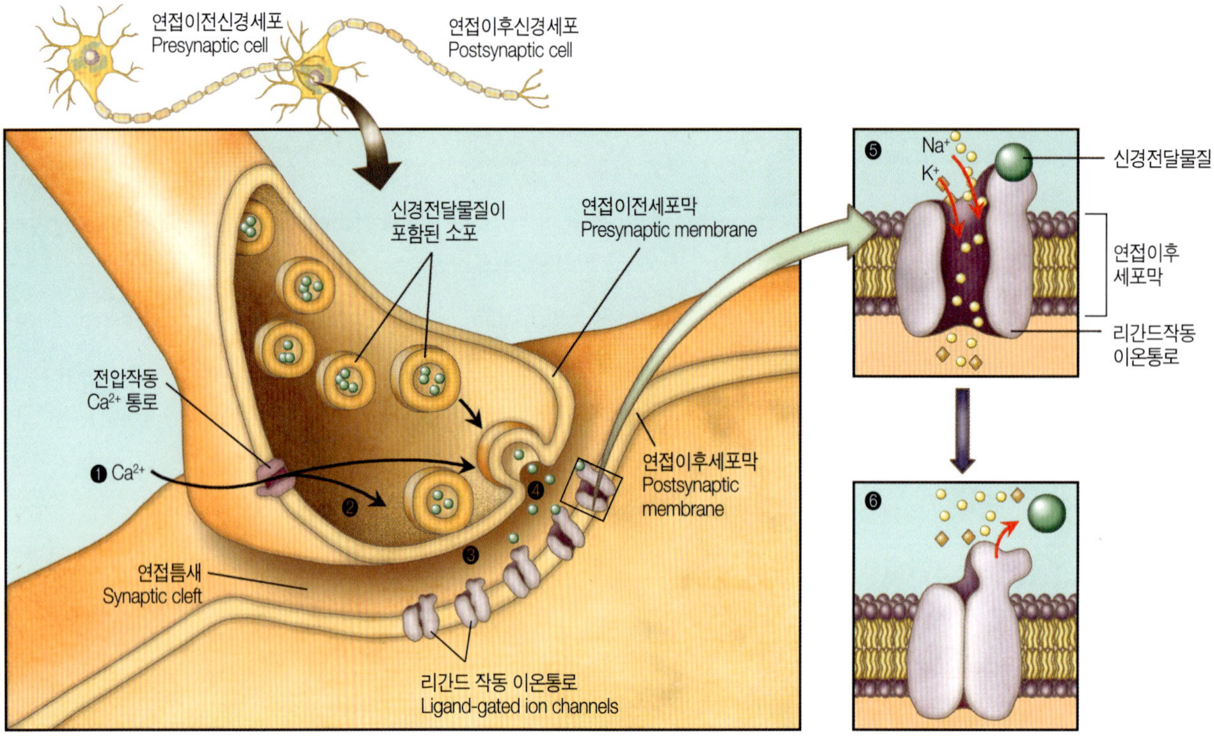

그림 3-8 신경연접의 구조와 신호전달

① 연접이전신경세포에서 활동전압이 축삭말단으로 전달된다. ② 전압의존 Ca^{2+} 통로가 열리면서 Ca^{2+}이 연접이전세포 말단으로 들어온다. ③ 신경전달물질이 세포외유출에 의해 연접틈새로 분비된다. ④ 신경전달물질은 연접이후신경세포의 세포막 수용기와 결합한다. ⑤ 연접이후신경막에 존재하는 특정 이온통로가 열리면서 연접이후신경세포를 활성화시킨다.

비대칭성은 신호의 흐름이 역방향으로 형성되는 것을 막는다. 따라서 화학연접에서의 신호전달은 **한쪽방향**(one-way)이다.

2. 전기연접

화학연접이 신경연접의 일반적인 방법이지만 **전기연접**(electrical synapse)도 여러 조직에서 관찰된다. 몇몇 신경세포, 신경아교세포와 심장근육, 일부 내장장기의 민무늬근육에 전기연접이 존재한다. 전기연접은 **틈새이음**(간극결합, gap junction)과 유사한 결합들에 의해 신경세포의 세포질이 연결되어 이온들이 한 신경세포에서 다른 신경세포로 직접 이동할 수 있다. 이 연접에 의한 신호전달은 매우 빠르며, 한쪽방향 또는 양쪽방향으로 이루어진다.

전기연접의 특징은 연결된 신경세포 또는 세포들이 동시에 활성화되는 것이다. 배아기의 신경조직에서 많이 나타났다가 신경계의 발생이 진행되면서 화학연접으로 대체된다.

표 3-5	화학연접과 전기연접의 특성					
신경연접	연접틈새	세포질의 연속성	구성	전달인자	연접지연	전달방향
화학연접	50 ~ 330nm	단절	연접이전세포막, 연접틈새, 연접이후 세포막	화학적 전달물질 (예: 신경전달물질)	있음 (0.3 ~ 5ms)	한쪽방향
전기연접	2~4nm	연속	틈새결합, 이온통로	이온전류	없음	양쪽방향

3. 신경연접에서의 흥분충동 전달과정

연접에서의 흥분충동의 전달은 하나의 신경세포가 다른 신경세포, 근육세포 및 샘과 서로 소통하는 과정이며, 연접은 이런 소통이 일어나는 해부학적인 위치이다. 대부분의 연접에서의 흥분충동 전달은 신경전달물질에 의한 화학연접에 의해 이루어지지만, 전기연접은 틈새이음을 통해 일어난다.

틈새이음이란 두 세포의 세포막에 연결통로가 존재하여 이를 통해 물질, 특히 이온의 교류가 일어나는 구조이다. **코넥신**(connexin)이라 불리는 막단백질 6개가 원형으로 모여 **코넥손**(connexon)이란 통로구조를 형성한다 그림 3-9. 한 세포의 막을 따라 전달되어온 활동전압이 틈새이음에 도달하면, 통로를 통한 이온의 흐름의 형태로 신호가 다른 세포에 전달된다. 틈새이음을 통한 물질의 교환이 양방향으로 이루어지기 때문에 전기연접에서 신호의 전달은 양방향으로 가능하다.

화학연접에 있어서 정보의 전달은 신경전달물질에 따라서 다를 수 있으나 여기서는 신경근육이음부와 자율신경계통의 신경절이전섬유와 신경절이후섬유 사이의 신경연접에 사용되는 아세틸콜린 신경연접을 예로 설명하고자 한다.

흥분충동이 연접이전신경세포의 축삭을 따라 신경말단에 이르면 연접이전신경세포막의 탈분극

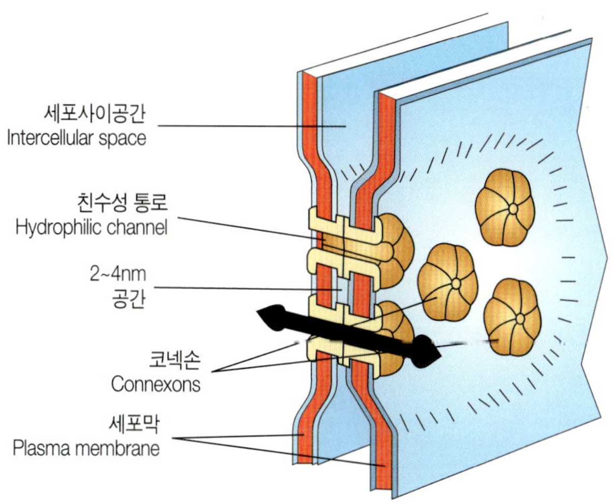

그림 3-9 틈새이음(간극결합, gap junction)
틈새이음을 통해 물질의 이동이 가능하다.

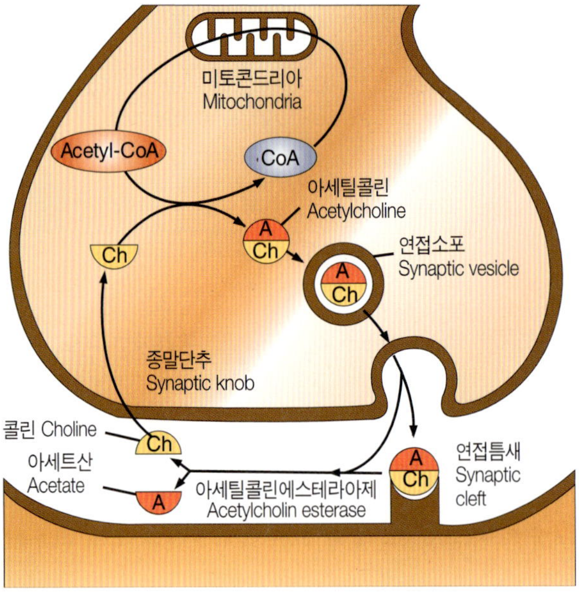

그림 3-10 콜린성 연접에서 아세틸콜린의 분비 및 재생
아세틸콜린은 종말단추의 연접소포에 저장되며, 연접틈새로 분비되고 수용체에 결합하여 연접이후신경세포의 전기적 활성을 유도하고, 아세틸콜린에스테라아제에 의해 콜린과 아세트산으로 가수분해된다. 콜린은 종말단추 내로 흡수되어 아세틸콜린의 합성에 사용된다.

(depolarization)이 일어나고 이 부위에 존재하는 전압의존 Ca^{2+} 통로(voltage-gated Ca^{2+} channel)가 열리면서 Ca^{2+}가 세포 밖에서 연접이전신경세포막 내로 들어오게 된다. 세포내 Ca^{2+} 농도의 증가는 연접이전 신경말단에 존재하는 신경전달물질 함유 소포들로 하여금 세포외유출(exocytosis)을 유도한다. 신경전달물질이 연접틈새로 분비되면 이들은 연접이후신경세포막상에 존재하는 수용체와 결합하게 되고 그 결과로 이온 통로가 열려 연접이후신경세포에 활동전압이 발생한다 그림 3-8.

아세틸콜린(Ach)의 경우, **콜린아세틸기 전달효소**(choline acetyltransferase)에 의해 콜린과 아세틸 보조효소 A(acetyl-CoA)로부터 합성된다. 합성된 Ach은 연접소포 내에 저장되는데 소포당 5,000~10,000개 정도의 아세틸콜린이 저장된다. 연접소포는 세포외유출 과정에서 연접이전신경세포막과 융합되면서 아세틸콜린을 연접틈새로 방출한다. 방출된 아세틸콜린은 연접틈새의 공간에서 확산되고 연접소포는 연접이전신경세포막에 흡수된다. 연접이전세포막은 세포내섭취 과정을 통해 새로운 연접소포를 만들고 여기에 다시 아세틸콜린이 채워지면서 새로운 흥분충동이 전달되기를 기다린다.

연접틈새로 방출된 신경전달물질은 세 가지 방법 중 한 가지에 의해 불활성화된다. ① 연접틈새 밖으로 확산되거나, ② 연접이전신경말단으로의 능동수송이 일어나거나, ③ 효소에 의해 분해 또는 변형된다. 아세틸콜린의 경우 연접틈새에 존재하는 **아세틸콜린에스테라아제**(acetylcholin esterase)에 의해 콜린과 아세트산(acetate)으로 분해되어 콜린은 연접이전신경세포막으로 재흡수되어 재사용되고, 아세트산은 확산을 통해 제거된다 그림 3-10.

III 운동(또는 근육)의 신경조절

신경계통의 중요한 기능 중 하나가 신체의 움직임을 조절하는 것이다. 신경에 의해 근육수축이 어떻게 조절되는지를 살펴보기에 앞서 근육의 기본 구조와 근육수축의 원리에 대해 살펴보고자 한다.

1) 근육의 기본 구조와 근육수축 기전

인간은 600개 이상의 뼈대근육을 가지고 있다. 이들 근육은 머리, 목, 몸통, 팔다리 등에 있는 뼈에 부착한다. 뼈대근육들은 긴 섬유의 다발로 구성된다. 각각의 **근육섬유**(muscle fiber)는 핵을 여러 개 가지는 하나의 세포이며 이것이 곧 **근육세포**(muscle cell)이다. 근육섬유는 **근육원섬유**(myofibril)의 다발을 포함한다. 각각의 근육원섬유는 가는 **액틴**(actin)섬유와 굵은 **미오신**(myosin)섬유로 이루어져 있다. 하나의 가는 액틴섬유는 액틴분자와 **트로포미오신**(tropomyosin)이라는 조절분자가 꼬여 코일을 형성한 것이다. 그리고 **트로포닌 복합체**(troponin complex)라는 단백질복합체가 트로포미오신과 액틴분자 간의 위치관계를 조절한다. 굵은 미오신섬유는 미오신분자들이 겹쳐져 형성된다. 가는 섬유와 굵은 섬유의 배열로 인해 뼈대근육에는 밝은 부위와 어두운 부위가 교차해서 형성된 **가로무늬**(횡문, striation)가 나타난다. 밝은 부위를 **I 띠**라고 하고 이곳은 액틴 섬유만 존재한다. 어두운 부위를 **A 띠**라고 하고 여기에는 액틴과 미오신섬유가 중첩되어 있다. 밝고 어두운 밴드가 반복해서 나타나는데 이 반복단위를 **근육원섬유마디**(sarcomere)라고 하며 뼈대근육의 기본적 수축단위이다. Z 선은 근육원섬유마디 양쪽 끝에 있는 근육원섬유의 부착부위이다. A

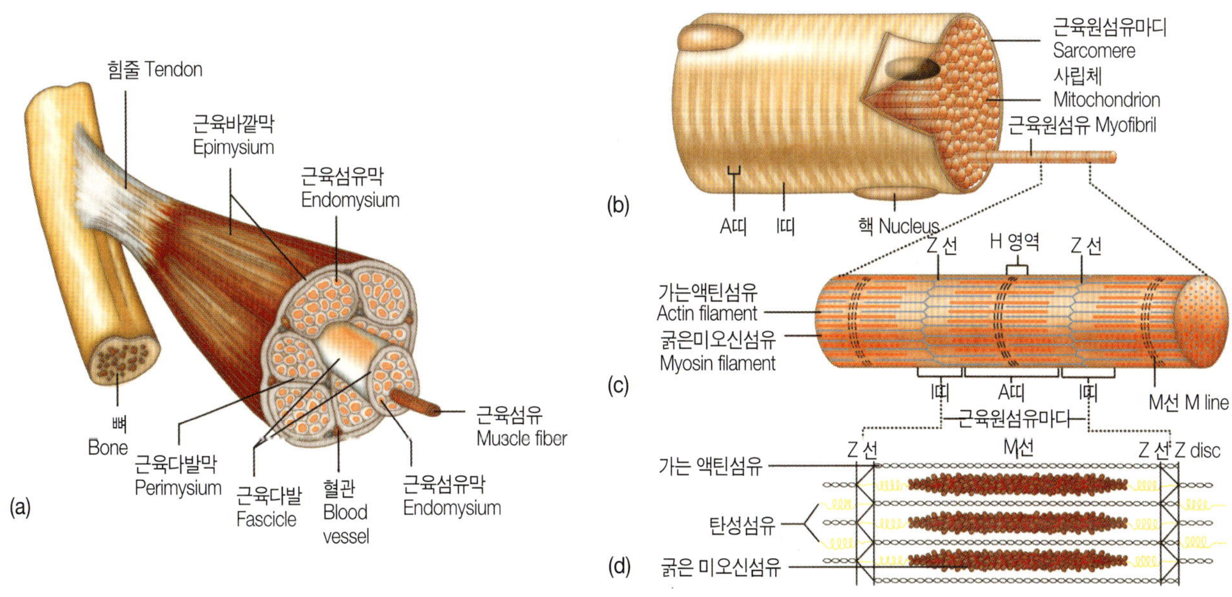

그림 3-11 뼈대근육의 맨눈구조와 미세구조
(a) 뼈대근육의 단면. (b) 근육섬유. (c) 근육원섬유. (d) 액틴섬유와 미오신섬유.

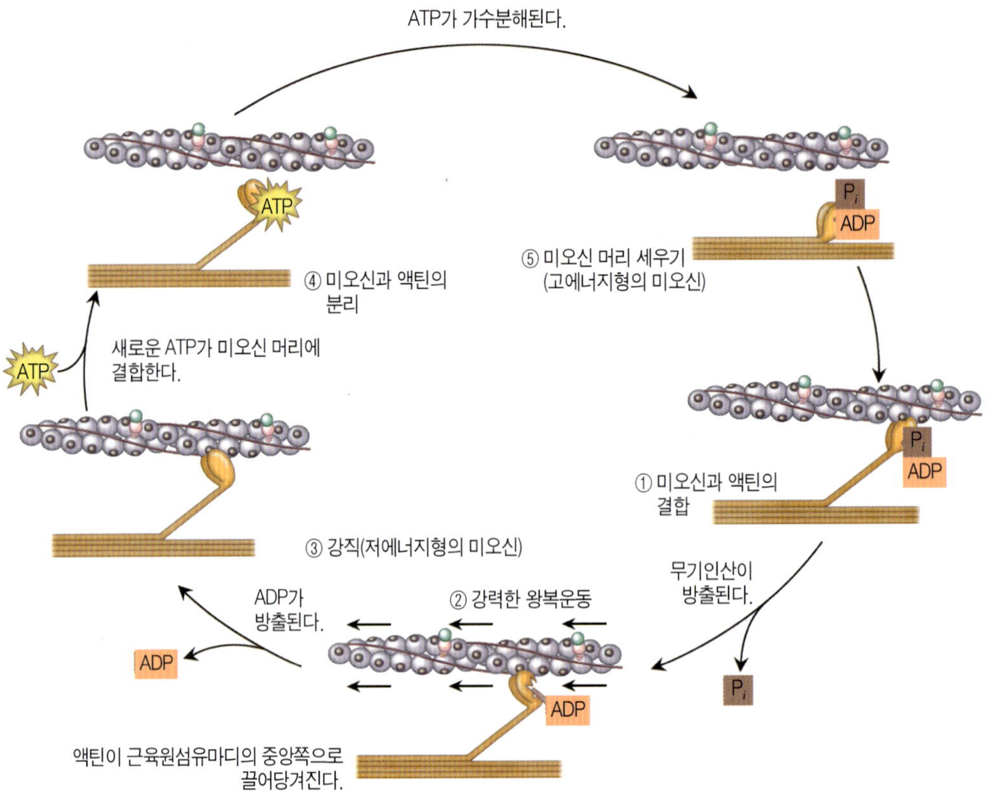

그림 3-12 근육수축기전
교차결합이 활성화되려면 ATP 가수분해가 일어나야 하고, 한 주기 후 액틴으로부터 방출되려면 새로운 ATP와의 결합이 필요하다.

띠의 중앙에는 H 띠(H zone)가 있는데 이 부위에는 미오신섬유만 존재한다 그림 3-11.

근육의 수축기전을 살펴보면, 근육원섬유마디가 짧아지는 동안 액틴섬유는 미오신섬유를 따라 미끄러지면서 반대편 액틴섬유와 가까워진다. 이러한 미끄러짐(sliding)은 미오신에 액틴과 부착할 수 있는 구형의 돌기가 있기 때문에 가능하다. 흔히 미오신 머리라고 하는 이 돌기는 ATP를 ADP로 가수분해 하는 ATPase 활성을 가지고 있다. ATP가 미오신에 결합할 때, 미오신은 낮은 에너지 상태에 있다. ATP가 가수분해 되면 미오신은 높은 에너지 상태로 되고 액틴과 결합하여 **교차결합**(cross-bridge)을 형성한다. ADP와 인산이 높은 에너지 상태의 미오신에서 떨어져 나가게 되면 미오신은 낮은 에너지 상태로 되돌아오는데 이때 미오신 머리가 굽혀지면서 액틴섬유를 근육원섬유마디 중앙을 향해 끌어당긴다. 또 다른 ATP가 미오신에 결합하게 되면서 미오신머리는 액틴섬유로부터 떨어져 나가게 된다. 이와 같은 과정이 반복되면서 I 띠가 짧아지고 H 띠도 좁아지면서 근육원섬유마디의 전체 길이가 짧아진다 그림 3-12.

2) 신경충동과 근육수축의 유발

어떻게 근육의 움직임이 조절되는가? 척수의 앞뿔(anterior horn)에서 시작된 **알파운동신경세포**(α-motor neuron)의 말단이 근육에 닿아서 뇌의 운동명령이 근육수축으로 나타나게 된다. 운동

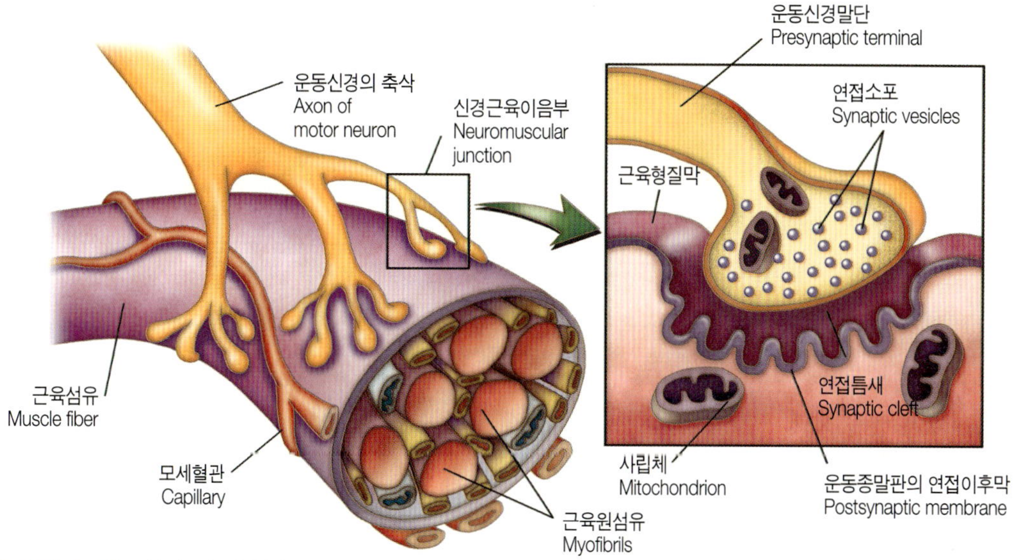

그림 3-13 신경근육이음부

신경근육이음부는 신경섬유와 근육섬유 사이의 연접이다.

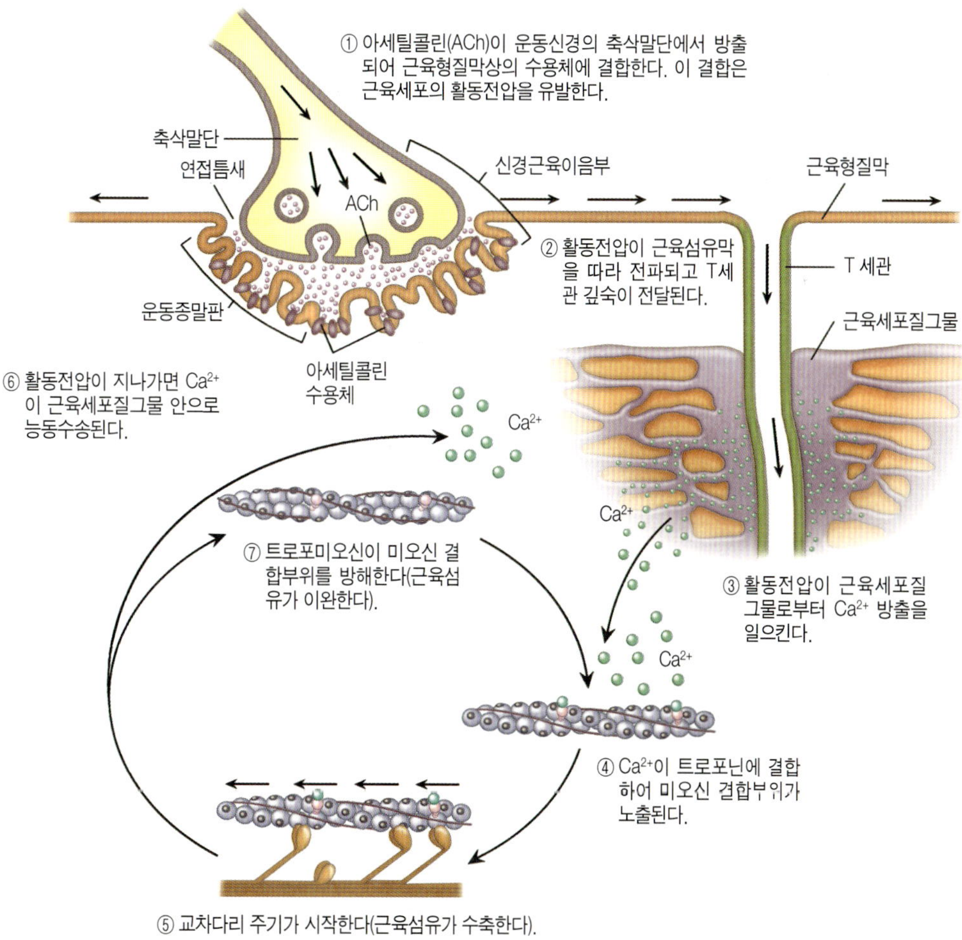

그림 3-14 운동신경에 의한 자극이 근육수축을 일으키는 과정

신경섬유가 근육섬유에 접하게 되면 먼저 말이집(myelin sheath)이 없어지고 근육섬유의 표면에 인접하게 되면 신경섬유의 끝이 약간 부풀어 올라서 커진다. 이것을 **신경종말**(nerve ending)이라고 한다. **신경근육이음부**(neuromuscular junction)는 신경종말과 종판 사이에는 약 150~200Å 정도의 간격(cleft)을 가리키며, 뼈대근육의 운동신경은 분지되면서 근육섬유에 인접하면서 연접을 형성하게 되고, 축삭돌기의 끝이 약간 부풀어 올라 신경종말이 접촉하는 근육섬유의 근막은 약간 함몰되어 막이 두꺼워지며 이를 **종판**(end plate)이라 한다. 종판과 신경종말 사이에 세포질의 직접적인 연락은 없다. 신경말단에는 미토콘드리아(mitochondria)가 있고, 그 외 다수의 소포(vesicle)가 있으며, 신경전달물질인 아세틸콜린(acetylcholine)이 함유되어 있다 그림 3-13.

신경근육이음부에서 일어나는 흥분충동의 전달은 일반적인 신경연접에서의 흥분충동 전달과정과 유사하다. 운동신경에서 흥분충동이 뼈대근육섬유로 전달되면 운동신경종말에서 분비된 아세틸콜린이 연접틈새를 가로질러 근육세포막상의 수용체에 결합한다. 그 결과로 생긴 활동전압이 근육세포막을 따라 전파되어 **T 세관**(T-tubule)이라 불리는 관에 이른다. T 세관에 이른 활동전압은 **근육세포질그물**(sarcoplasmic reticulum)에서 Ca^{2+}을 세포질 내로 방출시킨다. 방출된 Ca^{2+}은 트로포닌에 결합하여 구조를 변형시키고 그 결과 트로포미오신의 위치가 변하면서 액틴상의 미오신 결합부위가 노출된다. 미오신과 액틴은 액틴섬유의 미끄럼이 일어나기 위해 반드시 필요한 교차결합을 형성한다. 활동전압의 활성이 사라지면 세포질의 Ca^{2+} 시 근육세포질그물로 들어가고 액틴상의 미오신 결합부위는 트로포미오신에 의해 가려지게 된다. 이 단계에서 수축은 종결되고 근육섬유는 이완되게 된다 그림 3-14.

3) 운동단위

앞에서도 설명되었지만 대부분의 수의적인 뼈대근육의 조절은 α-운동신경세포에 의해 이루어진다. 하나의 α-운동신경세포와 이것의 지배를 받는 모든 근육섬유가 운동조절의 기본이 되는데 이를 **운동단위**(motor unit)라고 한다. 근육수축은 이 운동단위들이 단독 또는 조합으로 작용한 결

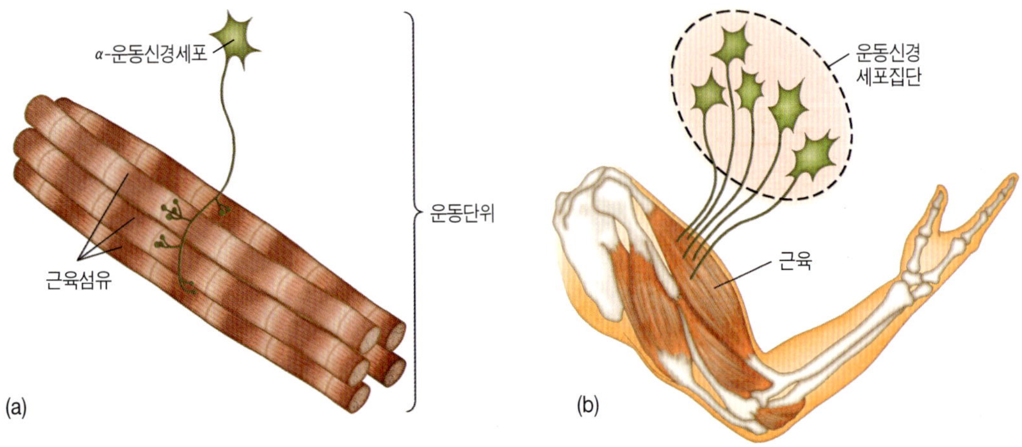

그림 3-15 신경근육이음부
신경근육이음부는 신경섬유와 근육섬유 사이의 연접이다.

과이다. 반면 하나의 근육은 여러 α-운동신경세포의 조절을 받는데 이처럼 하나의 근육에 분포하는 모든 운동신경세포집단을 **운동신경집단**(motor neuron pool)이라고 한다 그림 3-15.

운동단위가 작을수록 정교한 조절이 가능하고 큰 힘을 발휘해야 하는 근육의 운동단위는 크다. 안구운동을 조절하는 근육의 운동단위는 10 정도인데 반해 넓적다리의 근육에서는 하나의 α-운동신경세포에 의해 수천 개의 근육섬유들이 지배를 받는다. 하나의 근육수축에는 여러 α-운동신경세포가 관여하는데 각각의 α-운동신경세포의 운동단위가 동일하지 않다. 어느 범위 내에서 크기가 다른 운동단위를 갖는데 크기가 작은 운동단위에서 큰 운동단위 순으로 근육수축에 동원된다. 뇌에서 운동명령이 내려오면 작은 운동단위의 α-운동신경세포가 먼저 흥분되고 이어서 순차적으로 운동단위의 동원이 이루어진다. 이렇게 운동단위가 순차적으로 동원되기 때문에 손에 작은 물건을 들고 있을 때에는 손의 움직임이 정교할 수 있지만 큰 물건을 들고 있을 경우 정교한 움직임이 어려워진다.

Ⅳ 감각과 감각수용기

인간은 환경으로부터 다양한 자극을 끊임없이 받고 있고, 그러한 자극들에 대해 적절히 반응함으로써 생존을 하게 된다. 자극(stimulus)은 몸 전체에 퍼져 있는 감각수용기를 활성화시키고 그 결과로 발생한 신경충동(nerve impulse)이 말초신경을 거쳐 척수나 뇌로 전달되어 지각된다.

1. 감각의 종류

감각(sensation)은 관점에 따라 여러 가지 방법으로 분류하여 왔다. 그러나 신경과학자 Sherrington은 자극의 유래에 따라 수용기를 구분하는 방법을 제안하였다. 신체 외부에서 오는 자극을 수용하는 **외수용기**(exteroceptor)와 신체의 내부 장기에서 오는 자극을 수용하는 **내수용기**(interoceptor), 그리고 뼈대근육이나 관절에 존재하면서 몸의 위치, 자세 및 움직임의 속도 등과 관련된 자극을 수용하는 **고유감각수용기**(proprioceptor)로 나눈다. 몸 밖에서 오는 자극으로는 촉각(tactile), 압력(pressure), 온도(temperature), 시각(vision), 청각(hearing) 및 후각(smell) 등이 있다. 이 중 피부에서 느끼는 촉각, 압각, 온도감각, 통각 등을 **피부감각**(cutaneous sense)이라고 하고 시각, 청각, 평형감각, 미각과 후각을 **특수감각**(special sense)이라고 한다. 내장기관 즉, 호흡기관, 소화기관, 및 방광 등의 근육벽에서 오는 자극에 의한 통증, 공복감, 갈증, 포만감(fullness) 등을 **내장감각**(visceral sense)이라 한다. 근육, 힘줄 및 관절 등에서 유래되는 감각으로 자세나 움직임 등의 정보를 주는 감각을 **고유감각**(proprioception)이라고 하며 이러한 것은 피부감각과 대별하여 **깊은감각**(deep sense)이라고도 한다. 내장감각과 구별하여 피부감각과 근육, 힘줄과 관절에서 오는 고유감각을 함께 **몸감각**(somatic sense)이라고 한다.

2. 감각수용기의 종류

앞서도 설명된 대로 수용기는 그 위치에 따라 피부수용기(cutaneous receptor), 근육-관절수용기(muscle-joint receptor), 내장수용기(visceral receptor)로 나눌 수 있으며, 수용하는 감각의 성질에 따라 **기계적 수용기**(mechanoreceptor), **온도수용기**(thermoreceptor), **통각수용기**(nociceptor)로도 나눌 수 있다.

피부의 기계적 수용기는 피부의 어떤 부위가 정상에 비해 얼마나 변형되었는지를 감지하는 위치감지기(position detector)와 변형된 상태보다는 변형의 속도를 감지하는 속도감지기(velocity detector), 자극의 가속 정도를 감지하는 순간감지기(transient detector)로 나눌 수 있다. 피부수용

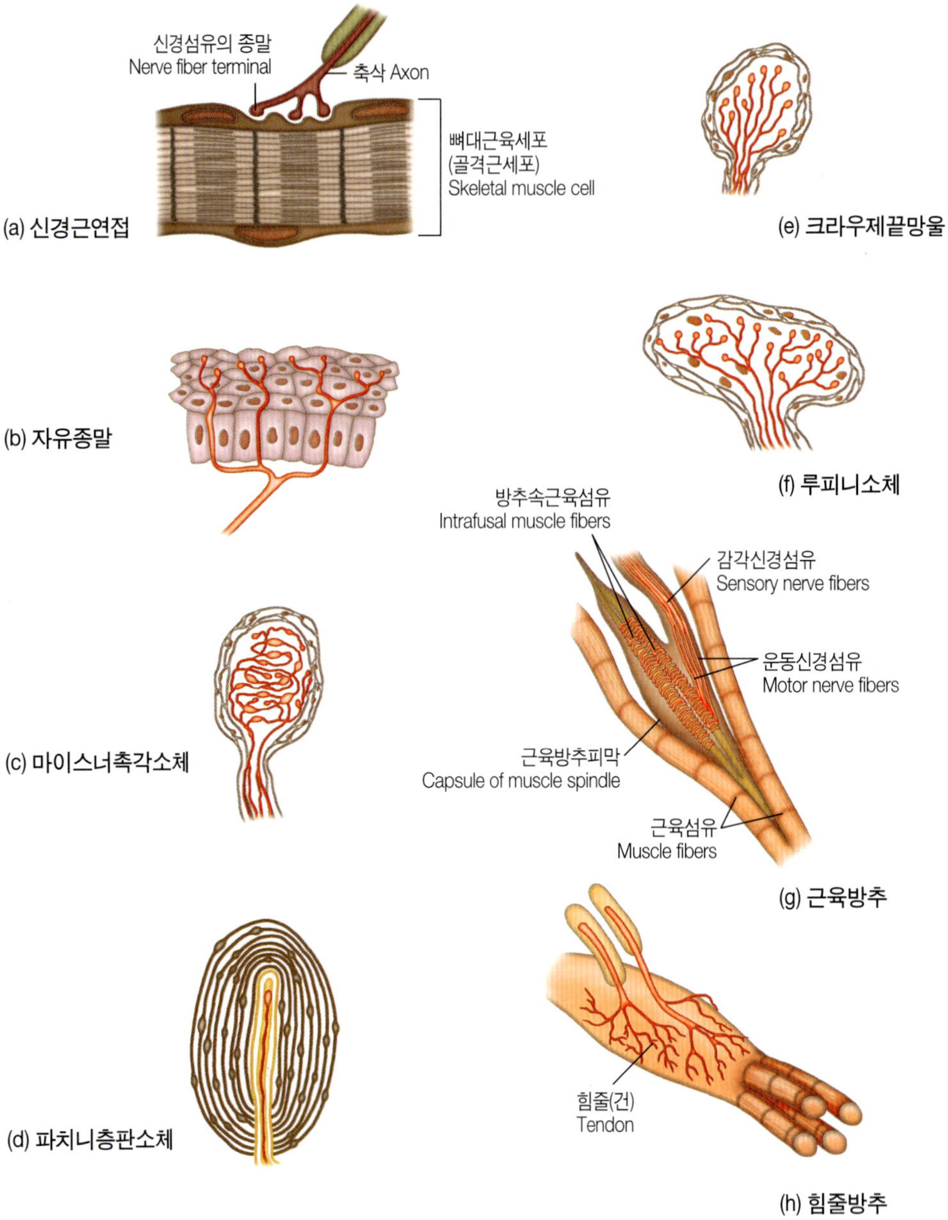

그림 3-16 다양한 감각수용기

기 중 **메르켈원반**(Merkel' s disk)과 **루피니소체**(Ruffini' s corpuscle)는 촉각을 수용하는 위치감지기이며, **마이스너촉각소체**(Meissner' s corpuscle)는 대표적인 속도감지기이며, 주파수가 낮은 진동감각을 수용한다. **털주머니수용기**(hair follicle receptor)는 속도감지기와 순간감지기 모두에 해당된다. 저온과 고온에 반응하는 온도수용기와 통각 등의 유해자극에 반응하는 유해자극수용기는 모두 **자유신경종말**(free nerve ending)로 믿어진다 그림 3-16.

근육과 관절에서 근육 수축의 정도와 관절 위치를 감지하는 수용기는 **근육방추**(muscle spindle)와 **골지힘줄기관**(Golgi tendon organ)이다. 대뇌겉질로 전달되는 위치감각도 근육방추에서 수용되어 뒤섬유기둥-안쪽섬유띠로(posterior white columm-medial lemniscal pathway)를 통해 전달된다고 하는 증거가 늘어나고 있다. 이러한 두 종류의 수용기 이외에도 근막(fascia)에 주로 분포하여 통각과 심부의 촉각을 전달한다고 생각되는 자유신경종말과 약간의 **파치니층판소체**(Pacinian corpuscle)가 있다.

내부장기의 수용기는 피부나 근육-관절의 수용기에 비해 잘 알려져 있지 않다. 피부에 비해 신경종말도 드물게 있으며 대부분 자유신경종말이고 약간의 파치니층판소체가 존재한다. 어떠한 신경종말이 어떤 유형의 자극을 수용하는지는 잘 알려져 있지 않으나 대체로 자유신경종말에서 포만감이나 팽창감, 통증을 포함한 유해자극을 수용한다고 추측되고 있다. 통증 등 유해자극은 피부의 통증과 같이 척수시상로(spinothalamic tract)를 통해 대뇌겉질로 전달된다. 일부의 수용기는 혈압을 감지하여 자율신경계통의 반사작용을 통해 혈압을 조절하는 것도 있다.

이 외에 기계적 압력을 느끼는 **압력수용기**(baroreceptor), 화학물질의 자극을 받아 맛(taste)이나 냄새(smell) 등을 감지하는 **화학수용기**(chemoreceptor) 등이 있다. 그러나 피부수용기에서 통각만을 특이적으로 수용하는 수용기는 없는 것으로 알려져 있으며 여러 종류의 수용기가 극단적인 자극을 받아들였을 때 통각정보가 발생하는 것으로 알려져 있다. 일반적으로 통각을 수용하는 수용기를 **통각수용기** 또는 **유해자극수용기**(nociceptor)라고 부르며, 자유신경종말(free nerve ending)이 통각의 수용에 중요한 역할을 하는 것으로 알려져 있다.

1) 피부수용기(Cutaneous receptor)의 구조와 기능

피부와 피부밑조직(피하조직)에 속하는 감각수용기는 그 구조가 피막으로 감싸인 구조로 되어 있는 것과 피막이 없는 구조로 나눌 수 있다. **피막신경종말**(encapsulated nerve ending)에는 루피니소체, 마이스너촉각소체, 크라우제끝망울, 파치니층판소체가 있고, **무피막신경종말**(unencapsulated nerve ending)에는 털주머니수용기, 자유신경종말과 메르켈원반이 있다.

메르켈원반(Merkel' s disk)은 표피의 중간융기의 아랫면에 붙여서 많은 확장된 말단의 무리를 이루는 것을 말한다. 주로 손가락 끝에 존재하며 촉각에 반응한다. 이 수용기는 피부를 누르는 물체의 지속적인 접촉을 감지하는 능력을 제공하며 두점식별(two point discrimination)과 촉각의 위치를 파악하는 데 중요한 역할을 한다.

루피니소체(Ruffini' s corpuscle)는 메르켈원반(Merkel' s disk)과 비슷하지만 피막(capsule)이 있고, 많은 가지들이 얽혀서 잘 국재되어 있다. 그 가운데에는 한정된 말단을 가진 섬유가 섞인다.

촉각의 강도와 자극의 속도를 감지한다. 특별히 지속적인 피부 변형의 상태에 대한 신호를 보내는 데 중요한 역할을 한다.

마이스너촉각소체(Meissner' s corpuscle)는 손바닥과 발바닥 피부의 진피 유두(dermal papilla)에 있으며 모양은 길고 가는 배모양 또는 타원형으로 끝이 둥글고 표면에 대하여 수직방향으로 나타난다. 촉각에 매우 민감하다.

크라우제끝망울(Krause' s end bulb)은 마이스너촉각소체의 작은 것이라고 볼 수 있으며 진피(dermis)에 위치한다. 털이 없는 피부 즉 입술, 혀의 점막, 턱, 물렁입천장(연구개), 인대 및 성기에 많이 존재한다.

파치니층판소체(Pacinian corpuscle)는 피부와 피부밑조직(subcutaneous tissue)의 경계부위에 가장 많이 나타난다. 결합조직으로 된 많은 동심원상의 층판으로 이 안에 있는 안쪽망울(inner bulb)에는 신경섬유가 많다. 이 층판소체는 기계적 변위에 반응을 보이므로 압각을 전달한다고 여겨진다. 또한 조직이 빠른 움직임에 의하여 자극되고 깊은촉각(deep touch)과 진동(vibration)감각의 지각에 중요한 역할을 한다.

자유신경종말(free nerve ending)은 피부, 근육 및 관절에 위치하는 수용기로서 특별한 모양이 없이 신경말단이 여러 개의 가지로 나뉘어져 조직세포들 사이에 뻗어 있다. 대부분의 신체 표면에 분포하여 세포가 손상을 받았을 때 통각이나 온도감각을 전달한다. 또한 촉각, 압각, 간지러운 느낌 및 가려움을 받아들인다.

털주머니수용기(hair follicle receptor)는 털주머니(hair follicle) 바닥부위에 신경말단이 와 있는데 이는 털의 움직임, 즉 촉각에 대해 반응한다.

2) 깊은감각수용기의 구조와 기능

깊은감각수용기(deep sensation receptor)는 근육과 힘줄 및 관절에 위치한다. 이들은 근육수용기와 관절수용기(joint receptor)를 포함한다. 일차적으로 자세와 위치감각, 운동감각, 근육 긴장도 및 움직임의 방향과 속도와 관련이 있다. 깊은감각수용기로는 **근육방추**(muscle spindle)와 **골지힘줄기관**(Golgi tendon organ), **자유신경종말**(free nerve ending) 및 **관절감각수용기**가 있다.

(1) 근육감각수용기

근육방추(muscle spindle)는 방추모양으로 주로 뼈대근육에 위치한다. 근육방추의 양끝 부분은 근육섬유(muscle fiber)에 붙어 있다. 근육방추는 결합조직으로 된 피막에 의해 싸여져 있으며 안에는 특수화된 근육섬유들이 위치하고 있다. 근육방추는 근육이 얼마만큼 늘어나는지와 어느 정도 속도로 늘어나는지를 감지한다. 이것으로 인해 뇌는 신체가 얼마만큼 움직였는지, 그리고 얼마나 빠르게 움직이는지를 알 수 있다. 제4장에서 근육방추에 대해 자세히 다룬다.

골지힘줄기관(Golgi tendon organ)은 근육섬유가 힘줄로 이행되는 부위에 위치한다. 근육섬유와 평행하게 배열된 근육방추와 달리 일렬로 배열되어 있다. 이러한 배열로 인해 근육이 수축할 때와 펴질 때 모두 힘줄기관은 펴지게 된다. 또한 골지힘줄기관은 운동신경과 감각신경섬유 둘 다

분포되어 있는 근육방추와 달리 감각심경섬유만 분포되어 있다. 근육수축 시와 근육신전 시에 골지힘줄기관의 감각신경종말의 흥분율은 증가하나, 근육수축 시에 더 민감하게 증가한다. 골기힘줄기관은 어느 정도의 힘으로 근육수축이 일어나는지를 감지한다(제4장 참조).

자유신경종말(free nerve endings)은 근육에 위치하는 대부분의 구조들(근육방추, 힘줄기관, 근육섬유, 근막, 지방 및 모세혈관을 제외한 모든 혈관)과 가까운 곳에서 발견된다. 대부분의 III군 민말이집신경섬유의 말단에 자유신경종말이 위치한다. 이들 종말들은 근육수축, 근육신전 및 근육진동(vibration)과 같은 전형적인 고유감각 자극에는 거의 반응하지 않는다. 그 대신에 이들은 꼬집기와 찌르기와 같은 압각-통각 수용기(pressure-pain receptors)라고 불리는 높은 문턱값(역치)의 기계적 자극에 의해 주로 흥분된다. 또한 이들 종말들은 다른 유해자극에 반응하며, 국소적인 혈관 반사들(vascular reflexes)을 중재하는데도 중요한 역할을 한다.

파치니형 종말(paciniform ending)은 비록 자유신경종말보다는 그 수가 작지만 대부분의 근육부위에서 볼 수 있다. 이들 감각종말들은 주로 골지힘줄기관의 주변의 근육힘줄 연결부위에 위치하며, 굵은섬유인 II군 신경섬유의 말단을 이룬다. 파치니형 종말은 피부에 있는 파치니층판소체와 비슷하게 고빈도의 진동감각에 빠르고 민감하게 반응한다.

(2) 관절감각수용기

윤활관절(synovial joint)에 위치하는 감각수용기는 **골지종말**(Golgi ending), **루피니종말**(Ruffini' s ending) 및 **자유신경종말**이 있다. 골지종말은 골지힘줄기관과 비슷하게 생겼기 때문에 붙여졌고 관절에 있는 인대들에서 발견되며, 큰 굵기의 I군 말이집신경섬유의 말단을 이룬다. 루피니종말은 피부에 있는 것과 비슷하며 관절주머니(joint capsule)에 위치하며 연골면이나 윤활막(synovial membrane)에는 이들 종말이 없다. II군 말이집신경섬유의 말단을 이룬다. 자유신경종말은 관절수용기 중 가장 많은 수를 차지하며 결합조직에 위치한다. III군 민말이집신경섬유의 끝부위를 이룬다.

3. 수용기의 특성

각 수용기의 특성은 감각 종류의 속성뿐만 아니라, 수용영역의 크기 자극문턱값, 적응속도 그리고 중추신경계로 투사되는 일차신경섬유의 종류 등으로 구분 지어진다. **수용영역**(receptive field)이란 자극을 가했을 때 수용기 즉, 하나의 감각신경세포를 활성화시킬 수 있는 피부부위의 영역을 말한다 그림 3-17. **자극문턱값**(stimulus threshold)은 수용기를 활성화시킬 수 있는 자극 강도의 크기를 말한다.

어떤 자극을 같은 크기로 반복하여 가하면 감각의 크기는 자극이 가해지는 시간의 길이와 더불어 차츰 작아진다. 다시 말해서 감각의 흥분발사 빈도가 시간의 경과와 함께 점점 줄어들어 마지막에는 어떤 고정된 값을 유지하든지 또는 완전히 흥분발사가 없어지기도 한다. 이러한 현상을 감각의 **적응**(adaptation)이라 한다. 적응은 수용기에서 감수성의 저하를 뜻하지만 때로는 감수성의

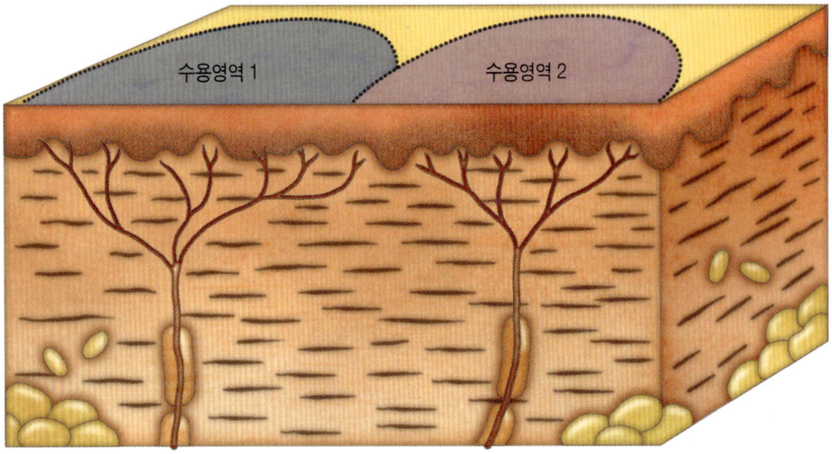

그림 3-17 수용영역
하나의 감각신경세포에 의해 지배되는 피부영역을 그 신경의 수용영역이라고 한다.

증가를 의미하는 경우도 있다. 적응의 정도는 수용기마다 다르다. 빠르게 적응하는 수용기를 **빠른 적응수용기**(rapidly adapting receptor)라고 부르며 자극이 변화할 때 일차적인 정보를 제공한다. 예를 들면, 우리가 일상생활에서 속옷을 다른 것으로 갈아 입으면 그 즉시는 촉각을 느끼지만 어느 정도의 시간이 지나면 옷이 피부에 닿고 있다는 느낌이 없어지는 경험을 한다. 이것은 촉각 수용기가 빠르게 적응을 했기 때문이다. 만일 옷이 피부에 닿는 느낌을 계속 받는다면 우리가 일상생활을 하는 동안에 얼마나 불편할 것인가? 반면, 자극이 가해지는 동안 계속해서 반응을 하는 수용기들을 **느린 적응수용기**(slowly adapting receptor)라고 부른다. 이런 수용기로는 통각을 유발하는 유해자극수용기(nociceptor)가 좋은 예이다.

메르켈원반은 피부를 지속적으로 누르는 촉각자극에 반응하는데 수용영역이 작고 서서히 적응을 한다. 마이스너촉각소체는 가벼운 떨림과 같은 촉각과 관련이 있으며 수용영역이 작고 빨리 적응하는 수용기이다. 메르켈원반과 마이스너촉각소체는 작은 수용영역별로 미세한 공간적 차이를 분별하기 때문에 맹인이 점자(braille letter)를 읽는 데 대단히 중요하다. 파치니층판소체는 진동감각에 민감한데 넓은 수용영역을 지니므로 진동을 일으키는 자극의 위치를 정확히 알아내지 못한다. 또한 이 소체는 빠른 적응수용기이다. 루피니소체는 촉각-압각 및 진동감각과 관계가 있다. 넓은 수용영역을 지니며 느리게 적응한다. 이 네 가지 유형의 수용기는 비교적 낮은 자극문턱값을 가지며, 감각신경의 Aβ 신경섬유를 거쳐 중추신경계로 정보를 전달한다.

임상노트

✓ 다발경화증(다발성경화증, Multiple sclerosis)

신경축삭을 둘러싸고 있는 말이집의 파괴로 인한 병적 상태를 일컫는다. 전선을 둘러싸고 있는 절연체가 손상되면 전기의 전도가 느려지는 것과 유사하게 신경세포 간의 전도속도가 느려져서 운동, 감각, 자율신경 모두의 신경자극의 전달장애가 나타난다. 이 병변은 어디서나 나타날 수 있어서 그 장애가 나타나는 부위에 따라 서로 다른 증상을 호소한다. 회색질을 침범하는 질환은 발작(seizure), 언어상실증(실어증, aphasia), 행위상실증(실행증, apraxia), 인식불능증(실인증, agnosia), 무시증후군(neglect), 피라밋바깥로증상(extrapyramidal symptom), 치매(dementia) 등을 주로 일으키나, 백색질의 질환은 운동 및 감각마비, 시각장애, 보행장애, 소뇌증상[조화운동못함증(ataxia), 평형 및 보행장애 등], 뇌줄기증상[겹보임(복시, diplopia), 신경핵사이근육마비(internuclear ophthalmoplegia) 등]을 잘 일으킨다. 백색질의 질환은 CT보다 자기공명영상(MRI)으로 진단이 쉽게 된다. 말이집탈락(탈수초, demyelination) 질환 중 가장 흔한 병이 다발경화증이다.

원인은 아직까지 정확하지 않지만 유전적 소인, 자가면역, 환경인자, 바이러스 감염 등이 복합적으로 백색질의 '말이집탈락'에 어떤 역할을 하는 것으로 추정하고 있다. 일부 환자의 경우 가족들에게 유전되기도 하지만 특정한 성향을 가지는 것은 아니다. 또 더운 지방보다는 추운 지방 사람들에게 발병률이 높은 점으로 미루어 환경적 요인도 개입하고 있는 것으로 보인다. 이 외에 홍역(measles), 헤르페스(herpes) 등 바이러스가 면역계에 자극을 가해 발생한다는 연구보고도 있다.

✓ 길랑-바레증후군(Guillain-Barré syndrome)

길랑-바레증후군(GBS)은 전세계적으로 유아부터 고령의 노인까지 다양한 연령에서 발병하는, 후천적으로 생기는 말이집탈락성 질환 중 가장 흔한 질환이다. 여러 가지 다양한 임상양상을 보일 수 있으나 팔다리의 근력약화, 말더듬증(구음장애, dysarthria) 등을 주 증상으로 하는 경우가 많고, 임상증상이나 전기생리학적 검사상 감각신경의 손상을 보이는 경우도 볼 수 있다. 팔다리의 힘줄반사가 소실되고 뇌척수액검사에서 염증세포의 증가는 뚜렷하지 않으나 단백의 양이 증가하고 전기생리학적 검사에서 전도장애 등 특징적인 소견을 보이는 경우가 많다. 그러나 어떤 경우에서는 뚜렷한 전도장애 없이 복합근육 활동전압이 감소하는 소견을 보이는 수도 있다. 임상경과를 보면 대부분 발병 2주 이내에 증상이 심해지며 발병 1개월이 지나면 더 이상 악화되지 않는다. 이렇게 다양한 양상을 보이지만 대부분의 경우 어렵지 않게 진단할 수 있다.

임상노트

✓ 중증근육무력증(Myasthenia gravis)

중증근육무력증(myasthenia gravis)이란 심각한 '근력의 약화' 라는 뜻으로서, 활동 시에 근육쇠약과 피로를 호소하다가 안정 후에는 회복되는 특징적인 증상을 나타내며 신경근육이음부의 이상으로 발생한다. 주로 젊은 여성에서 빈발하고, 눈주위 근육에 잘 침범한다. 대개 아침이나 휴식 후에는 호전되었다가 운동 시 악화되는 현상을 보인다. 중증근육무력증은 면역계의 이상으로 인해 발생한다. 면역을 억제하는 약을 다량 투여함으로써 호전되었다는 보고가 많다. 침범부위의 근육에 따라 여러 가지 종류가 있으며, 호흡근육까지 침범하게 되면, 호흡기능상실로 사망한다. 신경근육이음부 중 연접이후막의 아세틸콜린 수용체의 장애가 발생하는 자가면역병이다. 따라서 신경근육이음부에서 신경자극 전달이 차단되어 근육쇠약과 조기 피로가 온다. 환자의 85~90%에서 혈중에 아세틸콜린 수용체에 대한 항체가 있다. 전자현미경으로 관찰 시 신경근육이음부의 운동종말판의 연접주름의 감소가 보인다. 환자의 15~50%는 가슴샘종이 동반되고 나머지는 가슴샘과다형성이 동반되는 것으로 보고되고 있다.

4

척 수

■ **학습목표**

1. 척수의 겉구조에 대하여 설명할 수 있다.
2. 척수의 속구조에 대하여 설명할 수 있다.
3. 척수의 층판구조와 특징에 대하여 이해한다.
4. 척수반사에 대하여 설명할 수 있다.
5. 근육방추와 골지힘줄기관의 구조와 기능에 대하여 설명할 수 있다.
6. 신경로의 각 경로와 기능에 대하여 이해한다.
7. 척수손상의 임상적 특징을 이해한다.

Ⅰ 척수 해부학 ....

척수(spinal cord)는 중추신경계통 중 균일하게 구성된 부분이며, 또한 단순한 부분 중의 하나이지만 척수기능의 많은 원칙들은 각 신경계통 수준에 적용된다. 동시에 척수는 우리가 그리 신경 쓰지 않는 매일의 활동에 있어 지극히 중요하다. 척수 내에는 대부분의 자율신경 성분뿐만 아니라 우리의 몸을 움직일 때 사용하는 모든 근육을 지배하는 운동신경세포가 존재한다. 또한 척수는 몸으로부터 오는 모든 감각자극과 머리에서 오는 일부 감각자극을 받으며, 대부분의 이 감각자극들에 대한 초기 처리과정을 수행한다.

중추신경계통의 일부분인 척수는 **척주관**(vertebral canal) 안에 위치하는 긴 원기둥 형태의 구조로서 길이는 성인에서 평균 45㎝, 무게 35g, 지름 1~1.5㎝ 정도인 편평한 끈 모양의 신경조직이다. 척수의 위쪽 경계는 뒤통수뼈의 **큰구멍**(대공, foramen magnum)이고, 아래쪽 경계는 첫째허리뼈와 둘째허리뼈 사이의 척추사이원반(추간원판, intervertebral disc)이다.

척수는 세 겹의 척수막인 경질막(경막, dura matter), 거미막(지주막, arachnoid), 연질막(연막, pia matter)으로 싸여 있고, 척주(vertebrae) 및 인대, 뇌척수액(cerebrospinal fluid; CSF)에 의해서도 보호를 받고 있다 그림 4-1.

1. 척수의 겉구조

1) 척수의 분절(Spinal cord segments)

척수신경은 총 31쌍의 분절(segment)로 구성되어 있으며 목신경(경수, cervical) 8쌍, 가슴신경(흉수, thoracic) 12쌍, 허리신경(요수, lumbar) 5쌍, 엉치신경(천수, sacral) 5쌍, 꼬리신경(미수, coccygeal) 1쌍으로 이루어져 있다.

2) 척수의 수막(Spinal meninges)

척수의 수막은 뇌의 수막(뇌막)과 같이 **척수경질막**(척수경막, spinal dura mater), **척수거미막**(척수지주막, spinal archnoid), **척수연질막**(척수연막, spinal pia mater)의 세 층으로 구성되어 있다.

이 중 척수경질막은 뇌경질막(cerebral dura mater)과는 달리 한 층의 막(수막층, meningeal layer)으로만 구성되어 있어 척추(vertebra)의 뼈막(periosteum)과 쉽게 분리된다. 척추의 뼈막과 척수경질막 사이에는 성긴결합조직(loose connective tissue)과 정맥얼기(venous plexus)가 있는 좁은 공간인 경질막바깥공간(epidural space)이 있다. 경질막바깥마취(epidural anesthesia)나 꼬리뼈마취(caudal anesthesia)는 국소마취제를 경질막바깥공간에 넣어 마취를 시키는 방법이다. 척수경질막은 대체로 둘째엉치뼈 위치에서 끝나지만, 이의 연장인 **바깥종말끈**(외척수종말섬유, external filum terminale)은 꼬리뼈까지 뻗어 있다.

척수연질막에는 뇌연질막에는 없는 특수한 구조인 치아인대(denticulate ligament)가 척수의 가

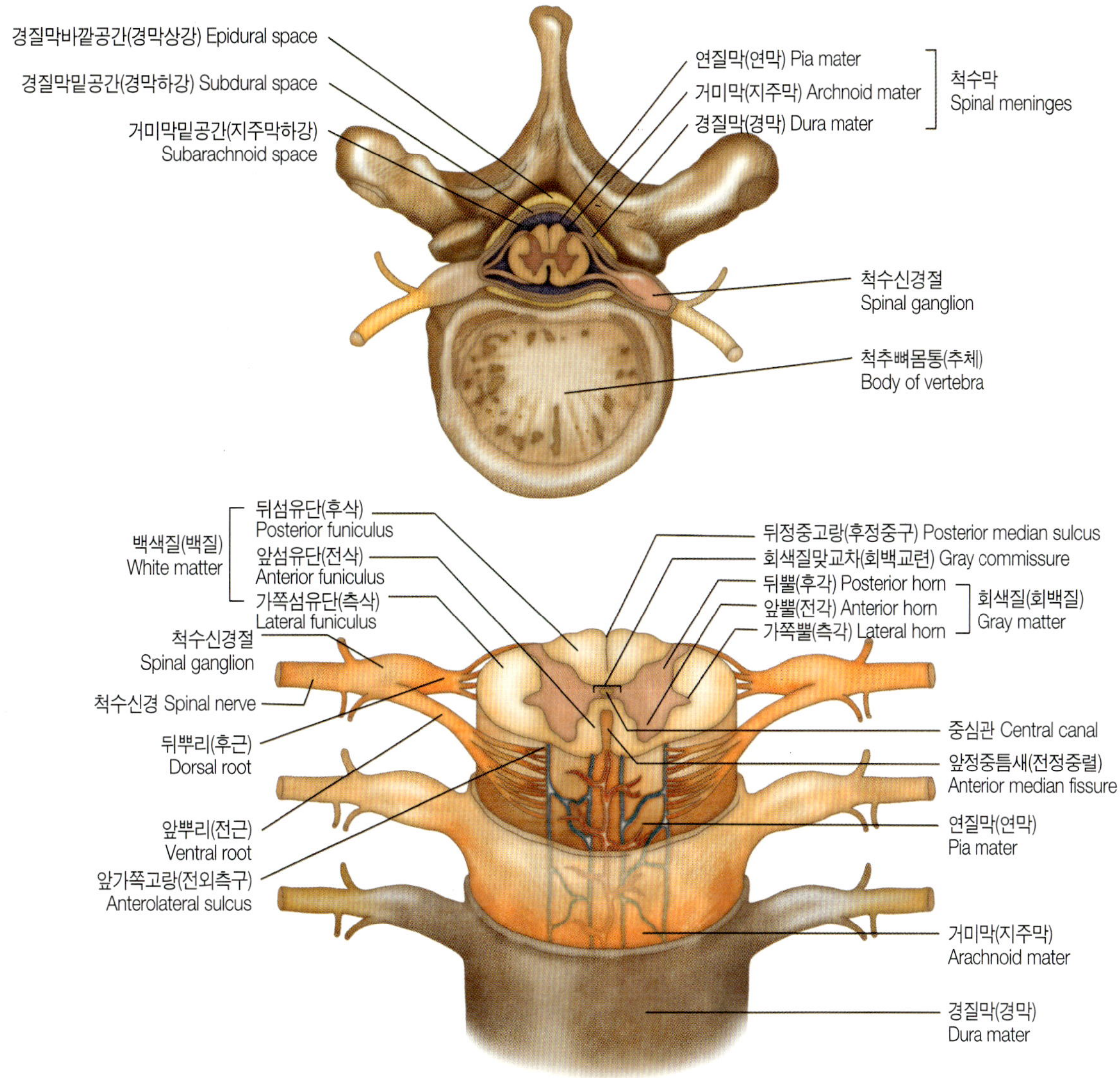

그림 4-1 척추뼈 내 척수의 위치와 척수막
척추관 내에 척수가 존재하며 척수막은 안쪽에서부터 연질막, 거미막과 경질막으로 이루어져 있다.

쪽에서 나와 경질막에 부착되어 있다. 치아인대는 대체로 삼각형 모양이며 척수에 20~22쌍이 존재한다. **척수원뿔**(conus medullaris)을 싸고 있는 척수연질막의 끝부분은 속종말끈(내종말끈, internal filum terminale)이 되어 거미막밑공간(subarachnoid space) 말총의 중심부에 세로로 배열되어 있다. 속종말끈은 대략 둘째엉치뼈의 높이에서 경질막의 연장인 바깥종말끈에 의해 싸여 꼬리뼈인대(미추인대, coccygeal ligament)를 형성하며, 꼬리뼈의 뒷면에 부착된다.

척수연질막은 척수의 앞정중고랑과 뒤정중고랑, 뒤중간고랑 등의 고랑 속에도 들어가, 앞정중사이막(anterior median septum), 뒤정중사이막(posterior median septum), 뒤중간사이막(posterior intermediate septum)을 형성한다.

척수거미막은 척수경질막과 붙어 있으며, 척수연질막과의 사이에는 뇌척수액(cerebrospinal fluid; CSF)을 함유한 **거미막밑공간**(subarachnoid space)이 있다.

척수 아래쪽의 거미막밑공간은 척수원뿔이 끝나는 첫째허리뼈의 아래에서 척수경질막이 끝나는 둘째엉치뼈까지의 넓은 공간으로, 이 공간을 **종말수조**(terminal cistern) 또는 **허리수조**(요수조, lumbar cistern)라고 한다. 뇌척수액(CSF)의 성분을 검사하기 위하여 시행하는 **허리천자**(요추천자, spinal puncture)는 둘째 및 셋째허리뼈 사이의 거미막밑공간에서 뇌척수액을 채취하여 검사하는 것이며, **척수마취**(spinal anesthesia)는 이 부분에 국소마취제를 넣는 것이다.

3) 척수신경(Spinal nerves)

각 척수신경(spinal nerves)은 **척추사이구멍**(추간공, intervertebral foramen)을 통해 척주관(vertebral canal)으로부터 나오게 되는데, 첫째목신경은 고리뼈(환추, atlas)와 뒤통수뼈(후두골, occipital bone) 사이를, 여덟째목신경은 일곱째목뼈와 첫째등뼈 사이를 지난다. 반면 첫째가슴신경부터는 같은 번호의 척추뼈 아래쪽의 척추사이구멍을 지나게 된다. 척수신경은 앞뿌리와 뒤뿌리가 만나서 이루어진다. 앞뿌리는 주로 날신경섬유, 즉 운동신경섬유로 구성되어 있고 뒤뿌리는 들신경섬유, 즉 감각신경섬유로 구성되어 있다는 것이 **벨-마장디의 법칙**(law of Bell-Magendie)이다 그림 4-2.

4) 팽대(Enlargement)

척수는 앞뒤방향으로 편평하나 팔과 다리를 지배하는 신경세포와 관계되는 두 부분에서 굵기가 굵은데, 이를 **팽대**(enlargement)라 한다. **목팽대**(경팽대, cervical enlargement)에서는 팔에 분포하는 팔신경얼기(bachial plexus)가 시작되는데 그 구성은 척수의 다섯째목신경에서 첫째가슴신

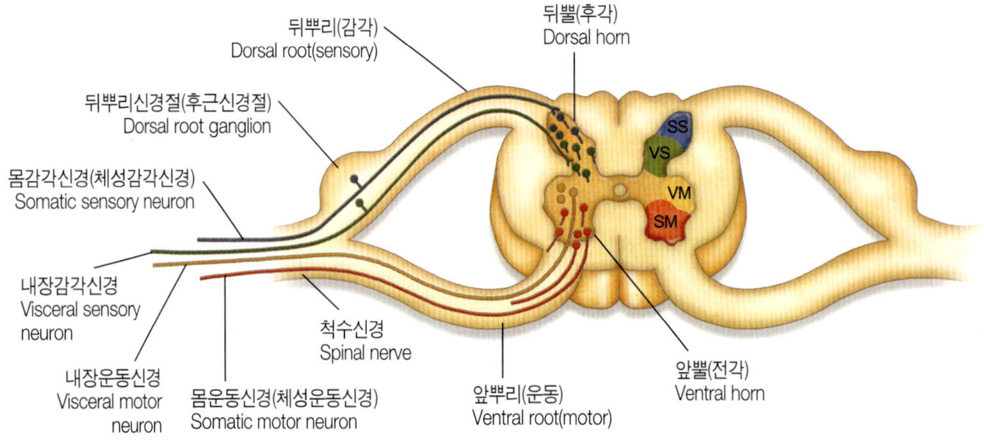

그림 4-2 벨-마장디 법칙에 의하면 앞뿌리는 운동신경섬유로, 뒤뿌리는 감각신경섬유로 구성된다.
SS; somatic sensory, VS; visceral sensory, VM; visceral motor, SM; somatic motor.

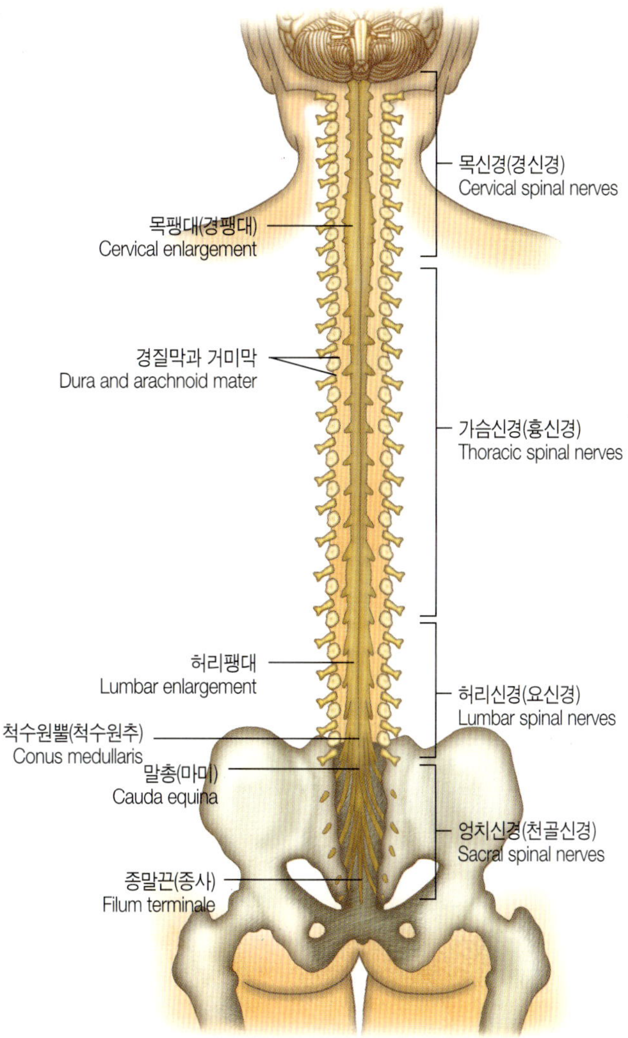

그림 4-3 척수의 구조

경(C5~T1)에 이르는 부위이다. **허리엉치팽대**(요천수팽대, lumbosacral enlargement)는 허리신경얼기(lumbar plexus, L1~L4)와 엉치신경얼기(천수신경얼기, sacral plexus, L4~S2)로 구성되며 다리의 감각 및 운동과 밀접한 관계가 있다 그림 4-3.

5) 말총(Cauda equina)

발생 중에 척수(spinal cord)와 척주(vertebral column)는 성장이 다르며 척추뼈는 척수보다 더 많이 성장하게 된다. 이로 인해 꼬리쪽의 허리신경과 엉치신경은 척주관(vertebral canal) 내에서 상당히 길어지게 되고, 꼬리쪽에 위치할수록 더 비스듬히 놓이게 된다. 이 모양이 말꼬리와 유사하여 **말총**(마미, cauda equina)이라 한다. 말총은 허리신경과 엉치신경으로부터 나오는 신경뿌리들로 이루어진다.

6) 종말끈(Filum terminale)

종말끈(종사, filum terminale)은 척수원뿔(conus medullaris)의 꼭지로부터 꼬리뼈(미골)의 첫째분절까지 뻗는 가는 띠이다. 종말끈의 길이는 20㎝이다. 머리쪽의 15㎝는 척수경질막으로 이루어진 관 속에 포함되어 있고 말꼬리를 이루는 신경들에 의해 둘러싸이며, 이 부분을 **속종말끈**(filum terminale internum)이라 한다. 종말끈의 꼬리쪽 부위는 둘째엉치뼈몸통 위치에서 경질막을 뚫고 이에 둘러싸여 꼬리인대(coccygeal ligament)로 되며, 결국 첫째꼬리뼈의 등쪽부위에 부착되게 되는데, 이 부분을 **바깥종말끈**(external filum terminale)이라 한다. 종말끈은 주로 척수의 연질막과 연속된 섬유조직으로 이루어진다. 종말끈의 바깥면에는 아마도 흔적상태로 있는 둘째와 셋째꼬리신경을 나타내는 것으로 생각되는 약간의 신경섬유가 부착되어 있다.

2. 척수의 속구조

척수는 중추신경계통의 일부분으로 신경세포체와 이의 돌기인 신경섬유로 구성되어 있다. 신경세포체는 주로 척수의 내부에 위치한 "H" 자 또는 나비 모양의 회색질에 위치해 있으며, 그 주변의 백색질에는 신경섬유가 주로 위치하고 있다. 척수의 내부 중앙에는 **중심관**(central canal)이 있다.

1) 척수 구성의 기본구조

척수의 신경세포체와 신경섬유는 일정한 배열을 하고 있는데 대부분 세로로 배열되어 있다. 척수의 안쪽에는 신경세포체인 회색질(gray matter)이 모여 회색기둥(gray column)을 이루고 있으며, 가쪽에는 신경섬유인 백색질(white matter)이 모여 백색기둥(white column)을 형성한다. 백색기둥 중 큰 세로다발은 **섬유단**(funiculus), 작은 것을 **신경로**(tract) 또는 **다발**(속, fasciculus)이라고 한다. 신경로는 중추신경계통에서 시작과 끝의 위치 및 기능이 비슷한 신경섬유들을 의미한다 그림 4-4.

2) 백색질(White matter)

백색질(white matter)은 주로 축삭이 집단으로 모여 세로로 배열되어 있는 구조이다. 많은 축삭이 말이집(수초, myelin sheath)으로 싸여 있어 백색으로 보인다. 양쪽의 앞가쪽고랑(anterolateral sulcus)을 경계로 그 사이의 백색질을 **앞섬유단**(anterior funiculus) 또는 **배쪽기둥**(anterior white column)이라고 하며, 양쪽의 뒤가쪽고랑(posterolateral sulcus) 사이는 **뒤섬유단**(posterior funiculus) 또는 **등쪽기둥**(posterior white column)이라고 하고, 뒤가쪽고랑과 앞가쪽고랑 사이의 백색질은 **가쪽섬유단**(lateral funiculus) 또는 **가쪽기둥**(lateral white column)이라고 한다(그림 4-1 참조). 뒤섬유단은 가슴의 중간 이상에서는 뒤중간고랑(posterior intermediate sulcus)에 의해 가쪽의 쐐기다발(설상속, cuneate fasciculus)과 안쪽의 널판다발(박속, gracile fasciculus)로 나누어지며, 가쪽섬유단 중 등쪽 반을 **뒤가쪽섬유단**(dorsolateral funiculus)이라고 부른다. 뒤섬유단과

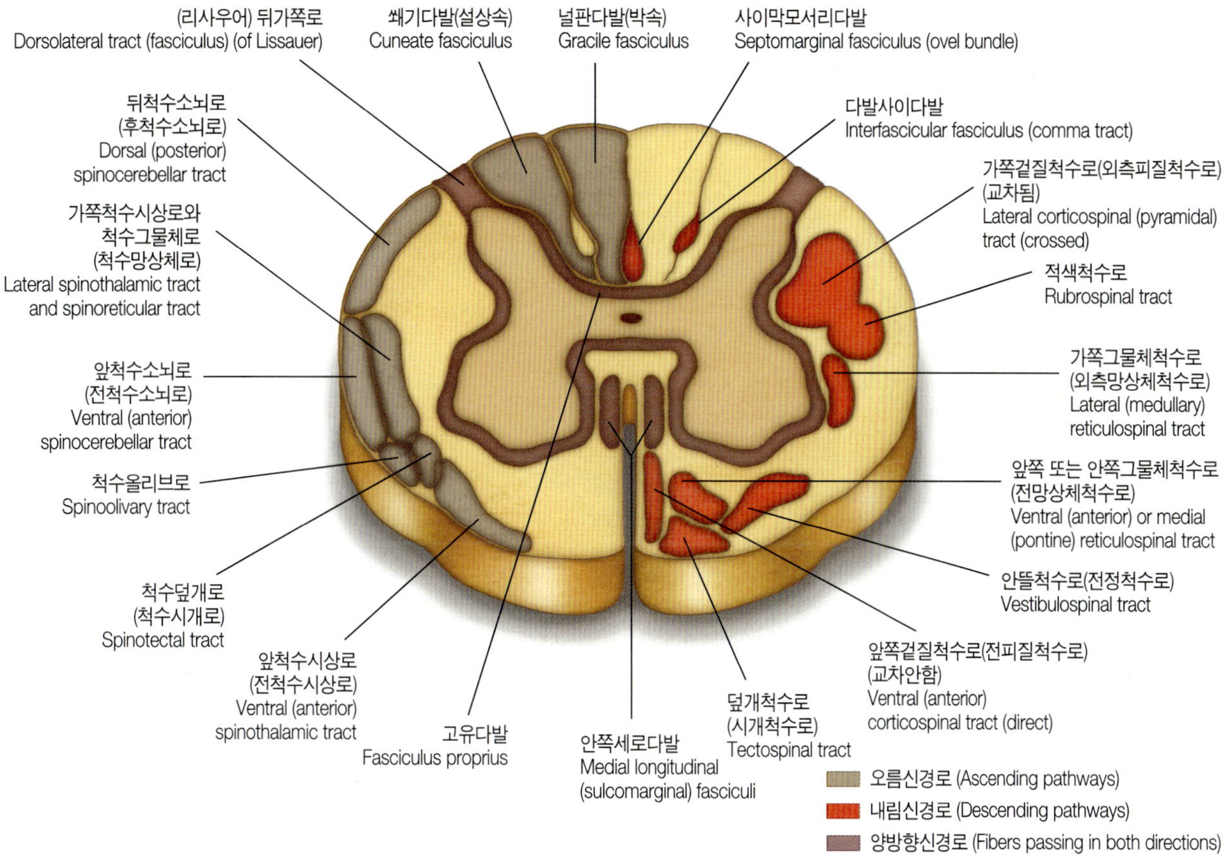

그림 4-4 척수신경로를 보여주는 척수의 단면도

가쪽섬유단이 이행되는 부위, 뒤뿔(posterior horn)의 바깥쪽에도 세로로 배열된 백색질이 있으며 이를 **뒤가쪽로**(dorsolateral tract) 또는 **리사우어신경로**(Lissauer' s tract)라고 한다 그림 4-5. 이 신경로는 뒤뿌리를 통해서 들어온 신경섬유가 한 두 척수분절을 올라가거나 내려가는 부위이다. 척수의 백색질에는 많은 신경로(nerve tract)가 있다.

3) 회색질(Gray matter)

회색질(gray matter)은 좌우대칭이며, 이중 한쪽의 회색질은 앞쪽으로 돌출된 **앞뿔**(전각, anterior horn)과 뒤가쪽으로 뻗어 있는 **뒤뿔**(후각, posterior horn), 그리고 그 사이의 중간회색질(intermediate gray)로 나누어진다(그림 4-1 참조). 앞뿔은 굵고 뒤뿔은 가늘고 길어 뒤가쪽구의 바로 옆까지 도달한다. 좌우 양쪽 회색질은 중간에서 서로 이어져 있으며, 이를 **회색질 교차연결**(gray commissure)이라고 한다. 회색질은 크게 두 부분으로 나눌 수 있다. 운동부분(motor part)은 앞뿔과 가쪽뿔로 구성되며, 척수신경의 앞뿌리를 형성한다. 앞뿔의 세포들은 의지적으로 조절하는 수의운동(voluntary movement)을 일으키는 뼈대근육에 분포하며, **가쪽뿔**(측각, lateral horn)은 첫째가슴신경~셋째허리신경분절 높이에서만 존재하는 것으로서 자율신경계통의 신경절이전신경세포(preganglionic autonomic neuron)로 이루어진다. 수용기부분(receptor part)은 뒤뿔

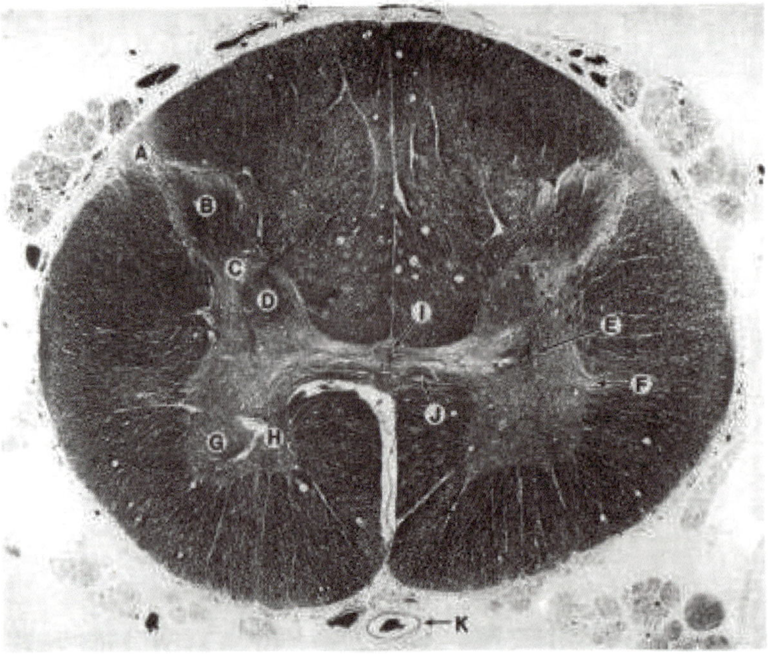

A. 리사우어신경로(Lissauer' s tract)
B. 아교질(substantia gelatinosa)
C. 고유핵(nucleus proprius)
D. 클라크 핵(Clark' s nucleus)
E. 중간안쪽세포기둥(intermediomedial cell column)
F. 중간가쪽세포기둥(intermediolateral cell column)
G. 가쪽운동신경핵(lateral motor nuclei)
H. 안쪽운동신경핵(medial motor nuclei)
I. 중심관(central canal)
J. 앞백색질맞교차(anterior white commissure)
K. 앞척수동맥(anterior spinal artery)

그림 4-5 높은 허리부분의 척수단면

로 구성되며, 뒤뿔세포에서의 섬유의 대부분은 T형으로 나뉘어 백색질로 들어간다.

4) 척수분절에 따른 회색질과 백색질의 비교

회색질과 백색질의 비율은 척수 수준에 따라 변화가 많다. 회색질의 비율은 엉치신경 수준에서 매우 증가하고, 가슴신경 수준에서 감소하며 목신경 수준에서 다시 증가한다. 일반적으로 백색질의 절대량은 위쪽으로 갈수록 증가한다. 이는 뇌에서 척수로 내려오는 섬유나 척수에서 뇌로 올라가는 섬유가 내려오거나 올라가면서 각 분절에 정지하기 때문이다. 반면에 회색질은 그 부위의 신경세포가 지배하는 영역이 넓을수록 커진다. 즉 팔다리의 근육을 지배하는 목팽대와 허리엉치팽대부분의 회색질은 다른 부분에 비해 매우 크며 몸통을 지배하는 가슴신경의 회색질은 매우 작다.

3. 층판구조

중추신경계통의 다른 부분과 마찬가지로 척수의 회색질에 있는 신경세포들은 여러 세포 집단으로 나누어진다. 척수를 가로 방향으로 두껍게 잘라 니슬염색(Nissle stain)을 하여 관찰하면 회색질의 세포집단은 가로로 배열된 층판 형태로 나타난다. 이를 **렉시드 층판**(Rexed lamination)이라 하며 모두 10개의 층판으로 구분된다. 제 I 층판에서 제 VI 층판까지는 뒤뿔에 위치하며, 제 VII 층판과 제 IX 층판은 앞뿔에 있고, 제 X 층판은 중심관 주위의 회색질에 위치한다 그림 4-6.

1) 렉시드 층판(Rexed lamination)

① 제 I 층: 뒤뿔의 가장 바깥쪽을 얇게 싸고 있는 부위로 가벼운 촉각 · 통각 · 온도감각에 반응하는 중 · 대형 세포들이 존재한다. 세포밀도는 낮은 편이나 **발다이어세포**(가장자리세포, Waldeyer' s cell)라고 하는 큰 세포가 있다. 뒤뿌리를 통해 들어오는 들신경섬유의 일부는 이 층판에서 정지하고, 발다이어세포의 축삭은 반대쪽으로 건너가 척수시상로의 일부가 된다.

② 제 II 층: 매우 작은 세포들이 조밀하게 모여있는 형태로 관찰된다. **아교질**(substantia gelatinosa)에 해당하며 해면대(sponge zone)라고도 한다. 많은 소형의 Golgi II형 세포를 갖고 있다. 제 II 층판 신경섬유의 축삭은 민말이집축삭이며 리사우어신경로와 부근의 가쪽섬유단을 통해 네 분절까지 오르거나 내려가 여러 층판의 신경섬유들과 연접을 이룬다. 이 부분은 들어오는 감각정보 중 가벼운 촉각 · 통각 · 온도감각 등을 수용한다. 제 III 층을 **아교질의 일부** 또는 **고유뒤뿔의 이행부**라고 하는 견해도 있다.

③ 제 III 층과 제 IV 층: 이들 층의 세포는 제 II 층의 것보다 조금 크지만 일반적인 뒤뿔신경섬유에 비해 작다. 특히 제 IV 층에는 특징적인 큰 피라밋형 세포가 있고 피부수용기로부터 바깥수용성의 섬유가 다수 연접 결합한다. 따라서 제 IV 층은 많은 바깥수용성 반사중추로 되어 있다.

④ 제 V 층과 제 VI 층: 이들 층은 가쪽부분과 안쪽부분으로 구분된다. 뼈대근육이나 관절로부터 오는 고유감각섬유 또는 대뇌겉질로부터의 겉질척수로 섬유가 여기에 많이 연접 결합한다. 제 V 층은 유해 자극과 내장감각 자극 모두에 반응하는 세포들이 모여 있다. 제 VI 층은 팽대

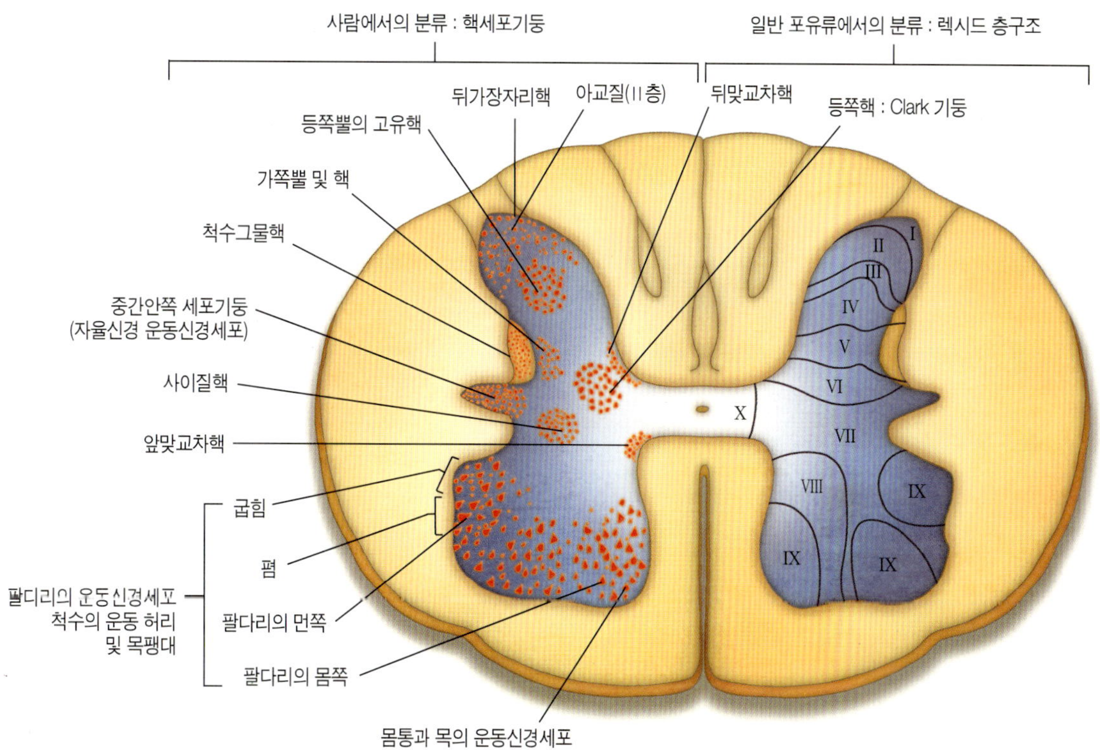

그림 4-6 사람의 렉시드 층판구조와 척수핵의 분포

부에서 비교적 넓은 부위를 차지하고 있다. 뒤뿔의 깊은 곳에 있으며 관절과 피부로부터 오는 기계적 신호에 반응하는 세포들이 위치하고 있다. 제 VI 층의 분포영역은 넷째목신경~첫째가슴신경, 둘째허리신경~셋째엉치신경까지이며 근육의 고유감각을 수용한다.

⑤ 제 VII 층: 분포영역은 여덟째목신경~셋째허리신경까지로서, 척수회색질의 넓은 영역을 차지한다. 제 VII 층도 많은 반사를 통합하는 중요한 중추이다. 제 VII 층의 중간회색질(중간안쪽 · 가쪽핵)의 분포영역은 첫째가슴신경~셋째허리신경까지이며, 중간안쪽핵은 내장감각을 수용하고, 중간가쪽핵은 교감신경줄기 신경절이전섬유가 시작한다. 앞뿔의 부교감신경핵 S2~S4에서는 부교감신경줄기 신경절이전섬유가 시작한다.

⑥ 제 VIII 층: 제 VIII 층은 앞뿔의 안쪽부분에 국한되는 것이 많다. 제 VIII 층의 세포축삭은 앞맞교차(전교련, anterior commisure)에서 정중선을 넘어 반대쪽에 도달한다. 기능은 뇌로부터 내려오는 정보를 수용한다.

⑦ 제 IX 층: 몸운동 날신경섬유세포군(앞뿔)으로서, 여러 개의 안쪽 · 가쪽운동신경핵, 가로막신경핵, 더부신경핵이 있다. 이들 운동신경핵은 큰 방추속근육섬유에 분포하는 α-운동신경세포, 작은 방추속근육섬유에 분포하는 γ-운동신경세포들로 구성되어 있기 때문에 척수의 1차 운동영역으로 볼 수 있다. 따라서 팔다리근육 · 몸통근육 · 가로막(횡격막, diaphragm)에 분포하는 신경이 시작하며, 목빗근(흉쇄유돌근, sternocleidomastoid muscle) · 등세모근(승모근, trapezius muscle)에 분포하는 신경도 여기에 시작한다.

⑧ 제 X 층: 이 층은 중심관 주위에는 비교적 세포가 없고 주로 민말이집신경섬유로 이루어진 중심아교질(central gelatinous substance)이 있고, 그 주위를 작은 세포들이 둘러싸고 있는 형태로 나타난다.

2) 렉시드 층판의 기능

척수의 세포층에는 기능적인 차이가 있다. 제 I~IV 층은 외부로부터의 수용성 정보가 들어가는 영역으로 볼 수 있으며, 많은 고유감각성 정보가 제 V 층과 제 VI 층으로 들어간다. 제 VIII 층은 자세반사 등의 반사와 관계가 깊다. 제 IV 층의 신경세포는 작은 수용영역을 갖는 기계적 자극에 주로 반응한다. 제 V 층의 세포에는 피부로부터의 **외수용성**(exteroceptive) **흥분충동**과 내장으로부터의 **내수용성**(interoceptive) **흥분충동**이 수렴된다. 또한 제 IV 층의 많은 세포는 제 V 층의 세포 각각에 수렴되는 것이 생리학적으로 알려졌다.

제 VI 층의 세포는 운동기의 수용기로부터 오는 섬유가 다수 닿는 것으로서 이들 세포는 능동적 또는 수동적인 운동에 의해 흥분된다. 제 IV~VI 층에서의 연접 전달은 대뇌겉질, 뇌줄기의 그물체 등의 척수보다 고위중추(supraspinal center)로부터의 흥분충동이나 제 II 층에서 오는 흥분충동의 영향을 받는다. 이와 같이 척수신경세포의 다수는 여러 가지 자극에 반응하는데 그것은 이들 신경세포에 여러 가지 흥분충동이 수렴되기 때문이다. 제 IV, V, VI 층에서의 연접 전달은 겉질척수로(corticospinal tract)의 흥분이나 척수보다 고위중추의 흥분에 의해 촉진되거나 억제를 받는다. 또한 제 I~III 층에서의 연접전달은 반드시 아교질의 조절적 영향을 받는다. 척수반사를 일으키는 정보의 처리나 고위중추의 정보전달 또는 선별 등의 과정은 척수보다도 고위중추에 의한 감각성 흥분충동의 제어나 아교질의 작용에 의존하는 것이 크다.

II 척수반사 ....

척수는 중추신경계통의 일부분으로 척주관(vertebral canal) 내에 위치하고 있다. 위로는 뇌와 이어져 있으며, 말초신경계통과는 척수신경의 **앞뿌리**(전근, anterior root)와 **뒤뿌리**(후근, posterior root)를 통해 연결되어 있다. 뒤뿌리는 척수로 정보를 전달하는 **일차들신경섬유**(primary afferent fiber)로 구성되어 있으며, 그 세포체는 척수신경절(spinal ganglion; 뒤뿌리신경절, dorsal root ganglion; DRG)에 위치해 있다. 앞뿌리는 척수에서 바깥쪽으로 정보를 전달하는 **날신경섬유**(efferent fiber)로 구성되어 있으며, 얼굴을 제외한 몸의 대부분의 뼈대근육을 지배하는 **몸날신경섬유**(somatic efferent fiber)와 내장을 지배하는 **내장날신경섬유**(visceral efferent fiber)가 포함되어 있다.

뒤뿌리를 통해서 들어간 정보는 척수와 시상(thalamus)을 거쳐 대뇌겉질로 전달되거나 소뇌 또는 뇌줄기의 여러 구조로 전달된 후, 여러 복잡한 회로를 거쳐 결국 **앞뿔세포**(anterior horn cell)와 **자율신경절이전세포**(preganglionic autonomic neuron)에 전달되며, 앞뿌리를 통해 이 세포들이 지배하는 근육, 샘(gland) 등의 효과기(effector)에 반응을 일으킨다.

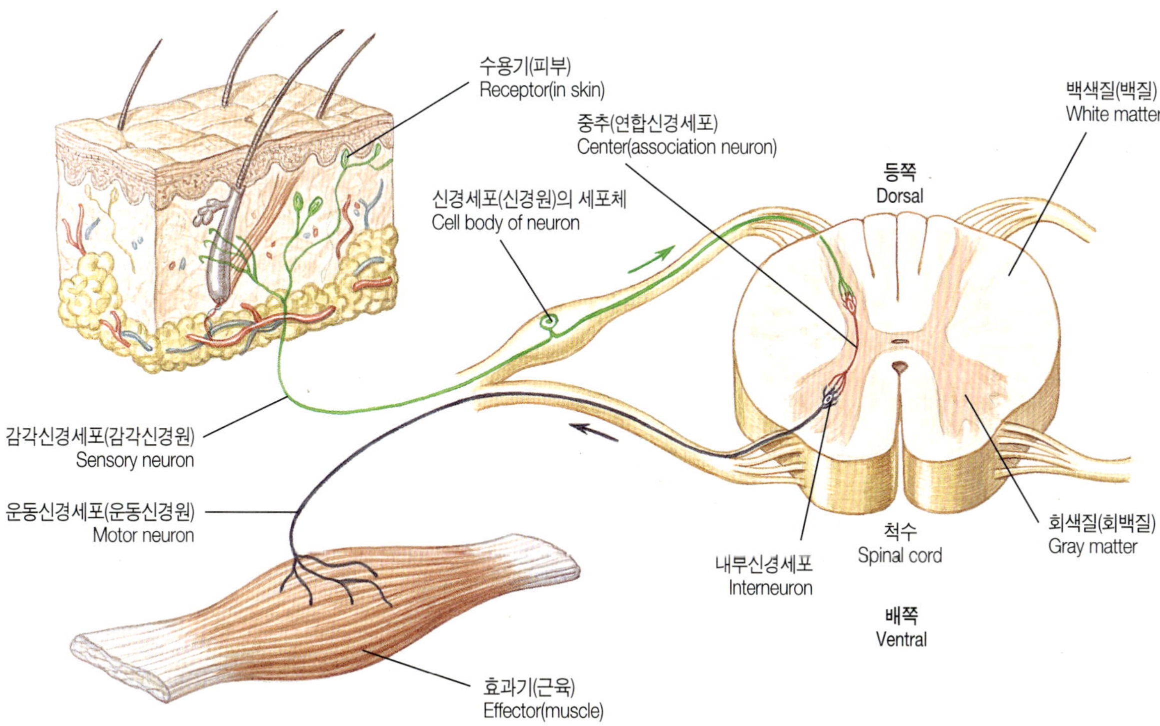

그림 4-7 척수반사

뒤뿌리의 일부 신경섬유는 뇌를 거치지 않고 직접 연결되거나 척수에 위치한 한두 개의 사이신경세포(interneuron)를 거쳐 앞뿔세포나 자율신경절이전세포에 연결되어 있다. 이와 같이 뒤뿌리를 통해 들어온 들신경섬유가 척수 내부의 짧은 회로를 통해 신속하게 효과기와 반응하는 경우, 이를 **척수반사**(spinal reflex)라고 하며, 척수반사를 이루는 회로를 **반사활**(반사궁, reflex arc)이라고 한다 그림 4-7.

1. 반사활

반사작용을 일으키기 위해 필요한 신경경로는 반사활로 알려져 있으며, 수용기, 들신경로, 통합중추, 날신경로, 효과기와 같은 기본적 요소를 포함한다.

수용기는 처한 환경에서 감지할 수 있는 물리적이거나 화학적인 변화인 자극에 대해 반응하며, 자극에 대한 반응으로 수용기는 정보처리를 위해 통합중추로 가는 들신경로로 전달되는 활동전위를 생산하며, 통합중추로부터 나온 지시는 날신경로를 지나 원하는 반응을 도출해내는 근육이나 분비샘과 같은 효과기로 가게 된다. 의식적인 행위와는 달리 반사작용은 수용기와 효과기 사이의 경로가 항상 같기 때문에 많은 반응들 중 어떤 하나로 예측이 가능하다.

2. 굽힘반사

굽힘반사(회피반사, flexor reflex)는 일상생활에서 통각 자극과 같은 유해 자극이 신체 일부에 가해질 때, 자기 자신도 모르게 자극으로부터 도피하게 된다. 예를 들면, 날카로운 압정의 자극이나 뜨거운 난로 자극이 가해지면 재빨리 이 자극으로부터 도피하게 되는데, 이는 피부에 가해진 통각 자극으로부터 수용기를 활성화시키면, 들신경로에 활동전위가 발생되어 중추신경계통으로 전기적 신호를 전달시키며, 들신경 정보가 척수로 들어가면, 사이신경세포의 세 가지 다른 형태로 나눠지고 종결된다. 만일, 손에 날카로운 물체에 의해 자극되면 첫째, 흥분성 사이신경세포는 다시 위팔두갈래근으로 가는 날신경 운동신경세포를 자극하여 팔을 굽히고, 손을 회피하게 된다. 둘째, 억제성 사이신경세포는 위팔세갈래근으로 가는 날신경운동세포를 억제하여 대항근육의 반작용 수축을 막는다. 셋째, 사이신경세포는 오름신경로를 통해 신호를 척수로 전달하고 통증, 기억저장 등을 지각하도록 뇌로 전달하여 통각으로부터 도피하게 된다.

3. 폄반사

폄반사(신전반사, extensor reflex)는 뼈대근육에 있는 폄감지 수용기에서 기원하는 들신경세포가 근육을 수축하기 위해서 또한 폄에 역작용하기 위해서 직접적으로 같은 뼈대근육에 존재하는 날신경세포에 이른다. 들신경세포와 날신경세포 사이의 반사활에 오직 하나의 연접하기 때문에 폄반사는 단일연접반사이며, 반사경로에 사이신경세포가 개입되고 따라서 많은 연접이 수반되기 때문에 움츠림반사와 모든 다른 반사는 다연접반사이다.

4. 교차폄반사(Crossed extension reflex)

척수반사 작용은 자극이 적용되는 신체의 한 면에 대한 운동반응에 반드시 제한되지 않는데, 예를 들면 압정을 밟는다고 가정했을 때, 반사활은 고통스런 자극으로부터 상처 입은 발을 빼내기 시작하고, 그동안 반대쪽 다리는 그 사람이 균형을 잃거나 넘어지지 않게 하기 위해서 동시적으로 갑작스런 모든 무게를 감당할 준비를 하며, 손상된 다리의 무릎을 굽히는 것을 방해하지 않는 것은 무릎을 굽히는 근육의 자극과 무릎을 펴는 근육의 억제인 동시적인 반사에 의해 성취된다. 동시에 반대쪽 다리의 무릎을 방해받지 않고 펴는 것은 반사적으로 이 무릎의 폄근을 자극하고 굽힘근을 억제하기 위해서 척수의 반대쪽으로 교차하는 경로의 활성화에 의해 성취되는데, **교차폄반사**(crossed extension reflex)는 손상된 다리를 자극으로부터 빼낼 때 반대쪽 다리가 신체의 무게를 감당해낼 수 있는 자세를 취하도록 보장해 준다.

5. 뻗침반사

뻗침반사(신전반사, stretch reflex)는 척수반사의 하나로 근육을 급격히 뻗치면 뻗침 근육이 수축되는 반사이며, 뻗침반사의 수용기는 근육방추이다.

척수반사에 필요한 감각자극은 근육, 관절, 피부에 있는 수용기에서 발생하며, 운동반응에 필요한 신경회로는 척수 내에 포함되어 있다. 지금까지의 말초수용기의 자극에 대한 반응으로, 자동적이며 정형화된 움직임으로 여겨왔다. 그러나 지금은 조건하에서 반사가 과제에 적응하도록 수정된다는 것을 알고 있다. 이제부터 척수 내에서 중재되는 뻗침반사와 뻗침자극에 반응하는 뻗침수용기의 구조와 기능에 대해서 살펴보자.

감각수용기가 뻗침(stretch)되어야만 수용기 전위(receptor potential)를 형성할 수 있는 것이다. 뻗침감각수용기에 해당되는 것은 근육에 위치하는 근육방추(muscle spindle)와 근육과 힘줄에 연결부위에 위치하는 **골지힘줄기관**(Golgi tendon organ)이다. 또한 이들이 근육에 위치하기 때문에 **근육감각수용기**(muscle receptor)라고도 부른다. 근육을 수축시키는 방법은 두 가지가 있다. 척수의 앞뿔세포에 해당되는 α-운동신경세포를 직접적으로 흥분시킴으로써 근육을 수축시키는 방법이 하나 있고, 또 다른 방법은 간접적으로 γ-운동신경세포를 흥분시킴으로써 근육방추를 수축시키는 것이다. 근육방추가 수축되면 Ia군 감각신경섬유가 활성화되어 척수의 α-운동신경세포를 통해 근육을 수축시키는 방법이다.

1) 근육방추

근육방추(muscle spindle)는 뼈대근육(skeletal muscle) 속에 있는 감각기관으로 끝부분이 뾰족한 방추형 모양으로 감각종말(sensory ending)과 운동종말(motor ending)로 구성되어 있다. 일반

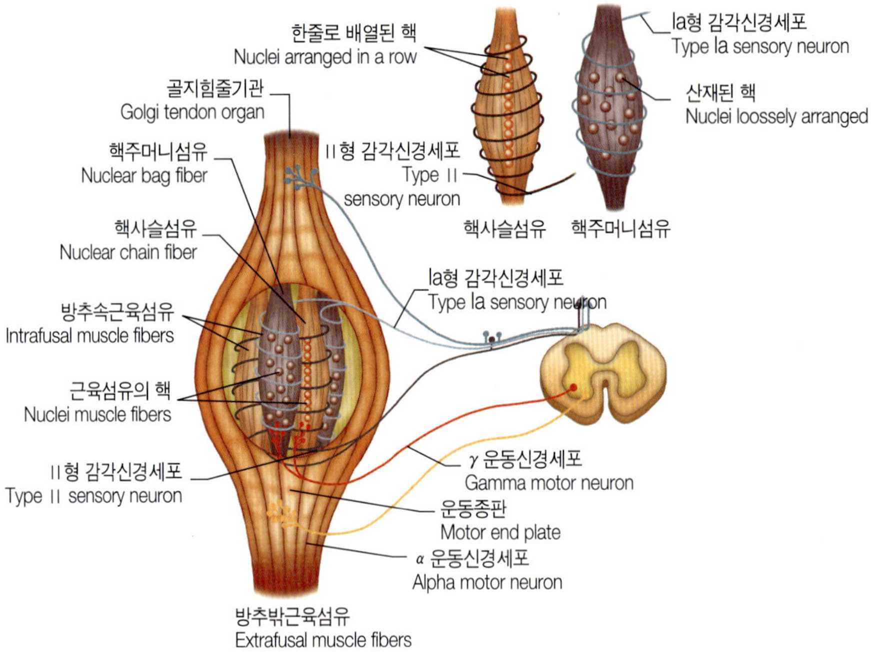

그림 4-8 근육방추의 주요 구성성분인 방추속근육섬유들

적인 운동에 관여하는 **방추바깥근육섬유**(extrafusal muscle fiber)와 근육 내의 길이, 속도의 변화를 감지하는 특수한 근육섬유로 구성된 **방추속근육섬유**(intrafusal muscle fiber)로 구성되어 있다. 이 방추속근육섬유는 결합조직(connective tissue)으로 이루어진 주머니(capsule)에 의해서 싸여져 있는데 그 모양이 방추형(spindle shape)을 이루고 있어 **근육방추**(muscle spindle)라고 이름을 붙인 것이다.

근육방추는 중심부에 있는 핵(nuclei)의 배열에 따라 두 가지 방추속근육섬유, 즉 핵이 중심부에 모여 있는 **핵주머니섬유**(nuclear bag fiber)와 핵이 한 줄로 배열되어 있는 **핵사슬섬유**(nuclear chain fiber)로 구성되어 있다 그림 4-8.

핵주머니세포는 하나의 근육방추 안에 1~6개 정도가 있고, 핵사슬근육세포는 1~10개를 포함하고 있다.

근육방추의 기능적인 구성은 방추속근육섬유(intrafusal fibers), 감각종말(sensory endings), 그리고 운동축삭(motor axons)으로 구성된다. 방추속근육섬유(intrafusal fibers)들은 근육방추 안으로 달리는 특수화된 근육섬유들이다. 감각종말(sensory endings)은 방추속근육섬유의 뻗침에 반응하며, 방추속근육섬유들의 중앙의 비수축적인 부위를 비스듬히 감싸고 있다. γ-운동신경세포들은 방추속근육섬유들의 가쪽 수축부위에 위치한다. 방추속근육섬유의 양쪽 끝부위에서의 수축은 중앙부위를 뻗침시키게 되는데, 이로 인해 뻗침을 감지하는 감각종말이 흥분된다.

핵사슬근육세포(nuclear chain fiber)는 핵주머니근육세포의 한쪽 끝에서 다른쪽 끝부분에 부착되어 있고 핵주머니근육세포의 한쪽은 방추바깥근육섬유에 위치하고, 다른 한쪽은 방추바깥근육섬유의 힘줄에 부착하여 항상 방추바깥근육섬유와 방추속근육섬유는 평행하게 위치하고 있다. 이렇게 평행하게 위치하고 있다는 사실은 방추바깥근육이 뻗침되면 방추속근육섬유도 함께 뻗침되고 방추바깥근육이 수축하면 방추속근육섬유도 함께 단축된다는 의미를 갖게 된다.

근육의 길이와 길이변화율에 대한 두 가지 정보를 전달하기 위해 근육방추는 각각 두 가지 형태의 **들신경섬유**(Ia와 II섬유)와 **날신경섬유**(α와 γ운동섬유)를 가지고 있다 그림 4-9.

(1) 근육방추의 들신경섬유

근육방추에서 나오는 감각신경섬유는 **Ia군 들신경섬유**(type Ia affenent)와 **II군 들신경섬유**(type II afferent)로 2종류가 있다. Ia군 들신경섬유(고리나선신경종말, annulospiral nerve ending)는 핵주머니근육세포와 핵사슬근육세포의 중앙에 나선상으로 감겨서 일차종말(primary ending)을 만든다. II군 들신경섬유는 핵사슬근육세포 중앙을 벗어나서 부착하여 이차종말(secondary ending)을 만든다.

근육이 뻗침되거나 뻗침으로부터 풀릴 때 길이 변화가 두 가지 단계, 즉 길이가 변하는 동안의 기간을 동적인 단계(dynamic phase)와 새로운 일정한 길이가 얻어진 후인 정적인 단계(static phase)로 구별된다.

근육이 뻗침되면 두 종말들이 길어진 길이만큼 더 흥분발사 속도(firing rate)가 증가하지만, 근육이 짧아지면 짧아진 최종 길이에 맞춰 그 만큼 흥분발사 속도가 감소한다. Ia군 들신경섬유는 근육 길이의 변화 속도에도 민감하게 반응한다. 근육의 뻗침 시 동적 단계에서는 나중에 뻗침이 끝

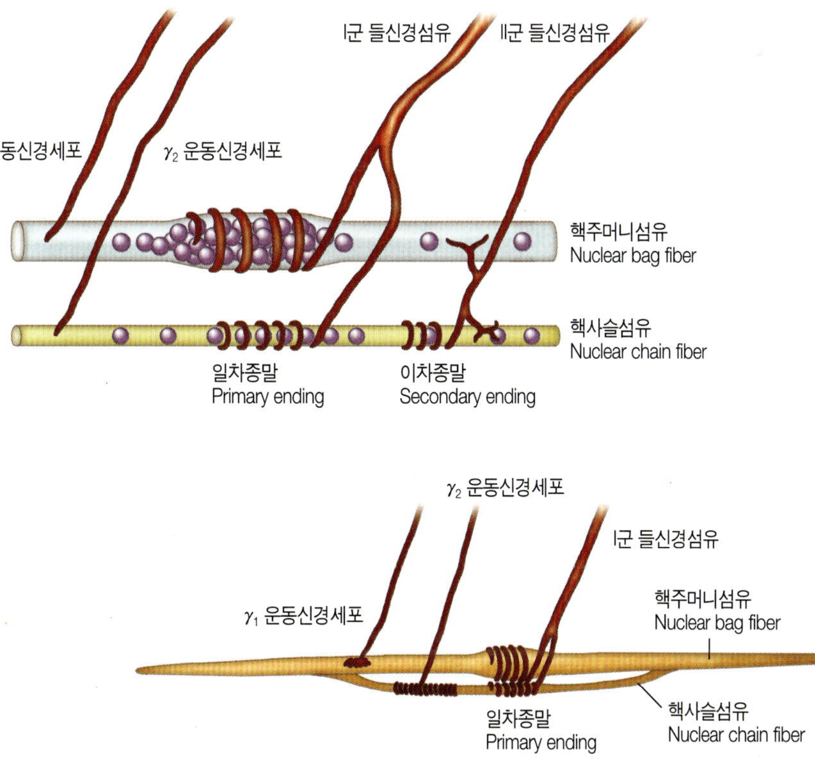

그림 4-9 방추속근육의 종류와 신경지배

나고 일정한 길이에 도달했을 때 보다 더 높은 빈도의 흥분발사를 보인다. II군 들신경섬유의 흥분발사는 점차적으로 증가하며 동적 단계에서의 흥분발사 빈도가 최종 길이 때보다 더 높지 않다. Ia군 들신경섬유는 근육 길이의 변화속도에 맞춰 흥분발사 속도가 즉각적으로 변한다. 근육 길이가 짧아질 때에도 비슷한 속도 민감도를 보여, 매우 빨리 짧아질 때에는 최종 길이에 도달하기 전에 이미 흥분발사를 멈춘다. 또한 Ia군 들신경섬유는 길이 변화에 매우 민감하기 때문에 진동이나 빠르게 두드리는 자극에도 반응을 보인다. 그러나 이러한 자극은 근육의 일정한 길이에는 변화를 주지 않기 때문에 II군 들신경섬유는 상대적으로 영향을 받지 않는다.

만약에 근육을 갑자기 뻗침시키면 속도에 민감한 Ia 들신경섬유가 반응을 나타낼 것이며 속도를 느리게 하고 근육 길이를 길게 하여 끝범위(end-range)에서 천천히 지속적으로 뻗침시켰다면 II군 들신경섬유가 반응을 할 것이다. 또한 핵사슬근육세포에는 중앙 양쪽에 "주름(kinks)"이 있어 핵사슬근육세포는 지속적이고 전체적으로 근육이 뻗침되어야만 자극을 받는다는 것을 알 수 있다 표 4-1.

표 4-1 근육방추 들신경섬유의 비교

신경섬유 종류	직경(μm)	전도속도(m/sec)	민감도	반응	문턱값(역치)
Group Ia	12~20	70~100	속도 길이	Dynamic (동적반응)	낮음
Group II	6~12	40~70	길이	Static (정적반응)	높음

(2) 근육방추의 날신경섬유

이들 두 방추속근육섬유들은 방추운동섬유(fusimotor fiber)라 부르는 운동섬유에 의해 지배되고 있다. 근육 긴장도(muscle tone)를 유지하는 운동신경세포가 있는데 이 운동섬유는 γ-운동신경세포이다.

이것은 척수의 앞뿔(anterior horn)에서 기원하여 방추속근육섬유에 분포하여 중추신경계통에 영향을 받는다. 두 종류의 γ-운동신경세포가 있는데 하나는 핵주머니근육세포(nuclear bag fiber)의 양쪽 끝에 분포하는 동적 γ-운동신경세포(dynamic γ-motor neurone)와 다른 하나는 핵사슬근육세포(nuclear chain fiber)의 끝의 중간지점에 분포되어 정적인 변화에 반응하는 정적 γ-운동신경세포(static γ-motor neurone)이다.

γ-운동신경세포의 가장 큰 기능은 방추속근육섬유를 수축하는 기능을 가지고 있다. 큰 근육이 수축하게 되면 근육방추는 느슨하게 되어 더 이상 근육 길이 변화에 반응하지 않게 된다. 그러나 γ-운동신경세포가 동시에 활성화된다면 방추속근육섬유의 중앙부위에 장력을 걸어주어 계속적으로 근육방추가 반응하도록 한다. 즉 γ-시스템의 핵심적인 역할은 근육이 짧아지고 있는 동안에 근육방추가 수용기로서의 역할이 멈추는 것을 방지하여, 근육 길이변화의 전체 영역에서 길이변화의 정보를 전달할 수 있게 해 주는 것이다.

γ-운동신경세포의 조절작용으로 인해 방추속근육섬유의 수축상태에 변화가 오면 길이변화에

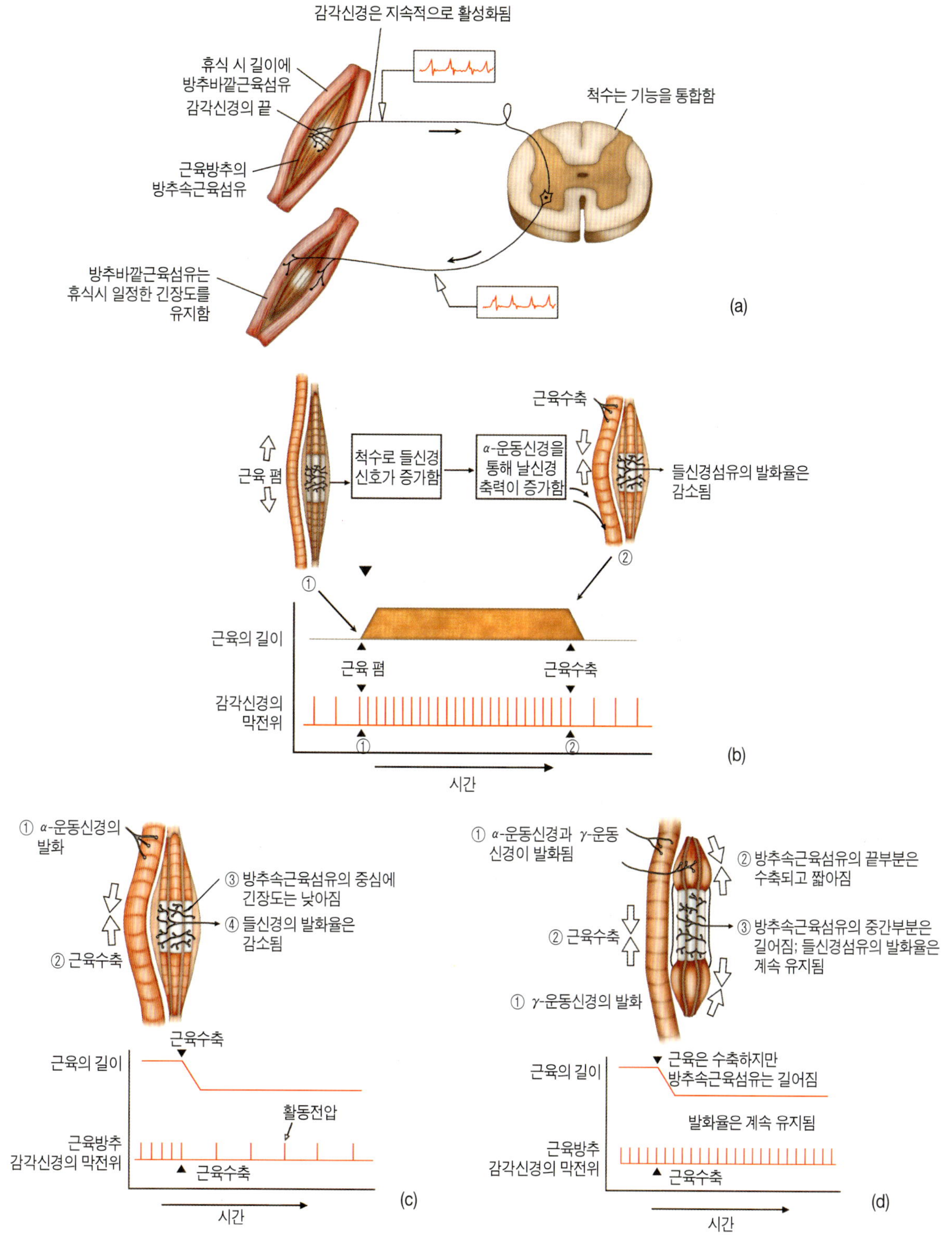

그림 4-10 근육방추의 기능

(a) 휴식 시 방추기관의 감각 끝은 정상적인 뻗침을 위해 지속적으로 활성화 된다. α-운동신경은 일정한 긴장도를 유지하기 위해 지속적으로 활성화 된다. (b) 근육이 뻗침될 때(매우 무거운 무게를 들었을 때), 근육방추 감각신경은 활성화 되고 근육수축은 증가한다. 그러므로 근육방추는 덜 뻗치게 된다. (c) γ-운동신경 활성이 없을 때 근육방추의 기능. 비교적 약하거나 느린 자극 시 근육에 α-운동신경은 수축되지만 γ-운동신경은 발화되지 않고 감각 또는 들신경섬유에 발화율은 감소된다. 이런 감소는 α-운동신경에 자극을 감소시키는 데 도움을 준다. 즉, 근육은 너무 많은 수축이 일어나지 않는다. (d) γ-운동신경 활성이 동반된 α-γ 동시 수축. 강력하거나 날카로운 자극 시, α-와 γ-운동신경섬유는 동시에 발화됨. α-운동신경에 발화율을 억제하지 않기 때문에 근육수축 반응은 더 강력해짐. 근육방추의 감각신경은 γ-운동신경이 근육방추 바깥을 느슨하게 하는 데 도움을 준다.

대한 근육방추의 민감도도 변한다. 정적 γ-운동신경세포의 활성화는 이차종말의 출력과 비슷한 효과를 낳아 주어진 길이에서의 흥분발사 속도를 높인다. 동적 γ-운동신경세포의 활성화는 동적 단계에서의 고빈도 반응을 매우 증가시킨다. 그러나 정적 단계에서는 약간의 증가만 있을 뿐이다. 정적 γ-운동신경세포의 활성화는 동적보다는 정적인 근육방추 들신경 흥분을 증가시키기 때문에 동적인 반응의 강도를 상대적으로 감소시킨다. 그래서 정적 γ-운동신경세포만 활성화시킨다면 중추신경계통에 대한 총체적인 근육방추의 정보전달은 근육의 현재 길이에 대한 것일 것이고, 동적 γ-운동신경세포만 활성화시킨다면 동적인 정보가 주로 전달될 것이다. 그 결과 중추신경계통은 받아들인 정보의 주된 특성을 조절하게 될 것이다.

(3) 근육방추의 뻗침반사

근육(작용근, agonist)을 빠르게 뻗침시키면 근육방추가 자극되어 신호가 Ia군 들신경에 의해 척수로 전달된다. 척수에서는 작용근을 지배하는 α-운동신경세포를 자극한다. 일부는 협동근(synergist)을 지배하는 α-운동신경세포를 자극한다. 그러나 작용근만큼 강력하지는 못하다. 또 다른 일부는 대항근(antagonist)을 지배하는 α-운동신경세포로 투사되는 억제성 사이신경세포(inhibitory interneuron)를 흥분시킨다. 그 결과 작용근과 대항근은 수축을 하게 되고 대항근은 이완이 된다.

근육방추에 관련해서 발생하는 반사는 근본적으로 Ia군 들신경섬유에 의한 **일차뻗침반사**(primary stretch reflex)와 II군 들신경섬유의 자극에 의한 **이차뻗침반사**(secondary stretch reflex)로 나눌 수 있다.

일차뻗침반사(primary stretch reflex)는 핵주머니근육세포(nuclear bag fiber)에 분포한 Ia 위상성 수용기가 자극을 받아 α-운동신경세포를 자극하여 빠른 수축을 일으키는 **위상성반사**(phasic reflex)와 핵사슬근육세포(nuclear chain fiber)에 분포한 Ia 긴장성 수용기가 자극을 받아 α-운동신경세포을 자극하여 긴장근(tonic muscle)에 자극하므로 계속적으로 수축하게 하는 **긴장성반사**(tonic reflex)가 있다. Ia군 위상성 수용기가 자극을 받는냐, 아니면 Ia군 긴장성 수용기냐, II군이냐 하는 것은 자극 속도, 자극을 주는 관절의 범위, 자극의 지속성이라는 대략 세 가지 조건에 의해서 결정된다 그림 4-10.

① 일차뻗침반사(primary stretch reflex)

일차뻗침반사(primary stretch reflex)는 긴장성반사와 위상성반사로 나눌 수 있고, 근육섬유에는 긴장근섬유(tonic muscle fiber)와 위상근섬유(phasic muscle fiber)로 나눠진다.

긴장근(tonic muscle)은 적색근(red muscle)으로 폄근(extensor muscle)에 많이 분포되어 있고, 자극에 둔하며 앞뿔세포에 분포하고 있는 α-운동신경세포에 지배를 받아 지속적인 수축을 일으키고, 위상근(phasic muscle)은 굽힘근(flexor muscle)에 많이 분포하는 백색근육(white muscle)이며, 앞뿔세포에 분포하고 있는 위상성 α-운동신경세포에 지배를 받아 빠른 운동을 일으킨다.

어떤 때에는 긴장성 근육만 수축되고, 위상성 근육이 수축하느냐 하는 문제이다. 그것은 입력이

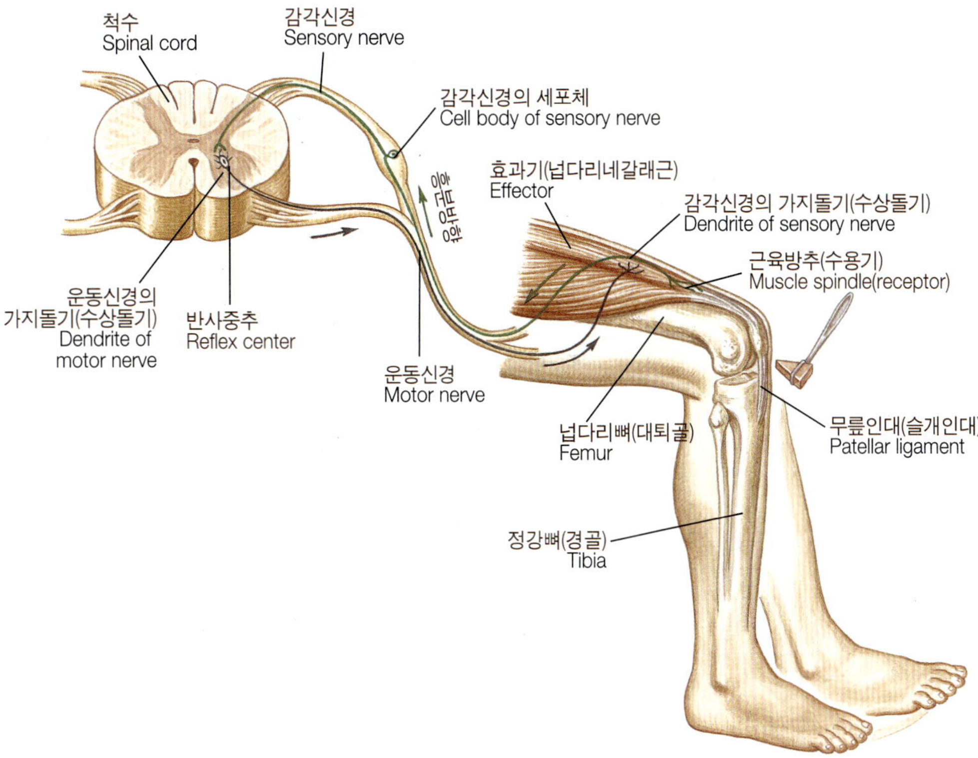

그림 4-11 깊은힘줄반사(deep tendon reflex)

Ia 들신경섬유 하나로 들어오는데 출력은 두 가지 형태로 나타나기 때문이다.

Ia 들신경섬유는 핵주머니근육세포(nuclear bag fiber)와 핵사슬근육세포(nuclear chain fiber) 중앙부위에 분포하고 있다.

핵주머니근육세포에서 온 신경충동은 동적인 근육(dynamic muscle)을 자극하는 위상성 α-운동신경세포을 자극하여 빠른 운동을 할 것이고, 정적인 것에 민감한 핵사슬근육세포(nuclear chain fiber)에서 온 신경충동은 정적인 근육을 조절하는 긴장성 α-운동신경세포을 자극하여 자세유지에 기여할 것이다.

② 일차위상성뻗침반사(primary phasic stretch)

일차위상성뻗침반사(primary phasic stretch)는 외부로부터 급하고 순간적인 그리고 기계적인 뻗침(mechanical stretch)을 받으면 발생하는 것으로 한 예로 **깊은힘줄반사**(심부건반사, deep tendon reflex)이다 그림 4-11.

의사에 앉아서 발바닥이 방에 닿지 않도록 해 놓고 손이나 반사방치(hammer)로 넙다리네갈래근의 힘줄(quadriceps tendon)을 치게 되면 무릎이 펴지는 것을 볼 수 있다. 이것은 핵주머니근육세포가 반응하여 Ia군 들신경섬유가 위상성 α-운동신경세포를 자극함으로써 위상성 근육이 수축하여 무릎이 펴지는 것이다.

Ia군 들신경섬유는 전도속도가 빠르며 속도에 민감하고 문턱값(역치)이 낮다. 반사망치로 넙다리네갈래근의 힘줄을 쳤을 때 넙다리네갈래근은 순간적으로 늘어나게 될 것이다. 이때 방추바깥근육뿐만 아니라 방추속근육까지도 함께 늘어나게 된다. 그런데 방추속근육 중 핵주머니근육세포에는 동적 γ-운동신경세포가 분포하여 적당한 긴장도를 유지하고 있는데 갑자기 방추속근육이 늘어나므로 γ-운동신경세포는 방추속근육섬유를 다시 수축시키려 할 때 이 핵주머니근육세포(nuclear bag fiber)에 긴장도가 발생할 것이다.

이 근육긴장이 Ia군 들신경섬유의 문턱값(역치)에 도달하면 Ia군 들신경섬유가 자극을 척수의 α-운동신경세포에 자극을 전달하는데 이 반응은 동적인 것에 민감한 핵주머니근육세포로부터 왔기 때문에 위상성 α-운동신경세포와 연결되며 자극을 받은 근육인 작용근은 촉진시키고 대항근은 억제시키며, 협동근으로 가는 α-운동신경세포를 촉진시킨다.

이와 같이 작용근과 협동근을 흥분시키고 대항근을 억제시키는 기전을 **교차지배**(reciprocal innervation)라고 한다.

일차위상성폄반사(primary phasic stretch)를 간단히 요약해 보면, 관절의 어느 범위에서나 갑작스럽고 순간적으로 빨리 뻗침시키면 핵주머니근육세포(nuclear bag fiber)에 분포하고 있는 Ia군 들신경섬유가 α-운동신경세포를 자극하는데, 같은 근육으로 분포하는 α-운동신경세포는 촉진시키고 대항근에 분포하는 α-운동신경세포는 억제시켜 반사를 일으키는 것이다. 그런데 이때 α-운동신경세포는 Ia군 들신경섬유가 핵주머니근육세포(nuclear bag fiber)에서 시작하기 때문에 위상성근육을 조절하는 위상성 α-운동신경세포이다 그림 4-12.

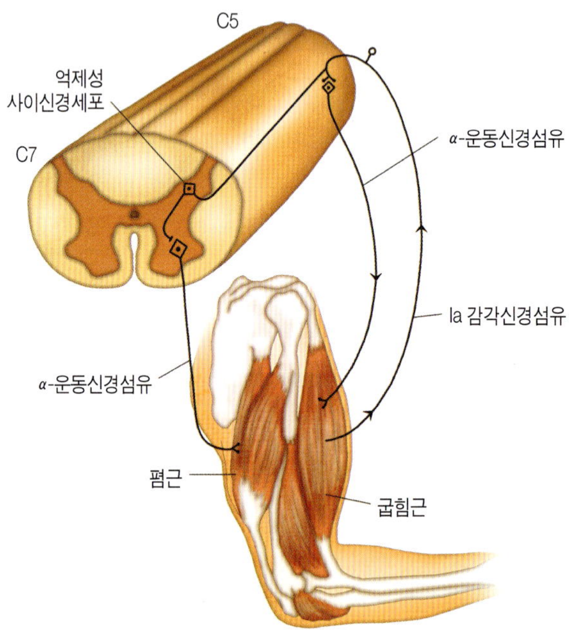

그림 4-12 단일연접반사와 교차지배를 위한 신경경로
굽힘근의 Ia 들신경세포는 척수로 들어가 굽힘근으로 가는 운동신경세포를 흥분시키고 억제성 사이신경세포를 통해 대항근인 폄근으로 가는 운동신경세포는 억제시키는 교차지배를 위한 경로를 제공한다.

③ 일차긴장성폄반사

일차긴장성폄반사(primary tonic stretch)는 일차위상성폄반사와 같은 경로와 반응효과를 나타내지만 다른 점은 핵사슬근육세포(nuclear chain fiber)에서 Ia군 들신경섬유가 자극을 받는다는 것은 긴장성 α-운동신경세포 자극을 받아 긴장근을 수축시킨다는 것이다.

핵사슬근육세포(nuclear chain fiber)는 핵주머니근육세포(nuclear bag fiber)와 달리 천천히 그리고 지속적으로 폄시켜야 자극되며 핵주머니근육세포(nuclear bag fiber)는 관절의 어느 범위에서나 급속한 폄(quick stretch)을 시키면 반응이 나타나지만 핵사슬근육세포(nuclear chain fiber)에 있는 Ia군 들신경섬유, II군 들신경섬유는 속도보다 길이에 민감하므로 중간범위(mid range)나 끝범위(end range)에서만 폄시켰을 때 반응이 나타난다.

예를 들면, 팔꿉관절의 가동범위를 130°라 하면 이 범위에서는 굽힘근의 끝범위이며 굽힘근과 폄근의 끝범위를 제외한 중간범위가 있다. 어느 부위에서 폄되느냐에 따라 자극을 받는 들신경섬유가 달라지기 때문이다. 만약 중간범위에서 폄이 되면 핵사슬근육세포에 Ia군 들신경섬유가 자극되어 일차뻗침반사가 나타날 것이다. 만약, 끝범위에서 폄되면 II군 들신경섬유가 자극되어 이차폄반사가 나타날 것이다 표 4-2.

표 4-2 Ia군 위상성 수용기와 Ia군 긴장성 수용기의 비교

	Ia 위상성 수용기	Ia 긴장성 수용기
분포	핵주머니근육세포	핵사슬근육세포
반응	빠르고 급한 수축	지속적인 수축
자극범위	어느 범위에서나 가능	중간범위
자극	급속한 폄	장시간 폄
작용근	촉진	촉진
대항근	억제	억제
협동근	촉진	촉진
사이신경세포	위상성 앞뿔세포	긴장성 앞뿔세포
α-운동신경세포	위상성 α-운동신경세포	긴장성 α-운동신경세포
작용근섬유	위상근(백색근)	긴장근(적색근)

④ 이차폄반사(secondary stretch reflex)

이차폄반사(secondary stretch reflex)는 근본적으로 핵사슬근육섬유(nuclear chain fiber)의 끝에 위치하고 있는 II군 들신경섬유에 의해서 일어나는 반사이다.

구조적으로 볼 때 핵사슬근육섬유(nuclear chain fiber)가 폄되기 위해서는 근육이 전체적으로 늘어나는 근육방추를 싸고 있는 주머니에 눌려서 II군 들신경섬유가 자극을 받아야 된다. 그러기 위해서는 끝범위에서 천천히 지속적으로 폄시키게 되면 정적반응에 민감함 핵사슬근육세포가 폄됨에 따라 이곳에 분포하고 있던 정적 γ-운동신경세포의 핵사슬근육섬유(nuclear chain fiber)를 수축시키면서 발생하는 근육긴장도가 II군 들신경섬유 자극을 α-운동신경세포에 전달하여 방추바깥근육을 수축시키는데 아직까지도 II군 들신경섬유가 어떤 α-운동신경세포를 자극하는지는

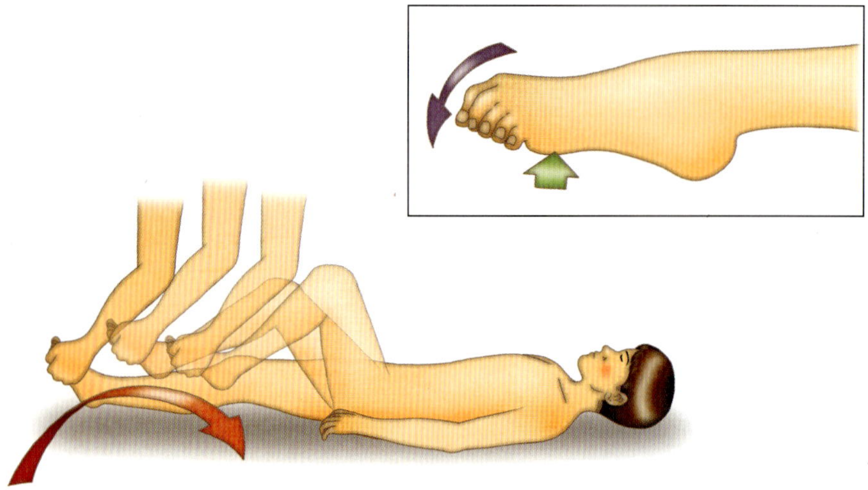

그림 4-13 Marie-Foix 굽힘반사
Marie-Foix 굽힘반사는 발가락 발등 굽힘근을 폄시킴으로써 발목, 무릎 및 엉덩관절의 굽힘운동이 일어난다.

잘 알려지지 않고 있지만 대부분이 폄근육군(extensor muscle group)은 억제시키고 굽힘근육군(flexor muscle group)은 촉진시키는 역할을 한다고 주장하고 있다.

몸쪽 근육의 굽힘협력운동도 이차신경종말(꽃술모양신경종말, flower spray ending)의 자극에 의해서 발생하는 것으로 엉덩관절의 굽힘근을 끝범위에서 지속적으로 장시간 폄(prolonged stretch)시키면 반대쪽 다리에 엉덩관절과 무릎관절이 굽힘(flexion)을 일으키고, 같은쪽 팔에 어깨관절과 팔꿉관절에 굽힘이 일어난다.

Marie-Foix 굽힘반사 역시 이차신경종말(꽃술모양신경종말, flower spray ending)의 자극에 의해서 발생하는 것으로 발가락의 발등굽힘근(dorsiflexor)을 폄시키면 발목, 무릎 및 엉덩관절의 굽힘운동이 일어난다. 이와 같이 이차폄반사는 굽힘근육군(flexor group)을 촉진시키고, 폄근육군(extensor group)을 억제시키는 반사를 일으킨다 그림 4-13.

2) 골지힘줄기관(Golgi tendon organ)

골지힘줄기관(Golgi tendon organ)은 고유감각수용기로서 근육방추보다 더 작고 근육(muscle)과 힘줄(건, tendon)이 연결된 부위에 위치하고 있으며, 근육방추에 의해 유도된 수축반응을 억제하는 기능을 가지고 있다. 따라서 골지힘줄기관이라는 수용기들은 주로 근육수축에 민감하지만 근육수축 과정에서 근육의 길이가 짧아지면 골지힘줄기관이 위치해 있는 비수축 부분이 잡아당겨지며, 그 결과로 골지힘줄기관을 지배하는 들신경섬유(구심성 섬유)의 흥분이 일어난다. 이들로부터 생긴 구심성 자극은 척수 내에서 다중연접을 통해 주작용근(주동근, agonist)을 지배하는 α운동신경세포를 억제시키고, 대항근의 운동신경세포를 활성화시킨다. 구조상 근육의 수축요소에 직렬로 연결되어 있기 때문에 근육이 폄되어도 자극을 받는다. 수축반응의 억제는 근육이 수축할 때 힘줄에 대한 장력이 증가하여 골지힘줄이 흥분하게 됨으로써 이루어지며 이때 관여하는 일차감각

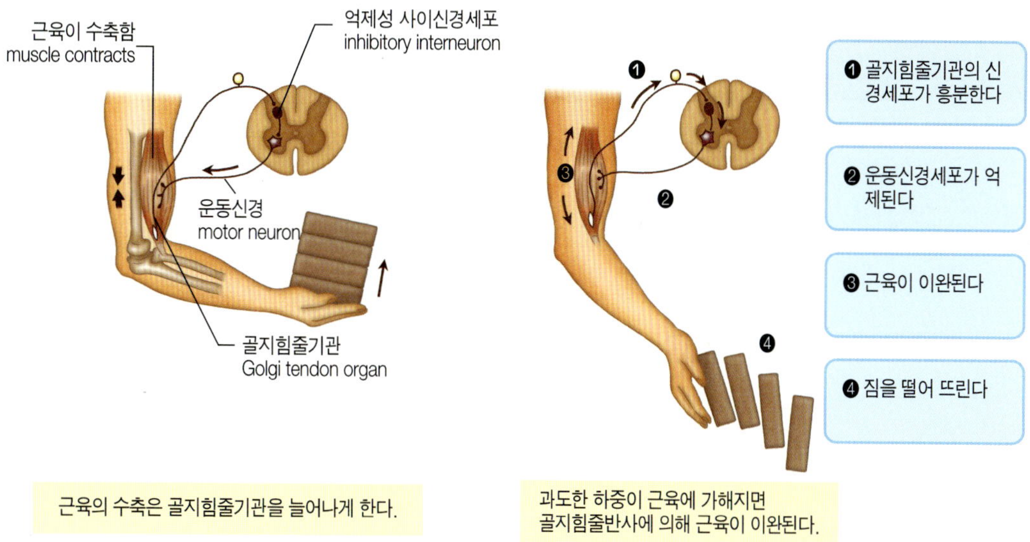

그림 4-14 골지힘줄반사
근육에 가해지는 과도한 하중으로부터 근육을 보호하는 역할을 한다.

들신경섬유를 **Ib 섬유**(Ib fiber)라고 한다. 이런 이유로 골지힘줄기관은 근육의 길이 변화보다는 근육에 미치는 장력 변화를 감지하는 기관으로 알려져 있다.

골지힘줄기관의 이러한 작용을 통하여 근육수축의 시작이나 끝을 부드럽게 할 수 있도록 돕는다. 특히 달리기와 같이 빠른 수축과 이완의 전환이 필요한 경우 골지힘줄기관의 작용은 매우 중요하다. 또한 골지힘줄기관의 활성화는 수축근육의 억제를 통해 근육을 보호하는데 이를 **자동억제**(autogenic inhibition)라고 한다. 뻗침반사 과정에서 이것이 활성화하지 않는다면 근육이 파열될 수 있다 그림 4-14.

III 척수의 기능

척수는 뻗침반사(신전반사, stretch reflex)를 조절하는 근육활동으로 운동명령을 전달한다. 척수는 대뇌의 운동겉질, 소뇌 및 여러 뇌줄기에 있는 핵들로부터 다양한 내림 입력을 받아 특별하고 목적 있는 움직임을 수행하는 근육으로 명령을 전달하는 **최종공통경로**(final common pathway)로서의 역할을 한다. 또한 척수보나 고위중추의 소설 없이노 자발석으로 자율반사를 조절한다.

최근에는 척수가 고위중추의 구조들로부터 내려오는 입력을 받거나 단순한 반사만을 조절하는 구조로 보는 시각에서 벗어나고 있다. 동물 실험들을 통해서 고위중추의 명령 없이도 조화롭고 매우 복잡한 보행을 조절하는 중추가 척수에 있다고 생각하고 있다. 이를 **중추유형발생기**(central pattern generators; CPG)라고 한다.

중추신경계통에서 정보의 전달은 신경로(tract)를 통해서 이루어진다. 한 단면에서 신경로는 같은 기능을 하는 신경세포의 축삭(axon)으로 구성된 신경섬유의 다발을 형성하지만, 전체적으로는 연접으로 이어진 몇 개의 신경세포 사슬로 구성되어 있다. 하나의 신경로 내에서 여러 개의 신경세포가 연접을 통해 연결되어 있는 경우, 첫번째 신경세포를 **일차신경세포**라 하며, 다음 신경세포는 **이차신경세포**, 그 다음 신경세포는 **삼차신경세포**라고 한다. 신경로의 명칭은 시작되는 구조의 이름이 앞에 오고 가장 마지막에 도달되는 부위의 이름이 뒤에 붙는 것이 일반적이다(예; 적색척수로). 그러나 신경로에 따라서는 이러한 원칙과는 다른 이름으로 불리우기도 한다. 예를 들면 안쪽섬유띠(내측요대, medial lemniscus), 얇은다발(fasciculus gracilis) 등이 있다.

척수의 신경로에는 수용기에서 받은 정보를 고위중추로 보내는 **오름신경로**(상행로, ascending tract)와 고위중추에서 효과기(effector)로 정보를 전달하는 **내림신경로**(하행로, descending tract)가 있다.

오름신경로를 따라 전해지는 것은 여러 종류의 감각성분으로, 말초에 있는 여러 수용기에서 받은 정보가 고위중추(대뇌와 소뇌의 겉질) 또는 뇌줄기의 특정한 핵으로 전달된다. 모든 오름신경로의 일차신경세포는 척수신경절(spinal ganglion)에 있는 **거짓홑극신경세포**(pseudounipolar neuron)이다. 이 신경세포의 축삭은 말초에 분포하는 말초돌기(peripheral process)와 척수로 들어가는 중추돌기(central process)로 나눌 수 있다.

중추돌기는 척수신경의 뒤뿌리가 되어 **뒤뿌리진입구역**(dorsal root entry zone)을 통해 척수로 들어간다.

대뇌겉질(대뇌피질, cerebral cortex)로 전달되는 오름신경로의 일차신경세포는 척수신경절(spinal ganglion)에 위치하며, 이차신경세포는 척수 또는 뇌줄기에 있고, 삼차신경세포는 시상(thalamus)에 있다. 소뇌겉질이나 뇌줄기의 핵으로 전달되는 오름신경로에는 삼차신경세포가 없고, 이차신경세포가 바로 소뇌겉질 또는 뇌줄기의 핵 등 최종 목적지에서 끝난다.

내림신경로는 대뇌겉질 또는 뇌줄기에 있는 고위중추에서 시작되며, 대체로 척수의 중간신경세포를 거쳐, 효과기로 날신경섬유를 보내는 앞뿔의 운동신경세포, 또는 가쪽뿔의 신경절이전자율신경세포(preganglionic autonomic neuron)에 끝난다. 앞뿔의 운동신경세포에는 대부분의 내림신경로가 끝나지만 축삭은 뼈대근육 하나로만 이어져 있어, 앞뿔신경세포는 여러 오름신경로에서 오는 입력을 수렴(convergence)해 출력시킨다고 할 수 있다. 그러므로 앞뿔신경세포를 **최종공통경로**(final common pathway)라고도 한다.

중추유형발생기(Central pattern generator; CPG)

중추유형발생기는 규칙적인 감각 입력이나 중추 입력이 없이 내부적으로 율동적인 유형화 된 출력물 만들어 내는 신경회로망 또는 보행 시 율동적인 움직임을 위한 주기적인 운동 명령을 만들어내는 신경회로를 말한다. CPG는 심지어 팔다리에서 오는 운동 및 감각 되먹임 없이 정상적인 율동적인 운동유형을 만들어내는 것과 유사하게 율동적 출력을 만드는 것으로 생각된다. 척수는 알파 및 감마 운동신경세포를 가지고 있는 것 이외에도 말초에서 척수 상부로 들신경 정보를 중계하는 많은 수의 사이신경세포를 가지고 있다. 이런 사이신경세포는 내재적으로 활성화되어 있는 회로망을 형성하고 이들의 출력은 운동신경세포의 활성도, 즉 CPG를 조절한다.

1. 오름신경로

말초의 감각수용기로부터 전달되어 들어온 정보들 중에서 일부는 척수에서 무의식적인 반사활동에 이용되고 다른 것들은 소뇌 또는 시상, 그리고 대뇌겉질에 도달하여 의식적으로 감각을 수용할 수 있게 한다. 감각을 뇌로 전달하는 경로로는 뒤섬유기둥-안쪽섬유띠로, 척수시상로, 척수소뇌로, 쐐기소뇌로, 척수덮개로와 척수올리브로가 있다 그림 4-15.

1) 뒤섬유기둥-안쪽섬유띠로 (Posterior white column-Medial lemniscal pathway)

뒤섬유기둥(후주, posterior column)이란 용어는 척수고유로와 공유하고 있는 부분을 제외한 뒤섬유단(posterior funiculus) 전체를 지칭한다. 뒤섬유기둥은 주로 다양한 종류의 기계수용기로부터의 신경자극을 운반하는 일차신경섬유의 오름 곁가지로 주로 이루어져 있다. 이것은 전통적으로 피부, 관절, 근육수용기의 정보가 대뇌겉질에 도달하는 주요 경로로 여겨져 왔다 그림 4-15.

뒤섬유기둥-안쪽섬유띠로(posterior white column-medial lemniscal pathway)는 신경로의 명칭을 시작부위와 정지부위를 나타내는 것과는 달리 척수에서 이 신경로가 위치하는 부위의 이름과 뇌줄기에서 차지하는 부위의 이름을 따서 만들었다. 이 신경로는 부위와 강도를 분별할 수 있는 촉각(discrimitive touch)과 진동감각, 신체의 위치와 움직임을 의식적으로 알 수 있는 의식적 고유감각(conscious proprioception), 그리고 촉각을 이용해서 열쇠나 동전과 같은 익숙한 물건을 알 수 있는 입체감각인식(stereognosis)을 대뇌겉질로 전달하는 역할을 한다. 이 신경로에 의해 전달되는 정보들은 부드러운 움직임을 생성하고 섬세한 움직임(fine movement)을 조절하는 데 중요한 역할을 한다.

(1) 감각성분과 수용기

감각수용기는 **마이스너촉각소체**(Meissner' s corpuscle), **메르켈원반**(Merkel' s disk), **파치니층판소체**(Pacinian corpuscle), **크라우제끝망울**(Krause' s end bulb), **털주머니수용기**(hair follicle receptor), **루피니소체**(Ruffini' s corpuscle) 등이 있다. 근육이나 관절의 움직임을 감지하는 **근육방추**(muscle spindle), **골지힘줄기관**(Golgi tendon organ)도 이 신경로를 통해 의식적 고유감각(conscious proprioception)을 전달한다.

(2) 일차신경세포

일차신경세포의 세포체는 척수신경절(뒤뿌리신경절, dorsal root ganglion; DRG)이 있으며, 뒤뿌리 들임구역(dorsal root entry zone)으로 들어갈 때 고유감각(Aα)과 촉각(Aβ)을 전달하는 굵은 신경섬유들이 안쪽 부위에 형성한다.

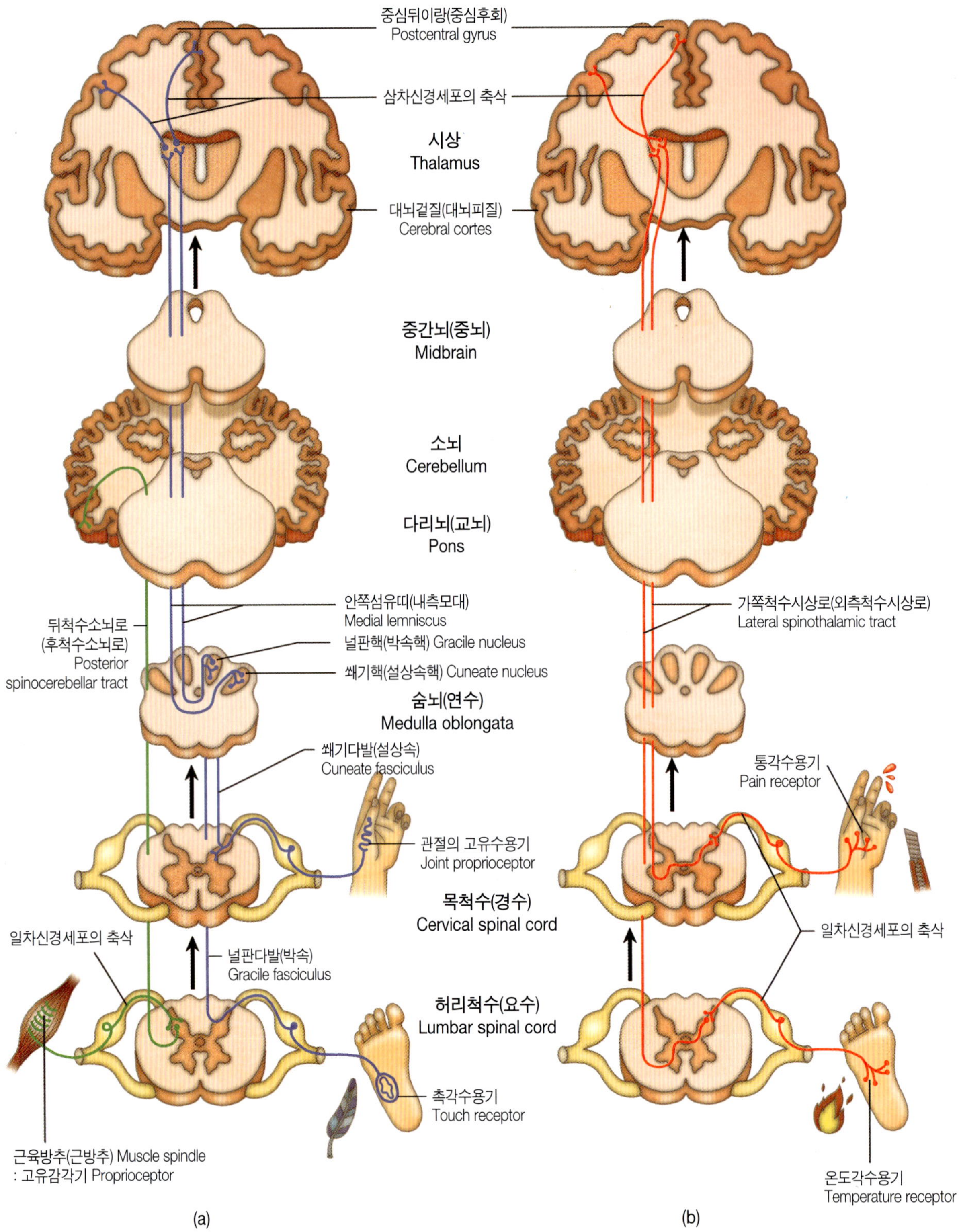

그림 4-15 척수의 오름신경로

(a) 분별촉각과 의식적 고유감각을 전달하는 뒤섬유단-안쪽띠섬유로(왼쪽)와 무의식적 고유감각을 전달하는 뒤척수소뇌로(오른쪽). (b) 통각과 온도감각을 전달하는 가쪽척수시상로.

척수에서 들어온 신경들은 등쪽섬유단(posterior funiculus)을 형성하는데 가쪽 **쐐기다발**(설상속, cuneate fasciculus)은 팔에서 오는 감각을 전달하고, 안쪽의 **널판다발**(박속, gracile fasciculus)은 다리에서 오는 감각을 전달한다. 뒤섬유기둥은 안쪽의 널판다발에서 엉치척수, 허리척수, 가슴척수, 목척수의 신경섬유 순서가 가쪽으로 뚜렷하게 부위별 대응배열이 된다.

(3) 이차신경세포

아래쪽 숨뇌의 가쪽의 쐐기핵(설상속핵, cuneate nucleus)과 안쪽의 널판핵(박속핵, gracile nucleus)에서 정지한다. 다리에서 들어오는 고유감각을 전달하는 섬유는 가슴척수의 **클라크세포기둥**(Clarke' s column)에서 연접을 이룬 후 뒤척수소뇌로(posterior cerebellar tract)를 통해 올라가다가 널판핵(박속핵, gracile nucleus)의 위쪽 **제트핵**(Z nucleus)에서 연접을 이룬다. 따라서 다리에서 시작하여 의식적 고유감각을 전달하는 섬유는 한번 더 연접한다. 쐐기핵과 널판핵에 연접을 이룬 축삭이 속활꼴섬유(internal arcuate fiber)를 형성하면서 반대편 교차하면서 **안쪽섬유띠**(medial lemniscus)를 이루면서 올라간다.

(4) 삼차신경세포와 정지

안쪽섬유띠(medial lemniscus)를 이루는 섬유들은 시상의 가쪽뒤배쪽핵(VPL thalamic nucleus)에 정지한다. 신경세포의 축삭은 속섬유막(internal capsule), 부챗살(corona radiata)을 이루며 뒤중심이랑(postcentral gyrus)의 일차몸감각영역(primary somatosensory area, 브로드만영역 3, 1, 2)에서 정지한다.

(5) 뒤섬유기둥-안쪽섬유띠로의 운동기능

이 신경로는 겉질척수로(피질척수로, corticospinal tract)와 광범위한 상호 연결을 이룬다. 이 신경로로 들어오는 감각정보는 시상겉질섬유(thalamocortical fiber)와 겉질사이섬유(corticocortical fiber)를 통해 겉질척수로를 이루는 신경세포들의 흥분에 영향을 미친다. 몸감각겉질로 오는 감각입력은 시상과 뒤섬유기둥핵에서의 감각정보 처리를 수정하는 겉질척수로를 향해 간다. 섬유띠로와 겉질척수로는 들신경성분과 날신경성분을 갖고 있으며, 운동신경세포 활동의 조절을 위한 분절적 근육반사(segmental myotatic reflexes)를 보완하는 겉질수준에서의 **긴회로반사**(long-loop reflexes)에 관여한다. 뒤섬유기둥은 손가락과 같은 운동순서의 조화, 빠른 운동의 안내 그리고 운동 프로그램의 시작을 위한 매우 빠른 감각되먹임(sensory feedback)을 제공한다.

(6) 뒤섬유기둥-안쪽섬유띠로의 기능장애

뒤섬유기둥-안쪽섬유띠로의 손상은 고유감각과 촉각식별의 기능장애를 일으킨다. 이 경로는 접촉, 압력, 진동 그리고 관절의 위치와 운동의 의식적인 감지에 중요한 정보를 운반한다.

이 경로의 손상 시 임상징후는 손상부위에 따라 매우 다양하다. 굵은 신경섬유들을 갖고 있는 척수신경절의 광범위한 손상 시에는 분별적 촉각을 상실하거나 관절의 위치와 진동을 알기 어렵다. 이 신경로가 손상되면 시각보조(visual guidance) 없이 물체를 조작하는 능력을 상실하고, 시각적인 실마리(visual cue) 없이 움직임의 오류를 교정하기 힘들게 된다.

안쪽섬유띠교차 아래쪽에서 손상되었을 경우에는 손상부위와 같은쪽, 위쪽에서 손상되었을 경우는 반대쪽 피부분절에서 분별적 촉각과 진동감각, 위치감각의 소실이나 감소가 나타난다. 척수의 등쪽섬유단이 손상된 경우 뒤섬유기둥 운동불능(posterior column ataxia)이 올 수 있다. 이는 위치감각이 소실되기 때문에 **감각성 조화운동못함증**(감각실조증, sensory ataxia)이라고도 한다. 이것의 증상은 걸을 때 불안정한 것을 보상하기 위하여 다리를 정상보다 많이 벌리며, 눈은 항상 다리와 바닥을 주시한다. 이러한 증상은 특히 어두워서 앞을 볼 수가 없는 경우에 가장 심하고, 발을 모으고 눈을 감게 할 경우 심하게 흔들리거나 넘어지는 **롬베르그징후**(Romberg sign)가 특징적으로 나타난다.

2) 척수시상로(Spinothalamic tract)

척수시상로(spinothalamic tract)는 통각, 온도감각과 부위를 정확하게 말하지는 못하지만 촉각을 느낄 수 있는 **비분별성 촉각**(crude or light touch)을 전달한다. 이 신경로는 크게 두 부분, 즉 새척수시상로와 옛척수시상로로 나누어진다. 이 중 **새척수시상로**(neospinothalamic tract)는 의식적으로 지각하는 경로의 삼차신경세포 부분으로, 계통발생학적으로 최근에 발생하고, 빠르게 정보를 전달하는 신경로이다. **옛척수시상로**(paleospinothalamic tract)는 오래 전에 발생하여 정보를 느리게 전달하고 감각을 발산시키는 신경로이다. 온도감각은 냉각과 온각으로 나눌 수 있고 작은 말이집신경섬유와 민말이집신경섬유로 연결된 자유신경종말(free nerve ending)에 의해 지각된다. Aδ섬유는 냉각을 전달하고, C 섬유는 열과 관련된 온도감각을 전달한다. 통증은 유해자극이 발생한 부위를 인지하게 할 뿐만 아니라 집중도, 감정반응 및 자율반응을 급속히 증진시키고, 아마도 그 사건과 상황을 기억하게 할 것이라는 점에서 복잡한 감각이라 할 수 있다. 통증은 보호감각(protective sensation)과 이 감각에 대한 정서적 반응으로 구성된다. 유해 감각정보는 여러 다양한 신경로를 통해서 전달된다.

(1) 감각성분과 수용기

척수시상로를 통해 전달되는 온도감각, 통각 그리고 비분별성 촉각은 자유신경종말에서 수용되는 감각이다. 촉각과 압각을 전달하는 수용기는 메르켈소체(Merkel' s corpuscle), 털주머니수용기(hair follicle receptor)가 수용한다. 이 신경로는 통각을 전달하기 때문에 임상에서 중요하다. 유해자극에 반응하는 감각수용기인 **통각수용기**(nociceptor)는 말초 들신경섬유 중 Aδ 혹은 C 섬유에 연결되어 있다. 이 수용기는 유해하지 않은 자극의 수용기보다 문턱값이 수십 내지 수백 배 높아 조직의 손상이 초래될 정도가 되어야 비로소 흥분한다. 특히 어떤 통각수용기들은 정상 조건 하에서는 활동을 하지 않다가 염증(inflammation)이 있을 때 비로소 활동을 시작하여 통각을 유발하기도 하는데, 이들을 **침묵통각수용기**(silent nociceptor)라 부른다. 이는 관절주머니에 많이 분포하여 관절염 환자에서의 통증의 원인으로 추정된다.

(2) 일차신경세포

척수시상로의 일차신경세포는 척수신경절(spinal ganglion) 내의 감각신경이다. 이 세포는 통각과 온도감각을 전달하는 민말이집신경섬유(C 섬유), 직경이 작은 말이집신경섬유(Aδ섬유), 비분별성 촉각을 전달하는 중간 크기의 말이집신경섬유(Aβ)를 타고 척수로 들어온다.

뒤뿌리 들임구역(dorsal root entry zone)으로 들어갈 때 통각, 온도감각을 전달하는 섬유들로 이루어진 척수뒤뿔로 들어가 **리사우어신경로**(Lissauer' s tract)에서 직접 또는 한두 분절을 오르거나 내려간 후 뒤뿔의 신경세포와 연접을 이룬다.

(3) 이차신경세포

통각, 온도감각을 전달하는 섬유들은 척수뒤뿔(posterior horn)의 제 I, II(아교질, substantia gelatinosa), V 층판에 있는 이차신경세포의 세포체와 연접을 이룬다.

아교질(substantia gelatinosa)은 통각을 전달하는 들신경섬유와 숨뇌(medullar oblongata) 그물체의 큰솔기핵(nuclus raphe magnus)으로부터 내림신경섬유를 받고, 기계적 수용기를 전달하는 신경세포들과 상호연결뿐만 아니라 신경전달물질들(serotonin, norepinephrine, substance P, enkephalin)을 포함하고 있다. 아교질에 있는 신경세포들은 올라오는 통각경로와 직접적으로 이루고 있지 않지만 제 I, V 층판에 있는 세포들과 연접을 이룬다.

뇌줄기에서 척수시상로는 숨뇌, 다리뇌의 그물체, 중간뇌의 **수도관주위회색질**(periaqueductal gray; PAG)에 곁가지를 보낸다. 이런 신경섬유의 연결을 통해 척수시상신경세포의 활성을 조절하여 통증전달에 대해 강력한 내림성 억제를 하고 있다고 한다.

(4) 삼차신경세포와 정지

오름신경섬유들은 시상(thalamus)의 가쪽뒤배쪽핵(ventral posteriolateral nucleus)에 정지한다. 이 핵에 위치하는 신경세포 축삭은 속섬유막(internal capsule)과 부챗살관(corona radiata)을 이루며 뒤중심이랑(postcentral gyrus)의 일차몸감각영역(primary somatosensory area, 브로드만영역 3, 1, 2)에서 정지한다.

(5) 기능 및 임상적 고찰, 통각 전달의 조절

일반적으로 통각의 전달은 여러 가지 요인에 의해 제어되며, 이러한 조절작용을 이용하여 임상적으로 통증을 완화시키는 진통효과를 유발시킬 수 있기 때문에, 이에 대해서는 많은 연구가 이루어져 왔다. 통각 전달의 조절은 척수의 신경세포에 의해 일차들신경섬유의 전달과정이 조절되는 **오름성조절**(ascending control)과 뇌줄기에서 내려오는 신경로에 의한 **내림성조절**(descending control)이 있다.

오름성조절(ascending control)은 통증이 있을 때 그 부위에 통증을 유발하지 않는 자극(nonnoxious stimulation)을 가하면 통증이 감소되고, 실험적으로도 직경이 큰 일차들신경섬유를 자극하면 통증이 감소된다는 사실은 잘 알려져 있다. 이와 같은 사실은 척수에서 통각이 전달되는 길에 어떠한 종류의 관문이 있어 이를 조절한다는 **관문조절설**(gate control theory)의 근거가 되고 있다. 대체로 렉시드 제 II 층판, 즉 아교질(substantia gelatinosa)의 세포는 들신경섬유(Aα와 Aβ)와 가는 들신경섬유(Aδ와 C)에 영향을 받는다. 이 세포들은 통증전달세포와 연결되어 통증을 전달하는데, 그 이전에 통증을 전달하거나 억제하는 기능을 가지고 있다. 이런 구조를 **연접이전억제**(presynaptic)라고 한다. 만일 굵은섬유가 아교질세포를 활성화시켜 연접이전억제(관문닫음)을 일으키면 통증전달이 억제되고 가는섬유가 아교질세포를 억제하여 연접이전 억제기능을 감소시키면(관문열림) 통증을 전달하게 된다.

내림성조절(descending control)은 뇌줄기의 특정한 부분에서 내려오는 내림신경로에 의해 통각의 전달을 조절한다. 뇌의 특정한 부분을 전기적으로 자극했을 때 통증의 소실이 일어나기 때문에 **자극성통증소실**(stimulation produced analgesia; SPA)이라고 말하기도 한다. 자극했을 때 통증이 소실되는 구조는 뇌줄기의 수도관주위회색질(periaqueductal gray)과 솔기핵(raphe nuclei)이다. 특히 다리뇌-숨뇌 이행부의 그물체에 있는 큰솔기핵(nucleus raphe magnus)에서 기원되는 솔기척수로(raphespinal tract)가 통증 조절에 중요한 역할을 할 것이라고 믿어진다. 솔기척수로는 척수의 뒤가쪽섬유단(dorso-lateral funiculus)에 위치하며, 이의 신경전달물질은 세로토닌(serotonin)이다. 이 내림신경로는 척수의 사이신경세포를 통해 렉시드 제 II 층판, 즉 **아교질**(substantia gelatinosa Rolandi, **롤란도아교질**) 신경세포와 연결되어 있으며, 아교질의 신경세포 척수시상신경세포(spinothalamic neuron)의 활성을 조절하여 통증의 전달을 억제하고 있다.

수도관주위회색질(periaqueductal gray)에서도 큰솔기핵(raphe magnus)으로 내려오는 신경로가 있어 이들을 이어주며, 솔기핵이 파괴되었거나 솔기척수로가 절단된 후에는 수도관주위회색질을 전기적으로 자극해도 통증의 소실이 일어나지 않기 때문에, 수도관주위회색질은 통증 전달과정에 이차적으로 관여한다고 할 수 있다. 이러한 성질을 이용하여 만성통증환자에서 전극을 수도관주위회색질에 심어놓고 통증이 오면 스위치를 눌러 통증을 억제하기도 한다. 이러한 진통작용은 전기적 자극이 끝난 후에도 몇 시간 동안은 계속된다.

척수뒤뿔의 렉시드 제 II 층판(아교질)과 솔기핵, 수도관주위회색질은 아편(opium)과 유사한 체내물질(체내아편성물질, endogenous opiate)인 엔케팔린(enkephalin)과 엔돌핀(endorphin)에 대한 수용체가 많은 부위로 모르핀(morphine)과 같은 아편류(opiate)의 통증억제 기전도 이러한 통증전달의 조절에 관여한다.

솔기척수로는 엔케팔린을 함유한 척수의 사이신경세포(중간신경원, interneuron)를 활성화시키며, 아편류는 이러한 사이신경세포의 작용에 관여한다. 중추신경계통의 다른 부분에도 엔케팔린이나 엔돌핀을 신경전달물질로 함유한 신경세포들이 많기 때문에 구역(오심, nausea), 진해작용(antitussive action), 행복감(euphoria), 중독성(addiction) 등 아편류의 기타 약리학적 작용은 이러한 체내 아편성 물질 수용기를 함유한 신경세포의 작용을 모방하기 때문에 일어나는 현상이다.

3) 척수소뇌로(Spinocerebellar tract)

척수소뇌로는 척수에서 시작되어 소뇌의 겉질로 이어지는 신경로로 고유감각(proprioception)을 전달한다. 대뇌겉질에서 인지되는 위치감각(position sense; 의식적 고유감각 conscious proprioception)을 전달하는 뒤섬유단 섬유와는 달리, 소뇌를 통한 자율적인 운동의 조절에 사용되는 무의식적 감각정보(unconscious sensory information; 무의식적 고유감각 unconscious proprioception)를 전달한다. 척수소뇌로는 모두 동측성이며, 뒤척수소뇌로-쐐기소뇌로는 어느 위치에서도 교차하지 않고 바로 상행하여 같은쪽의 소뇌겉질에 끝나지만, 앞척수소뇌로는 두 번 교차하여 결국은 같은쪽의 소뇌겉질로 들어간다(그림 4-15 참조).

(1) 뒤척수소뇌로(Posterior spinocerebellar tract)와 쐐기소뇌로 (Cuneocerebellar tract)

① 감각성분과 수용기

수용기는 주로 근육방추(muscle spindle)와 골지힘줄기관(Golgi tendon organ)이지만 관절과 인대, 근막에 있는 고유감각수용기, 일부 촉각수용기, 내부수용기에 속하는 혈압수용기에서도 척수소뇌로를 통한 감각정보를 소뇌로 전달된다. 수용기에서 나오는 들신경섬유는 근육방추에 분포하는 Ia군 섬유인 고리나선신경종말(annulospiral ending)과 II군 섬유(flower spray ending)인 골지힘줄기관에 분포하는 Ⅰb군 섬유, 기타 II, III군 섬유 속에 속하는 근막, 관절, 피부에서 오는 들신경섬유 등으로 구성된다.

② 일차신경세포

다른 오름신경로와 같이 척수신경절(spinal ganglion; 후근신경절 dorsal root ganglion)이 일차신경세포의 세포체가 위치하는 곳이다. 일차신경세포의 세포체는 척수신경절의 A형 거짓홑극신경세포(A type pseudounipolar neuron)로 직경이 큰 세포이다. 이들의 말초돌기(peripheral process)는 굵은 말이집신경섬유이며 척수신경(spinal nerve)이 되어 말초부위의 수용기에서 끝나고, 여기에서 받아들인 자극을 중추신경계 쪽으로 전달한다. 중추돌기(central process) 역시 직경이 큰 말이집신경섬유로 척수의 뒤뿌리(posterior root)를 형성하며 척수뒤뿔의 등쪽가쪽고랑에서 안쪽으로 들어가 척수의 뒤섬유기둥(posterior white column) 섬유를 형성한다.

다리를 포함한 하반신(대략 제 6 가슴분절 이하)에서 기원하는 섬유는 뒤섬유기둥(posterior white column)으로 올라가다가 첫째가슴신경에서 둘째허리신경 사이의 렉시드 제 VII 층판에 위치하는 **클라크세포기둥**(Clarke' s column)에서 연접한다.

팔을 포함한 상반신(대략 제 5 가슴분절 이상)에서 기원되는 섬유는 척수에서는 계속 뒤섬유기둥(posterior white column)을 따라 올라가 숨뇌의 아랫부분까지 올라가 쐐기핵의 가쪽에 위치한 덧쐐기핵(accessory cuneate nucleus)에서 연접한다.

③ **이차신경세포 및 정지**

하반신에서 기원하는 섬유의 이차신경세포는 클라크세포기둥이며, 상반신에서 기원하는 섬유의 이차신경세포는 덧쐐기핵에 위치한다.

클라크세포기둥(Clarke' s column) 신경세포의 축삭은 같은쪽 뒤뿔을 가로질러 가쪽섬유단의 뒤가쪽에서 뒤척수소뇌로(posterior spino-cerebellar tract)를 형성하여 소뇌로 올라간다. 뒤척수소뇌로는 가쪽겉질척수로(corticospinal tract)의 뒤가쪽에 있으며 표면에 있다. 이 신경로는 부위별 대응연결이 뚜렷하여 등쪽에는 엉치척수에서 들어오는 섬유가 위치하고, 앞쪽에는 목척수에서 들어오는 섬유가 위치해 있다.

클라크세포기둥의 신경세포는 Ia, Ib 들신경섬유에 의해 연접을 한번만 거쳐 흥분(monosynaptic excitation)되며, 축삭도 굵고 전도속도도 30～120 m/sec 로 매우 빠르다.

숨뇌에서 뒤척수소뇌로의 섬유는 아래소뇌다리(inferior cerebellar peduncle)의 일부가 되어 소뇌로 들어가 소뇌벌레(cerebellar vermis)와 소뇌앞엽(anterior lobe, Larsell 소엽 I~IV)의 겉질에 이끼섬유(mossy fiber)로 정지된다.

(2) 앞척수소뇌로(Anterior spinocerebellar tract)와 입쪽척수소뇌로(Rostral spinocerebellar tract)

① **일차신경세포**

다른 오름신경로와 같이 척수신경절(spinal ganglion; 후근신경절 dorsal root ganglion)에 일차신경세포의 세포체가 위치한다. 척수신경절 신경세포의 중추돌기(central process)는 뒤척수소뇌로와는 달리 척수뒤뿔로 들어가 척수뒤뿔의 신경세포와 연접한다.

앞척수소뇌로는 가슴척수와 허리척수로부터의 정보를 전달하고, 입쪽척수소뇌로는 목척수로부터의 정보를 전달한다.

② **이차신경세포**

이차신경세포는 척수뒤뿔의 렉시드 제 V, IV 층판과 회색질 중간부에 있는 렉시드 제 VII 층판에 있으며, 이 신경세포의 축삭은 앞백색질교차연결(anterior white commissure)을 지나 반대쪽 가쪽섬유기둥(lateral funiculus)의 앞가쪽에서 앞척수소뇌로(anterior spino-cerebellar tract)를 형성한다. 앞척수소뇌로도 역시 표면에 있으며, 뒤척수소뇌로의 앞쪽에 표면을 따라 길게 위치한다.

앞척수소뇌로는 뇌줄기의 가쪽 표면을 따라 올라가다가 다리의 위쪽에서 위소뇌다리(superior cerebellar peduncle)와 만나 위소뇌다리의 소뇌 날신경섬유를 뒤안쪽으로 돌아 소뇌로 들어간다. 대부분의 섬유는 소뇌의 백색질에서 반대쪽으로 교차하여 기원세포와 같은쪽의 소뇌겉질에 정지한다. 단 10 % 정도는 교차하지 않으며, 15 % 정도는 둘로 나누어져 양측에 모두 정지한다고 알려져 있다. 동물에서는 **입쪽척수소뇌로**(rostral spinocerebellar tract)가 존재하며 이 신경로는 뒤척수소뇌로와 쐐기소뇌로의 관계와 같이 앞척수소뇌로와 동일한 기능을 하며 팔에서 기원되는 들신경섬유를 받는다고 알려져 있으나 사람에서 존재하는지는 아직 불확실하다.

③ 정 지

뒤척수소뇌로(posterior spinocerebellar tract)의 섬유는 같은쪽의 소뇌앞엽(anterior lobe, Larsell 소엽 I~IV)과 소뇌벌레(cerebellar vermis)의 겉질에 이끼섬유(mossy fiber)로 정지한다.

쐐기소뇌로(cuneocerebellar tract)의 섬유는 같은쪽의 소뇌앞엽(anterior lobe, Larsell 소엽 V)의 겉질에 이끼섬유(mossy fiber)로 정지한다.

앞척수소뇌로(anterior spinocerebellar tract)는 대부분 두 번 교차하여 기원세포와 같은쪽의 소뇌겉질에 정지한다. 정지부위는 뒤척수소뇌로와 비슷하여 주로 앞엽(anterior lobe, Larsell 소엽 I~IV)에 정지한다.

④ 기능 및 임상적 고찰

척수소뇌로는 주로 신경근육방추(neuromuscular spindle)와 골지힘줄기관(Golgi tendon organ)을 통해서 받아들인 무의식적 고유감각(unconscious proprioception)을 소뇌로 전달하는 역할을 한다.

척수소뇌로가 손상되었을 경우 나타나는 증상은 뚜렷하지 않다. 그 이유는 척수소뇌로가 척수에서 넓은 부분을 차지하고 있어 전체가 손상되는 경우가 드물며, 이 신경로가 손상되면 뒤섬유기둥과 같은 다른 신경로도 함께 손상되어 그 증상에 감추어지기 때문이라고 생각되고 있다.

4) 척수올리브로(Spinoolivary tract)

척수올리브로는 척수에서 덧올리브핵(accessory olivary nucleus)으로 연결되는 신경로로 **뒤척수올리브로**(posterior spino-olivary tract)와 **앞척수올리브로**(anterior spino-olivary tract)로 나눌 수 있다. 뒤척수올리브로는 척수뒤뿔에서 기원되어 뒤섬유기둥(posterior column)을 통해 뒤섬유기둥핵(posterior column nuclei)에서 연접을 거쳐 덧올리브핵으로 이어지는 신경로이며, 앞척수올리브로는 반대쪽의 앞섬유기둥을 통해 덧올리브핵으로 이어지는 신경로이다.

덧올리브핵에서는 올리브소뇌로(olivo-cerebellar tract)를 통해 반대쪽의 소뇌겉질로 이어져 척수소뇌로의 보완작용을 한다고 생각되고 있다.

5) 척수덮개로(Spinotectal tract)

척수덮개로는 척수에서 중간뇌의 위둔덕(상구, superior colliculus)과 수도관주위회색질(periaqueductal gray), 그리고 아래둔덕(하구, inferior colliculus)의 일부로 이어지는 신경로로서, 일차신경세포는 역시 척수신경절이고 이차신경세포는 척수뒤뿔의 렉시드 제 I 층판과 제 IV~VII 층판에 위치해 있다. 이차신경세포의 축삭은 반대편으로 교차해서 앞섬유기둥을 통해 올라가 위둔덕, 아래둔덕, 수도관주위회색질에 정지한다. 기능은 아직 확실하게 밝혀져 있지 않다. 척수에서는 척수시상로의 중간부위(앞척수시상로와 가쪽척수시상로의 사이)에 위치한다.

2. 내림신경로

내림신경로(descending tract)는 고위중추에서 시작하여 하위중추로 전달되어 움직임에 관여하는 경로이다. 대뇌와 사이뇌, 뇌줄기, 소뇌의 주요 핵에서 시작하여 주로 척수로 전달된다. 대뇌겉질(cerebral cortex)에서 기원되는 겉질척수로(corticospinal tract), 중간뇌의 적색핵(red nucleus)에서 시작하는 적색척수로(rubrospinal tract), 중간뇌덮개에서 시작하는 덮개척수로(시개척수로, tectospinal tract), 다리뇌-숨뇌의 가쪽안뜰핵(외측전정핵, lateral vestibular nucleus)에서 시작되는 안뜰척수로(vestibulospinal tract), 안쪽안뜰핵(내측전정핵, medial vestibular nucleus)에서 기원되는 안쪽세로다발(medial logitudinal fasciculus), 다리뇌의 그물구성체(pontine reticular formation)에서 기원되는 다리뇌그물척수로(pontine reticulospinal tract), 숨뇌의 그물체(medullary reticular formation)에서 기원되는 숨뇌그물척수로(medullary reticulospinal tract) 등이 있다 그림 4-16.

겉질척수로와 적색척수로는 가쪽섬유기둥의 등쪽에 위치하며, 닿는곳이 거의 같고, 모두 굽힘근(굴근, flexors)을 흥분시키고 폄근(신전근, extensors)을 억제시키는 역할을 한다. 이 두 신경로를 **등쪽가쪽로**(dorsolateral pathway)라고도 한다. 안뜰척수로와 안쪽세로다발, 그물척수로는 모두 척수 앞섬유기둥이나 가쪽섬유기둥의 앞쪽에 위치하며 폄근을 흥분시키는 역할을 한다. 이들을 **앞쪽안쪽로**(ventromedial pathway)라고도 한다 .

운동신경세포는 위운동신경세포(upper motor neurons)와 아래운동신경세포(lower motor neuron)로 나눈다. 어떠한 운동을 이루키기 위해서는 기본적으로 위운동신경세포와 아래운동신경세포가 필요하다. 대뇌의 운동겉질(motor cortex)부터 근육가지 하나의 신경세포로 연결된 것이 아니라 기본적으로 중간에 한 번 또는 그 이상의 신경세포를 거친다. 대뇌의 운동겉질부터 척수까지 연결하는 신경세포를 **위운동신경세포**라 하며, 척수의 앞뿔에서 근육까지 연결하는 신경세포를 **아래운동신경세포**라 한다. 팔다리의 근육에 이르는 위운동신경세포를 **피라밋로**(추체로, pyramidal tract) 또는 **겉질척수로**(corticospinal tract)라고 한다. 또한 흔히들 겉질척수로를 위운동신경세포로 부르는 경우가 많은데 엄밀하게 동의어는 아니다. 그 이유는 위운동신경세포에는 겉질척수로, 겉질뇌줄기로로 뿐만 아니라 대뇌겉질 이외에서 시작하는 모든 내림 운동신경로인 바깥피라밋로(extrapyramidal tract)까지 포함되기 때문이다.

위운동신경세포들은 척수 윗부분의 중추로부터 아래운동신경세포와 뇌줄기나 척수의 사이신경세포까지 내려온다. 척수로 가는 위운동신경세포들은 어느 곳에서 연접을 이루느냐에 따라 분류한다. 척수앞뿔의 안쪽에서 연접을 이루는 **안쪽활동계**(medial activation system)는 자세 유지에 관여하는 근육, 어깨와 엉덩이 같은 몸쪽 근육들로 가는 아래운동신경세포들을 조절한다. 가쪽에서 연접을 이루는 **가쪽활동계**(lateral activation system)는 섬세한 움직임을 위하여 사용되는 먼쪽 근육들로 가는 아래운동신경세포이다.

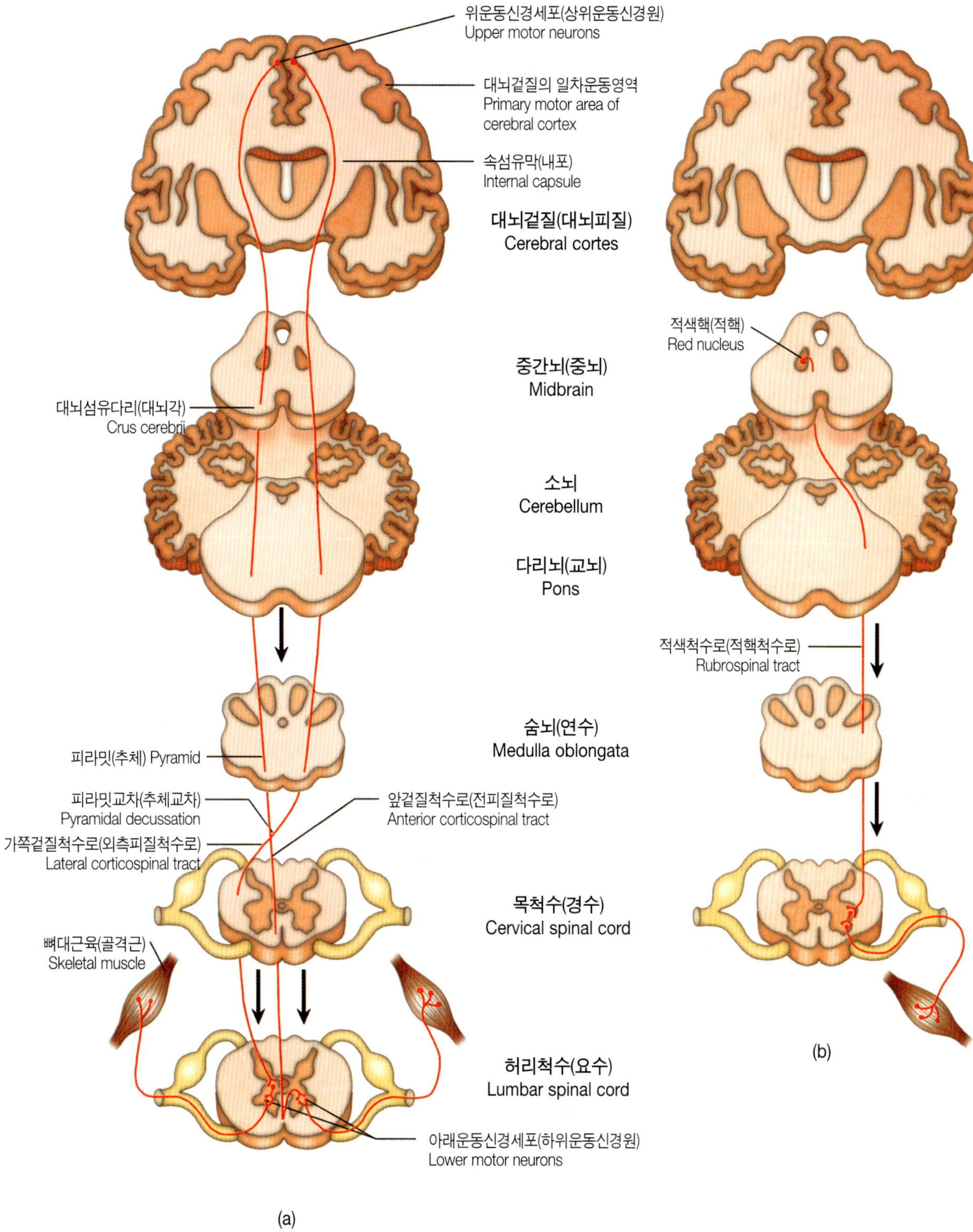

그림 4-16 척수의 내림신경로

(a) 피라밋로를 구성하는 가쪽 및 앞겉질척수로 . (b) 피라밋바깥로의 하나인 적색척수로.

1) 가쪽활동계(Lateral activation system)

가쪽활동계(Lateral activation system)에 속하는 세 가지 신경로에는 겉질척수로, 적색척수로 및 가쪽그물척수로가 있다. 이들 내림신경로들은 척수의 가쪽기둥으로 내려와 앞뿔의 가쪽에 있는 운동신경세포들과 연접을 이루어 먼쪽 팔다리의 움직임을 조절한다 그림 4-17.

(1) 가쪽겉질척수로(Lateral corticospinal tract)

가쪽겉질척수로(lateral corticospinal tract)는 운동계획영역(motor planning area)과 일차운동겉질(primary motor cortex)에서 시작한다. 이들 축삭들은 속섬유막(내포, internal capsule)을 통하여 중간뇌의 대뇌다리(cerebral peduncle), 다리뇌의 앞쪽부분, 숨뇌의 피라밋을 거쳐 내려와 섬세한 먼쪽 팔다리 움직임을 조절하는 아래운동신경세포들에게 연접을 이룬다. 가쪽겉질척수로의 축삭들은 숨뇌와 척수의 연결부위에서 반대쪽으로 내려간다. 가쪽겉질척수로 신경세포들의 중요한 기능은 섬세한 움직임을 위한 필수요소인 분리운동(fractonated movement)을 담당하는 것이다.

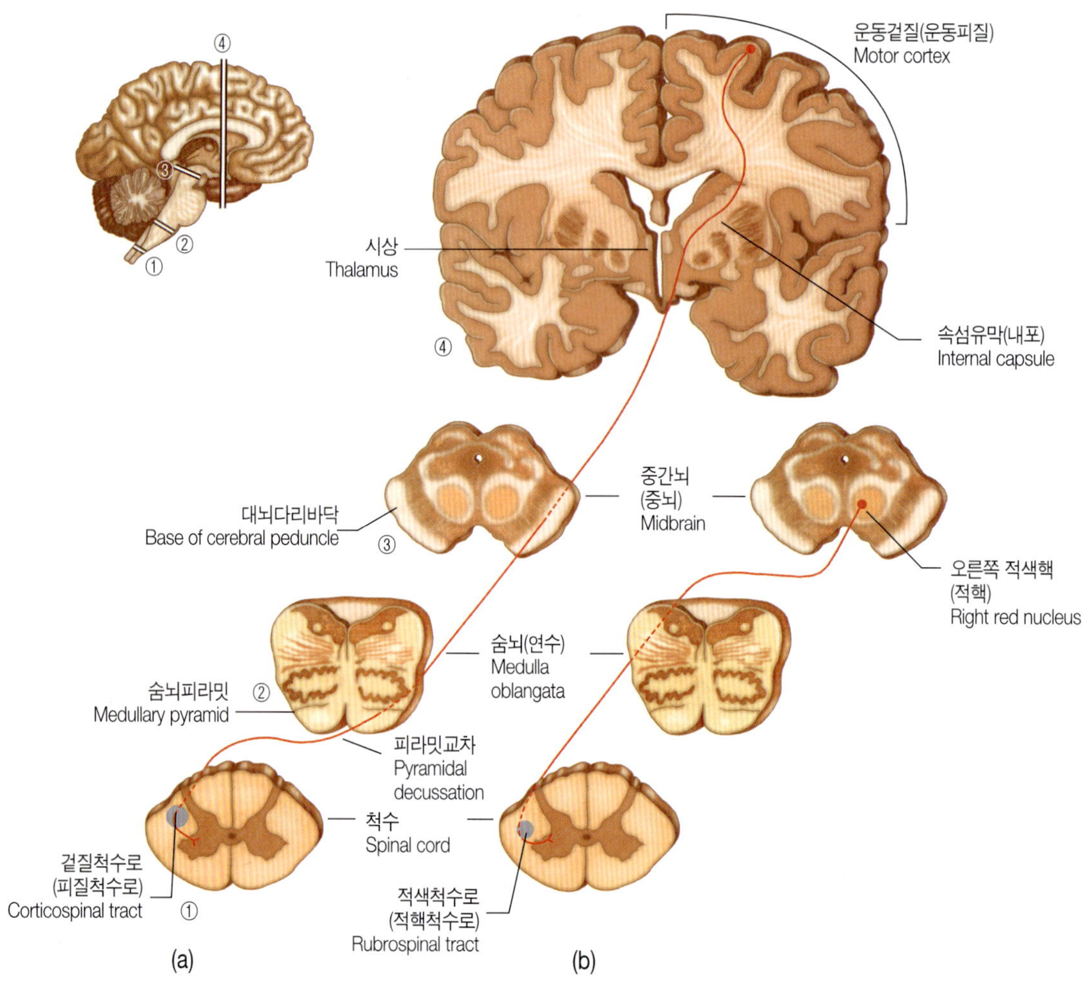

그림 4-17 겉질척수로와 적색척수로

분리운동은 동시에 다른 관절의 운동 없이 단일 관절을 움직이는 능력으로, 작은 물건을 잡거나 피아노 건반을 치는 것과 같은 정상적인 손가락 움직임에 필수적이다.

① 기원 및 경로

겉질척수로를 이루는 신경섬유(축삭)는 대뇌겉질 제 V 층판(lamina V, 속피라밋층 internal pyramidal layer)의 깊은층에 위치하는 피라밋세포에서 기원된다. 즉 겉질척수로는 대뇌겉질 피라밋세포의 축삭이 모여서 형성된 신경로이다. 겉질척수로는 뇌에서는 다른 신경세포의 연접을 거치지 않고 바로 척수까지 내려간다. 대뇌겉질의 피라밋세포 중에서 특히 중심앞이랑(precentral gyrus), 즉 일차운동영역(primary motor area, M I)의 베츠세포(거대피라밋세포, giant pyramidal cell of Betz)에서는 직경이 매우 크고 전도속도가 빠른 축삭이 기원된다.

겉질척수로가 기원되는 겉질부위는 중심앞이랑 즉 일차운동영역(primary motor area, M I, 브로드만영역 4)과 운동앞영역(premotor area, 브로드만영역 6), 그리고 일차몸감각영역(primary sensory area, S I, 브로드만영역 3, 1, 2)과 그 뒤쪽의 위마루엽(superior parietal lobule)의 앞부분(브로드만영역 5) 등이다. 대체적으로 일차운동영역에서 40%, 운동앞영역에서 30%, 마루엽 겉질에서 30% 정도 기원한다고 알려져 있지만, 일차운동영역과 운동앞영역에서 기원되는 섬유가 80% 이상된다는 보고도 있다.

일차운동영역과 운동앞영역에서 나온 섬유는 척수의 운동신경세포를 지배하지만, 마루엽겉질에서 나온 섬유는 뒤뿔에 위치한 감각에 관계되는 신경세포를 조절하는 역할을 한다고 생각된다.

겉질에서 기원되는 겉질척수로의 아래섬유는 대뇌부챗살(corona radiata)을 통해 아래쪽으로 내려오며, 바닥핵(기저핵, basal ganglia)과 시상(thalamus)의 사이에 위치하는 속섬유막(internal capsule)의 뒤다리(posterior limb)를 거쳐 뇌줄기의 중간뇌에서는 앞쪽(배쪽) 대뇌다리(crus cerebri)의 중간부분을 통해 계속 내려간다. 다리뇌에서는 약간 안쪽으로 들어가 고유다리뇌(pons proper)의 중간을 통과하며, 숨뇌에서는 다시 앞쪽 피라밋(pyramid)을 통해 척수로 내려온다. 숨뇌와 척수의 이행부에서 대부분(85%)의 겉질척수로 섬유는 반대쪽으로 교차하여 척수의 가쪽섬유기둥에서 **가쪽겉질척수로**(외측피질척수로, lateral corticospinal tract)를 형성하고, 일부는 교차하지 않고 그대로 앞섬유기둥으로 내려와 **앞겉질척수로**(전피질척수로, anterior corticospinal tract)를 형성한다. 교차하는 부위의 겉질척수로를 **피라밋교차**(추체교차, pyramidal decussation)라고 한다.

② 정 지

가쪽겉질척수로의 섬유는 대부분 같은쪽의 회색질의 렉시드 제 IV 층판에서 렉시드 제 IX 층판에 있는 신경세포와 연접을 이룬다. 이마엽의 운동영역에서 나오는 신경섬유는 거의 모두 중간회색질(렉시드 제 VII 층판)과 앞뿔(렉시드 제 VIII, IX 층판)에 정지하며 마루엽의 감각겉질에서 기원되는 섬유는 주로 뒤뿔(렉시드 제 IV, V, VI 층판)에 정지한다.

하등 포유동물에서 운동겉질에서 기원되는 섬유는 거의 모두 중간회색질(intermediate gray, 렉시드 제 VII 층판)에 있는 사이신경세포(interneuron)와 연접을 이루고 운동신경세포(anterior horn cell, 렉시드 제 IX 층판)와 직접 연결되지 않는다. 영장류(primate)에서는 앞뿔의 운동신경세포와 직접 연접을 이루는 것이 있고, 원숭이, 유인원, 사람으로 갈수록 직접 앞뿔의 운동신경세포와 연결되어 있는 신경종말이 많아진다. 직접 운동신경세포에 연접을 이루는 신경종말의 밀도는 손을 비롯한 먼쪽 근육을 지배하는 운동신경세포 주위에 더 높고 가까운 근육을 지배하는 쪽에는 낮다.

척수겉질로는 아래쪽으로 내려오면서 계속 회색질로 섬유를 보내지만 척수분절마다 균일하게 보내는 것은 아니다. 대체적으로 겉질척수로의 축삭 중 약 55%는 목척수에서 정지하고 20%는 가슴척수, 25%는 허리척수와 엉치척수에 정지한다고 알려져 있다.

앞겉질척수로는 대체적으로 가슴척수의 윗부분까지만 내려오며 주로 팔과 목에 있는 근육을 지배한다. 이 신경로에서 나오는 섬유의 일부는 같은쪽의 척수 회색질에서도 정지하지만, 대부분은 목척수에서 앞백색교차(anterior white commissure)를 지나 반대편의 척수 회색질에 정지한다고 알려져 있다.

③ 기능 및 임상적 고찰

겉질척수로는 모든 수의운동(voluntary movement)에 관계하는 신경로로서, 척수앞뿔(anterior horn)의 운동신경세포에 연결되어 결과적으로 몸의 뼈대근육을 움직이게 하지만, 일차적으로는 손과 같은 먼쪽 근육의 정확한 운동에 필요한 근육을 조절하는 역할을 한다. 겉질척수로가 손상되면 수의운동을 못하게 되나 이는 영구적인 완전한 마비는 아니고 점차 회복된다. 손상 초기에도 팔다리 가까운 부위의 전체적인 운동은 비교적 보존되는 반면, 먼쪽 부위의 운동, 특히 손의 숙련된 미세한 운동은 매우 심하게 제한된다. 원숭이의 숨뇌 아랫부분에서 겉질척수로만을 선택적으로 절단한 경우 팔다리의 마비가 일어나고 근육의 긴장도는 저하된다. 시간이 지나면 가까운 쪽의 마비는 거의 회복되며, 먼쪽의 마비는 약간 회복되지만 손상 전과 같은 수준으로 회복되지는 않는다.

사람에 있어서도 겉질척수로만이 손상된 경우에는 원숭이의 경우와 비슷한 증상을 보이지만 겉질척수로 경로 중에 속섬유막(internal capsule) 부분이 손상된 경우, 초기에는 마비가 심하고 근육의 긴장도(muscle tone)가 저하되나, 시간이 지날수록 마비는 개선되고 근육긴장도는 항진된다. 또한 보통 때에는 나타나지 않던 반사작용(병적반사 pathological reflex)이 나타나기도 하고, 깊은힘줄반사(deep tendon reflex; DTR)는 항진되는 반면 얕은반사(superficial reflex)는 오히려 저하된다. 이러한 증상은 척수신경로와 그 주위 부분이 함께 손상되었을 때 일어나는 전형적인 증상으로 **위운동신경세포증후군**(upper motor neuron syndrome)이라고 한다.

직접 뼈대근육의 수축을 제어하는 앞뿔의 운동신경세포(anterior horn cell)는 겉질척수로에서 입력을 받아야만 뼈대근육을 움직일 수 있기 때문에 이를 **아래운동신경세포**(lower motor neuron; LMN)라고 하며, 앞뿔신경세포를 제어하는 겉질척수로의 신경세포를 **위운동신경세포**(upper motor neuron; UMN)라고 한다. 머리목부위의 뼈대근육을 지배하는 뇌줄기의 운동신경세포도 아래운동신경세포이며, 이를 지배하는 겉질뇌줄기로의 신경세포는 위운동신경세포이다. 위운동신경세포, 즉 겉질척수로가 손상되었을 경우 나타나는 증상을 **위운동신경세포증후군**(UMN syndrome)이라고 하며, 아래운동신경세포, 즉 척수앞뿔세포가 손상되었을 경우 나타나는 증상을 **아래운동신경세포증후군**(LMN syndrome)이라고 한다.

신경진단학적으로 이 두 가지 손상을 구별하는 것은 매우 중요하다. 두 경우에 있어 같이 마비(paralysis)가 일어나지만 마비의 증상은 다르다. 아래운동신경세포증후군(LMN syndrome)의 경우 마비된 근육은 긴장도가 저하되어 부드러운 이완상태에 있으며 이를 **이완성마비**(flaccid paralysis)라고 한다. 이 경우 마비는 매우 심하여 근육을 전혀 움직일 수 없다. 반면 위운동신경세포증후군(UMN syndrome)의 경우 마비된 근육은 긴장도가 증가되어 있어 강직현상(spasticity)을 보이며 마비는 불완전하여 **강직성불완전마비**(spastic paresis)라고 한다. 아래운동신경세포증후군(LMN syndrome) 시 마비된 근육은 매우 심하게 위축(atrophy)되나 위운동신경세포증후군(UMN syndrome)의 경우에는 거의 위축되지 않는다. 다만 오랫동안 마비된 근육을 쓸 수 없으므로 정상인에서도 오랫동안 근육을 쓰지 않을 경우 약간 근육이 위축되는 **불용성위축**(disuse atrophy)이 올 수 있다.

아래운동신경세포증후군(LMN syndrome)의 경우에는 반사활(reflex arc)의 날신경부분(efferent portion)이 없어지기 때문에 무릎반사(knee jerk)와 같은 깊은힘줄반사(deep tendon reflex; DTR)가 일어나지 않지만 위운동신경세포증후군(UMN syndrome)의 경우에는 아래운동신경세포를 포함한 반사활은 정상이고 평상시 이를 억제하던 겉질척수로의 영향이 없어졌기 때문에 오히려 항진된다. 또한 이와 비슷한 기전으로 겉질척수로가 완성되지 않았던 유아기(infant)에 나타나던 반사인 **바빈스키반사**(Babinski reflex)가 나타난다. 바빈스키반사는 발바닥의 안쪽을 엄지발가락 아래에서 뒷꿈치 쪽으로 그었을 때 정상인 사람이 발을 움추리는 것과는 달리, 엄지발가락과 둘째발가락 사이가 벌어지며(fanning) 발의 앞부분이 발등 쪽으로 굽혀지는 현상(dorsiflexion)을 말한다. 반면 배근육반사(abdominal reflex)나 고환올림근반사(cremaster reflex)와 같은 얕은반사(superficial reflex)는 저하된다. 그 이유는 얕은반사가 겉질척수로를 매개로 일어나기 때문이라는 것을 추측할 수 있게 해주나 아직 그 기전은 확실하게 밝혀져 있지 않다. 아래운동신경세포증후군(LMN syndrome)의 경우 얕은반사는 정상이며, 바빈스키반사는 나타나지 않는다.

이 밖에 아래운동신경세포증후군(LMN syndrome)의 경우에는 맨눈(육안)으로 보았을 때 또는 근전도검사(electromyography; EMG) 시 **근육부분수축**(섬유다발성연축, fasciculation) 또는 **근육**

표 4-3 위운동신경세포증후군과 아래운동신경세포증후군 증상의 비교

	위운동신경세포증후군 (upper motor neuron syndrome)	아래운동신경세포증후군 (lower motor neuron syndrome)
마비의 유형(type of paralysis)	강직성 부전마비(spastic paresis)	이완성 마비(flaccid paralysis)
근육위축(muscular atrophy)	거의 없다.	심한 근육위축이 일어난다.
깊은힘줄반사 (deep tendon reflex)	항진된다.	없어진다.
병적반사(pathologic reflex)	바빈스키징후(Babinski sign)가 나타난다.	나타나지 않는다.
얕은반사(superficial reflex)	감소한다.	감소한다.
근육부분수축(fasciculation)과 근육잔떨림(fibrillation)	없다.	있다.

잔떨림(섬유성연축, fibrillation)이라고 부르는 작은 수축현상(연축)을 나타내는데, 이는 아래운동신경세포이 손상되어 움직일 수 없는 근육섬유에서 평상시에는 전혀 반응하지 않았던 저농도의 혈중 아세틸콜린(acetylcholine)에 대한 과민반응(hypersensitivity)이 나타나기 때문이라고 추측되고 있다 표 4-3.

(2) 적색척수로(Rubrospinal tract)

적색척수로(rubrospinal tract)는 중간뇌 적색핵(red nucleus)의 큰세포부분(magnocellular part)에서 기원되며 반대쪽으로 완전히 교차 배쪽뒤판교차(ventral tegmental decussation of Forel)해서 다리뇌, 숨뇌, 그리고 척수로 내려온다. 척수에서는 렉시드 제 V~VII 층판에 정지하며, 설치류와 식육류에서는 크고 척수의 대부분에 걸쳐 있으나 사람에서는 뚜렷하지 않고 둘째목척수(C2)에서 끝난다. 척수에서는 가쪽섬유기둥의 앞쪽 · 가쪽겉질척수로의 바로 앞쪽에 위치해 있다.

겉질척수로(corticospinal tract)와 함께 먼 부위의 근육을 지배하는 아래운동신경세포에 영향을 주고, 굽힘근(flexor)을 흥분시키고 폄근(extensor)을 억제시키는 역할을 한다고 생각된다.

이 신경로의 구조적 특징은 신경섬유들이 명확한 신체부위별 대응배열이 나타난다. 목척수분절(cervical segments)로 가는 신경섬유들은 적색핵의 등쪽 및 등안쪽부위로부터 기원하고, 허리엉치분절(lumbosacral segments)로 가는 신경섬유들은 적색핵의 앞가쪽부위로부터 기원하며, 가슴분절(thoracic segments)로 가는 신경섬유들은 적색핵의 중간부위로부터 기원한다. 적색핵의 소뇌핵(cerebellar nuclei)과 대뇌 이마엽의 운동겉질(motor cortex)과 운동앞겉질(premotor cortex)로부터 신경충동을 받는다.

겉질적색들섬유(corticorubral afferents) 중 작은 부분은 피라밋로의 축삭의 곁가지들(collateral branches)이다. 적색핵의 흥분에 의해 반대쪽 척수의 α-운동신경세포와 γ-운동신경세포도 영향을 받고, 팔다리의 굽힘근들을 신경지배하는 운동신경세포는 촉진되고 폄근들을 신경지배하는 운동신경세포는 억제된다. 예를 들면, 보행하는 동안 유각기(swing phase)에 굽힘근들의 활동을 증진시켜 다리가 땅에 끌리지 않고 걷도록 한다.

(3) 가쪽그물척수로(Lateral reticulospinal tract)

가쪽그물척수로(외측망상체척수로, lateral reticulospinal tract) 또는 **숨뇌그물척수로**(medullary reticulospinal tract)는 숨뇌의 양쪽에 위치하는 거대그물세포핵(gigantocellular reticular nuclei)에서 시작한다. 가쪽그물척수로는 양쪽으로 내려가 굽힘근으로 가는 운동신경세포들을 촉진시키고 폄근으로 가는 운동신경세포들을 억제시킨다. 그러나 일부 움직임을 하는 동안 가쪽그물척수로는 굽힘근으로 가는 운동신경세포를 억제시키고 폄근으로 가는 운동신경세포를 촉진시킬 수 있다. 적색척수로와 가쪽그물척수로는 대뇌겉질로부터 입력을 받는다.

2) 안쪽활동계(Medial activation system)

안쪽활동계(medial activation system)는 뇌줄기로부터 시작되는 4개의 신경로와 대뇌겉질로부터 시작되는 하나의 신경로로 이루어지며, 척수앞뿔의 안쪽에 위치하는 운동신경세포들과 연접을 이룬다. 안쪽활동계의 활동은 청각적 자극에 반응함으로써 나타난다. 눈과 얼굴은 소리난 방향으로 돌리는 움직임을 하는 동안 자세조절이 이루어지는데, 이 자세조절은 자극에 대하여 의식적으로 반응하기 이전에 이루어지므로 **선행적 자세조절**(anticipatory postural control)이라 한다. 자세조절은 뇌줄기에 있는 신경회로들을 통하여 무의식적으로 일어나는 조화로운 움직임에 의해 이루어진다 그림 4-18.

(1) 안쪽그물척수로(Reticulospinal tract)

뇌줄기의 그물체(reticular formation) 중 다리뇌와 숨뇌에서 기원되는 2개의 내림신경로가 척수에까지 내려온다.

다리뇌그물척수로(pontine reticulospinal tract)는 그물체(reticular formation)의 중심핵군(central group)에 속하는 입쪽 및 꼬리쪽 다리뇌그물핵(oral and caudal pontine reticular nucleus)에서 기원되며 같은쪽의 안쪽세로다발(MLF)을 따라 척수로 내려간다. 척수에서는 앞뿔의 안쪽 바깥쪽에 위

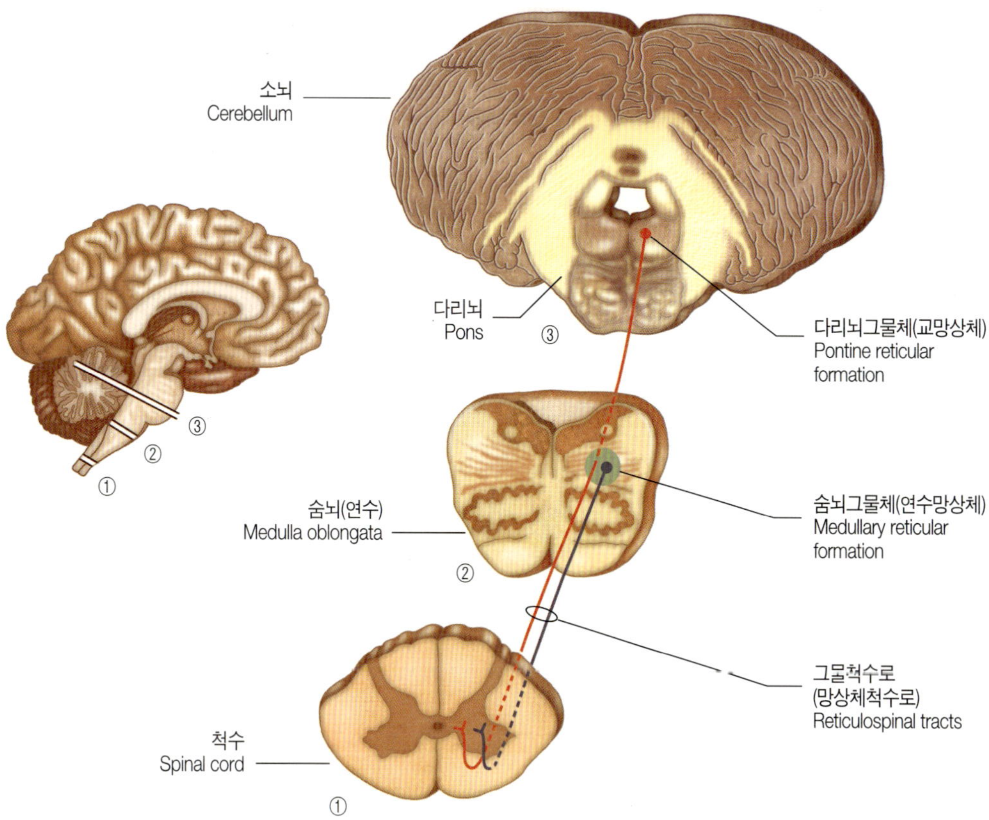

그림 4-18 그물척수로

치해 있고, 숨뇌그물척수로의 안쪽에 있어 **안쪽그물척수로**라고도 한다. 척수 전체에 걸쳐 있으며, 주로 렉시드 제 VII, VIII 층판에 종지한다. 폄반사를 촉진시키고 근육긴장도를 항진시킨다.

숨뇌그물척수로(medullary reticulospinal tract) 역시 그물체의 중심핵군에 속하는 거대세포중간그물핵(gigantocellular reticular nucleus)에서 기원되며 일부는 반대쪽으로 교차하고 일부는 교차하지 않아 양쪽으로 가쪽섬유기둥(lateral funiculus)의 앞쪽으로 내려온다. 척수에서는 주로 렉시드 제 VII, VIII 층판에 정지하며 일부는 제 IX 층판에도 정지한다. 폄반사를 저하시키며 근육긴장도를 떨어뜨린다.

그물척수로는 렉시드 제 VII, VIII 층판에 위치하는 사이신경세포(interneuron)를 거쳐 감마운동신경세포(γ-motor neuron)에 영향을 주며, 감마운동고리(γ-motor loop)를 통한 반사적 근육긴장도의 조절에 중요한 역할을 한다고 알려져 있다.

(2) 덮개척수로(Tectospinal tract)

중간뇌의 위둔덕(상구, superior colliculus)은 시각, 청각 및 몸감각 정보들을 처리한다. 청각 자극은 위둔덕에서의 신경활동을 일으키고 척수의 목신경에 있는 아래운동신경세포를 활성시키는 **덮개척수로**(tectospinal tract)를 이루는 신경세포를 자극하여 소리방향으로 머리를 반사적으로 돌리도록 한다. 머리를 빠르게 돌릴 때 무게중심의 변화에 따라 자동적인 자세조절을 하는 기능을 담당한다 그림 4-19.

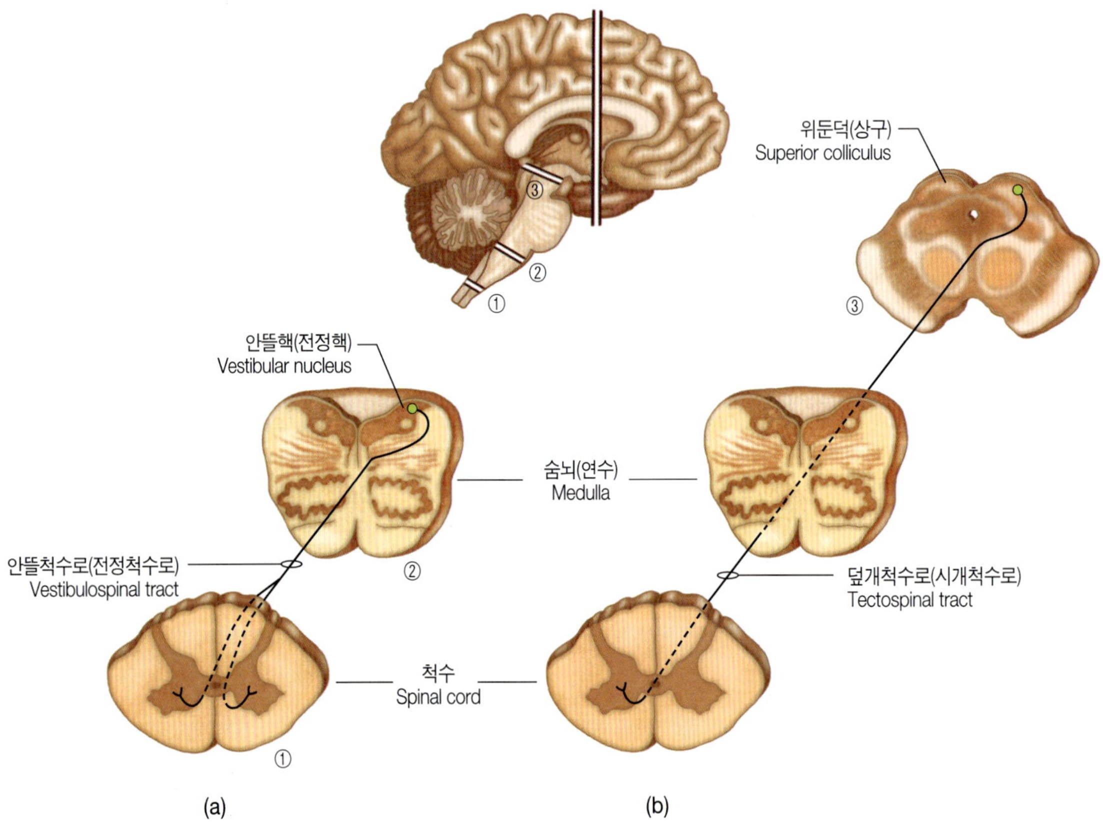

그림 4-19 덮개척수로와 안뜰척수로

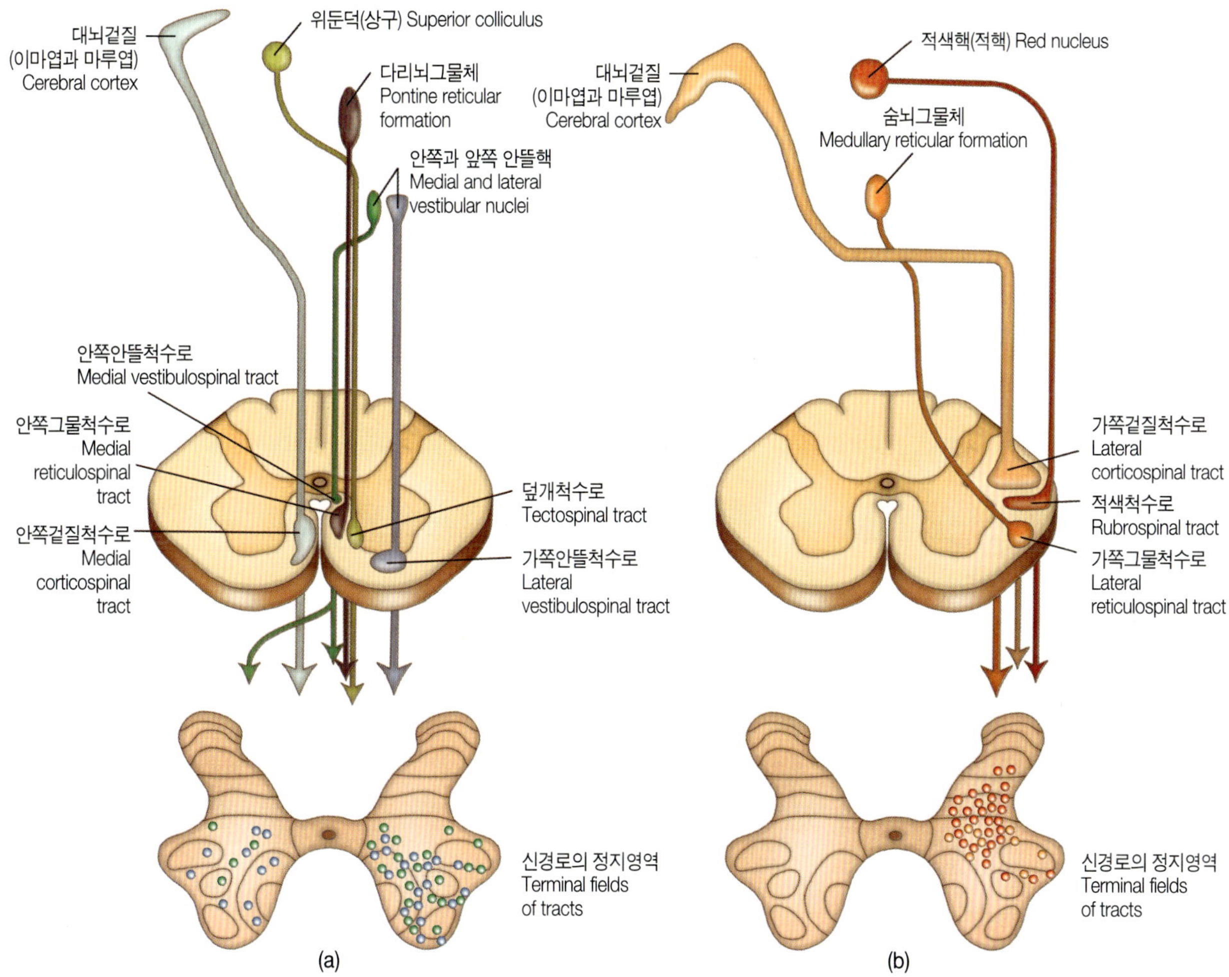

그림 4-20 안쪽 및 가쪽위운동신경세포들은 서로 다른 아래운동신경세포에 영향을 준다.
(a) 안쪽위운동신경세포 신경로는 척수의 앞기둥을 따라 내려가 회색질 앞 · 안쪽에 있는 아래운동신경세포와 연접한다. (b) 가쪽위운동신경세포 신경로는 척수의 가쪽기둥을 따라 내려가 회색질 앞 · 가쪽에 있는 아래운동세포와 연접한다.

(3) 안쪽안뜰척수로(Medial vestibulospinal tract)

안쪽안뜰신경핵(내측전정신경핵, medial vestibular nuclei)은 안뜰기관으로부터 오는 머리의 움직임과 위치에 대한 정보를 받는다. 척수의 목신경와 가슴신경에 있는 양쪽 아래운동신경세포들과 연접을 이루어 목근육들과 위쪽 등근육들을 조절한다 그림 4-19.

(4) 가쪽안뜰척수로(Lateral vestibulospinal tract)

가쪽안뜰척수로(외측전정척수로, lateral vestibulospinal tract)는 뇌줄기의 가쪽안뜰신경핵(lateral vestibular nuclei)의 큰세포들에서 기원한다. 가쪽안뜰신경핵은 안뜰계로부터 오는 중력에 대한 정보에 반응한다. 가쪽안뜰척수로는 양쪽으로 내려가 굽힘근으로 가는 아래운동신경세포를 억제하는 동안 폄근으로 가는 아래운동신경세포를 촉진시킨다. 이 신경로의 활동은 균형을 흩트리는 상황에서 반응할 뿐만 아니라 똑바로 선 자세에서의 평형을 유지하는 데도 중요한 역할을 한다. 가쪽안뜰척수로, 그물척수로 그리고 덮개척수로는 겉질그물척수로(corticoreticulospinal pathway)와 겉질덮개척수로(corticotectospinal pathway)를 통하여 대뇌겉질로부터 영향을 받는다 그림 4-19.

(5) 안쪽겉질척수로(Medial corticospinal tract)

안쪽겉질척수로(medial corticospinal tract)는 대뇌겉질에서 척수로 가는 직접적인 경로로서 속섬유막(internal capsule)과 뇌줄기의 앞쪽부분을 통하여 대뇌겉질로부터 내려간다. 안쪽겉질척수로는 목, 어깨 및 몸통 근육들을 지배하는 가슴에서 끝난다. 자세와 몸통쪽 움직임을 조절하는 대부분의 척수 위쪽 조절은 뇌줄기의 중추들로부터 온다 그림 4-20.

IV 척수의 기능장애

다양한 신경로들은 척수에서 다양한 경로를 통해서 오름 또는 내림을 한다. 임상적으로 주요한 증상과 징후는 가쪽겉질척수로(lateral corticospinal tract), 뒤섬유기둥-안쪽섬유띠로(posterior white column-medial lemniscal pathway), 척수시상로(spinothalamic tract) 및 척수소뇌로(spinocerebellar tract)의 손상에 의해 발생한다. 척수손상은 원인, 손상부위 및 증상부위에 따라 분류한다.

척수에는 자율신경계통(ANS)에 속하는 가슴척수가쪽뿔(thoracic lateral horn) 중간가쪽세포기둥(intermediolateral cell column)의 교감신경절이전신경세포(sympathetic preganglionic neuron)와 엉치척수에 위치하는 부교감신경절이전신경세포(sacral preganglionic neuron)가 있으며, 이들은 뇌에서 내려오는 내림자율신경로(descending autonomic pathways)와 연결되어 있다. 이들은 하나의 핵에서 기원되는 신경로가 아니라 여러 핵에서 기원되는 신경로이다.

이들에는 시상하부(hypothalamus)의 뇌실곁핵(뇌실옆핵, paraventricular nucleus)과 가쪽시상하부구역(lateral hypothalamic area) 및 뒤핵군(posterior nuclear group)에서 기원되는 시상하부척수로(hypothalamo-spinal tract)와 고립로핵(nucleus solitarius)에서 기원되는 고립척수로(solitariospinal tract) 및 청색반점(locus ceruleus)에서 기원되는 청색척수로(ceruleospinal tract)가 있다. 부교감신경핵인 **에딩거-베스트팔신경핵**(Edinger-Westphal nucleus)에서 기원되는 섬유도 척수로 내려오는 것이 있으며 내림자율신경로의 하나로 분류하기도 한다.

척수질환의 증상은 손상되는 구조에 따라 다르게 나타난다. 즉 척수앞뿔세포(anterior horn cell)가 손상되면 **아래운동신경세포증후군**(LMN syndrome)이 나타나고 가쪽겉질척수로(lateral corticospinal tract)가 손상되면 **위운동신경세포증후군**(UMN syndrome)이 나타난다. 또한 질환이 서로 다른 경우에도 손상되는 구조가 같으면 같은 증상을 보인다.

예를 들면, **근육위축가쪽경화증**(근위축성측삭경화증, amyotrophic lateral sclerosis)과 **아급성결합성척수변성**(subacute combined degeneration)의 경우 모두 가쪽겉질척수로가 손상되며, 이 경우 위운동신경세포증후군이 공통적으로 나타난다. 따라서 어떠한 질환의 증상을 이해하기 위해서는 그 질환에서 손상되는 구조를 알아야 하며, 역으로 어떤 질환을 진단하기 위해서는 신경학적인 검사에 의해 증상을 객관적으로 알아내고, 여기에서 손상된 구조를 유추한 후 이를 토대로 병명을 추정하여야 한다.

또한 척수의 질환에서는 증상의 종류가 중요할 뿐만이 아니라 증상의 위치 또한 중요하다. 증상이 몸의 한쪽에만 나타나는지(unilateral), 양쪽에 대칭적으로 나타나는지(bilateral), 또한 몸의 한쪽에만 나타날 경우에는 손상이 있다고 추정되는 곳과 같은쪽에 증상이 나타나는지(ipsilateral), 반대쪽에 나타나는지(contralateral), 또는 손상부위에만 증상이 나타나는지(손상부위 at the level of lesion) 아니면 손상부위 아래에서는 모두 같은 증상이 나타나는지(손상부위 이하 below the level of lesion) 등의 증상의 위치는 손상부위를 알아내고 병명을 진단하는 데 있어 필수적인 것들이다.

대체적으로 전신적인 질환(systemic diseases)이나 퇴행성질환(degenerative diseases)의 경우에는 손상이 양쪽에 모두 나타나는 경우가 많으나 증상의 초기에는 한쪽만 나타나는 수도 있다. 외상의 경우에는 손상이 한쪽 일부에만 국한되어 있는 수가 많으나 손상의 정도에 따라서 달라진다.

손상이 있는 쪽에 증상도 있는 것이 일반적이나 척수신경로에 손상이 있을 경우 교차하는 부위에 따라 손상 반대쪽에도 증상이 나타날 수 있다. 오름신경로에서는 교차하기 전에 손상이 일어나면 같은쪽에 증상이 나타나지만, 교차한 후에 손상이 일어나면 손상 반대쪽에 증상이 나타난다. 내림신경로에서는 교차하기 전에 손상이 일어나면 손상 반대쪽에 증상이 나타나며, 교차한 후에 손상이 일어나면 같은쪽에 증상이 나타난다. 양쪽으로 교차하는 부분에 손상이 일어나면 양쪽에 모두 증상이 나타난다.

척수의 세포집단이 손상을 입은 경우에는 손상부위의 세포집단이 지배하는 영역에만 증상이 나타난다. 그렇지만 신경로가 손상된 경우에는 손상부위 이하 모든 부위에서 증상이 나타난다. 오름신경로는 각 분절에서 들어오는 섬유가 모여 이루어지기 때문에 어떤 부분에서 신경로가 절단되면 그 이하 분절에서 들어오는 섬유 역시 모두 절단되므로 손상부위 이하에서 기능에 장애가 오게 된다. 내림신경로는 위에서 내려오면서 각 분절로 신경섬유를 보내므로 손상부위 이상에서는 기능에 이상이 없지만, 손상부위 아래쪽에는 그쪽으로 보낼 신경섬유 모두가 손상되므로 손상부위 이하에서는 모든 척수분절에서 증상이 나타나게 된다.

따라서 척수앞뿔세포(anterior horn cell)가 손상된 경우에는 같은쪽 손상부위의 아래운동신경세포증후군(ipsilateral LMN syndrome at the level of lesion)이 나타나며, 가쪽겉질척수로(lateral corticospinal tract)가 손상된 경우에는 같은쪽 손상부위 아래에 위운동신경세포증후군(ipsilateral UMN syndrome below the level of lesion)이 나타난다.

뒤섬유기둥(posterior column)이 손상된 경우에는 임상적으로는 같은쪽 손상부위 이하에 분별적 촉각과 진동감각 및 의식적 고유감각의 소실(ipsilateral loss of discriminative touch sensation, vibration and conscious proprioception below the level of lesion)이 나타나고, 뒤섬유기둥성 보행실조(posterior column ataxia)가 나타나며, 이학적 검사에서는 롬버그징후(Romberg sign)가 양성으로 나타난다.

척수시상로(spinothalamic tract)가 손상된 경우에는 반대쪽 손상부위 이하에 통각과 온도감각의 소실(contralateral loss of pain and temperature sensation below the level of lesion)이 일어난다. 손상 반대쪽에 증상이 나타나는 이유는 척수시상로는 이미 반대편으로 교차한 후에 이루어진 신경로이기 때문이다. 척수시상로가 교차하는 부위(앞백색질교련 anterior white commissure)가 손상된 경우에는 양쪽 손상부위의 통각과 온도감각이 소실(bilateral loss of pain and temperature sensation at the level of lesion)된다.

척수의 운동신경계에 병변이 있는 대표적인 질환에는 회백질척수염과 근육위축가쪽경화증이 있으며, 감각계에 병변이 나타나는 대표적인 질환에는 대상포진, 척수로 등이 있다. **아급성결합성 척수변성**(subacute combined degeneration), **프리드라이히보행실조**(Friedreich' s ataxia), **척수물구멍증**(척수공동증, syringomuelia), **다발성경화증**(multiple sclerosis), **브라운-세카르증후군**(brown-sequard syndrome) 등은 운동계와 감각계 모두에 병변이 나타나는 질환이다.

1) 앞척수증후군(Anterior cord syndrome)

앞척수증후군(anterior cord syndrome)은 척수의 앞쪽 2/3의 손상을 의미한다. 손상구조에는 α-운동신경세포를 포함하는 앞쪽회색질, 겉질척수로, 척수시상로가 포함된다. 뒤쪽회색질과 뒤백색기둥은 정상이다. 손상 시 분별적인 촉각과 압각, 진동감각, 위치감각은 정상이나 병변부위 이하에서는 운동조절, 통각과 온도감각이 상실된다. 이 부위 손상은 주로 허혈(ischemia), 경색(infarction)과 외상에 의해 발생한다.

2) 뒤척수증후군(Posterior cord syndrome)

뒤척수증후군(posterior cord syndrome)은 뒤섬유기둥만이 손상되는 것을 의미한다. 이 증후군은 분별적 촉각과 압각, 진동감각 및 관절 위치감각은 손상되지만 통각과 온도감각, 운동기능은 정상이다. 매독에 의한 중추신경계가 침범되는 척수매독(tabes dorsalis)에 의해 선택적으로 이 증후군이 발생한다. 이 증후군은 뒤쪽고유감각경로의 상실로 인해 감각조화운동못함증(감각실조증, sensory ataxia)이 현저하게 발생한다.

3) 가쪽척수증후군(브라운-세카르증후군, Brown-Sequard syndrome)

가쪽척수증후군(브라운-세카르증후군, Brown-Sequard syndrome)은 척수의 가쪽 반이 절단됨으로 인해 발생한다. 임상증상은 감각과 운동신경로와 관련이 있다. 가쪽겉질척수로와 등쪽백색기둥경로는 척수 안에서 반대쪽으로 가로지르지 않으므로 손상되더라도 같은쪽 분별적 촉각과 압각, 진동감각, 위치감각이 상실되고 같은쪽 상위운동신경세포증후군이 나타난다. 그러나 척수시상로는 척수 안에서 반대쪽으로 교차하기 때문에 손상이 있는 부위의 반대쪽 팔다리의 통각과 온도감각을 상실하게 된다 .

4) 중앙척수증후군(Central cord syndrome)

중앙척수증후군(central cord syndrome)은 척수의 중심관(central canal) 주변에 주로 손상이 일어난다. 이 증후군은 중앙부위에서부터 손상이 시작되어 점차 주변부위로 확산되어 간다. 양쪽의 통각과 온도감각 상실이 일어난다. 중앙척수증후군을 **척수물구멍증**(척수공동증, syringomyelia)이라고 하며 만성 진행성 질환으로 중심관이 확장되는 특징을 가지는 질병이다 .

5) 등쪽가쪽척수증후군(Dorsolateral cord syndrome)

뒤섬유기둥과 가쪽섬유기둥의 양쪽 변성은 비타민 B_{12} 결핍, AIDS에서 나타나는 척수의 아급성 복합변성(subacute conbined degeneration)에서 뚜렷하다. 발에서의 이상감각, 다리에서의 진동감각과 고유감각의 상실, 그리고 이로 인한 감각조화운동못함증(sensory ataxia)이 나타난다. 척수시상로는 정상적이기 때문에 통각과 온도감각은 남아 있다.

임 상 노 트

✓ 회색질척수염(소아마비, Poliomyelitis)

회색질척수염(소아마비)은 바이러스 감염(viral infection)에 의한 질환으로 척수앞뿔의 운동신경세포(motor neuron)들이 파괴되는 것이 특징적인 질환이다. 미열이 나며 가벼운 감기 비슷한 증세가 나타난다. 그런 다음 다시 발열과 함께 두통 등 신경계의 증상이 나타나며, 목과 등이 뻣뻣해진다. 두통이 시작된 지 2~5일 후에 팔다리에 마비가 나타나기 시작한다.

신경계에서 폴리오바이러스는 주로 큰 운동신경세포를 침범하며 때로는 척수뿐만 아니라 뇌줄기의 아래운동신경세포(LMN)이나 운동겉질의 거대피라밋세포(giant pyramid cell)도 침범한다. 척수뒤뿔의 세포나 척수신경절의 세포 등 신경계의 어느 부분이나 바이러스가 침범할 수 있지만 실제적인 파괴현상은 큰 운동세포들에 주로 나타난다.

회색질척수염의 증상은 전형적인 아래운동신경세포증후군으로 마비는 이완성(flaccid type)이며, 심한 뼈대근육의 위축현상(atrophy)을 보이고 깊은힘줄반사(deep tendon reflex; DTR)와 바빈스키반사(Babinski reflex)는 나타나지 않는다. 마비는 주로 팔다리근육(limb muscle)에 일어나며, 전신성 질환이기는 하지만 정도에 따라서 한쪽 팔이나 다리에만 마비가 오는 경우가 많다. 드물게는 호흡근육(respiratory muscles)에 분포하는 뇌신경핵의 운동신경세포가 파괴되어 호흡마비로 사망하는 경우도 있다.

현재는 폴리오바이러스에 대한 예방접종이 대부분 시행되고 있어 임상적으로 마비가 나타나는 환자는 거의 찾아보기 힘들다.

✓ 척수매독(척수로, Tabes Dorsalis)

척수매독은 매독균(*Treponema pallidum*)이란 스피로헤타균(spirochete)의 감염에 의해 일어나는 신경매독(neurosyphilis)의 한 증후군으로 척수뒤섬유기둥(posterior white column)과 척수뒤뿌리(posterior root)에 주로 병변이 나타나는 질환이다. 신경매독은 매독에 감염된 것을 모르고 그냥 지나간 경우 또는 적절하게 치료되지 않은 경우 오랜 후에(10~30년 이후) 후유증으로 발생하는 질환이다. 증세가 없는 경우도 있으며, 만성수막염(chronic meningitis), 수막신경매독(meningeal neurosyphilis)의 형태로 나타나는 경우도 있고, 전신마비(general paresis) 또는 척수매독(tabes dorsalis)과 같은 특수한 증후군으로 나타나는 경우도 있다.

척수매독에서 병변은 척수뒤쪽의 뇌척수막과 혈관의 염증에서 점차 척수뒤뿌리와 척수뒤섬유기둥의 **퇴행성변화**(degeneration)로 서서히 진행된다. 척수매독에서 "tabes"라는 용어는 줄어들었다는 뜻으로, 병변이 있는 뒤섬유기둥의 섬유가 탈말이집화(demyelination)되고 위축된 형태로 나타나는 것을 의미한다. 임상적으로는 척수뒤뿔의 손상으로 인한 짧고 날카로운 찌르는 듯한 통증(lancinating pain) 또는 감전된 듯한 심한 통증(lightning pain)이 있는 것이 특징적이며, 뒤섬유기둥의 손상으로 인한 뒤섬유기둥성 보행실조(posterior column ataxia)와 분별성 촉각과 위치감각의 소실, 척수반사활(reflex arc) 들신경성분의 손상으로 인한 깊은힘줄반사(DTR)의 소실

임 상 노 트

등이 나타난다. 이 밖에도 대부분의 경우에서 눈의 반사기능 이상인 Argyll-Robertson pupil 등이 동반된다. 방광조절의 이상(bladder dysfunction)도 흔히 나타나며 이 경우 요로감염(urinary tract infection)과 콩팥기능상실(신부전, renal failure)으로 이어지는 경우도 있다. 페니실린 등 항생제를 사용한 척수매독의 치료효과는 다양하여 상당히 좋아지는 경우도 있고, 별로 도움이 안 되는 경우도 있다. 치료 후 병변은 더 이상 진행되지 않으나 통증과 보행실조는 계속되는 경우도 있다. 통증은 항경련제(anticonvulsant)의 투여로 호전되는 경우가 많다.

5

뇌의 전반적인 이해

▣ 학습목표

1. 대뇌반구의 해부학적 엽과 기능적 엽에 대해 분류할 수 있다.
2. 대뇌반구의 위가쪽면과 아랫면에 특성을 설명할 수 있다.
3. 대뇌반구의 안쪽면의 특성에 대해 설명할 수 있다.
4. 뇌줄기를 분류하고 각각의 특성에 대해 이해할 수 있다.
5. 소뇌의 해부학적 특성에 대해 설명할 수 있다.

중추신경계통(CNS)은 뇌(brain)와 척수(spinal cord)로 이루어져 있다. 뇌를 다시 세분화 하면 **대뇌**(cerebrum), **뇌줄기**(brainstem), **소뇌**(cerebellum)로 나눌 수 있다 그림 5-1.

대뇌는 바깥쪽에 머리뼈(skull)로 의해 둘러싸여져 있고 그 아래에 뇌척수막(meninges)과 뇌척수액(cerebrospinal fluid; CSF)에 의해 보호되어 있다. 대뇌는 뇌의 가쪽부분을 둘러싸고 있으며 **대뇌세로틈새**(대뇌종열, longitudinal cerebral fissure)에 의해 오른쪽과 왼쪽 두 부분으로 나뉘어진 **대뇌반구**(cerebral hemisphere)로 이루어져 있다. 대뇌반구는 표면에 깊게 패인 **고랑**(구, sulcus)과 넓고 편평한 면으로 이루어진 **이랑**(회, gyrus)에 의해 많은 주름을 형성하고 있다. 대뇌반구의 바깥쪽은 **회색질**(gray matter)이며, 안쪽은 많은 축삭으로 구성된 **백색질**(white matter)로 이루어져 있다. 대뇌반구의 바깥쪽은 주로 대뇌겉질로 되어 있고, 안쪽은 **사이뇌**(간뇌, diencephalon)가 위치하며 대뇌반구로 둘러싸여져 있다. 사이뇌를 기준으로 양쪽 가쪽은 큰 회색질 덩어리로 이루어진 **바닥핵**(기저핵, basal ganglia)이 위치한다. 사이뇌의 아래쪽은 중간뇌(midbrain), 다리뇌(pons)와 숨뇌(medulla oblongata)로 이루어진 뇌줄기가 위치한다. 다리뇌의 경우 뒤쪽은 소뇌다리에 의해 소뇌와 연결되어 있으며 **소뇌천막**(cerebellar tentorium)에 의해 대뇌와 분리되어 있다. 소뇌는 중앙에 **소뇌벌레**(소뇌충부, vermis)를 기준으로 양쪽에 고랑과 이랑으로 이루어진 **소뇌반구**(cerebellar hemisphere)가 위치하며 아래쪽으로 내려가면 틈새에 의해 분리된 **타래결절엽**(편소절엽, flocculonodular lobe)이 위치한다.

I 대뇌반구 ....

대뇌(cerebrum)는 머리뼈(두개골, skull)와 뇌척수막(meninges)으로 둘러싸여진 머리뼈안(두개강, cranial cavity)의 대부분을 차지하고 있으며 그 아래에 뇌줄기와 소뇌가 일부를 차지한다. 대뇌

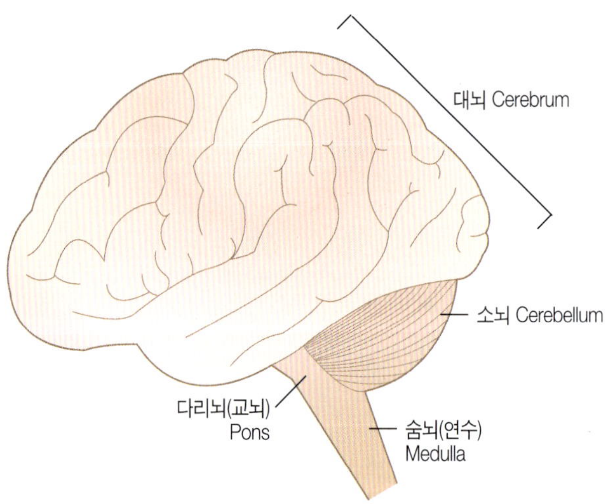

그림 5-1 뇌의 일반적인 구성

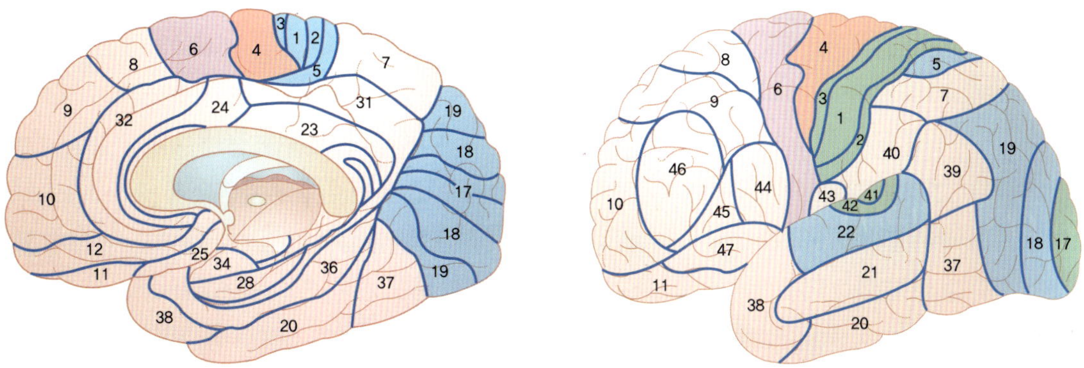

안쪽면 가쪽면

그림 5-2 브로드만의 세포구축영역

(a) 감각(Sensory): 1/3/2; 일차몸감각겉질, 40; 이차몸감각겉질, 17; 일차시각겉질, 18, 19; 시각연합겉질, 41, 42; 일차청각겉질, 22; 청각연합겉질.
(b) 운동(Motor): 4; 일차운동겉질, 6의 안쪽면; 보조운동영역, 6의 가쪽면; 운동앞겉질.

는 **대뇌세로틈새**(대뇌종열, longitudinal cerebral fissure)에 의해 왼쪽과 오른쪽 대뇌반구(cerebral hemisphere)로 나뉘어져 있으며 각 부분이 고유의 기능을 수행하고 있다. 표면의 **대뇌겉질**(cerebral cortex)은 안쪽으로 들어가면 분리된 두 개의 대뇌반구를 연결하고 대뇌겉질의 가장 아래쪽에 위치한 **뇌들보**(뇌량, corpus callosum)가 있다. 대뇌반구의 겉질은 움푹 들어간 구조인 **고랑**(구, sulcus)과 두 고랑 사이의 위로 볼록하게 솟아 있는 구조인 **이랑**(회, gyrus)으로 구분되는데, 특히 고랑이 깊게 들어간 부분을 **틈새**(열, fissure)라고 한다. 대뇌반구의 안쪽인 백색질은 신경섬유인 축삭으로 구성되어 있다. 이 신경섬유는 연결형태에 따라 **투사신경섬유**(projection fiber), **연합신경섬유**(association fiber) 및 **맞교차신경섬유**(commissural fiber)로 이루어져 있다(제8장 참조). 백색질에서 부분적으로 회색질 덩어리로 이루어진 부분이 있는데 바닥핵의 일부분인 **꼬리핵**(미상핵, caudate nucleus), **렌즈핵**(lentiform nucleus), **창백핵**(담창구, globus pallidus)과 **편도체**(amygdaloid body) 등이 백색질 사이에 신경세포체의 덩어리인 섬의 형태로 이루어져 있다.

대뇌겉질은 중요한 두 개의 **경계고랑**(limiting sulcus)에 의해 기능적으로 분리되어 있다. 이 경계고랑은 앞뒤의 기능을 뚜렷하게 분리하는 **중심고랑**(중심구, cental sulcus)과 가쪽에 위아래의 기능을 분리하는 **가쪽고랑**(lateral sulcus)으로 크게 나눌 수 있다. 바깥쪽에서는 구분이 힘들지만 안쪽부분에서 관찰되는 **마루뒤통수고랑**(두정후두구, parietooccipital sulcus)과 **뒤통수앞패임**(후두전절흔, preoccipital incisure)에 의해 다른 영역으로 나눌 수 있다. 대뇌겉질은 출생 후 초기에는 고랑이 불분명하여 매끈한 모습을 나타내지만, 3개월이 지난 이후에 고랑의 깊이는 깊어지고 표면은 연장되어 확장된다. 이런 뇌 표면의 변화로 인해 회색질의 면적은 대뇌겉질의 표면적에 비해 약 3배나 넓게 분포하고 있다. 그리고 대뇌겉질의 고랑에 의한 경계는 뇌의 기능적인 경계를 형성하기도 한다. 현재 대뇌겉질의 기능적인 역할에 대한 경계는 20세기 초 **브로드만**(Broadman)에 의해 구분된 52개 영역에 대해 가장 많이 이용한다 그림 5-2.

1. 대뇌엽

대뇌반구는 여러 개의 대뇌고랑에 의해 **엽**(lobe)으로 나눌 수 있으며, 머리뼈의 해부학 구조와 거의 같은 위치에 대뇌겉질영역을 나누어 명명하였다. 이마뼈가 위치한 아랫부분을 **이마엽**(전두엽, frontal lobe)으로 명명하듯이 **마루엽**(두정엽, parietal lobe), **관자엽**(측두엽, temporal lobe), **뒤통수엽**(후두엽, occipital lobe)인 4개의 해부학적 엽(anatomical lobe)으로 나눌 수 있다 그림 5-3. 또한 대뇌의 기능적 역할에 따라 분류된 **뇌섬엽**(insular lobe)과 **둘레엽**(limbic lobe)은 기능적인 엽(functional lobe)으로 나눌 수 있다 그림 5-4.

2. 대뇌반구의 위가쪽면

대뇌겉질을 위쪽에서 보면 중심에 대뇌세로틈새에 의해 왼쪽과 오른쪽의 대뇌반구로 나뉘어져 있고, 가쪽면을 보면 경계고랑인 **중심고랑**(중심구, central sulcus)과 **가쪽고랑**(외측구, lateral sulcus)에 의해 3개의 엽으로 나뉘어진다. 중심고랑은 이마엽과 마루엽으로 나눌 수 있는 경계고랑이며, 이것을 중심으로 앞쪽부분은 운동영역이고, 뒤쪽부분은 감각영역이다. 가쪽고랑은 가쪽면의 위아랫부분을 나누는 경계부분으로 위쪽에 이마엽과 마루엽이 있으며 아래쪽에 관자엽이 위치한다. 가쪽고랑의 끝부분에 뒤통수엽이 있다. 가쪽고랑이 시작되는 앞부분은 앞수평가지, 중간에 앞오름가지 및 가장 뒤쪽에 뒤가지가 뻗어져 있다. 가쪽고랑의 깊은부분은 이마엽, 마루엽 및 관자엽의 덮개(operculum)로 덮여진 부분을 **뇌섬엽**(insular lobe)이라 한다. 뇌섬엽은 중심고랑을 중심으로 **긴이랑**, **짧은이랑**, **섬둘레고랑**과 **뇌섬엽문턱**으로 이루어져 있다 그림 5-4.

이마엽(frontal lobe)은 중심고랑의 앞부분과 가쪽고랑의 윗부분에 위치한다. 이마엽은 가로로 2개의 고랑에 의해 3개의 이랑이 있고 세로로 한 개의 고랑이 있다. 중심고랑의 앞쪽은 **중심앞고랑**

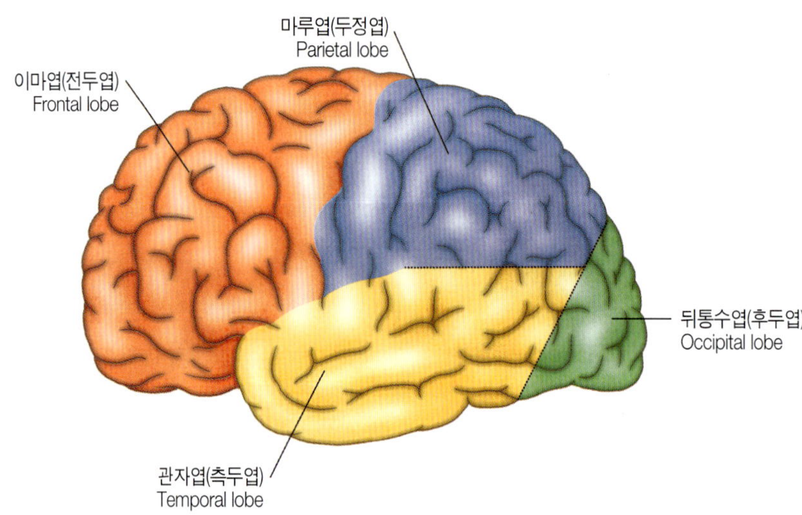

그림 5-3 대뇌의 일반적인 구성

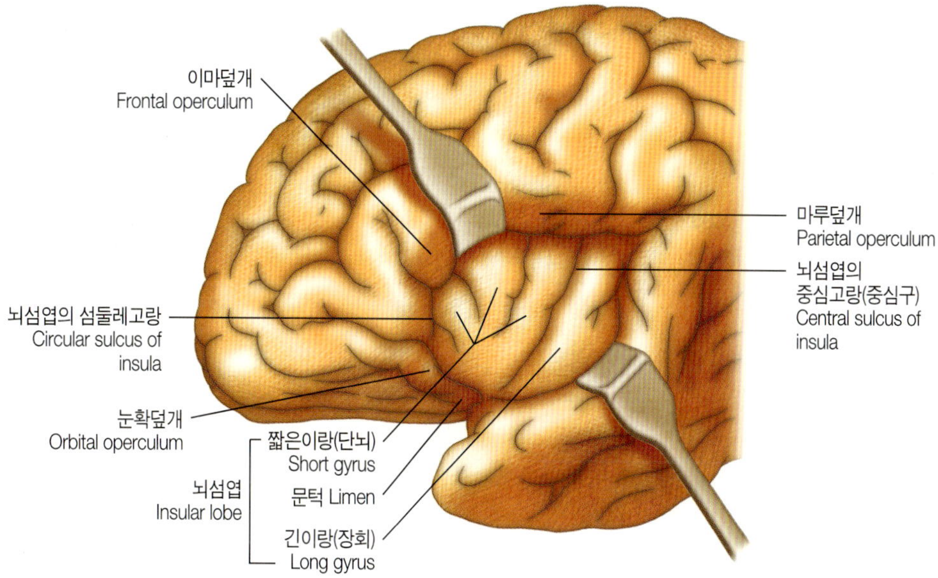

그림 5-4 뇌섬엽(대뇌섬)의 일반적인 구성

(중심전구, precentral sulcus)이 있으며 이 두 고랑 사이에 **중심앞이랑**(중심전회, precentral gyrus)이 있다. 중심앞고랑의 앞부분에 **위이마고랑**(superior frontal sulcus)과 **아래이마고랑**(inferior frontal sulcus)이 있다. 이 고랑들을 기준으로 위이마고랑의 위쪽을 **위이마이랑**(superior frontal gyrus), 두 고랑 사이인 중간부분에 **중간이마이랑**(middle frontal gyrus), 아래이마고랑의 아래쪽은 **아래이마이랑**(inferior frontal gyrus)이 위치한다.

마루엽(parietal lobe)은 중심고랑의 뒤쪽에 중심뒤고랑(중심후구, postcentral sulcus)이 있으며 두 고랑 사이에 중심뒤이랑(중심후회, postcentral gyrus)이 있다. 중심뒤고랑에서 뒤쪽으로 마루엽속고랑(intraparietal sulcus)이 있으며 이것을 기준으로 위쪽에 위마루소엽(상두정소엽, superior parietal lobule)이, 아래쪽에 아래마루소엽(하두정소엽, inferior parietal lobule)이 위치한다 .

관자엽(temporal lobe)은 가쪽고랑의 아랫부분에 해당되며 2개의 고랑인 위관자고랑(superior temporal sulcus)과 아래관자고랑(inferior temporal sulcus)이 있다. 이 고랑들을 기준으로 위쪽은 위관자이랑(superior temporal gyrus), 아래쪽은 아래관자이랑(inferior temporal gyrus)이 위치하고 두 고랑 사이에 중간관자이랑(middle temporal gyrus)이 있다.

뒤통수엽(occipital lobe)은 가장 뒤쪽에 뒤통수극(occipital pole)이 있고 가쪽면 일부와 안쪽면 중간부분에 새발톱고랑(조거구, calcarine sulcus)이 있다. 새발톱고랑을 중심으로 일정하지 않지만 아래로 초승달고랑(lunate sulcus)이 위치한다 그림 5-5.

3. 대뇌반구의 아랫면과 안쪽면

대뇌반구의 아랫면은 앞쪽에 후각망울과 후각로가 위치한 **후각로고랑**(후각구, olfactory

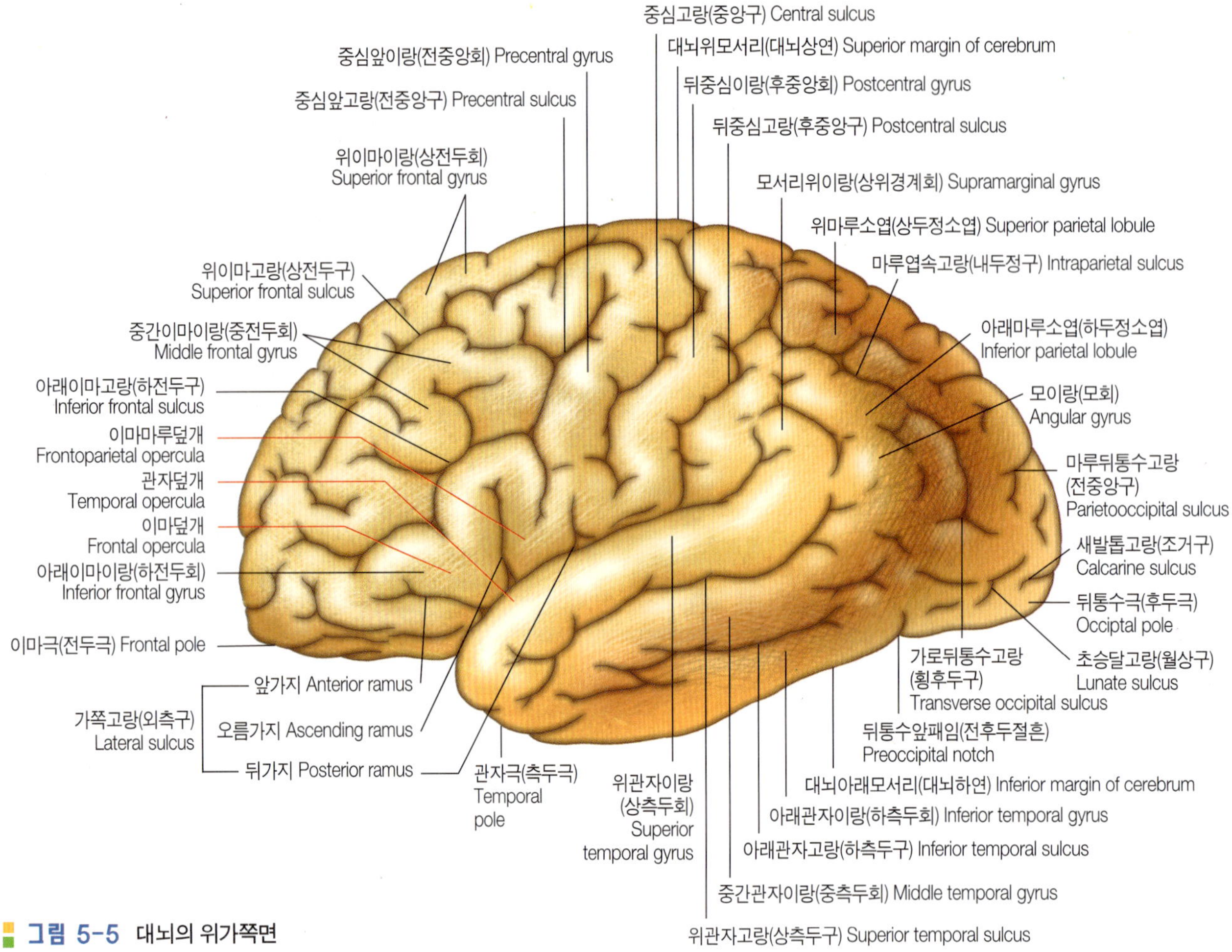

그림 5-5 대뇌의 위가쪽면

sulcus)이 있고, 이 고랑을 기준으로 안쪽에 **곧은이랑**(직회, straight gyrus), 가쪽에 **눈확이랑**(안와회, orbital gyrus)이 위치한다. 아랫면 중간부분에 있는 시각교차의 양쪽가쪽은 **갈고리**(구, uncus)가 있으며 뒤쪽으로 **해마곁이랑**(해마방회, parahippocampal gyrus)이 있다. 해마곁이랑의 가쪽앞쪽은 후각뇌고랑(rhinal sulcus), 뒤쪽은 **곁고랑**(측부구, collateral sulcus)으로 연결되어 있다. 이 고랑들과 나란히 관자엽의 아래에서 뒤통수엽 아래로 길게 연결된 **뒤통수관자고랑**(occipitotemporal sulcus)이 위치하며 이 고랑과 후각뇌고랑 사이에 **뒤통수관자이랑**(occipitotemporal gyrus)이 있다 그림 5-6.

안쪽면을 보면 가장 먼저 관찰되는 부분이 대뇌겉질의 바로 아랫부분으로 왼쪽과 오른쪽 반구를 연결하는 **뇌들보**(뇌량, corpus callosum)가 있다. 뇌들보는 크게 앞쪽에서 부리(rostrum), 무릎(genu), 줄기(trunk, body), 팽대(splenium)로 이루어져 있다. 뇌들보의 바로 위쪽부분이며 대뇌겉질의 가장 아래쪽 이랑인 **띠이랑**(대상회, cingulate gyrus)이 뇌들보와 나란히 뒤쪽으로 이어져 있다. 띠이랑의 위쪽이며 중심고랑의 약간 앞쪽에서 시작되는 **중심곁소엽**(paracentral lobule)이 있으며 앞위쪽은 **안쪽이마이랑**(medial frontal gyrus)이라 한다. 뇌들보를 기준으로 아래쪽은 둘레계통에서 중요한 역할을 담당하는 **뇌활**(뇌궁, fornix)이 있다. 뇌들보의 아래쪽이며 뇌활의

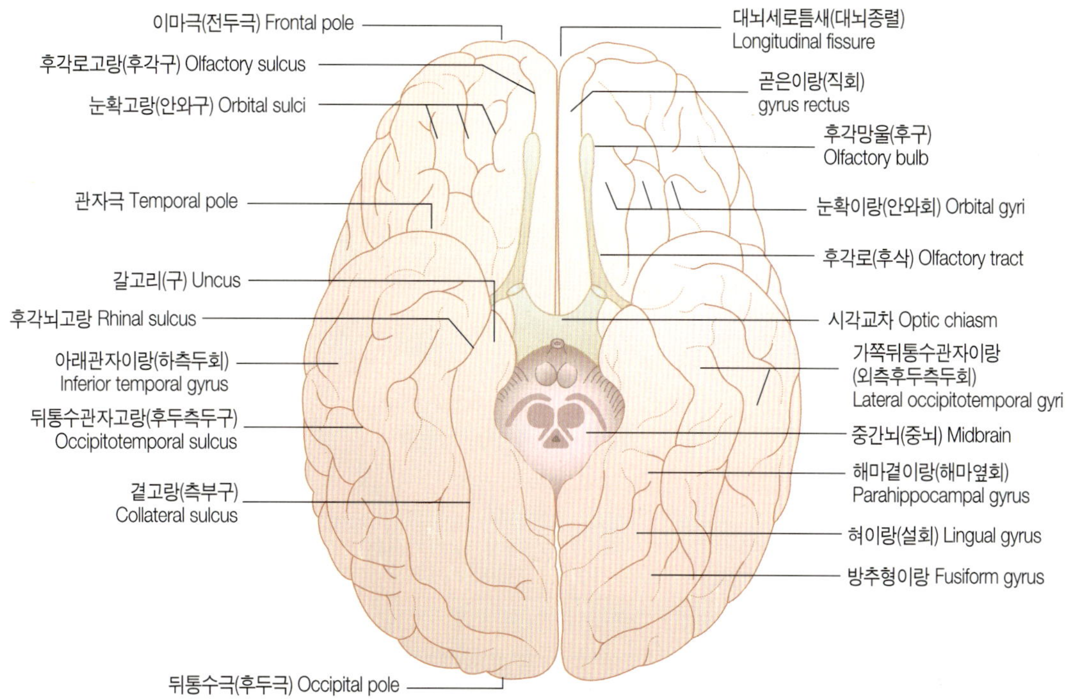

그림 5-6 대뇌의 아랫면

앞쪽부분은 얇은 막형태인 **투명사이막**(투명중격, septum pellucidum)이 위치한다. 안쪽의 대뇌 겉질을 보면 마루엽은 마루뒤통수고랑을 기준으로 앞쪽부분을 **쐐기앞소엽**(precuneus), 뒤쪽부분을 **쐐기소엽**(cuneus)이라고 한다 그림 5-7.

4. 대뇌반구의 내부구조

대뇌반구의 내부를 보면 대부분 신경섬유로 구성된 백색질로 이루어져 있으며 시상을 기준으로 안쪽에 셋째뇌실, 시상의 양쪽 가쪽에 가쪽뇌실이 위치하고 바깥쪽에 바닥핵의 구조물들이 위치한다. 가쪽뇌실은 왼쪽, 오른쪽 한쌍으로 구성되어 있으며 C자 형태를 취하면서 뇌실막에 둘러싸여져 있다. 가쪽뇌실은 앞뿔(전각, anterior horn), 몸통(체, body), 뒤뿔(후각, posterior horn), 아래뿔(하각, inferior horn)로 이루어져 있다. 가쪽뇌실은 **뇌실사이구멍**(interventricular foramen)에 의해 셋째뇌실과 연결되어 있다. 셋째뇌실은 양쪽에 시상이 위치하고 있으며 양쪽시상을 이어주는 **시상사이붙음**(interthalamic connection)에 의해 서로 연결되어 있다 그림 5-7.

바닥핵(기저핵, basal ganglia)은 신경세포체로 구성되어 있어 백색질 안에서 신경핵 덩어리를 이루고 있다. 바닥핵은 바깥쪽에 C자형 **꼬리핵**(미상핵, caudate nucleus)이 있으며 볼록렌즈 형태의 **렌즈핵**(lentiform nucleus)이 안쪽에 위치한다. 렌즈핵은 **조가비핵**(피각, putamen)과 **창백핵**(담창구, globus pallidus)으로 이루어져 있다. 또한 바닥핵은 이 구조물들과 더불어 사이뇌의 시상

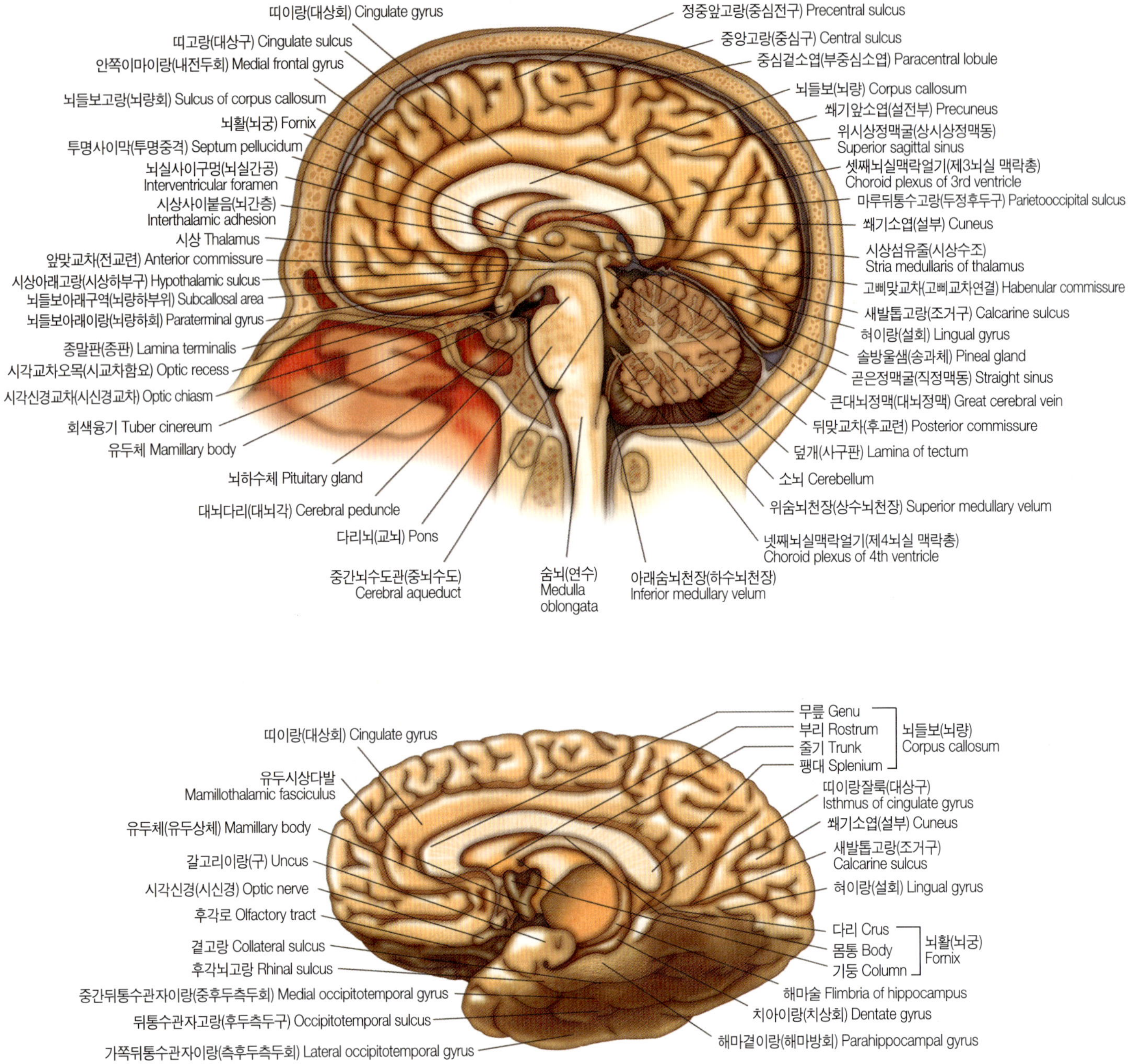
띠이랑(대상회) Cingulate gyrus
띠고랑(대상구) Cingulate sulcus
안쪽이마이랑(내전두회) Medial frontal gyrus
뇌들보고랑(뇌량회) Sulcus of corpus callosum
뇌활(뇌궁) Fornix
투명사이막(투명중격) Septum pellucidum
뇌실사이구멍(뇌실간공)
Interventricular foramen
시상사이붙음(뇌간층)
Interthalamic adhesion
시상 Thalamus
앞맞교차(전교련) Anterior commissure
시상아래고랑(시상하부구) Hypothalamic sulcus
뇌들보아래구역(뇌량하부위) Subcallosal area
뇌들보아래이랑(뇌량하회) Paraterminal gyrus
종말판(종판) Lamina terminalis
시각교차오목(시교차함요) Optic recess
시각신경교차(시신경교차) Optic chiasm
회색융기 Tuber cinereum
유두체 Mamillary body
뇌하수체 Pituitary gland
대뇌다리(대뇌각) Cerebral peduncle
다리뇌(교뇌) Pons
중간뇌수도관(중뇌수도)
Cerebral aqueduct
숨뇌(연수)
Medulla
oblongata
아래숨뇌천장(하수뇌천장)
Inferior medullary velum
정중앞고랑(중심전구) Precentral sulcus
중앙고랑(중심구) Central sulcus
중심곁소엽(부중심소엽) Paracentral lobule
뇌들보(뇌량) Corpus callosum
쐐기앞소엽(설전부) Precuneus
위시상정맥굴(상시상정맥동)
Superior sagittal sinus
셋째뇌실맥락얼기(제3뇌실 맥락총)
Choroid plexus of 3rd ventricle
마루뒤통수고랑(두정후두구) Parietooccipital sulcus
쐐기소엽(설부) Cuneus
시상섬유줄(시상수조)
Stria medullaris of thalamus
고삐맞교차(고삐교차연결) Habenular commissure
새발톱고랑(조거구) Calcarine sulcus
혀이랑(설회) Lingual gyrus
솔방울샘(송과체) Pineal gland
곧은정맥굴(직정맥동) Straight sinus
큰대뇌정맥(대뇌정맥) Great cerebral vein
뒤맞교차(후교련) Posterior commissure
덮개(사구판) Lamina of tectum
소뇌 Cerebellum
위숨뇌천장(상수뇌천장) Superior medullary velum
넷째뇌실맥락얼기(제4뇌실 맥락총)
Choroid plexus of 4th ventricle
띠이랑(대상회) Cingulate gyrus
유두시상다발
Mamillothalamic fasciculus
유두체(유두상체) Mamillary body
갈고리이랑(구) Uncus
시각신경(시신경) Optic nerve
후각로 Olfactory tract
곁고랑 Collateral sulcus
후각뇌고랑 Rhinal sulcus
중간뒤통수관자이랑(중후두측두회) Medial occipitotemporal gyrus
뒤통수관자고랑(후두측두구) Occipitotemporal sulcus
가쪽뒤통수관자이랑(측후두측두회) Lateral occipitotemporal gyrus
무릎 Genu
부리 Rostrum
줄기 Trunk
팽대 Splenium
뇌들보(뇌량)
Corpus callosum
띠이랑잘룩(대상구)
Isthmus of cingulate gyrus
쐐기소엽(설부) Cuneus
새발톱고랑(조거구)
Calcarine sulcus
혀이랑(설회) Lingual gyrus
다리 Crus
몸통 Body
기둥 Column
뇌활(뇌궁)
Fornix
해마술 Flimbria of hippocampus
치아이랑(치상회) Dentate gyrus
해마곁이랑(해마방회) Parahippocampal gyrus

그림 5-7 대뇌의 안쪽면

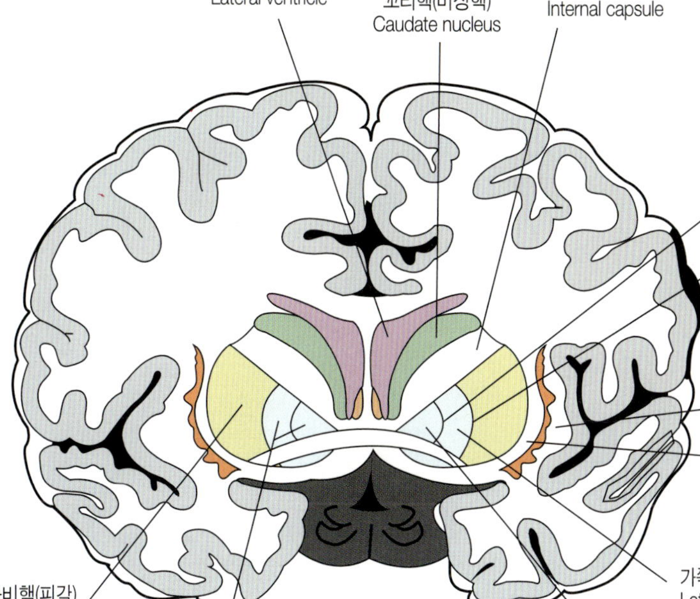

그림 5-8 대뇌의 이마단면

밑핵과 중간뇌의 **흑색질**(흑질, substantia nigra)과도 연결된 구조를 형성하고 있다 그림 5-8.

II 뇌줄기 ....

뇌줄기(뇌간, brainstem)는 위에서 중간뇌, 다리뇌 및 숨뇌로 배열되어 있다. 뇌줄기의 경계는 아래쪽에서 보면 머리뼈의 큰구멍을 기준으로 숨뇌와 척수가 나뉘어져 있고, 위쪽은 사이뇌와 중간뇌가 서로 인접하고 있다. 그리고 뒤쪽은 중간뇌의 일부, 다리뇌, 숨뇌의 일부분이 소뇌와 연결되어 있다. 뇌줄기는 내부와 외부에서 들어오는 감각정보를 전달하는 신경로와 대뇌에서 내려지는 운동명령을 전달하는 신경로가 지나가고 신경로와 관련된 핵들과 뇌신경과 관련된 핵들, 그리고 신경으로 복잡하게 연결된 구조를 취하고 있다.

뇌줄기의 앞면은 위쪽에 시각교차부위의 비로 뒤쪽에 시상하부와 뇌하수체를 관찰할 수 있다. 중간뇌의 경우 **대뇌다리**(대뇌각, crus cerebri, cerebral peduncle)를 지나는 많은 신경섬유의 다발을 볼수 있고 양쪽 대뇌다리사이에서 눈돌림신경(동안신경, oculomotor nerve)의 신경섬유가 분지되고 있다. 다리뇌는 앞쪽은 볼록하며 가쪽은 가로방향 섬유에 의해 만들어진 **중간소뇌다리**(중소뇌각, middle cerebellar peduncle)가 있으며 가쪽에 삼차신경(trigeminal nerve)의 신경섬유가

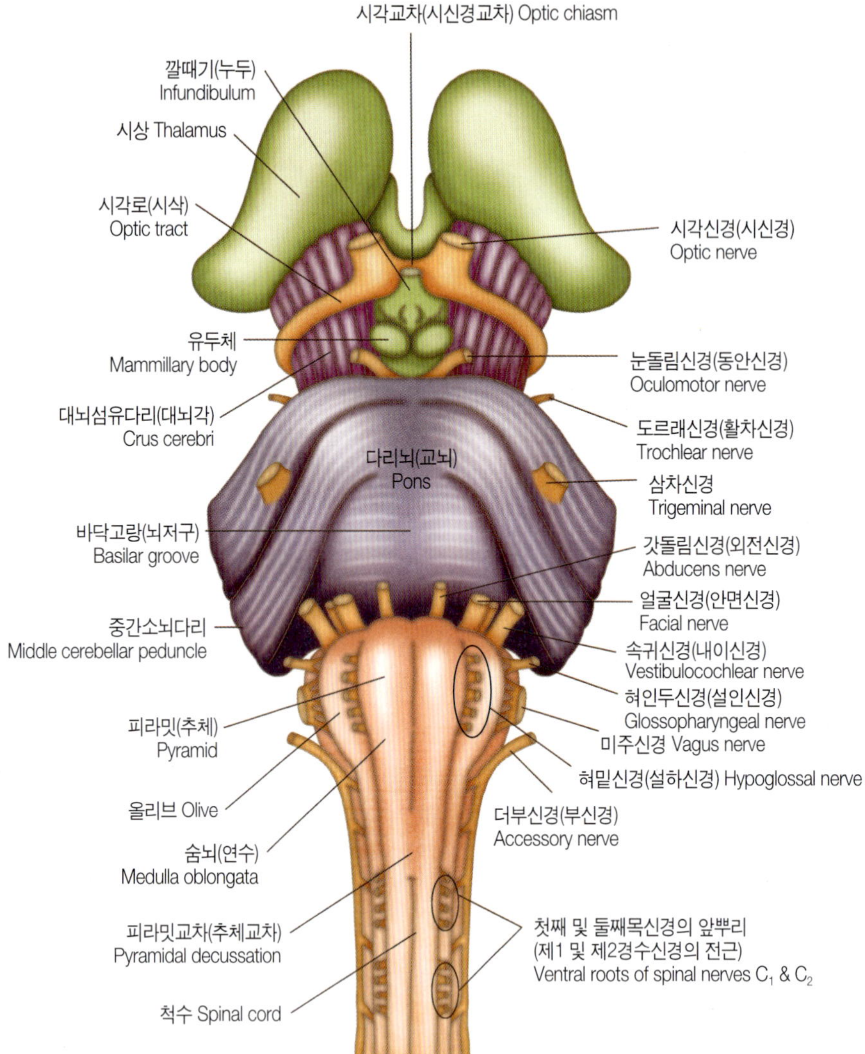

그림 5-9 뇌줄기의 앞면

분지된다. 아래쪽은 숨뇌의 경계부분으로 3개의 뇌신경인 갓돌림신경(외전신경, abducens nerve), 얼굴신경(안면신경, facial nerve), 속귀신경(내이신경, vestibulocochlear nerve)이 있다. 숨뇌의 경우 중간에 신경섬유가 지나가는 왼쪽, 오른쪽 2개의 **피라밋**(pyramid)이 위치하고 그 가쪽에 **올리브**(olive)가 있다. 올리브를 기준으로 뒤쪽에 3개의 뇌신경인 혀인두신경(설인신경, glossopharyn-geal nerve), 미주신경(vagus nerve), 더부신경(부신경, accessory nerve)이 있고, 피라밋과 올리브 사이에 혀밑신경(설하신경, hypoglossal nerve)이 있다 그림 5-9.

뇌줄기의 뒷면은 대뇌반구와 소뇌를 제거하고 관찰하면, 사이뇌의 시상과 시상상부핵인 **솔방울샘**(송과체, pineal body)이 있다. 바로 아래에 중간뇌의 2쌍의 둔덕이 있다. 위쪽은 위둔덕(상구)이고 아래쪽은 아래둔덕(하구)이 있으며 뒤쪽에 유일하게 분지되는 뇌신경인 도르래신경(활차신경, trochlear nerve)의 신경섬유가 위치한다. 또한 소뇌와 연결하는 **위소뇌다리**(상소뇌각, superior cerebellar peduncle)가 있다. **마름오목**(rhomboid fossa)은 다리뇌와 숨뇌를 걸쳐 있는

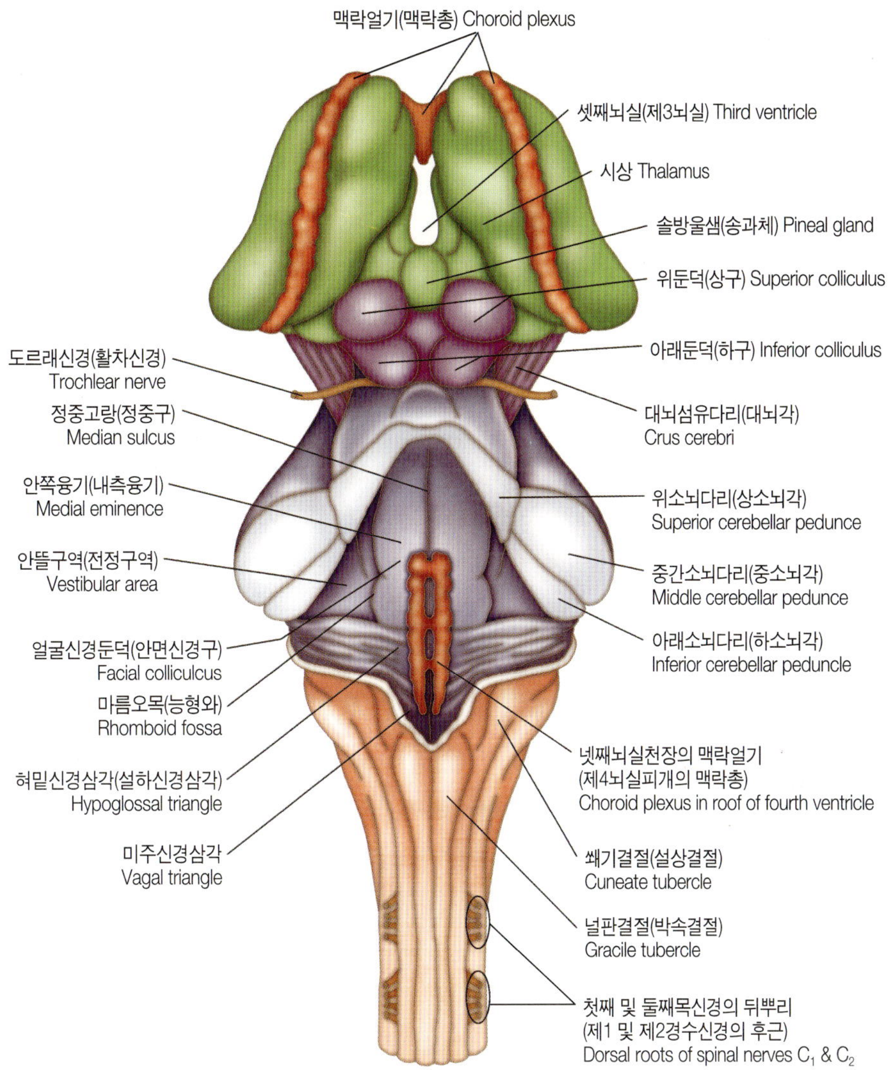

그림 5-10 뇌줄기의 뒷면

구조물로 넷째뇌실을 둘러싸고 있으며 양가쪽에 3쌍의 소뇌다리가 위치한다. 넷째뇌실의 바닥은 뇌신경의 핵에 의해 융기부분이 있는데 위부분은 얼굴신경둔덕이 있고, 아래쪽은 혀밑신경삼각(설하신경삼각, hypoglossal trigone)이 위치한다. 숨뇌부분에서 보면 뒤쪽 정중선의 양쪽은 **쐐기다발**(설상속, cuneate fasciculus)이 있다. 쐐기다발 바로 옆에 **널판다발**(박속, gracile fasciculus)이 위치한다 그림 5-10.

1. 숨뇌(Medulla Oblongata)

숨뇌(연수, medulla oblongata)는 아래쪽은 척수와 접하면서 좁은 형태이지만 위쪽으로 가면서 넓은 구조를 취하고 있다. 숨뇌 외형 전반에 걸쳐 여러 개의 틈새와 고랑에 의해 구역이 나뉘어져 있는데 앞쪽은 **앞정중틈새**(anterior median fissure)를 기준으로 양쪽에 피라밋이 있고 아래쪽에 신경섬유가 교차하는 **피라밋교차**(pyramidal decussation)가 있다. 이 피라밋 뒤가쪽은 **앞가쪽고랑**(ventrolateral sulcus)이 있으며 혀밑신경이 위치한다. 가쪽으로 가면 올리브(olive)가 있고 뒤쪽에 혀인두신경, 미주신경과 더부신경의 신경섬유가 분지된다 그림 5-9.

숨뇌의 뒤쪽을 보면 윗부분에 마름오목에 의해 열려 있고 아래쪽은 양쪽 마름오목의 만나는 부분인 **빗장**(obex)이 있다. 빗장의 바로 아래에서부터 **뒤정중틈새**(posterior median fissure)가 시작된다. 뒤정중틈새를 기준으로 안쪽에 **널판다발**(박속, gracile fasciculus)과 그 속에 **널판핵**(박속핵, gracile nucleus)이 있고 바깥쪽에 **쐐기다발**(설상속, cuneate fasciculus)과 그 속에 **쐐기핵**(설상속핵, cuneate nucleus)이 놓여져 있다. 이 두 개의 다발의 가쪽에 **뒤가쪽고랑**(dorsolateral sulcus)이 있다 그림 5-10.

2. 다리뇌

다리뇌(교뇌, pons)는 소뇌 앞쪽에 있으며 소뇌와 연결하는 다리와 같다고 해서 이름이 붙여졌다. 많은 신경섬유가 올라가고 내려가고 일부 신경섬유는 가로로 뻗어 중간소뇌다리에 의해 소뇌와 연결한다. 다리뇌의 앞쪽에서 보면 앞쪽으로 많이 튀어나와 있는데 이런 구조는 운동명령을 전달하는 겉질척수로의 신경섬유에 의해 나타난다. 정중앙부분은 움푹 들어가 고랑형태로 되어 있는데, 이 부위를 **바닥고랑**(basilar sulcus)이라고 한다. 이 고랑에 2개의 **척추동맥**(vertebral artery)이 합쳐져 형성된 **뇌바닥동맥**(basilar artery)이 지나간다 그림 5-9.

다리뇌의 뒤가쪽을 보면 삼차신경의 신경섬유 2가닥이 분지되어 있는데 앞쪽은 삼차신경의 운동뿌리(motor root)이고, 뒤쪽은 감각뿌리(sensory root)가 분지되어 있다. 뒤쪽은 **중간소뇌다리**(중소뇌각, middle cerebellar peduncle)를 통해 소뇌와 연결하고 있다 그림 5-10.

3. 중간뇌

중간뇌(중뇌, midbrain)의 앞면을 보면, 신경섬유가 세로로 지나가는 것을 볼 수 있는데 이 부위를 **대뇌다리**(cerebral peduncle)라고 한다. 대뇌다리 사이를 **다리사이오목**(interpeduncular fossa)이라고 하며 여기에서 뇌신경인 눈돌림신경이 분지되고 있다. 중간뇌는 셋째뇌실과 넷째뇌실을 연결하는 중간뇌수도관(cerebral aqueduct)에 의해 앞쪽과 뒤쪽의 경계가 나뉘어지는데 뒤쪽은 시각과 청각정보를 전달과 관련된 4개의 둔덕(구, colliculus)이 있어 **네둔덕체**(사구체, corpora quadrigemina)라 하며 위쪽 두 개를 **위둔덕**(상구, superior colliculus), 아래쪽 두 개를 **아래둔덕**(하구, inferior colliculus)이라 한다 그림 5-9, 10.

III 소 뇌 ....

소뇌(cerebellum)의 앞면을 보면, 뇌줄기와 연결되는 소뇌다리가 있으며, 정중면에 벌레 모양과 유사한 **소뇌벌레**(소뇌충부, vermis)가 위치한다. 이 소뇌벌레를 기준으로 양쪽에 소뇌반구를 형성한다. 소뇌반구는 대뇌반구와 같이 바깥쪽은 신경세포체가 모여 있는 회색질로, 안쪽은 많은 신경섬유의 연결된 구조인 백색질로 되어 있다. 그리고 많은 틈새와 고랑에 의해 엽(lobe)과 소엽(lobule)으로 나눌 수 있다. 뒤쪽에서 보면 **첫째틈새**(제1열, primary fissure)에 의해 **소뇌앞엽**(anterior lobe)과 **소뇌뒤엽**(posterior lobe)으로 나눌 수 있다. 또 아래쪽에서 보면 **뒤가쪽틈새**(후외측열, posterolateral fissure)에 의해 **소뇌몸통**(corpus cerebelli)과 **타래결절엽**(편소절엽, flocculonodular lobe)으로 나눌 수 있다 그림 5-11.

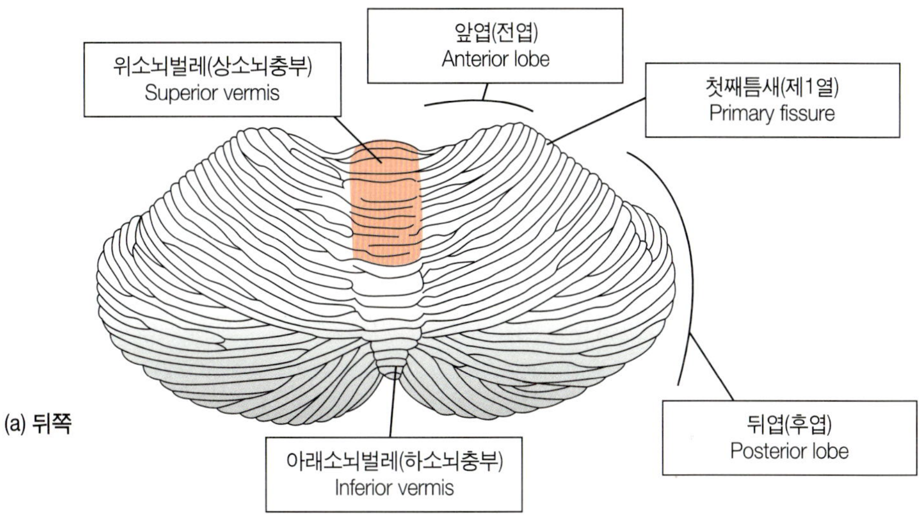

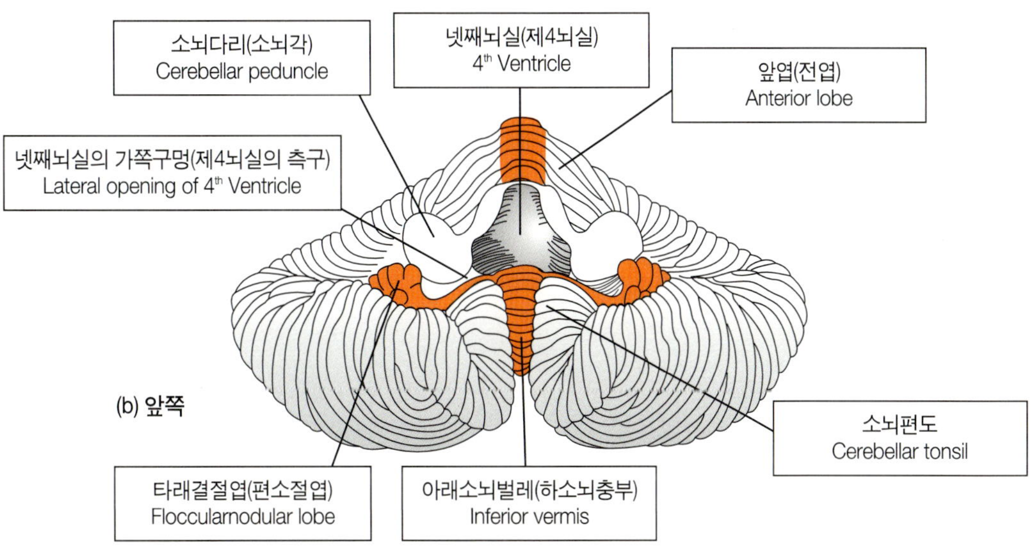

그림 5-11 소뇌의 일반적인 구성

6

뇌줄기

■ **학습목표**

1. 뇌줄기의 기본 구조를 이해한다.
2. 뇌줄기의 구성을 이해한다.
3. 뇌줄기의 신경로를 이해한다.
4. 그물체의 분류와 기능을 설명할 수 있다.
5. 뇌줄기의 기능을 이해한다.
6. 뇌줄기의 운동기능에 대하여 설명할 수 있다.
7. 뇌줄기의 병변을 이해한다.
8. 뇌줄기의 주요 장애를 설명할 수 있다.

뇌줄기의 기본 구조

뇌줄기(뇌간, brainstem)를 절단하여 가로면상의 기본 구조를 살펴보면 앞쪽에서부터 **바닥부분**(기저부, basilar part), **뒤판**(피개, tegmentum), **천장판**(roof plate)이라는 세 부분으로 구분되는데, 중간의 뒤판이 계통발생학적으로 오래된 구조이며, 바닥부분과 천장판은 나중에 덧붙여진 새로운 구조라고 할 수 있다 그림 6-1.

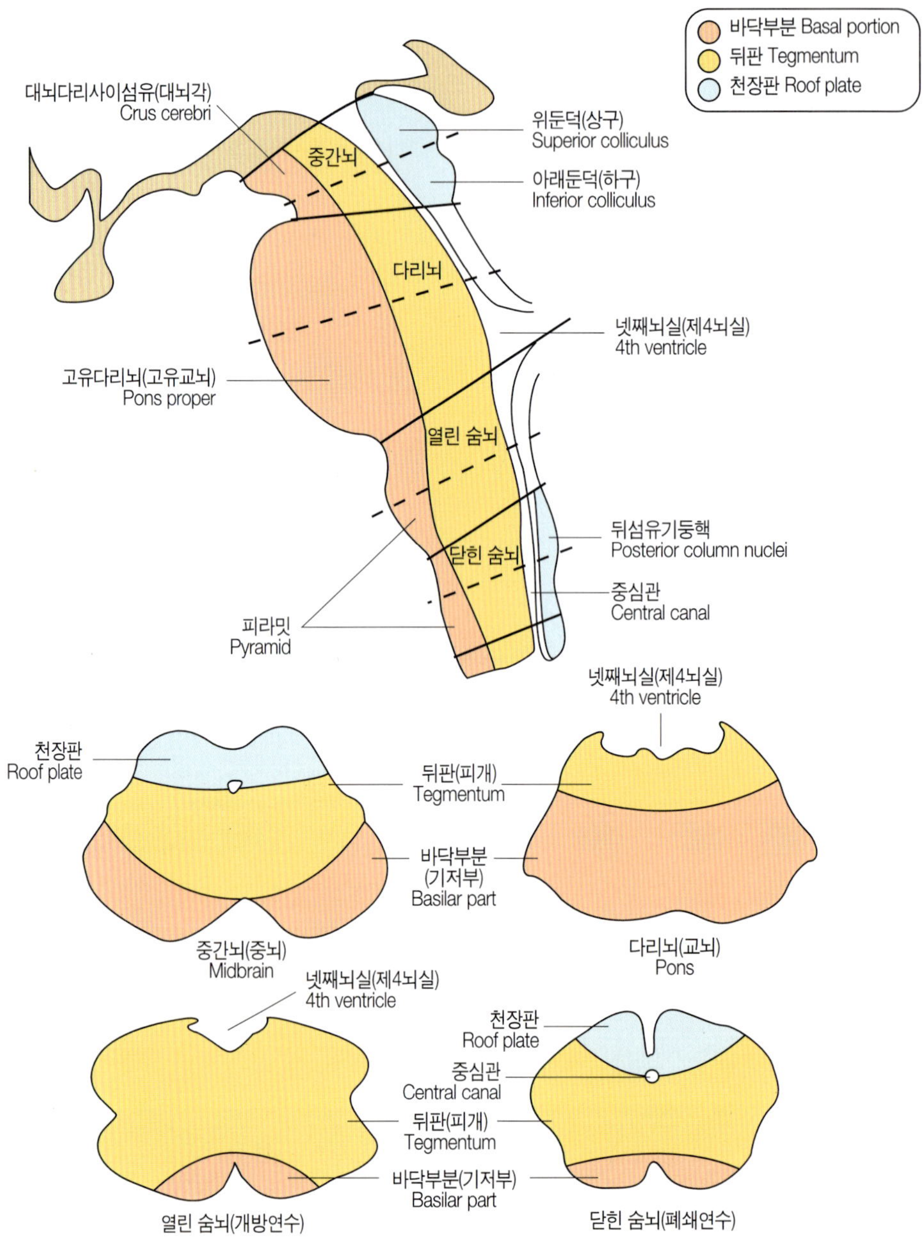

그림 6-1 뇌줄기에서 천장판, 뒤판, 바닥부분의 위치

1. 바닥부분

바닥부분(기저부, basilar part)이란 뇌줄기의 앞부분으로 다리뇌에서는 앞쪽으로 튀어 나와 있는 **고유다리뇌**(고유교뇌, pons proper)를 말하며, 중간뇌에서는 **대뇌다리**(대뇌각, cerebral peduncle), 그리고 숨뇌에서는 **피라밋**(pyramid)이 여기에 해당된다. 바닥부분은 대뇌겉질에서 기원되는 내림섬유와 그 중계핵으로 구성되어 있는데, 대뇌겉질의 내림섬유는 척수와 뇌줄기의 내림운동신경세포에 연접하는 피라밋로(pyramidal tract)와 대뇌겉질과 소뇌겉질을 이어주는 겉질다리뇌소뇌섬유(피질교뇌소뇌섬유, corticopontocerebellar fiber)로 구성되어 있다.

2. 뒤 판

뒤판(tegmentum)은 뇌줄기의 중간부분으로 중간뇌, 다리뇌, 숨뇌 어디에서나 비슷한 구조를 하고 있으며 세로로 연속되어 있다. 뒤판은 그 부위에 따라 중간뇌뒤판(mesencephalic tegmentum), 다리뇌뒤판(pontine tegmentum), 숨뇌뒤판(medullary tegmentum)으로 나누어지는데, 이곳에는 대부분의 뇌신경핵과 내림신경로 그리고 소뇌와 관련된 신경로가 위치해 있다. 뒤판의 중심부에는, 발생학적으로 가장 오래된 부분이며 뚜렷한 핵군을 이루지 못하고 세포군과 섬유다발이 섞여 있는 **그물체**(망상체, reticular formation)가 있다.

3. 천장판

천장판(roof plate)인 덮개(tectum)부분은 뇌줄기의 뒷부분으로 날개모양판이 분화되어 생성된 것인데, 다리뇌와 숨뇌의 위쪽에는 넷째뇌실이 있기 때문에 없고, 중간뇌와 숨뇌의 아래쪽에만 있는 불연속적인 구조이다. 이곳에는 분별성 촉각과 청각, 시각 등의 감각을 중계하는 핵과 신경섬유가 자리잡고 있는데, 분별성 촉각과 관련된 핵은 숨뇌 하부의 **널판핵**(박속핵, nucleus gracilis)과 **쐐기핵**(설상속핵, nucleus cuneatus)이며, 청각에 관련된 핵은 중간뇌의 **아래둔덕**(하구, inferior colliculus)이고, 시각에 관련된 핵은 **위둔덕**(상구, superior colliculus)이다.

II 뇌줄기의 구성

1. 중간뇌

중간뇌(중뇌, midbrain)는 사이뇌와 다리뇌를 연결하는 뇌줄기의 잘록한 곳으로 여러 신경로의 통로 및 중계소가 되며, 시각과 청각의 반사중추, 안구운동 및 동공수축의 운동중추가 있다. 또한 내부에는 **중간뇌수도관**(cerebral aqueduct)이 있어 셋째뇌실과 넷째뇌실을 연결하고 있다.

1) 중간뇌의 외형

앞면에는 대뇌다리(cerebral peduncle)가 있으며, 이의 오른쪽 · 왼쪽에 원기둥 형태로 돌출된 구조를 **대뇌다리바닥부분**(대뇌각기저부, basis pedunculi cerebri)이라고 한다. 대뇌다리바닥부분은 속섬유막(내낭, internal capsule)과 연속되어 있어 대뇌겉질에서 뇌줄기와 척수 및 소뇌로 내려오는 신경로의 섬유다발로 구성되어 있다. 대뇌다리바닥부분의 사이를 **다리사이오목**(interpeduncular fossa)이라고 하는데, 다리사이오목의 경계부에는 **유두체**(mammillary body)가 있으며, 이 유두체의 바로 아래쪽에 있는 다리사이오목의 윗부분에는 중간뇌로 들어가는 혈관들의 통로가 되는 **뒤관통질**(posterior perforating substance)이 있다. 또한 다리사이오목의 아래쪽은

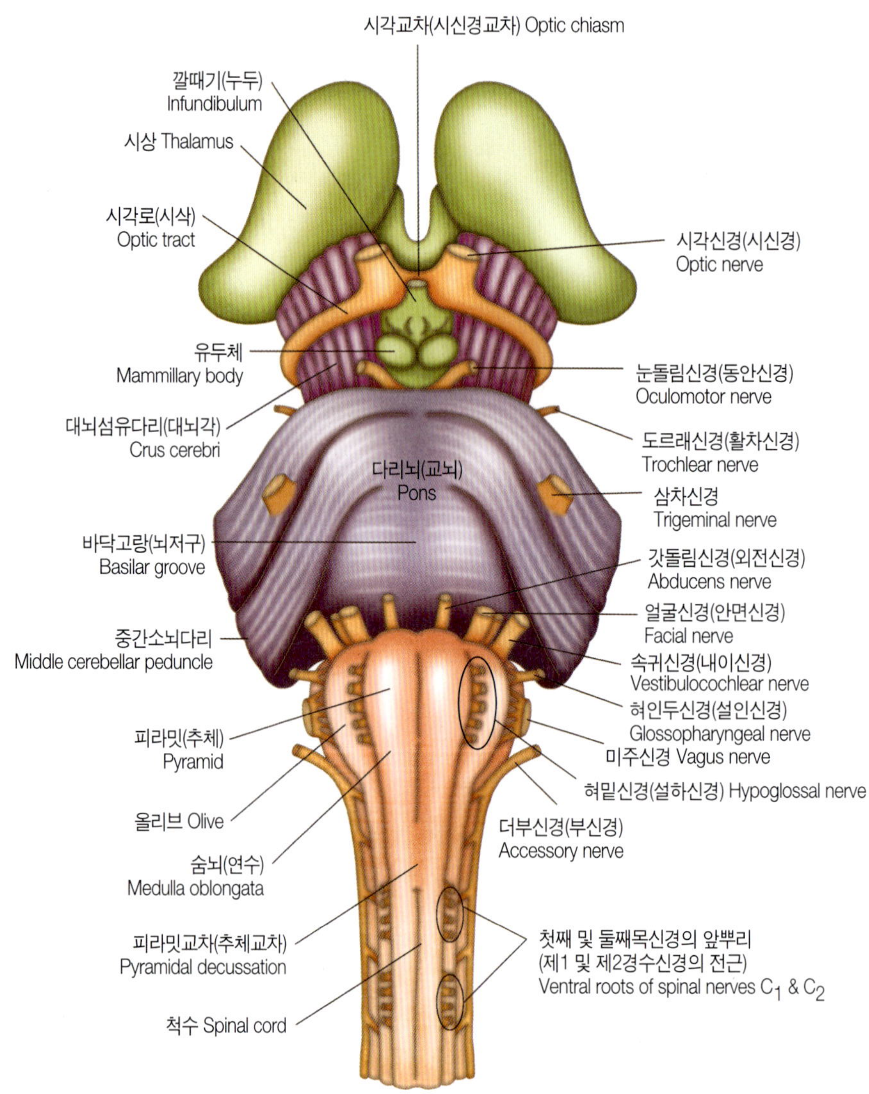

그림 6-2 뇌줄기(앞면, CN III~XII는 뇌신경 번호)

위쪽에 비해 좁으며 **눈돌림신경**(동안신경, oculomotor nerve; III)이 나온다.

뒤면에는 위 · 아래 및 오른쪽 · 왼쪽으로 나란히 배열되어 있는 4개의 반구형 융기물이 있어, 이를 **네둔덕체**(corpora quadrigemina) 또는 **덮개**(tectum)라고 한다. 이중에서 위쪽 융기를 **위둔덕**(superior colliculus), 아래쪽의 융기를 **아래둔덕**(inferior colliculus)이라고 하는데, 위둔덕은 시각자극에 따라 눈과 목의 위치를 반사적으로 조정하는 일종의 반사중추이고, 아래둔덕은 청각신경로의 중계핵이다. 또한 위둔덕과 아래둔덕은 **위둔덕팔**(brachium of superior colliculus)과 **아래둔덕팔**(brachium of inferior colliculus)이라는 위가쪽 돌출물로 각각 사이뇌의 바깥쪽무릎체와 안쪽무릎체에 연결되어 있다. 아래쪽 다리뇌와의 경계부에는 **도르래신경**(trochlear nerve; IV)이 나오는데, 이 신경은 유일하게 뇌줄기의 뒷면에서 나오며 완전한 교차가 일어나는 신경이다.

또한 아래둔덕 안쪽으로는 소뇌에서 시작한 날신경섬유 다발의 **위소뇌다리**(superior cerebellar peduncle)가 들어온다 그림 6-2 그림 6-3.

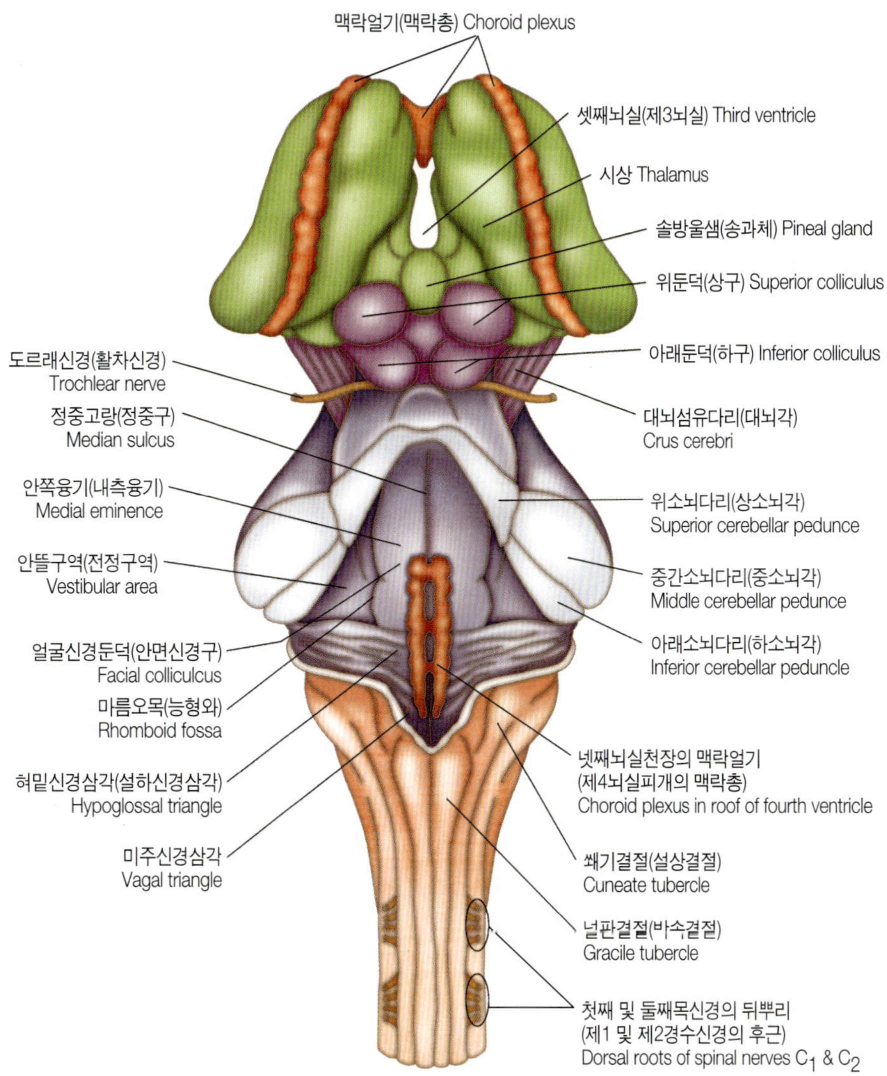

그림 6-3 뇌줄기(뒤면) 소뇌를 제거하여 소뇌다리와 넷째뇌실 바닥이 보이게 하였다.

2) 중간뇌의 내부구조

다리뇌 및 숨뇌와는 달리 중간뇌에는 뇌실이 없고 신경관의 잔유물인 **중간뇌수도관**(cerebral aqueduct)이 나타나는데, 이 중간뇌수도관 앞쪽은 뒤판(tegmentum)과 바닥부분(basilar part)으로 구분된다. 또한 중간뇌수도관의 뒤쪽은 천장판(roof plate) 또는 덮개(tectum)라고 한다.

중간뇌 위쪽을 횡단하여 구조를 살펴보면 뒤쪽으로 **위둔덕**(superior colliculus)이 있고, 바닥부분(basilar part)에는 **대뇌다리**(cerebral crus)가 있다. 뒤판과 바닥부분의 사이에는 **흑색질**(substantia nigra)이 있으며, 흑색질 뒤쪽에는 **적색핵**(red nucleus)이 위치한다. 또한 뇌신경핵인 **눈돌림신경핵**(oculomotor nucleus)과 **에딩거-베스트팔핵**(Edinger-Westphal nucleus)을 볼 수 있는데, 이 핵들에서 시작한 눈돌림신경(oculomotor nerve; Ⅲ)의 섬유는 적색핵을 통과한 후 대뇌다리사이오목으로 나간다. 뒤판의 가쪽에는 아래둔덕팔(brachium of inferior colliculus)이 있고, 그 바로 안쪽에는 안쪽섬유띠(medial lemniscus)가 위치하고 있으며, 그물체에서는 쐐기밑핵(subcuneiform nucleus)을 볼 수 있다 그림 6-4.

중간뇌 아래쪽의 가로면상 구조는 위쪽과는 달리 덮개에 청각신경로의 중계핵인 **아래둔덕**(inferior colliculus)이 있고, 바닥부분에는 다리뇌에서와 같이 고유다리뇌(pons proper)가 나타나

표 6-1 중간뇌의 주요 내부 구조

구분	주요 구조물
위둔덕 수준 Superior colliculus level	위둔덕 Superior colliculus
	위둔덕팔 Brachium of superior colliculus
	중간뇌수도관과 수도관주위회색질 Cerebral aqueduct and periaqueduct gray substance
	눈돌림신경핵 Oculomotor nucleus(CN Ⅲ)
	에딩거-베스트팔핵 Edinger-Westphal nucleus(CN Ⅲ)
	적색핵 Red nucleus
	흑색질 Substantia nigra
	안쪽세로다발 Medial longitudinal fasciculus(MLF)
	중심뒤판로 Central tegmental tract
	안쪽섬유띠 Medial lemniscus
	척수섬유띠 Spinal lemniscus
	대뇌다리 Cerebral crus
아래둔덕 수준 Inferior colliculus level	아래둔덕 Inferior colliculus
	아래둔덕팔 Brachium of inferior colliculus
	중간뇌수도관과 수도관주위회색질 Cerebral aqueduct and periaqueduct gray substance
	도르래신경핵 Trochlear nucleus(CN Ⅳ)
	흑색질 Substantia nigra
	대뇌다리사이핵 Interpeduncular nucleus
	위소뇌다리 Superior cerebellar peduncle
	안쪽세로다발 Medial longitudinal fasciculus(MLF)
	안쪽섬유띠 Medial lemniscus
	가쪽섬유띠 Lateral lemniscus
	척수섬유띠 Spinal lemniscus
	중심뒤판로 Central tegmental tract
	대뇌다리 Cerebral peduncle

는데, 이는 고유다리뇌가 매우 크기 때문에 아래둔덕을 지나는 수평단면까지 올라와 있는 것이다. 뒤판에는 **중간뇌수도관주위회색질**(periaqueductal gray substance; PAG)과 **도르래신경핵**(trochlear nucleus)이 나타나고, 그물체에는 **쐐기다발핵**(nucleus cuneatus)과 **대뇌다리다리뇌핵**(pedunculopontine nucleus), **팔결핵**(parabrachial nucleus), **위중심핵**(superior central nucleus)이 나타난다. 뒤판의 앞쪽 중앙부에는 위소뇌다리의 섬유가 반대쪽으로 교차하는 부분인 **위소뇌다리교차**(decussation of superior cerebellar peduncle)가 나타나며, 그 앞쪽에서는 **대뇌다리사이핵**(interpeduncular nucleus)이 관찰된다.

3) 중간뇌의 주요 핵과 구조물 그림 6-4

(1) 위둔덕 (Superior colliculus)

위둔덕(상구, superior colliculus)은 맨눈으로 구분이 가능한 융기로 서로 병행해 있는 세포층과 섬유층으로 이루어진다. 위둔덕의 가장 중요한 기능은 시각반사중추이나, 다른 감각과도 관계하여 여러 곳의 자극을 종합 · 판단한 뒤 적당한 반사를 말초에 보내는 곳으로 알려져 있다. 즉 대뇌와 소뇌 사이의 통합중추로 생각되고 있다. 파충류와 조류 등 하등척추동물에서는 위둔덕만 존재하며 시각의 중추이기 때문에 덮개(tectum)라고도 하지만, 고등동물에서는 위둔덕 아래쪽에 다시 아래둔덕(inferior colliculus)이 위치하고 있다.

위둔덕으로 유입되는 들신경섬유들은 망막, 대뇌겉질, 뇌줄기의 핵들 및 척수에서 기원하지만 주로 망막과 대뇌의 시각영역으로부터 들어오는 것들이 중심이 된다. 그 중 **망막덮개섬유**(retinotectal fiber)는 망막에 시작하여 위둔덕팔을 거쳐 위둔덕의 섬유층(stratum lemnisci)에 끝난다. 대뇌겉질에서 들어오는 **겉질덮개섬유**(corticotectal fiber)는 주로 시각영역을 중심으로 기원한 섬유들이며, **척수덮개섬유**(spinotectal fiber)는 척수 및 쐐기핵 등의 정보를 전달하는 경로이다.

위둔덕에서 나가는 날신경섬유는 주로 척수, 그물체, 다리뇌핵, 시상 등으로 투사된다. 즉, **덮개시상섬유**(tectothalamic fiber)는 위둔덕의 표층에서 시작되어 같은쪽의 시상베개와 안쪽무릎체 등으로 연접하고, **덮개다리뇌섬유**(tectopontine fiber)는 그물뒤판핵 및 다리뇌그물핵 등으로 투사되며, **덮개그물체섬유**(tectoreticular fiber)는 중간뇌 그물체로 들어간다. 또한 **덮개척수섬유**(tectospinal fiber)와 **덮개숨뇌섬유**(tectobulbar fiber)들은 등쪽뒤판교차(dorsal tegmental decussation)를 형성한 후 내림하여 척수에 도달한다.

(2) 아래둔덕 (Inferior colliculus)

아래둔덕(하구, inferior colliculus)은 위둔덕 아래에 있는 한쌍의 융기물로 난원형의 세포덩어리인 중심핵(central nucleus), 겉질부인 중심주위핵(pericentral nucleus), 그리고 중심핵을 가쪽 및 배쪽으로 둘러싸는 가쪽핵(external nucleus)의 3부분으로 구성되어 있다.

중심핵은 가쪽섬유띠(lateral lemniscus)를 통해 들어온 청각정보를 다시 날신경섬유인 아래둔덕팔(brachium of inferior colliculus)을 통해 안쪽무릎체(medial geniculate body)로 중계한다. 중심

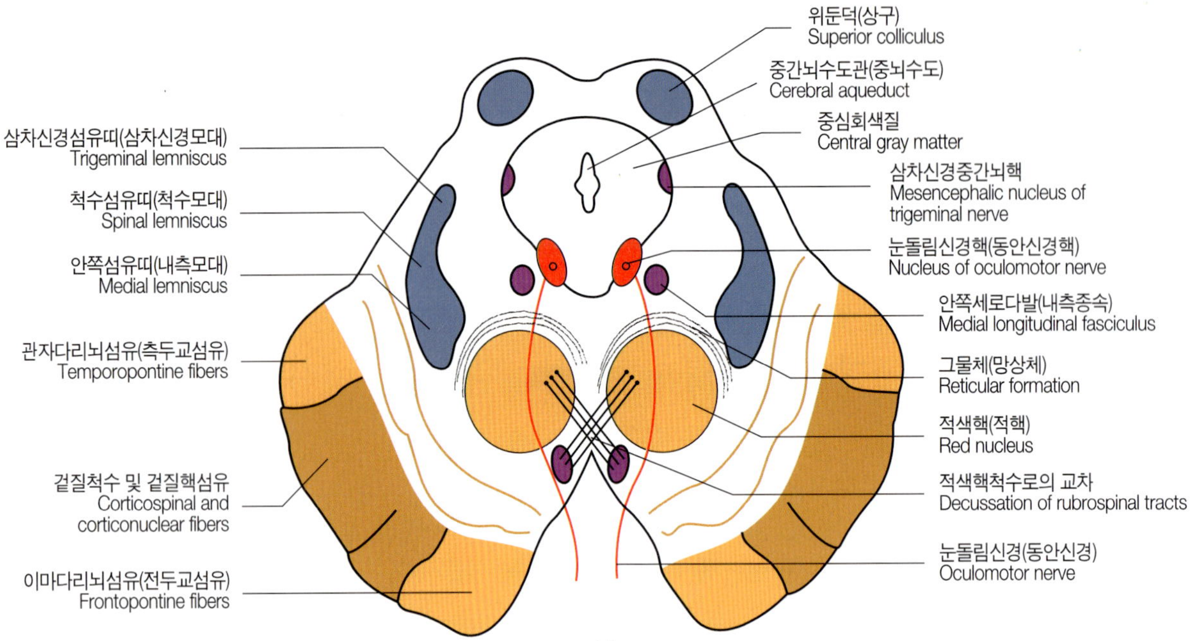

(a)

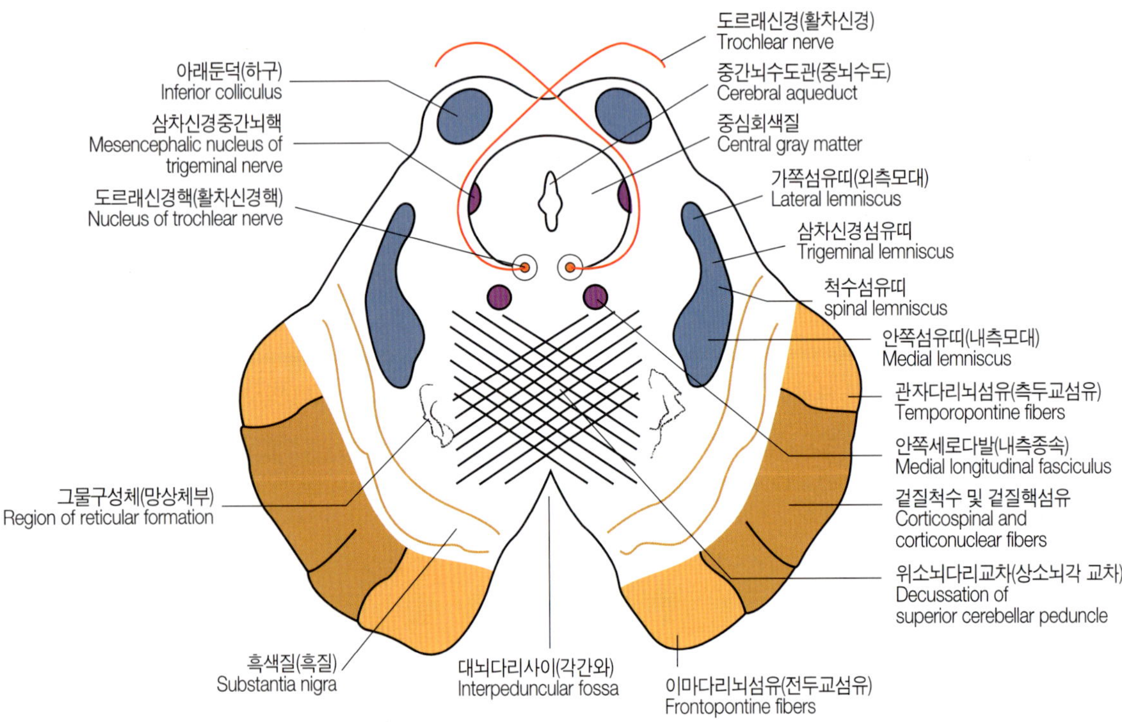

(b)

그림 6-4 중간뇌의 가로면 (a) 위둔덕 수준. (b) 아래둔덕 수준.

핵으로 들어오는 청각섬유는 대부분이 반대쪽 달팽이핵(cochlear nucleus)에서 기원되지만 일부 섬유는 같은쪽에서 기원된다. 안쪽무릎체로 전달된 청각정보는 다시 대뇌겉질의 1차 청각영역(primary auditory area)으로 투사되는데, 이렇게 **달팽이핵-중심핵-안쪽무릎체-1차 청각영역**으로 이어지는 신경로는 모두 정확한 주파수 대응배열(tonotopic arrangement)을 하고 있으며, 청각신경로의 주된 부분이므로 **핵심투사**(core projection)라고도 한다.

(3) 흑색질 (Substantia nigra)

흑색질(흑질, substantia nigra)은 멜라닌(melanin) 색소를 함유한 세포 성분이 많은 **치밀부분**(compact part)과 섬유 성분이 풍부한 **그물부분**(reticular part)으로 구성되어 있다. 흑색질로 유입되는 들신경섬유로는 줄무늬체(꼬리핵, 조가비핵)와 창백핵에서 시작하는 것들이 알려져 있는데, 줄무늬체에서 시작하여 흑색질 그물부분에 연접하는 줄무늬체흑색질섬유(striatonigral fiber)가 가장 많으며, 창백핵에서 나오는 창백핵흑색질섬유(pallidonigral fiber)는 흑색질의 치밀부분에 연접한다.

반대로 흑색질에서 나가는 날신경섬유는 일반적으로 치밀부분의 신경세포는 줄무늬체로, 그물부분의 신경세포는 시상으로 투사된다. 즉, **흑색질줄무늬체섬유**(nigrostriatal fiber)는 흑색질 치밀부분에서 시작하여 시상밑핵의 등쪽 방향을 올라가서 속섬유막을 가로지른 후 꼬리핵과 조가비핵에 연접하는데, 이 흑색질줄무늬체섬유는 도파민(dopamine)을 줄무늬체의 신경세포에 전달한다. 파킨슨병(Parkinson' s disease) 환자에서는 흑색질과 줄무늬체의 도파민 농도가 감소하는 것으로 알려져 있다.

흑색질시상섬유(nigrothalamic fiber)는 흑색질 그물부분의 앞가쪽부위에서 시작하여 적색핵앞영역(prerubral fiber; Forel의 H영역)을 통해 올라간 후, 앞쪽과 뒤쪽 방향으로 주행하여 시상의 앞등쪽핵(VA)과 중간배쪽핵(VL)에 연접한다.

이 밖에도 흑색질의 그물부분에서 시작하여 같은쪽의 위둔덕으로 들어가는 흑색질덮개섬유(nigrotectal fiber), 역시 그물부분에서 시작하여 다리뇌핵으로 투사되는 흑색질뒤판섬유(nigrotegmental fiber)가 있다. 이러한 흑색질은 대뇌겉질, 척수, 시상하부 및 바닥핵과 연결되어 근육의 긴장 조절에 관여한다.

(4) 적색핵 (Red nucleus)

적색핵(적핵, red nucleus)은 뒤판의 배가쪽부, 즉 흑색질의 등쪽에 위치해 있는 그물체의 일부분이라고 할 수 있다. 가로면상 구조는 거의 원형으로 나타나지만 3차원적으로 보면 하나의 기둥으로서 중간뇌와 사이뇌의 이행부에서 위둔덕수준에 걸쳐 있다. 이 핵은 고정하지 않은 뇌에서 약간 붉은 색을 띠기 때문에 적색핵이라는 이름이 붙어 있으며, 이 핵의 위쪽에서는 위소뇌다리(superior cerebellar peduncle)의 섬유가, 아래쪽에서는 눈돌림신경(III)의 섬유다발이 지나간다.

적색핵의 위쪽은 중간 및 작은 신경세포로 이루어지는 작은세포부분(parvicellular part), 아래쪽은 큰 세포로 이루어지는 큰세포부분(magnocellular part)으로 구분되는데, 적색핵의 신경세포는 철을 많이 함유하고 있으며 잘 발달된 신경섬유의 피막(capsule)이 핵 전체를 싸고 있다.

적색핵으로 들어오는 들신경섬유들은 주로 대뇌겉질과 소뇌에서 기원한다. 대뇌겉질에서 기원되는 **겉질적색섬유**(corticorubral fiber)는 일차운동영역(primary motor area)과 운동앞영역(premotor area) 및 보조운동영역(supplementary motor area)에서 시작하여 주로 적색핵의 거대세포부분에서 끝나며 모두 부위별 대응연결을 하고 있다. 이와 같이 대뇌겉질-적색핵 거대세포부분-적색척수로로 이어지며, 겉질척수로와는 달리 간접적으로 운동을 조절하는 경로가 된다.

소뇌에서 들어오는 **소뇌적색섬유**(cerebellorubral fiber)는 소뇌 깊은핵인 마개핵(emboliform nucleus)과 둥근핵(globose nucleus), 그리고 치아핵(dentate nucleus)에서 시작되어 위소뇌다리를 통과한 후 중간뇌 아래뒤판의 앞쪽에서 반대편으로 교차하여 적색핵에서 끝난다.

반대로 적색핵에서 나가는 날신경섬유는 뇌줄기와 척수의 여러 핵으로 이어지는데, 이 중에서 가장 대표적인 것은 척수로 이어지는 **적색척수로**(rubrospinal tract)와 **적색올리브로**(rubroolivary tract)이다.

적색척수로는 거대세포부분에서 기원한 후 배쪽뒤판교차(ventral tegmental decussation)를 이루어 반대편으로 교차한 다음 내림하여 척수의 렉시드 제 V~VII 층판에 닿는다. 적색올리브로는 적색핵의 작은세포부분에서 기원되며 중심뒤판로의 내림성분을 이루어 으뜸아래올리브핵(주하올리브핵, principal inferior olivary nucleus)으로 투사된다. 이 경로는 적색핵－아래올리브핵－소뇌－적색핵으로 이어지는 회로를 형성하며, 일종의 소뇌되먹임회로(cerebellar feedback circuit)를 구성한다고 알려졌으나 아직은 논란이 많은 경로이다.

이런 연결에 의하여 적색핵은 소뇌의 작용을 척수에 전달하는 중계소가 된다고 할 수 있다. 즉, 적색핵을 직접 자극하면 반대쪽 팔다리의 굽힘이 일어나는 동시에 폄근을 지배하는 운동신경세포는 억제되는데, 적색척수로는 보행 시 팔다리의 주기적인 운동에 일치해서 굽힘근의 촉진과 억제가 교대로 일어나도록 적절히 조절하는 중요한 날신경로로 알려져 있다.

(5) 도르래신경핵(Trochlear nucleus)

도르래신경핵(trochlear nucleus)은 중간뇌의 위둔덕과 아래둔덕 사이의 높이에서 중간뇌수도관 앞쪽에 있는 둥근형의 핵으로, 여기서 시작된 축삭들이 도르래신경이 된다. 이들은 시작 후 완전교차하여 아래둔덕 바로 밑의 위숨뇌천장주름띠(상수범소대)에서 나온다.

(6) 눈돌림신경핵(Oculomotor nucleus)

눈돌림신경핵(oculomotor nucleus)은 중간뇌 위쪽 뒤판에 있는 핵군으로 안구의 운동근 및 눈꺼풀올림근을 지배하는 운동성 섬유, 그리고 모양체신경절을 형성하는 부교감신경가지를 내보낸다. 이들은 **가쪽몸세포기둥**(외측체세포주, lateral somatic cell column), **내장신경핵**(visceral nucleus), **꼬리쪽중심핵**(caudal central nucleus)으로 구성되어 있으며, 이들 핵군을 **눈돌림신경핵 복합체**(oculomotor nuclear complex)라고도 한다.

가쪽몸세포기둥에서는 바깥눈근육을 지배하는 큰 운동성 섬유가 시작하고, 꼬리쪽중심핵에서는 눈꺼풀올림근에 분포하는 운동성 섬유가 나온다. 내장신경핵은 **에딩거-베스트팔핵**(Edinger-Westphal nucleus)이 중심이 된다.

(7) 에딩거-베스트팔핵(Edinger-Westphal nucleus)

에딩거-베스트팔핵(Edinger-Westphal nucleus)은 눈돌림신경핵의 등쪽에 있는 작은 2개의 세포기둥으로 눈돌림신경에 있는 부교감신경의 신경절이전신경몸통이다. 이는 **섬모체근**(ciliary muscle)과 **동공조임근**(sphincter pupillae muscle) 등의 민무늬근육을 지배하는 일반내장원심성분이 된다.

2. 다리뇌

다리뇌(교뇌, pons)란 중간뇌와 숨뇌 사이에 볼록하게 튀어나온 부위로서 표면은 가로로 달리는 많은 신경섬유로 되어 있다.

1) 다리뇌의 외형

앞면에 돌출된 부위를 **고유다리뇌**(pons proper)라고 하는데, 이는 대뇌겉질에서 뇌줄기와 척수로 이어지는 피라밋로(pyramidal tract)의 섬유에 의해 형성된 **다리뇌세로섬유**(longitudinal pontine fiber)와 역시 대뇌겉질에서 소뇌로 이어지는 큰 섬유다발의 중계핵인 **다리뇌핵**(pontine nucleus) 및 이곳에서 소뇌겉질로 이어지는 섬유다발인 **다리뇌가로섬유**(transverse pontine fiber)로 구성되어 있다. 특히 다리뇌가로섬유는 가로방향으로 달려 다리뇌의 가쪽을 돌아 소뇌로 들어가는데, 이를 **중간소뇌다리**(middle cerebellar peduncle)라고 한다. 또한 앞면 중앙에는 뇌바닥동맥(basilar artery)이 지나가는 세로방향의 얕은 홈인 바닥고랑(basilar groove)이 있다.

다리뇌의 위쪽 앞가쪽에서는 뇌줄기에서 나오는 뇌신경 중에서 가장 크며 큰 감각신경뿌리(sensory root)와 작은 운동신경뿌리(motor root)로 구성되어 있는 **삼차신경**(trigeminal nerve; Ⅴ)이 나오고, 숨뇌의 경계부에서는 **갓돌림신경**(외전신경, abducens nerve; Ⅵ)이 나오며, 다리뇌와 숨뇌, 소뇌가 접하는 부분인 다리뇌소뇌삼각(pontocerebellar triangle)에서는 **얼굴신경**(안면신경, facial nerve; Ⅶ)과 **속귀신경**(내이신경, acoustic nerve; Ⅷ)이 시작한다. 뒷면에는 넷째뇌실의 바닥인 **마름오목**(rhomboid fossa)이 있다.

2) 다리뇌의 내부구조

다리뇌는 가로면상에서 두 부분으로 나눌 수 있는데, 앞쪽은 **바닥부분**(basilar part), 뒤쪽은 **뒤판**(tegmentum)이라고 한다. 이 부위의 뇌줄기 뒤쪽으로 팽창하면서 분화되어 소뇌(cerebellum)가 된다.

뒤판 전체에 걸쳐 **안쪽섬유띠**(medial lemniscus)가 위치해 있으며, 그 가쪽에는 **배쪽삼차시상로**

(ventral trigeminothalamic tract), **척수시상로**(spinothalamic tract) 및 **가쪽섬유띠**(lateral lemniscus)가 있다. 또한 청각을 중계하는 마름섬유체(trapezoid body)는 대부분 뒤판의 앞쪽에서 교차하며, 이 섬유들은 안쪽섬유띠섬유들과 직각으로 얽혀 있다.

한편, 뇌신경핵에서는 변화가 있어 다리뇌의 위쪽에서는 **삼차신경운동핵**(motor nucleus of CN V)과 **삼차신경중간뇌로핵**(nucleus of mesencephalic tract of CN V)을 볼 수 있지만, 아래쪽에서는 **갓돌림신경핵**(abducent nucleus)이 나타나고, 삼차신경척수핵은 삼차신경주감각핵(principal sensory nucleus of CN V)이 되며, 가쪽 · 위안뜰핵(lateral · superior vestibular nuclei), 위올리브핵(superior olivary nucleus) 등이 나타난다.

다리뇌의 바닥부분은 매우 크며 **다리뇌핵**(pontine nucleus)과 **다리뇌가로섬유**(transverse pontine fiber) 및 **다리뇌세로섬유**(longitudinal pontine fiber)의 세 가지 성분으로 구성되어 있는데, 피라밋로(pyramidal tract)인 다리뇌세로섬유는 세로방향으로 배열된 왼쪽 · 오른쪽 한 쌍의 커다란 섬유다발로 나타난다.

3) 다리뇌의 주요 핵 그림 6-5

(1) 다리뇌핵(Pontine nucleus)

다리뇌핵(pontine nucleus)은 다리뇌 바닥부분 전체의 회색질이기 때문에 **다리뇌회색질**(pontine gray substance)이라고도 부르는데, 다리뇌핵으로 유입되는 들신경섬유들은 주로 대뇌에서 기원된 것들이다. 즉, **겉질다리뇌섬유**(corticopontine fiber)는 대뇌겉질에서 시작하여 대뇌부챗살(corona radiata) → 속섬유막 뒤가지(posterior limd of internal capsule) → 중간뇌의 대뇌다리(cerebral peduncle) 바닥부분을 통과한 후 같은쪽 다리뇌핵의 신경세포와 연접한다. **이마다리뇌섬유**(frontopontine fiber)는 이마엽에서 기원한 후 대뇌다리 바닥부분의 안쪽으로 내려와 다리뇌핵에 닿고, **마루뒤통수관자다리뇌섬유**(parieto-occipito-temporo-pontine fiber)는 마루엽과 뒤통수엽, 관자엽에서 시작하여 대뇌다리 바닥부분의 가쪽을 내림한 후 다리뇌핵에 연접한다.

한편, 다리뇌핵에서 나가는 날신경섬유는 대부분 반대쪽으로 교차하여 다리뇌가로섬유(transverse pontine fiber)를 형성하고, 이는 다시 다리뇌의 가쪽에서 **중간소뇌다리**(middle cerebellar peduncle)로 이어져 소뇌겉질로 들어간다.

이러한 연결로 인하여 다리뇌핵은 대뇌겉질의 정보를 소뇌겉질로 전달해주는 일종의 중계핵이라고 할 수 있는데, 이와 같이 대뇌겉질에서 시작하여 다리뇌핵을 거쳐 소뇌겉질로 이어지는 섬유다발을 **겉질다리뇌소뇌섬유**(corticopontocerebellar fiber)라고도 한다.

(2) 얼굴신경핵(Facial nucleus)

얼굴신경핵(facial nucleus)은 얼굴표정근을 지배하는 운동섬유의 시작 핵으로 숨뇌와 다리뇌의 경계부에서부터 마름오목 아래에 걸쳐 깊숙이 위치해 있다. 축삭은 뒤안쪽으로 진행하여 갓돌림신경핵을 싸고 있어 **얼굴신경무릎**(genu of facial nerve)이라고 하는데, 이로 인하여 마름오목에

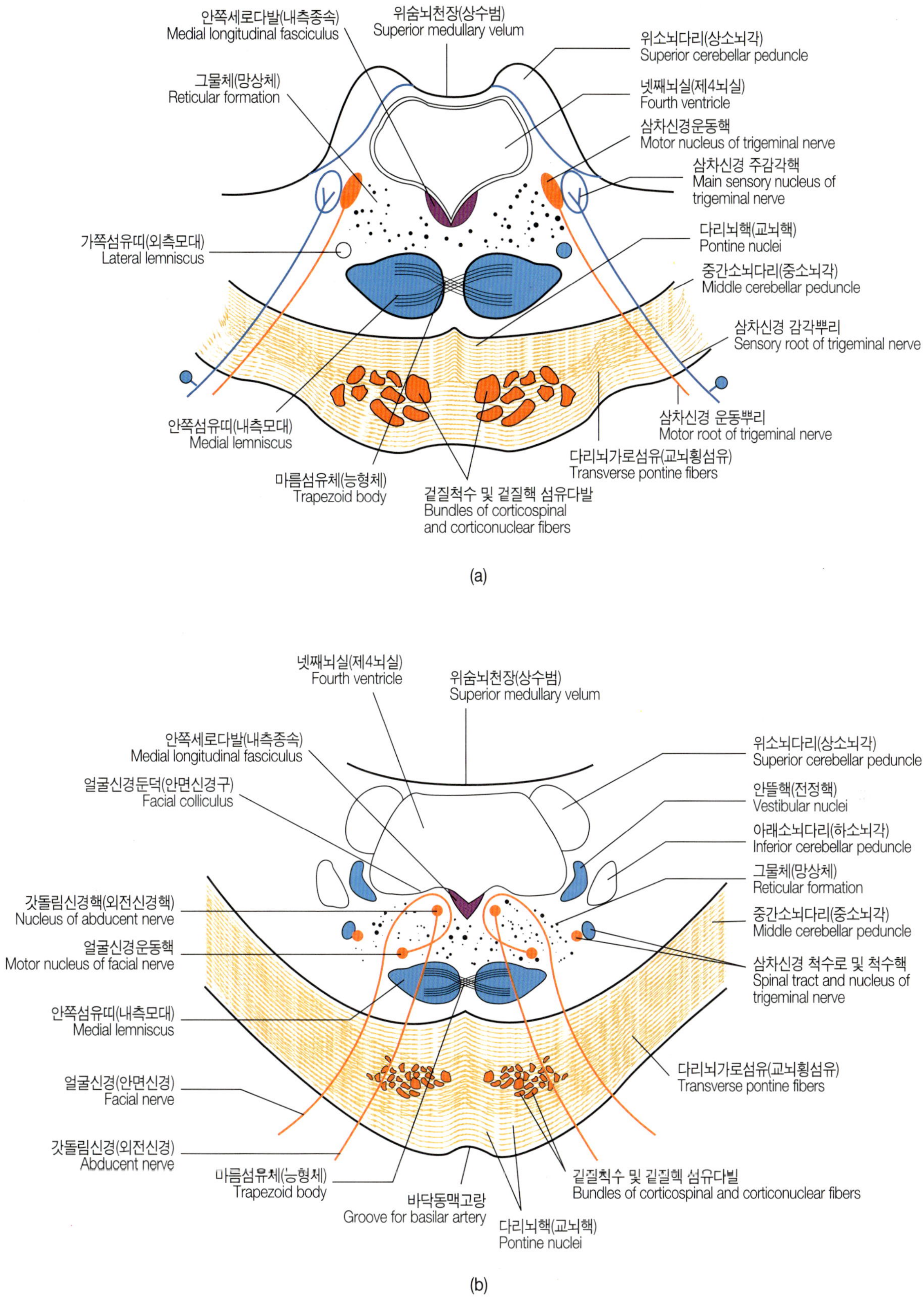

그림 6-5 다리뇌의 가로면 (a) 삼차신경핵 수준. (b) 얼굴신경핵 수준.

뚜렷한 얼굴신경둔덕을 형성한다.

(3) 갓돌림신경핵(Abducent nucleus)

갓돌림신경핵(abducent nucleus)은 안구운동에 관여하는 **가쪽곧은근**(lateral rectus muscle)을 지배하는 운동섬유의 시작 핵으로 넷째뇌실의 바닥인 갓돌림 아래에 있는 얼굴신경둔덕의 안쪽에 위치해 있다.

(4) 위침분비핵(Superior salivatory nucleus)

위침분비핵(superior salivatory nucleus)은 중간신경의 부교감신경절이전신경세포체로 아래침분비핵의 위쪽이 연속된 것이다. 큰바위체신경과 고실끈신경을 내보내 각각 날개입천장신경절과 턱밑신경절로 가며, 중간신경에 포함된 감각신경섬유는 고립로핵에서 끝난다.

(5) 삼차신경운동핵(Motor nucleus of CN Ⅴ)

삼차신경의 구성 핵들은 다리뇌의 뒤쪽에 위치한 **주감각핵**(main sensory nucleus), 숨뇌에서 둘째목신경분절까지 분포한 **척수핵**(spinal nucleus), 중간뇌수도관 주위 회색질 가쪽부분에 위치하여 다리뇌까지 분포한 **중간뇌핵**(mesencephalic nucleus) 및 다리뇌의 주 감각핵 아래쪽에 위치한 **운동핵**(motor nucleus)으로 구분하는데, 이들 중 **삼차신경운동핵**(motor nucleus of CN V)은 삼차신경 운동신경섬유의 시작 핵으로 다리뇌 위쪽에서 넷째뇌실의 가쪽면을 따라 갓돌림신경핵의 위 · 가쪽에 있다.

(6) 삼차신경주감각핵(Principal sensory nucleus of CN Ⅴ)

삼차신경주감각핵(principal sensory nucleus of CN V)은 위 다리뇌에서 운동핵의 가쪽에 위치하는 핵으로 삼차신경세포 중심가지의 오름가지가 닿고 얼굴 및 머리의 촉각을 전도한다. 이 핵에서 나온 축삭은 교차하여 삼차신경섬유띠가 되며, 안쪽섬유띠를 따라 시상에서 끝난다.

(7) 삼차신경척수로핵(Nucleus of spinal tract of CN Ⅴ)

삼차신경척수로핵(nucleus of spinal tract of CN V)은 삼차신경중심가지의 내림가지로 된 삼차신경척수로가 닿는 핵으로 척수 아교질의 연속이라고 할 수 있으며, 머리와 얼굴의 통각 및 온도감각을 전도한다. 이 신경핵의 축삭이 교차하여 삼차신경섬유띠가 되며, 시상으로 오름한다.

(8) 삼차신경중간뇌로핵(Nucleus of mesencephalic tract of CN Ⅴ)

삼차신경중간뇌로핵(nucleus of mesencephalic tract of CN V)은 다리뇌의 위쪽에서 중간뇌에 걸쳐 있는 핵으로 축삭은 삼차신경중간뇌로로서 운동핵과 감각핵 사이를 지나 운동섬유와 합쳐지는데, 이는 씹기근육 및 얼굴근육의 고유감각을 지배한다. 이 핵에서의 오름섬유는 삼차신경섬유띠에 접해서 시상에 투사된다.

(9) 안뜰핵 (Vestibular nucleus)

안뜰핵(vestibular nucleus)은 넷째뇌실의 마름오목 옆벽에 있는 비교적 큰 회색질로 두 개의 긴 기둥으로 배열되어 있는데, 위치 · 크기 · 세포의 모양과 결합 등에 따라 안쪽 · 가쪽 · 위 · 아래안뜰핵(medial, lateral, superior & inferior vesibular nuclei)으로 구분한다. 그 중 가쪽핵에서는 주로 안뜰척수로가 시작하는데, 이들은 소뇌와 연결되며 안쪽세로다발로 구성에 관여한다.

(10) 달팽이핵 (Cochlear nucleus)

달팽이핵(cochlear nucleus)은 안뜰핵의 가쪽, 넷째뇌실 가쪽함요 내에 있으며 배쪽 · 등쪽달팽이핵(ventral & dorsal cochlear nuclei)으로 되어 있다. 달팽이신경절의 중심지가 닿는 핵으로, 이곳에서의 오름신경로는 비교적 뚜렷하며, 다리뇌 등쪽부분의 배쪽에서 안쪽섬유띠를 직각으로 교차하는 섬유다발인 마름섬유체(trapezoid body)가 된다. 이어 다리뇌 등쪽부분의 가쪽 주변에 모여 바깥쪽섬유띠가 되어 아래둔덕 및 안쪽무릎체에 닿고, 이어서 대뇌겉질의 청각영역에 투사된다.

3. 숨 뇌

숨뇌(연수, medulla oblongata)는 뇌의 끝부분으로 큰구멍(foramen magnum) 높이에서 명확한 경계 없이 척수와 연결되는 길이 약 3cm, 무게 6~7g의 작은 신경조직이지만 그물체(reticular formation)가 발달되어 있으며, 생명유지에 필수적인 심장 · 호흡 및 소화 등에 관한 중요한 반사중추들이 있다.

1) 숨뇌의 외형

숨뇌에도 척수처럼 **앞정중틈새**(전정중열, anterior median fissure), **뒤정중고랑**(posterior median sulcus)과 **앞 · 뒤가쪽고랑**(anterior & posterior lateral sulcus)이라는 홈이 있다.

앞면의 앞정중틈새 양쪽에는 **피라밋**(pyramid)이라는 한 쌍의 팽대부가 있는데, 위쪽은 넓고 뒤쪽은 좁아 피라밋 모양을 하고 있기 때문에 붙여진 이름이다. 이곳을 통하여 대뇌겉질에서 시작한 내림신경섬유들이 지나가고 있어 이를 **피라밋로**(추체로, pyramidal tract)라고 하며, 이는 아랫부분에서 왼쪽 · 오른쪽의 섬유가 서로 교차하는 **피라밋교차**(추체교차, pyramidal decussation)를 이룬다.

앞면 가쪽에도 역시 척수에서 연속된 앞가쪽고랑(anterolateral sulcus)이 다리뇌의 아래까지 이어져 있는데 이곳에서는 **혀밑신경**(hypoglossal nerve; XII)이 나온다. 앞가쪽고랑과 뒤가쪽고랑의 사이를 숨뇌 가쪽섬유단(lateral funiculus of medulla oblongata)이라 하며 가쪽섬유단 위쪽에 바깥쪽으로 돌출된 타원형의 구조를 **올리브**(olive)라고 하는데, 이 올리브의 안쪽에 아래올리브핵복합체(inferior olivary nuclear complex)가 수용되어 있다. 올리브의 표면에는 숨뇌의 활꼴핵(궁상핵, arcuate nucleus)에서 소뇌로 연결되는 바깥활꼴섬유(external arcuate fiber)가 가로 방향으로 진행되어 있다. 올리브 뒤쪽의 뒤올리브고랑(postolivary groove)이라는 얕은 고랑에서는 **혀인두신경**(설인신경, glossopharyngeal nerve; IX), **미주신경**(vagus nerve; X)과 **더부신경**(부신경, accessory nerve; XI)이 나온다.

뒤면 위쪽에는 넷째뇌실의 바닥인 마름오목(rhomboid fossa)이 있으며, 중앙에는 역시 세로로 파여진 뒤정중고랑(posterior median sulcus)이 있는데, 이 뒤정중고랑과 뒤가쪽고랑 사이에는 또 다른 홈인 뒤중간고랑(posteior intermediate sulcus)이 나타난다. 뒤중간고랑과 뒤가쪽고랑 사이에 쐐기다발결절(cuneate tubercle), 그리고 뒤정중고랑과 뒤중간고랑 사이에는 얇은다발결절(gracile tubercle)이라는 융기가 있는데, 이들 속면에는 각각 **쐐기핵**(cuneate nucleus)과 **널판핵**(gracile nucleus)이 내재되어 있다. 또한 널판다발과 쐐기다발 위가쪽에는 소뇌로 가는 아래소뇌다리(inferior cerebellar peduncle)라는 발달된 섬유다발이 있다.

또한, 뇌실바닥에는 2쌍의 작은 돌출부가 있어 안쪽 것은 **혀밑삼각**(hypoglossal trigone)이라고 하며, 바깥쪽 것은 **미주삼각**(vagal trigone)이라고 하는데, 이들은 각각 혀밑신경핵과 미주신경등쪽운동핵이 돌출된 것이다.

2) 숨뇌의 내부구조

숨뇌의 내부는 변화가 심하여 높이에 따른 수평단면상의 구조가 매우 다르게 나타난다.

숨뇌 위쪽의 배쪽에는 주름잡힌 주머니 모양의 회색질인 **아래올리브핵**(inferior olivary nucleus)이 있는데, 이곳에서 시작한 날신경섬유들은 중앙선에서 교차하고 숨뇌의 뒤가쪽으로 향하다가 **뒤척수소뇌로**(posterior spinocerebellar tract) 및 **쐐기소뇌로**(cuneocerebellar tract)와 합쳐져서 두꺼운 아래소뇌다리를 이룬다. 중앙선 가까이에 혀밑신경핵(hypoglossal nucleus)이 있으며, 이곳 가까이에 **미주신경등쪽운동핵**(dorsal motor nucleus of CN X)이 위치하고, 가장 바깥쪽에는 **안뜰핵**(vestibular nucleus)이 있다.

그물체의 앞가쪽에는 **의문핵**(nucleus ambiguus)이 있는데, 의문핵의 신경섬유들은 처음에는 뒤안쪽으로 진행하지만 곧 뒤쪽으로 활 모양으로 휘면서 혀인두신경(IX), 미주신경(X) 등의 신경섬유가 되어 아래소뇌다리의 앞쪽에서 숨뇌로부터 빠져나온다. 그물체 뒤쪽에는 얼굴신경, 혀인두신경, 미주신경으로 들어가는 들신경섬유다발인 고립로(solitary tract)가 위치하고 있는데, 고립로핵(solitary nucleus)의 세포들은 고립로 주위에 위치하며 미각과 내장감각에 대한 정보를 전달받는다.

숨뇌의 아래는 회색질이 중심관을 둘러싸고 있으며, 그 주위에 신경세포체와 신경섬유들이 그물처럼 얽혀 있는 그물체(reticular formation)가 형성되어 있는데, 이 그물체는 다리뇌 및 중간뇌까지 이어져 있으며, 여기서 척수의 내림운동신경세포에 영향을 주는 **그물척수로**(reticulospinal tract)가 기원한다. 앞쪽에는 겉질뇌줄기로와 겉질척수로로 구성된 피라밋로(pyramidal tract)가 위치하고 있으며, 겉질척수로는 피라밋을 통해 숨뇌의 가장 앞쪽으로 내려오다가 대부분이 숨뇌의

표 6-2	숨뇌의 주요 내부구조
구분	내부구조
오름신경로 및 중계핵	얇은다발핵 및 쐐기다발핵 Nucleus gracilis and cuneatus 안쪽활꼴섬유 Internal arcuate fibers 안쪽섬유띠교차 Decussation of the medial lemniscus 안쪽섬유띠 Medial lemniscus 척수섬유띠 Spinal lemniscus
내림신경로	피라밋 Pyramids 피라밋교차 Pyramidal decussation
소뇌 관련 신경로 및 중계핵	덧쐐기핵 Accessory(lateral) cuneate nucleus 아래올리브핵 Inferior olivary nucleus 중심뒤판로 Central tegmental tract 가쪽그물핵 Lateral reticular nucleus 활꼴핵 Arcuate nucleus 뒤척수소뇌로 Dorsal spinocerebellar tract 앞척수소뇌로 Ventral spinocerebellar tract 아래소뇌다리 Inferior cerebellar peduncle
뇌신경핵 및 관련 신경로	안쪽세로다발 Medial longitudinal fasciculus(MLF) 고립로 Solitary tract 고립로핵 Solitary nucleus 미주신경등쪽운동핵 Dorsal motor nucleus of CN X 아래침분비핵 Inferior salivary nucleus(CN IX) 혀밑신경핵 Hypoglossal nerve nucleus(CN XII) 의문핵 Nucleus ambiguus(CN IX, X, XI) 더부신경의 척수앞뿔 Ventral horn of CN XI 삼차신경척수로 Spinal trigeminal tract 삼차신경척수핵 Spinal trigeminal nucleus 아래 · 안쪽안뜰신경핵 Inferior · medial vestibular nuclei(CN VII)

가장 아래에서 교차하는데, 이를 **피라밋교차**(pyramidal decussation)라고 한다. 겉질척수로가 교차하는 곳 뒤쪽에는 쐐기다발과 널판다발이 있고, 그들의 오름신경섬유가 닿는 쐐기핵과 널판핵이 있다. 이 핵들에서 나온 축삭들은 앞쪽에서 속활꼴섬유(내궁상섬유, internal arcuate fiber)를 형성하여 활 모양으로 구부러지면서 서로 교차하여 안쪽섬유띠교차(decussation of the medial lemniscus)를 이룬다. 쐐기핵의 뒤쪽 아래에 덧쐐기핵(부쐐기핵, accessory cuneate nucleus)이 있으며, 그 축삭들은 가쪽으로 오름하여 아래소뇌다리를 통해 소뇌로 연결되는 쐐기소뇌로(cuneocerebellar tract)를 형성한다. 또한, 뒤가쪽부분에는 삼차신경척수로(spinal trigeminal tract)와 삼차신경척수핵(spinal trigeminal nucleus)이 존재한다.

한편 중앙선 양쪽에는 두 개의 큰 신경섬유띠가 수직으로 놓여 있는데, 각 띠의 가장 뒤쪽에는 위쪽척수에서 시작해 중간뇌까지 연결된 안쪽세로다발(medial longitudinal fasciculus)이 있다. 숨뇌에 있는 안쪽세로다발에는 안쪽안뜰척수로(medial vestibulospinal tract), 사이질척수로(interstitiospinal tract), 다리뇌그물체척수로(pontine reticulospinal tracts) 등의 내림신경섬유로가 들어 있다. 안쪽섬유띠(medial lemniscus)는 안쪽세로다발 중 가장 큰 부분을 차지한다.

3) 숨뇌의 주요 핵 그림 6-6 그림 6-7

(1) 혀밑신경핵(Hypoglossal nucleus)

혀밑신경핵(hypoglossal nucleus)은 마름오목의 혀밑신경삼각 밑에 있는 운동핵으로, 이 신경세포들의 축삭이 혀밑신경(XII)이 된다.

(2) 의문핵(Nucleus ambiguus)

의문핵(nucleus ambiguus)은 숨뇌의 깊은부분에 있는 그물체 내의 긴 세포집단으로 후두 및 인두에 있는 가로무늬근육을 지배하는 **혀인두신경**(IX) · **미주신경**(X) · **더부신경**(XI)의 운동섬유 시작 핵이다. 이 핵의 꼬리부분에서는 더부신경의 뇌부(cranial part)가 나오며, 머리부분에서는 혀인두신경의 특수내장섬유가 나와 **목끝인두근**을 지배한다.

(3) 미주신경등쪽운동핵(Dorsal motor nucleus of vagus nerve)

미주신경등쪽운동핵(dorsal motor nucleus of vagus nerve)은 혀밑신경핵의 뒤가쪽에 있는 긴 세포군으로 미주신경의 부교감신경절이전신경세포이며, 마름오목 하단의 미주신경삼각(vagal triangle)의 내부에 있다. 심장근육 · 가슴안(thoracic cavity) 및 배골반안 장기의 민무늬근육과 샘 등을 지배한다.

(4) 아래침분비핵(Inferior salivary nucleus)

아래침분비핵(inferior salivary nucleus)은 의문핵의 위앞쪽에 있는 그물체 내의 세포군이며 귀밑샘으로 가는 부교감신경절이전신경세포이다.

(5) 그물체(Reticular formation)

그물체(reticular formation)는 여러 방향의 신경섬유그물과 그 그물 내에 있는 신경세포를 말하는 것으로서, 척수 그물체의 연속이며 다리뇌 및 중간뇌까지 걸쳐 비교적 산만하게 퍼져 있는 구조이다. 그 중 신경세포군만을 말할 때는 **그물핵**(reticular nucleus)이라고 한다. 그물체는 비교적 원시적인 핵으로 여러 가지 운동신경로, 특히 뼈대근육의 긴장 및 평형유지 등에 관계하고 있으며, 생명에 필요한 호흡과 심장박동 및 혈압조절중추와 기침 · 재채기 · 삼킴 · 구토 등의 반사중추가 이곳에 있기 때문에 숨뇌의 기본적 구조라고 할 수 있다.

(6) 널판핵 · 쐐기핵(Gracile & Cuneate nucleus)

널판핵(gracile nucleus)과 **쐐기핵**(cuneate nucleus)은 각각 숨뇌 아래 배쪽면에 있는 얇은다발결절과 쐐기다발결절 속에 들어 있는 세포로 고유감각 · 피부촉각의 신경로핵이다. 이곳에서 나가는

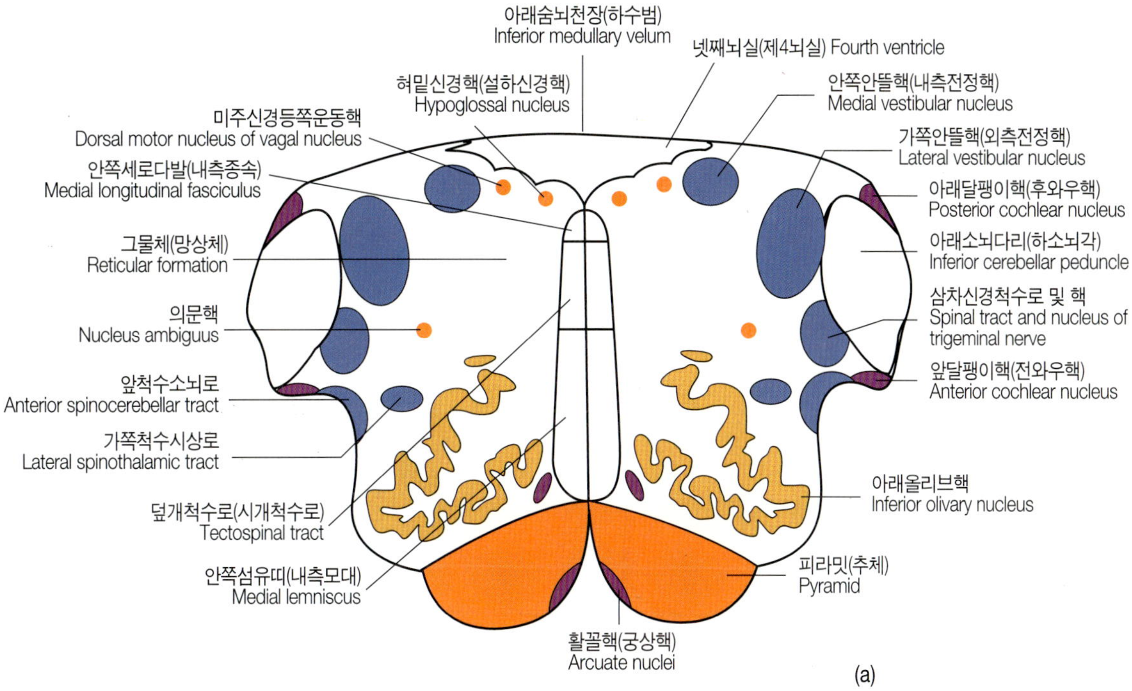

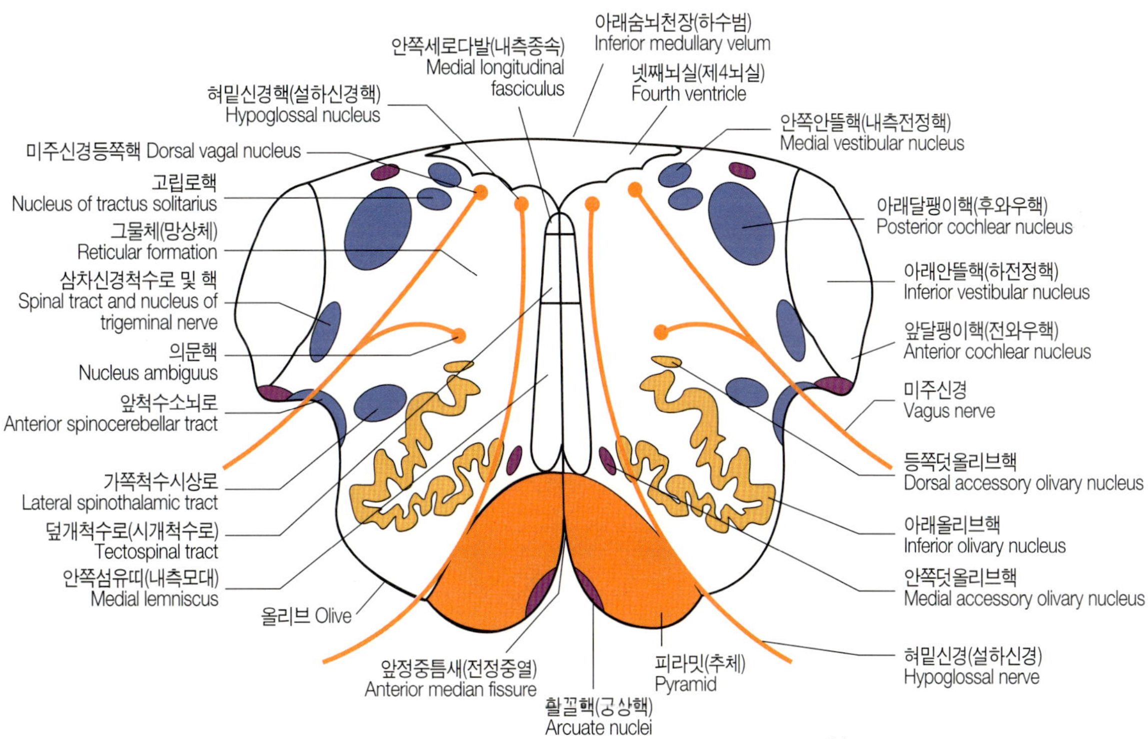

그림 6-6 숨뇌의 가로면(1) (a) 다리뇌 바로 아래 수준. (b) 올리브핵 가운데 윗부분.

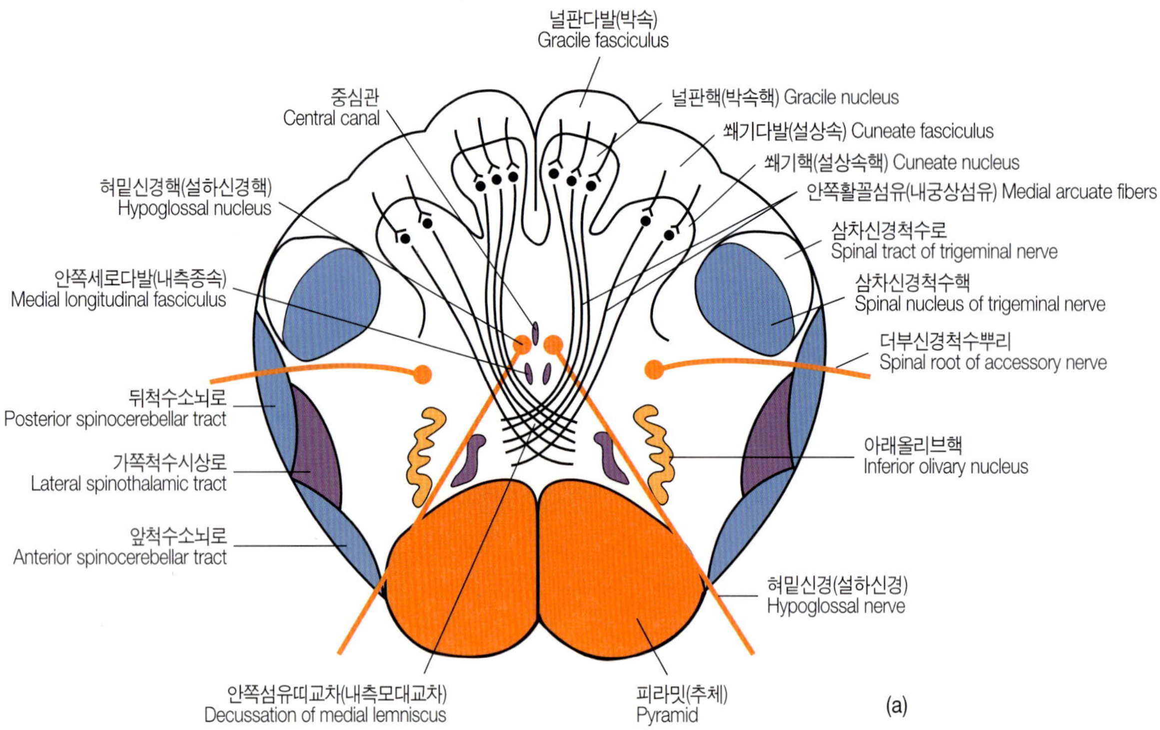

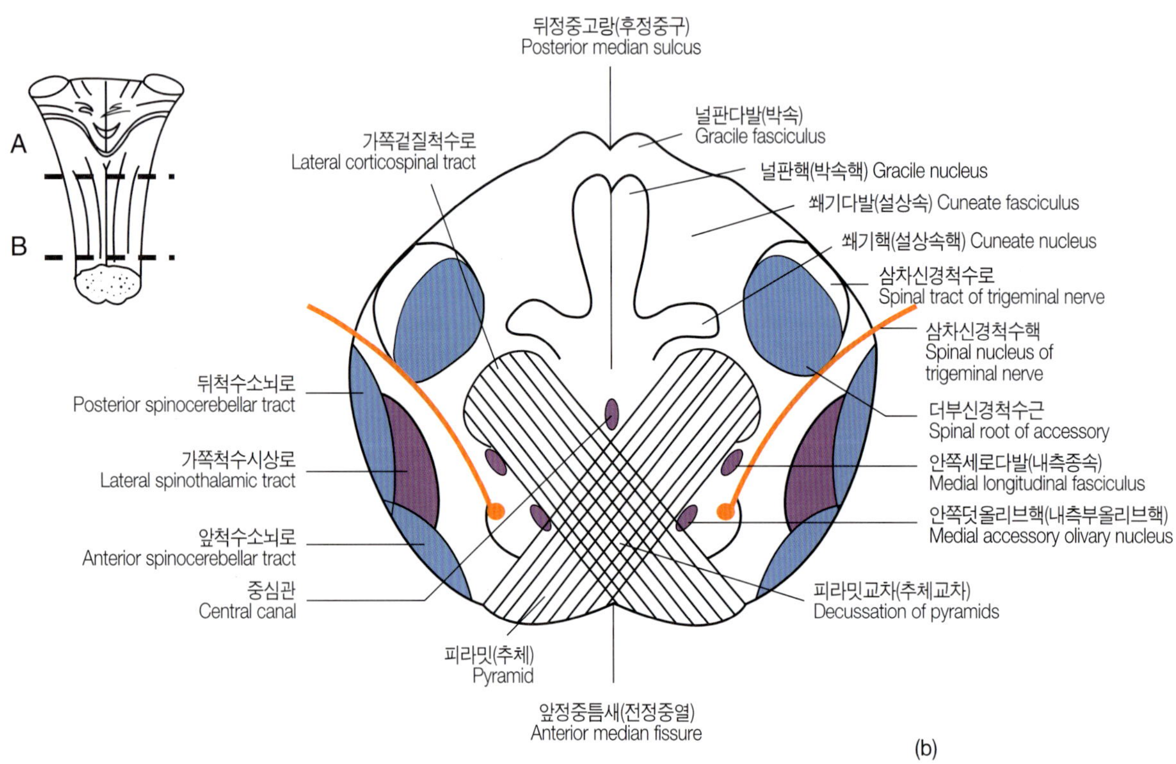

그림 6-7 숨뇌의 가로면(2) (a) 안쪽섬유띠교차 수준. (b) 피라밋교차 수준.

축삭다발인 안쪽활꼴섬유(internal arcuate fiber)는 활 모양으로 구부러지면서 섬유띠교차(lemniscal decussation)를 이룬 후 안쪽섬유띠(medial lemniscus)가 되어 시상에서 끝난다. 쐐기핵의 가쪽에는 덧쐐기핵이 있고, 이 핵에서 나온 섬유들은 아래소뇌다리를 통해 소뇌에서 끝난다.

(7) 고립로핵(Solitary nucleus)

혀인두 및 미주신경 등의 내장성 감각섬유가 숨뇌 내에서 이루는 섬유다발을 고립로(solitary tract)라고 하는데, **고립로핵**(solitary nucleus)은 이들 섬유다발에 산재하는 세포군이다. 미주신경 배쪽운동핵의 가쪽에 있는 가느다란 핵군으로 존재한다. 특히 이곳은 얼굴신경 · 혀인두신경 · 미주신경 내에 있는 미각섬유의 끝나는 핵이기도 하다 그림 6-8.

(8) 삼차신경척수로핵(Nucleus of spinal tract of trigeminal nerve)

삼차신경척수로핵(nucleus of spinal tract of trigeminal nerve)은 척수 아교질의 연속으로 쐐기다발과 그물체 사이에 위치하고 있다. 삼차신경중심가지의 내림가지다발인 삼차신경척수로(spinal tract of trigeminal nerve)가 싸고 있으며 층판배열로써 끝난다. 이 세포의 축삭은 머리의 통각 및 온도감각의 이차신경세포이며, 대부분이 교차하면서 시상에 연결된다.

(9) 아래올리브핵복합체(Inferior olivary nuclear complex)

아래올리브핵복합체(inferior olivary nuclear complex)는 숨뇌의 배쪽면에 있는 올리브(olive) 속에 들어 있는 주름잡힌 주머니 모양의 회색질로 으뜸아래올리브핵(주하올리브핵, principal inferior olivary nucleus)과 안쪽덧올리브핵(medial accessory olivary nucleus) 및 등쪽덧올리브핵(dorsal accessory olivary nucleus)으로 구성되어 있다. 이들 핵의 축삭들은 올리브소뇌로(olivocerebellar tract)를 형성하여 반대쪽의 아래소뇌다리를 통하여 소뇌로 들어가는데, 이들의 종말은 소뇌겉질을 구성하고 있는 조롱박신경세포(푸르킨예세포, Purkinje cell)의 흥분성을 조정하는 오름섬유(climbing fiber)를 형성한다.

또한 이곳으로 유입되는 들신경섬유들은 대뇌겉질, 적색핵, 중간뇌수도관주위회색질, 아래안뜰핵, 삼차신경척수핵 및 반대쪽의 소뇌핵에서 시작된 것들이다.

(10) 활꼴핵(Arcuate nucleus)

활꼴핵(arcuate nucleus)은 다리뇌핵(pontine nucleus)이 아래쪽으로 연장되어 형성된 구조로, 대뇌겉질에서 겉질뇌줄기로를 통해 내림신경섬유를 받으며 축삭은 소뇌겉질로 투사된다. 일부 날신경섬유는 바깥활꼴섬유(외궁상섬유, external arcuate fiber)를 형성하여 숨뇌의 가쪽을 돌아 아래소뇌다리를 통해 같은쪽 소뇌겉질로 이어지며, 일부 날신경섬유는 숨뇌의 정중선에서 뒤쪽으로 주행한 후 마름오목에서 넷째뇌실속질줄무늬(medullary striae of 4th ventricle)를 형성한 후 아래소뇌다리를 통해 같은쪽 소뇌겉질로 이어진다.

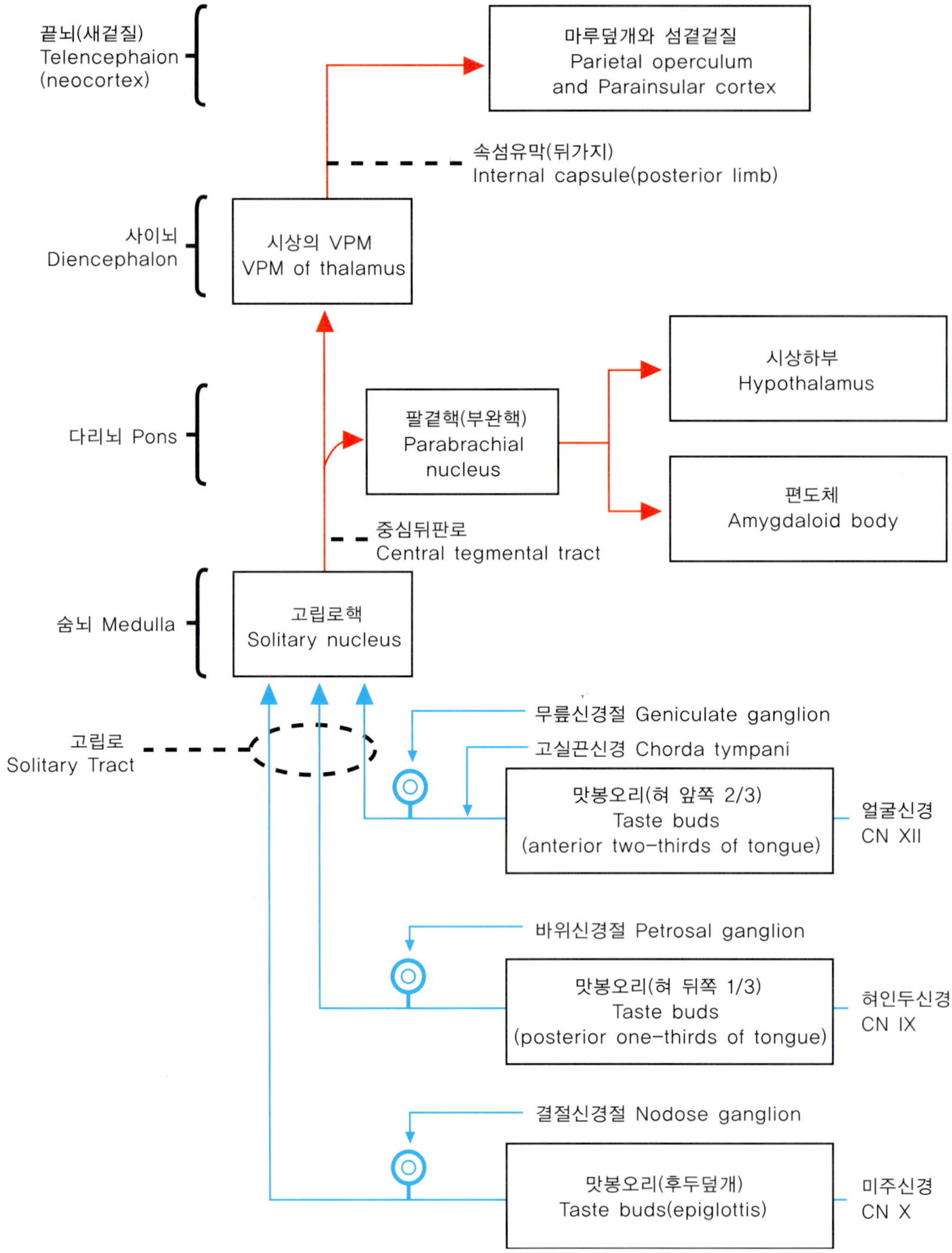

그림 6-8 미각신경로에서 고립로핵의 위치

혀의 2/3 앞쪽 맛봉오리(VII), 1/3 뒤쪽 맛봉오리(IX) 및 후두덮개의 맛봉오리(X)에서 시작한 감각신경은 고립로를 통해 숨뇌의 고립로핵에 닿는다. 이후 중심뒤판로를 통해 팔결핵에서 시상하부와 편도체(amygdaloid body)에 연접하고 다른 한 가닥은 시상의 VPM에 연접되며, 시상의 VPM에서 속섬유막 뒤가지를 지나 대뇌겉질의 미각영역에서 끝난다.

III 뇌줄기의 신경로

뇌줄기는 대뇌와 척수의 연결로인 오름 및 내림신경로(ascending & descending tract)의 통로가 되며, 뒷면의 소뇌와는 **위 · 중간 · 아래소뇌다리**(superior, middle & inferior cerebellar peduncle)라는 신경섬유다발로 연결되어 있는데, 이들의 진행과정은 뇌줄기의 각 부위에서 조금씩 차이가 있지만, 여기서는 대략적인 것들만 기술하고 자세한 내용은 척수의 신경로 부위에서 설명하고자 한다.

(1) 위소뇌다리 (Superior cerebellar peduncle)

위소뇌다리(superior cerebellar peduncle)는 소뇌에서 주로 나가는 날신경섬유다발이며, 적색핵 밑에서 교차하여 일부는 적색핵에, 일부는 시상에 연접한다.

(2) 척수섬유띠 · 삼차신경섬유띠 (Spinal & trigeminal lemniscus)

척수시상로를 뇌줄기에서는 일명 **척수섬유띠**(spinal lemniscus)라고도 하는데, 이는 척수신경을 통한 통각 및 온도감각의 신경로로 안쪽섬유띠의 가쪽에 인접하여 위쪽으로 올라간다. **삼차신경섬유띠**(trigeminal lemniscus)는 삼차신경을 통한 얼굴 및 머리의 감각신경로이며 척수섬유띠 및 안쪽섬유띠의 안쪽을 따라 올라간다. 이들은 층판 배열을 하면서 시상에 끝나고, 이어서 대뇌의 감각영역에 투사된다.

(3) 가쪽섬유띠 (Lateral lemniscus)

가쪽섬유띠(lateral lemniscus)는 청각신경로로 중간뇌의 바깥표면 가까이에 있으며 일부는 안쪽무릎체에 연접한다.

(4) 적색척수로 (Rubrospinal tract)

적색척수로(rubrospinal tract)는 적색핵의 거대세포부위에서 기원한 후 앞쪽뒤판교차(ventral tegmental decussation)를 이루어 반대편으로 교차한 다음 내려가 척수의 렉시드 제 V~VII 층판에서 끝난다.

(5) 적색그물척수로 (Rubroreticular spinal tract)

적색그물척수로(rubroreticular spinal tract)는 적색척수로보다 발달된 것으로 아래의 그물체핵을 거쳐 척수앞뿔에 이른다.

(6) 덮개척수로(Tectospinal tract)

덮개척수로(tectospinal tract)는 주로 시각반사에 관여하는 신경로로, 대부분은 위둔덕에서 시작하나 일부는 아래둔덕에서 시작하며, 곧 교차하여 척수앞섬유단을 내림한 후 앞뿔세포에 이른다.

(7) 안쪽세로다발(Medial longitudinal fasciculus)

안쪽세로다발(medial longitudinal fasciculus)은 눈과 머리의 평형 및 협동운동에 있어서 중요한 신경로로, 넷째뇌실의 배쪽에서 정중선 등쪽부위의 양쪽에 있다.

(8) 겉질다리뇌로(Corticopontine tract)

겉질다리뇌로(corticopontine tract)는 대뇌겉질에서 시작하여 속섬유막과 중간뇌의 대뇌다리를 거쳐 같은쪽의 다리뇌핵에서 끝난다. 다리뇌핵에서 시작한 섬유는 교차하여 다리뇌가로섬유가 되며, 이들이 합쳐서 중간소뇌다리를 이루어 소뇌에서 끝난다.

(9) 피라밋로(pyramidal tract)

피라밋로(pyramidal tract)는 대뇌겉질의 운동영역에서 시작하여 속섬유막 → 대뇌다리 → 다리뇌 등을 내려오는 뼈대근육의 수의운동을 지배하는 섬유다발로, 숨뇌의 배쪽부위에서는 뚜렷하게 나타난다. 이로 인하여 형성되는 삼각형의 융기를 **피라밋**(pyramid)이라고 한다. 이 피라밋로섬유의 대부분(70~80%)은 숨뇌 아랫부분에서 피라밋교차(pyramidal decussation)를 이루어 반대쪽으로 진행하여 척수로 내려간다.

(10) 안쪽섬유띠(Medial lemniscus)

숨뇌의 널판핵과 쐐기핵의 축삭인 안쪽활꼴섬유(intemal arcuate fiber)는 안쪽배쪽을 향해 활모양으로 교차하는데, 이를 섬유띠교차(lemniscal decussation)라고 하며, 이는 다시 피라밋로의 등쪽에서 **안쪽섬유띠**(medial lemniscus)라고 하는 강대한 섬유다발을 형성하여 시상에서 끝나고 이어서 대뇌겉질의 감각영역에 투사된다.

(11) 아래소뇌다리(Inferior cerebellar peduncle)

아래소뇌다리(inferior cerebellar peduncle)는 숨뇌의 배가쪽에 있는 강대한 섬유다발이며, 주로 뒤척수소뇌로와 올리브소뇌로의 섬유들로 구성된다. 이 밖에도 덧쐐기핵, 활꼴핵, 그물핵, 안뜰신경핵 등에서 소뇌로 가는 섬유가 포함되어 있다.

(12) 안쪽세로다발(Medial longitudinal fasciculus)

안쪽세로다발(medial longitudinal fasciculus)은 중간뇌 앞끝에서 척수 위끝까지 뇌실계의 바로 배쪽에 있으며, 계통발생학적으로 가장 오래된 운동신경로이다. 안뜰신경핵과 안구운동에 관여하는 뇌신경핵(III, IV, VI), 그리고 더부신경(XI) 사이를 연결하는 섬유다발로서 뇌신경에 관한 간접 반사궁의 일부이며, 안구와 목부위의 조화있는 운동에 관여한다.

(13) 중심뒤판로(Central tegmental tract)

중심뒤판로(central tegmental tract)는 시상과 적색핵 등에서 일어나 같은쪽의 뒤판중심부를 지나 올리브핵에 끝나는 섬유로서 대뇌겉질, 줄무늬체 및 소뇌 등에서 흥분을 받아 이를 다시 소뇌와 척수에 전도한다.

이 밖에도 앞척수시상로(anterior spinothalamic tract), 적색척수로(rubrospinal tract), 그물척수로(reticulospinal tract), 앞척수소뇌로(anterior spinocerebellar tract) 및 덮개척수로(tectospinal tract) 등의 신경로가 나타난다.

IV 그물체

뇌줄기의 뒤판 중앙에는 섬유다발이 신경세포들을 그물처럼 감싸고 있는 형태로 나타나는 곳이 있는데, 이를 **그물체**(망상체, reticular formation)라고 하며, 그 중 신경세포군만을 말할 때는 **그물핵**(망상핵, reticular nucleus)이라고 한다. 이곳은 계통발생학적으로 뇌에서 가장 오래된 부분으로 생명유지에 직접적으로 관계되는 원시적인 기능을 담당한다고 알려져 있다. 즉 여러 가지 운동신경로, 특히 뼈대근육의 긴장 및 평형유지 등에 관계하고 있으며, 수면과 각성, 의식 등 대뇌겉질의 기능 조절, 그리고 생명에 필요한 호흡과 심장박동 및 혈압 조절중추와 기침 · 재채기 · 삼킴 · 구토 등의 반사중추가 이곳에 있다 그림 6-9.

1. 그물핵

그물체를 구성하고 있는 신경세포는 위쪽으로는 시상과 시상하부까지 연결되어 있으며, 아래쪽으로는 그물척수로에 의하여 척수에 있는 자율신경계통의 신경절이전섬유에 연접하여 생체기능을 조절하는 데 관여하고 있으나, 이들 신경세포의 집단은 경계가 매우 불명확하다.

일반적으로 4개의 핵군들이 기둥형태로 나타나는데, 뇌줄기의 중앙부에 위치하는 **솔기핵**(raphe nucleus), 솔기핵 바로 가쪽에 있으며 비교적 큰 세포들의 집단인 **안쪽**(중심)**핵**[medial(central) nucleus], 작은 세포들의 집단으로 가장 가쪽에 위치하는 **가쪽핵**(lateral nucleus), 그리고 주로 소뇌와 연결되어 있는 **앞쪽소뇌핵**(precerebellar nucleus)으로 분류된다.

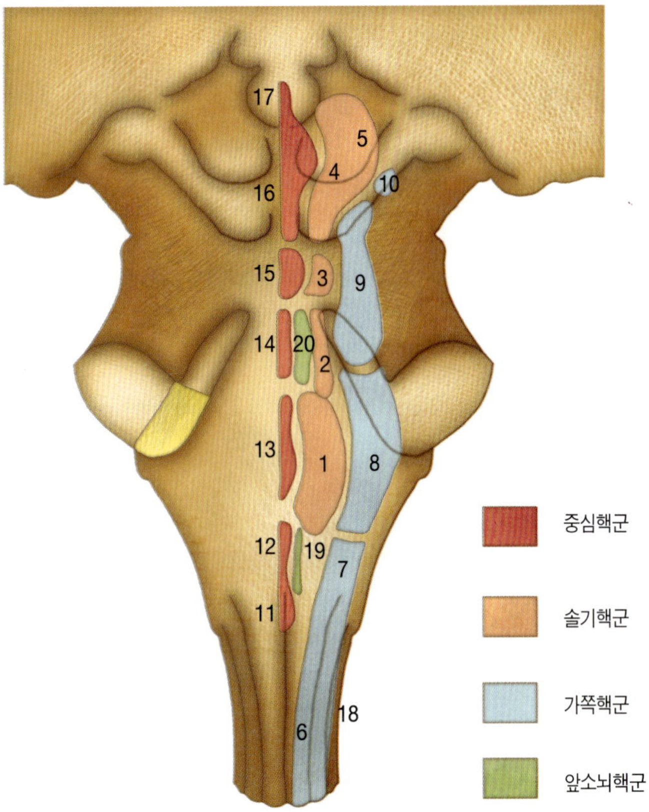

1. 거대세포그물핵(Gigantocellular reticular nucleus)
2. 꼬리다리뇌그물핵(Caudal pontine reticular nucleus)
3. 입부위다리뇌그물핵(Oral pontine reticular nucleus)
4. 쐐기밑핵(Subcuneiform nucleus)
5. 쐐기모양핵(Cuneiform nucleus)
6. 숨뇌중심핵(Central nucleus of medulla oblongata)
7. 겉배쪽가쪽그물구역(Superficial ventrolateral reticular area)
8. 작은세포그물핵(Parvocellular reticular necleus)
9. 팔곁핵(Parabrachial nuclei)
10. 다리다리뇌핵(Pedunculopontine nucleus)
11. 불명솔기핵(Nucleus raphe obscurus, B2)
12. 창백솔기핵(Nucleus raphe pallidus, B1)
13. 큰솔기핵(Nucleus raphe magnus, B3)
14. 다리뇌솔기핵(Nucleus raphe pontis, B5)
15. 정중솔기핵(Median raphe nucleus, B6)
16. 등쪽솔기핵(Dorsal raphe nucleus, B7)
17. 선솔기핵(Nucleus linealis)
18. 가쪽그물핵(Lateral reticular nucleus)
19. 중정곁그물핵(Paramedian reticular nucleus)
20. 다리뇌뒤판그물핵(Pontine reticulotegmental nucleus)

그림 6-9 그물핵의 위치

그물핵으로 유입되는 들신경들은 대뇌와 소뇌는 물론 척수까지를 포함하는 중추신경계통의 대부분에서 시작한다고 할 수 있다. 즉 척수로부터는 척수그물체로(spinoreticular tract), 척수시상로(spinothalamic tract), 안쪽섬유띠(medial lemniscus)가 투사되고, 뇌신경핵으로부터는 안뜰 및 청각, 시각계를 포함하는 오름신경섬유들이 연접한다. 또한 소뇌, 시상핵, 시상밑핵과 시상하부핵, 줄무늬체, 그리고 둘레계통으로부터 들신경섬유들이 투사되며, 대뇌 이마엽의 일차운동영역과 마루엽의 몸감각영역으로부터도 중요한 들신경섬유들이 전달된다 그림 6-10, 11, 12.

반대로 그물핵에서 나가는 날신경들은 그물척수로(reticulospinal tract) 등을 통해 뇌줄기와 척수로 내려가 뇌신경운동핵과 척수의 앞뿔신경세포에 전달되며, 다른 내림신경로들은 교감신경계통과 뇌·엉치분절의 부교감신경계통으로 연결된다. 또한 줄무늬체, 소뇌, 적색핵, 흑색질, 뒤판, 시상핵, 시상하부핵, 시상밑핵 등으로도 연결되며, 대부분의 대뇌겉질에도 전달된다.

그물체의 활성은 각성상태(awakening state)와 밀접한 연관이 있다. 일반적인 수면상태의 경우 뇌전도(EEG)에서는 진폭이 큰 수면파가 낮은 빈도로 나타나는 **동시현상**(synchronization)이 관찰되지만, 각성상태 또는 REM 수면에서는 **비동시현상**(desynchronization)이 나타난다. 하지만 그물체의 자극 시 뇌전도의 동시사태는 비동시상태로 변화하고, 수면상태에서 각성상태로 변화하게 되기 때문에 이를 **각성반응**(arousal reaction)이라고 한다. 이러한 원인은 그물체가 오름신경로를

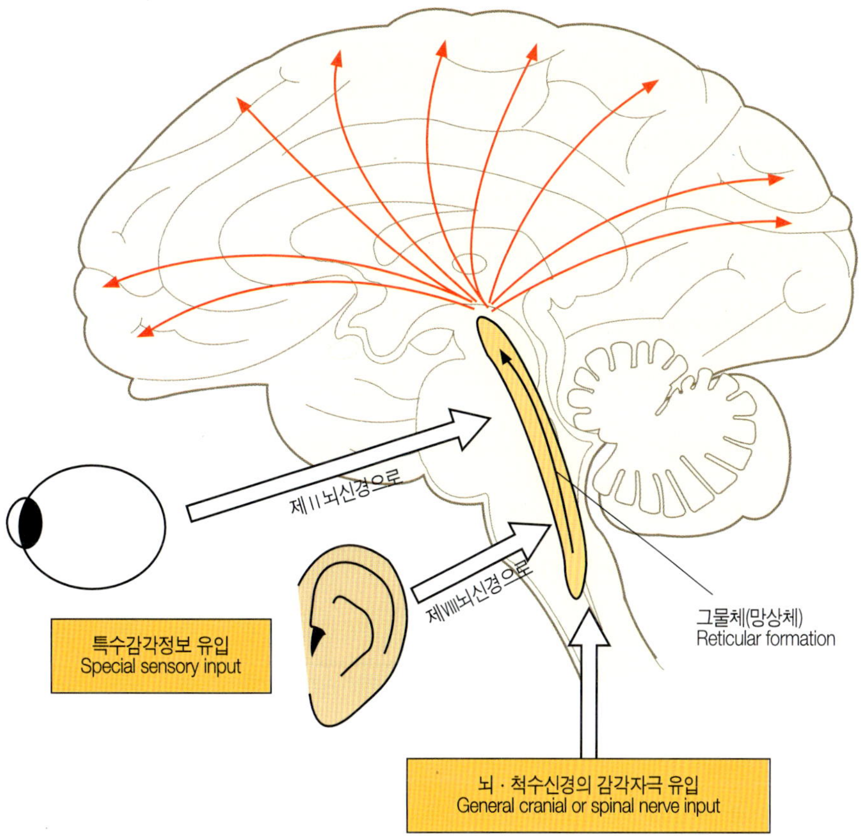

그림 6-10 오름그물활성계

특수감각(시각, 청각)과 일반감각 및 뇌신경 감각들이 뇌줄기의 그물체에 유입되면 그물체는 활성화되며 해당 대뇌겉질을 각성시켜 자극에 대해 반응하도록 한다.

표 6-3 그물핵

구 분	구성 핵
솔기핵 Raphe nucleus	직선핵 Nucleus linearis 등쪽솔기핵 Dorsal raphe nucleus 위중심핵 Superior central nucleus 다리뇌솔기핵 Nucleus raphe pontine 큰솔기핵 Nucleus raphe magnus 창백솔기핵 Nucleus raphe pallidus 불명솔기핵 Nucleus raphe obscurus
안쪽(중심)핵 Medial (central) nucleus	쐐기핵 Cuneiform nucleus 입부위다리뇌그물핵 Oral pontine reticular nucleus 꼬리다리뇌그물핵 Caudal pontine reticular nucleus 거대세포그물핵 Gigantocellular reticular nucleus
가쪽핵 Lateral nucleus	다리다리뇌핵 Pedunclopontine nucleus 팔곁핵 Parabrachial nucleus 작은세포핵 Parvocelluar nucleus 배쪽(중심)그물핵 Ventral(central) reticular nucleus
앞쪽소뇌핵 Precerebellar nucleus	다리뇌뒤판그물핵 Pontine reticulotegmental nucleus 정중곁그물핵 Paramedian reticular nucleus 가쪽그물핵 Lateral reticular nucleus

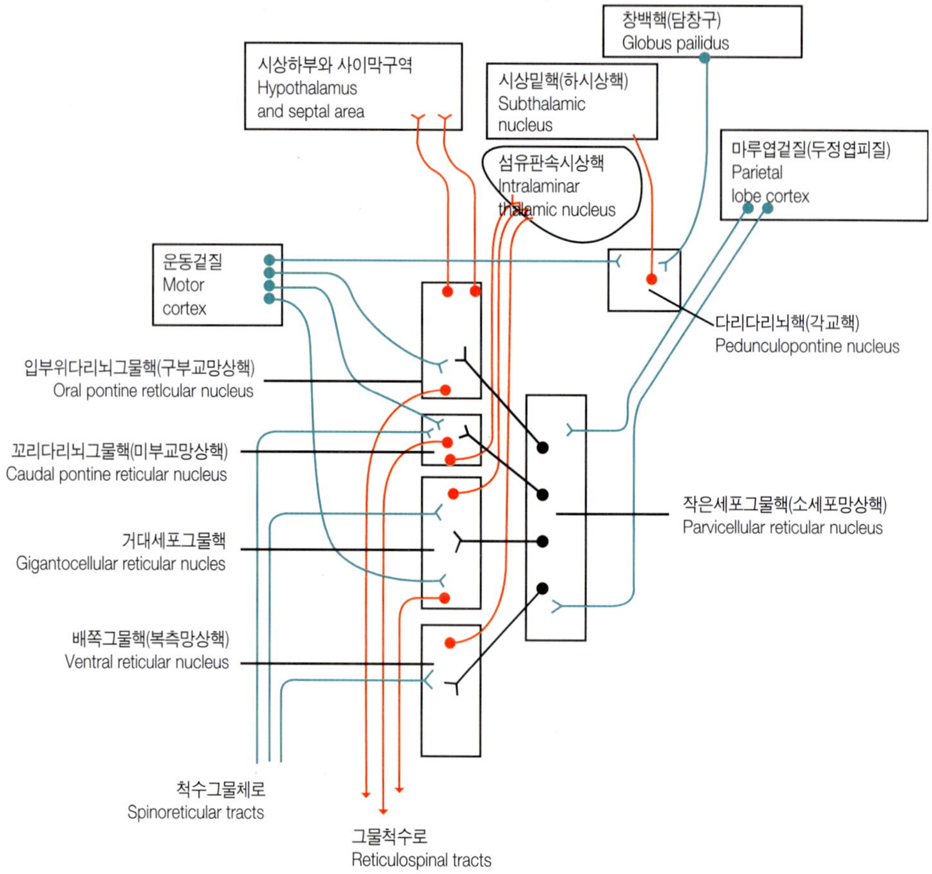

그림 6-11 그물핵의 중심 및 가쪽군의 연결

그물체로 투사되는 들신경섬유는 ① 척수로부터 척수그물체로, 척수시상로, 안쪽섬유띠를 통하여 투사되고, ② 뇌신경핵으로부터 안뜰, 청각, 시각로를 통해 투사되며 ③ 소뇌로부터 소뇌그물체로섬유가 투사된다. ④ 대뇌겉질의 운동영역과 마루엽의 몸감각겉질에서 투사된다. 특히 ⑤ 시상하부핵, 시상밑핵, 시상핵, 바닥핵(담낭구) 및 둘레계통에서도 투사된다. 그물체에서 나가는 날신경섬유는 그물숨뇌로와 그물척수로를 통해 뇌줄기의 뇌신경과 척수의 앞뿔에 전달된다. 또한 바닥핵, 소뇌, 중간뇌적색핵, 흑색질, 덮개, 시상핵, 시상하부핵 및 대뇌겉질까지 전달된다.

통해 대뇌겉질을 활성화시키기 때문에 **오름그물활성계**(ascending reticular activating system; ARAS)라고 한다. 오름그물활성계는 시상이 섬유판속핵군(intralaminar nuclear group)을 통해 대뇌겉질로 이어지는 것으로 알려져 있다.

그물체는 수면조절 이외도 호흡과 심장혈관 등 내장기능을 조절한다. 즉 호흡중추는 숨뇌의 등쪽과 배쪽에 위치하는데, **등쪽호흡중추**(dorsal respiratory center)는 고립로핵(solitary nucleus)의 배가쪽에 있는 그물체에 위치하며, 주로 들숨의 조절에 관여한다. **배쪽호흡중추**(ventral respiratory center)는 대체적으로 의문뒤핵(retroambiguus nucleus)과 주위의 그물체에 해당되며, 이 부분을 **얕은배가쪽그물영역**(superficial ventrolateral reticular area; ARSVL)이라고도 한다. 배쪽호흡중추는 들숨과 날숨에 모두 관여한다. 이 두 부분은 목척수의 가로막신경핵(phrenic nerve nucleus)을 포함하는 앞뿔신경세포와 연결되어 있어 가로막과 갈비사이근의 운동을 통해 호흡운동을 조절한다.

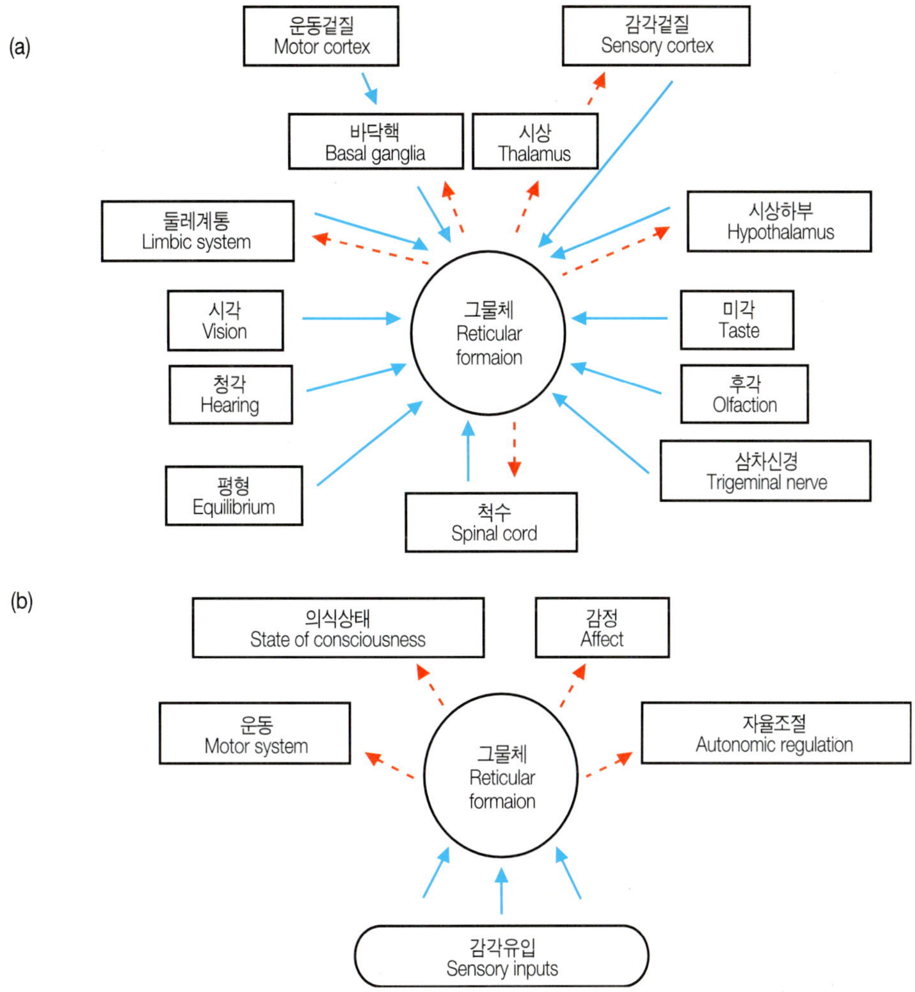

그림 6-12 그물체의 들투사로와 날투사로

(a) 각종 말초의 구심성 감각 정보가 그물체로 유입되고, 대뇌겉질, 시상 및 시상하부에서 그물체와 정보가 교환된다.
(b) 그물체로 들어온 자극들이 운동계, 자율신경계통 및 대뇌 의식중추에 투사되고 있다.

중간뇌의 팔결핵(parabrachial nucleus)과 주위의 그물체에도 호흡의 빈도를 조절하는 호흡조절중추(pneumotaxic center)가 있는데, 이 핵에서는 등쪽과 배쪽호흡중추로 날신경섬유를 보낸다.

얕은배가쪽그물영역에 속하는 일부 신경세포들은 심장혈관중추(cardiovascular center)로도 작용한다. 이 구역은 의문핵(nucleus ambiguus)이 있는 부분이며, 부교감신경절이전신경세포로 작용하여 심장박동의 빈도를 조절한다. 이 얕은배가쪽그물영역은 혈압수용기(baroreceptor)와 화학수용기(chemoreceptor)의 중추인 고립로핵(solitary nucleus)에서 들신경섬유를 받아 일종의 심혈관반사(cardiovascular reflex)에 관여한다. 이 핵에서 나오는 삼차섬유는 시상하부로 연결되어 있다.

V 뇌줄기의 기능

뇌줄기의 기능은 독립된 하나의 뇌기능으로 설명할 수 있는 것이 아니며 중간뇌, 다리뇌, 숨뇌를 구성하는 각종 핵군 및 그물체 등의 독특한 기능과 고위중추인 대뇌겉질이나 소뇌, 사이뇌의 조절을 받아 일어나기 때문에 전체적으로 요약해서 설명될 수밖에 없다.

첫째, 고위중추의 여러 부위와 척수를 연결하는 오름신경과 내림신경이 지나가는 통로로서의 기능이 있다.

둘째, 호흡과 심장박동의 조절에 관여하는 중추가 있어 생명활동에 관여하는 기능이 있다.

셋째, 3~12번까지 뇌신경의 핵이 있어 뇌신경의 시작점이 된다.

1. 대뇌제거경직

여러 수준에서 뇌(brain)를 절단하면, 그 절단 수준에서 특이한 신체 행동의 변화를 가져온다. 중간뇌(midbrain)의 위둔덕과 아래둔덕 사이를 절단하여 대뇌겉질, 줄무늬체 및 기타의 고위중추에서 오는 영향을 차단한 동물을 **대뇌제거동물**(decerebrate animal)이라고 하며, 이런 동물에서는 신체 근육의 특이한 경직현상이 일어난다. 즉, 전신의 폄근 긴장도가 급격히 증가되어 팔다리가 펴지고 머리와 꼬리는 등쪽으로 휘어져 마치 세워놓은 장난감 같이 되는데, 이를 **대뇌제거경직**(decerebrate rigidity)이라고 한다 그림 6-13.

이러한 대뇌제거경직의 발생기전은 고위운동중추 및 적색핵 등의 영향이 차단된 상태에서 숨뇌에 있는 **다이테르스핵**(Deiter' s nucleus)의 영향만을 받기 때문이다. 다시 말해서 척수의 반사활동에 뇌줄기의 그물체가 흥분 또는 억제작용을 조절하는 기능이 상실되어 항중력근은 크게 폄(신전)되나 대항근은 이완되기 때문이다. 이처럼 척수의 반사활동에 영향을 주는 그물체 활성영역은 숨뇌 중간부에서 중간뇌의 뒤판중심과 회색질 및 시상하부에 있으며, 반대로 척수반사에 대한 그물체 억제영역은 숨뇌 중간 이하의 부위에 존재한다. 즉, 그물척수로 중 활성영역은 다리뇌에서 시작되어 **다리뇌그물척수로**(pontine reticulospinal tract)를 지나 척수의 앞안쪽기둥에 도달하고, 억제영역은 **숨뇌그물척수로**(medullary reticulospinal tract)를 통해 척수의 앞뿔에 도착하며 신체의 몸통이나 팔다리 근육의 운동을 조절한다.

이들은 대뇌의 운동조절능력이나 소뇌로부터 흥분성과 억제성의 정보를 받아 척수반사를 조절하는데, 고위중추의 조절능력이 상실되었을 때 그물체 활성영역은 이들의 조절에서 벗어나 독립적인 활성조절로인 다리뇌그물척수로를 통해 척수의 폄근반사를 강하게 흥분시킨다.

한편, 그물체 억제영역은 고위중추로부터 정보자극을 받아야만 흥분이 전도되어 척수의 폄근반사를 억제할 수 있는데, 이들이 차단되어 제 기능을 발휘할 수가 없게 된다.

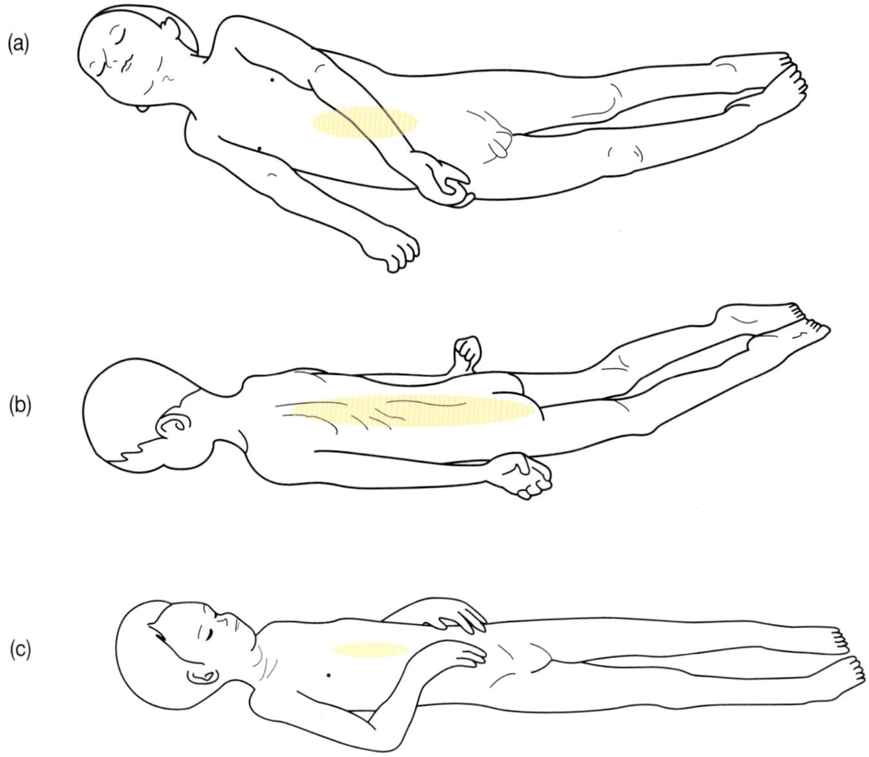

그림 6-13 인체의 대뇌제거경직(a, b)과 걷질제거경직(c)

2. 자세 및 평형반사

중간뇌동물(midbrain animal)은 중간뇌의 대부분이 척수와 연결된 채로 남아있는 동물을 말하는데, 대뇌제거동물과의 차이점은 경직현상이 심하지 않고 독자적으로 설 수가 있어 **바로서기반사**(정위반사, righting reflex)를 할 수 있다는 것이다.

신체가 체중을 지탱하거나 공간에서 머리 및 몸통의 균형을 유지하고, 머리의 운동 시 눈과의 시야조절 등 자세와 평형 및 회전을 조절하는 반사는 주로 뇌줄기의 그물체와 안뜰핵이 대뇌나 소뇌의 협동작용을 통해서 조절하는데, 이들은 복잡한 구조와 복잡한 회로망을 통해 행동으로 조절되어 나타난다.

뇌줄기의 기능조절반사에 의해 이처럼 머리와 몸통의 위치를 바로 유지하려는 반사작용을 **자세반사**(postural reflex)라고 하며, 그들의 원인에 따라 다음과 같이 구분한다.

1) 긴장성 목반사(Tonic neck reflex)

대뇌제거동물에서 머리를 신체에 대해 상대적으로 움직이면 머리의 위치에 따라 팔다리 폄근들의 긴장도가 변화한다. 즉, 자세와 평형을 유지하기 위하여 몸통과 팔다리의 뼈대근육의 긴장도가 체중을 차지하는 근육쪽으로 변화하는데, 이를 **긴장성 목반사**(tonic neck reflex)라고 한다. 예를 들면, 고양이의 경우 머리가 배쪽으로 구부러지면 앞다리는 굽혀지고 뒷다리는 펴져 신체 균형을 유지하는 긴장성 반사가 일어난다.

2) 긴장성 미로반사(Tonic labyrinthine reflex)

대뇌제거동물에서는 바로서기반사가 없어지고, 동물은 자신이 놓여진 자리에 그대로 계속 머물러 있는다. 이러한 대뇌제거동물이 체위에 따라 팔다리에서 일어나는 경직의 패턴이 달라지는 현상, 즉 동물을 바로누운자세로 두면 모든 팔다리의 펴짐이 최고조에 달하나 왼쪽 · 오른쪽 어느 쪽으로든 기울이면 경직이 감소되는 상태가 되는데, 이를 **긴장성 미로반사**(tonic labyrinthine reflex)라고 한다. 이는 안뜰기관의 평행모래막(이석막, otolithic membrane)에 중력이 작용하여 발현된 들신경자극이 뇌줄기에 전도되어 조절되는 반사이다.

3) 바로서기반사(Righting reflex)

대뇌제거동물에서 어떤 자세를 유지하면 그대로 있지만 자세를 변형하게 되면 본래의 자세로 돌아가지 못한다. 그러나 중간뇌가 제기능을 발휘하는 중간뇌동물에서는 이상상태의 위치에 있더라도 항상 정상위로 되돌아올 수 있으며 몸통 팔다리의 근육도 체중을 지지하는 쪽으로 긴장성을 유지할 수 있다. 이러한 몸바로잡기 기능을 **바로서기반사**(righting reflex)라고 하며, 이는 중간뇌와 뇌줄기 전 영역에서 조절하는 반사이다.

3. 기타 반사

1) 각막반사(Corneal reflex)

눈의 각막이나 눈꺼풀의 가장자리 및 속눈썹에 자극을 주면 통각감수기에서 들신경흥분이 삼차신경과 얼굴신경 운동핵을 통해 눈둘레근을 수축시켜 양쪽 눈꺼풀(안검)이 동시에 깜박이는데, 이를 **각막반사**(corneal reflex)라고 한다. 이는 기계적, 화학적 자극이 들어오면 **눈꺼풀반사**(깜박반사)나 **눈물분비반사**로써 각막이나 결막을 보호하는 반사이다.

2) 깨물근반사(Jaw jerk reflex) 그림 6-14

깨물근반사(jaw jerk reflex)는 일명 **아래턱반사**라 하며, 씹기근육인 깨물근에 가볍게 자극을 주면 깨물근의 근육방추는 뻗침반사가 일어나 깨물근은 수축하게 된다. 즉 깨물근의 근육방추에서 삼차신경의 들신경섬유가 흥분하여 중간뇌를 거쳐 깨물근의 운동신경세포와 연접하여 뻗침반사를 일으키게 된다.

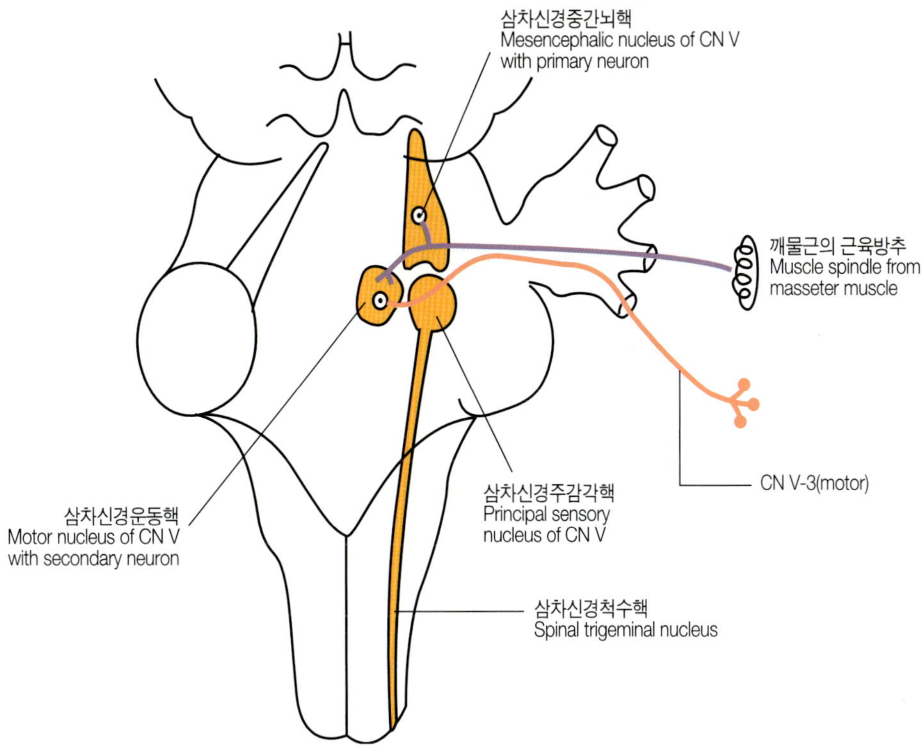

그림 6-14 깨물근의 반사경로

3) 구토반사(Vomiting reflex)

소화기를 통해 들어온 내용물을 섭취하지 못할 때 여러 가지의 중추성 자극이 척수를 거쳐 뇌줄기에 들어가 구토중추를 자극하면 날신경인 미주신경을 통해 삼킴의 반대운동을 일으켜 내용물을 토해내는 작용을 **구토반사**(vomiting reflex)라 한다. 또한 기도점막에 이물질이 들어가게 되면 구토반사와 같은 뇌줄기의 통제에 의해 **기침**과 **재채기** 또는 **발성반사**를 일으켜 생체 방어작용을 한다.

4) 삼킴반사(Swallowing reflex)

삼킴반사(swallowing reflex)는 음식물을 삼킬 때 입안, 혀, 인두 및 식도 등의 3단계 과정을 통해 의식 또는 무의식 반사작용으로 입에서 위로 음식물을 삼키는 작용이다. 이것은 뇌줄기 삼킴중추의 반사조절에 의해서 일어난다.

5) 빨기빈사(Sucking reflex)

빨기반사(sucking reflex)는 주로 어린이에게서 볼 수 있는 반사로, 입술과 혀에 목젖이 닿으면 그 자극이 들신경인 삼차신경의 둘째가지 및 셋째가지를 통해 뇌줄기에 들어가 조절을 받아 다시 날신경인 얼굴신경과 혀밑신경 및 삼차신경의 셋째가지를 거쳐 입술과 혀 및 턱에서 운동을 일으키는 반사적 작용이다.

임상노트

뇌줄기에는 그물체라는 특수한 구조가 발달되어 있어 비록 작은 병변이라도 발생하면 여러 신경핵, 반사중추, 신경로 등이 상해를 입게 된다. 일반적으로 병변의 원인은 출혈 및 경색과 같은 혈관질환, 종양, 외상, 퇴행성 질환, 탈수초성 질환 등으로 알려져 있다.

✓ 웨버증후군(Weber' s syndrome)

중간뇌 손상, 즉 뒤대뇌동맥의 폐쇄로 눈돌림신경과 대뇌다리(겉질척수로 장애)가 침해를 받아 조직괴사가 야기됨으로써 일어난다. 주요 증상으로는 안구근육마비, 얼굴 · 혀 · 팔다리마비가 오고, 눈돌림신경기능 장애로 안구가 가쪽으로 돌아가며, 위눈꺼풀이 처지고, 동공이 확장되어 빛 조절반사에 장애가 일어난다.

이때 눈돌림신경마비 증세는 병변부위와 같은쪽의 것에서 나타나지만, 신체 마비는 병변이 피라밋교차보다 위쪽에 있기 때문에 신체 반대쪽에 반마비가 온다.

✓ 베네딕트증후군(Benedikt' s syndrome)

역시 중간뇌의 안쪽섬유띠와 적색핵의 괴사가 원인인 질환으로 안쪽섬유띠에 장애가 일어나 반대편 몸통 절반의 감각이 상실된다. 또한 적색핵 손상으로 피라밋로 및 적색핵척수로에 의한 말초운동과 근육의 긴장성 조절에 문제가 유발되어 결국 직립보행에 장애가 일어난다.

✓ 별아교세포종(Astrocytoma)

소아에서 발생하는 별아교세포종은 다리뇌에서 가장 흔히 발생하는 종양으로 오른쪽의 뇌신경 마비와 반대쪽 반신불완전마비(hemiparesis)가 특징이며, 병터에 따라 다음과 같은 각각의 증상과 징후가 나타난다.

- 얼굴신경 : 얼굴근육인 표정근 약화
- 갓돌림신경 : 가쪽곧은근 약화
- 안뜰핵 : 안구의 빠른 불수의운동인 눈떨림(nystagmus) 유발
- 달팽이핵 : 청각상실
- 겉질척수로 : 반마비, 의지운동 상실
- 삼차신경 주감각핵 : 가벼운 촉각 소실(얼굴)
- 안쪽섬유띠 : 반대편 몸통 팔다리감각 소실

임상노트

✓ 발렌베르크의 바깥쪽숨뇌증후군(Lateral medullary syndrome of Wallenberg)

숨뇌의 가쪽은 척추동맥의 가지인 뒤아래소뇌동맥으로부터 혈액을 공급받는데, 이 동맥에 혈전이 형성되어 숨뇌에 혈행장애가 오면 여러 징후와 증상이 나타난다. 즉, 같은쪽 입천장근 및 미주핵에 의하여 지배되는 뒤통수근육의 마비로 인한 삼킴곤란(dysphagia)과 조음곤란(dysarthria), 같은쪽 얼굴의 통각과 온도감각의 소실, 현기증(vertigo), 구역(nausea), 눈떨림(nystagmus), 같은쪽의 호너증후군(Honer's syndrome), 같은쪽의 소뇌손상으로 인한 보행장애 및 팔다리의 조화운동못함증(ataxia), 그리고 반대쪽의 온도감각 및 통각의 소실 등이 나타난다.

✓ 안쪽숨뇌증후군(Medial medullary syndrome)

척추동맥의 숨뇌가지(medullary branch)에 혈전증이 생기면 피라밋로(pyramidal tract)와 관련된 반대편의 반신불완전마비(hemiparesis), 안쪽섬유띠(medial lemniscus)와 관련된 반대쪽 위치감각 및 운동감각과 감별촉각의 장애, 혀밑신경과 관련된 같은쪽의 혀근육 마비로 인해 혀를 내밀었을 때 마비된 쪽으로 혀가 휘어지는 증상 등이 나타난다.

7

뇌신경

▣ 학습목표

1. 뇌신경을 감각, 운동, 혼합신경으로 분류할 수 있다.
2. 뇌신경의 기원에 대해서 설명할 수 있다.
3. 뇌신경의 위치와 기능에 대해서 이해할 수 있다.
4. 뇌신경 손상에 따른 문제점을 설명할 수 있다.
5. 뇌신경 손상 검사법에 대해 이해할 수 있다.

뇌신경(cranial nerve)은 후각, 시각, 청각 및 안뜰감각 같은 특수감각, 씹기작용, 삼킴작용, 목소리를 내는 발성 및 얼굴표정 등의 특수운동을 담당한다. 또한 통각, 온도감각, 촉각, 압각 및 움직임과 위치를 지각하는 고유감각 등의 일반감각이 있으며, 특수운동 외에도 눈의 움직임, 일부 머리와 목의 근육들을 수축시키는 일반운동 기능이 있다.

뇌신경은 감각신경과 운동신경, 그리고 감각신경과 운동신경을 모두 포함하는 혼합신경 등 3가지로 나눈다. 순수하게 감각을 받아들이는 감각신경은 후각을 받아들이는 후각신경(후신경, olfactory nerve; CN I), 시각을 받아들이는 시각신경(시신경, optic nerve; CN II), 청각과 평형감각을 받아들이는 속귀신경(전정와우신경, vestibulocochlear nerve; CN VIII)이 있다.

운동을 담당하는 신경은 안구를 움직이는 눈돌림신경(동안신경, oculomotor nerve; CN III), 도르래신경(활차신경, trochlear nerve; CN IV), 갓돌림신경(외전신경, abducent nerve; CN VI), 어깨를 움직이게 하는 근육을 지배하는 더부신경(부신경, accessory nerve; CN XI), 혀를 움직이게 하는 혀밑신경(설하신경, hypoglossal nerve; CN XII)이 있다. 나머지 삼차신경(trigeminal nerve; CN V), 얼굴신경(안면신경, facial nerve; CN VII), 혀인두신경(설인신경, glossopharyngeal nerve; CN IX), 미주신경(vagus nerve; CN X)은 혼합신경이다 그림 7-1.

뇌신경 중 부교감 기능을 하는 신경은 셋째, 일곱째, 아홉째, 열째뇌신경이다.

I 척수신경과 뇌신경의 성분

뇌신경과 척수신경은 여러 가지 성분으로 구성되어 있다. 정보의 전달방향에 따라 나누면 말초신경계통에서 중추신경계통으로 전달하는 성분은 **들신경성분**(afferent component), 중추신경계통에서 말초신경계통으로 전달하는 성분은 **날신경성분**(efferent component)이라고 한다. 신경이 지배하는 부분을 내장과 그 밖의 구조로 나누어, 피부와 근육, 관절 등을 지배하는 성분은 **몸성분**(somatic component)이라 하고, 내장을 지배하는 성분은 **내장성분**(visceral component)이라고 한다. 또한 미각이나 청각, 평형감각 등 맛봉오리(미뢰, taste bud)나 속귀(내이, inner ear)와 같은 특수감각기관을 통해서만 받아들이거나, 인두굽이(아가미궁, 새궁, branchial arch)와 같은 특정한 발생학적 구조에서 기원된 근육만을 지배할 경우에는 **특수성분**(special component)이라고 한다. 촉각, 통각과 같이 몸전체의 대부분에서 받아들이거나, 몸근육의 대부분을 구성하는 근육분절(myotome)에서 발생한 뼈대근육을 지배하는 성분은 **일반성분**(general component)이라고 한다. 세 가지로 분류된 이들 성분을 조합하여 척수신경과 뇌신경의 성분을 분류한다.

척수신경은 (1) **일반 몸날신경성분**(general somatic efferent; GSE), (2) **일반 내장날신경성분**(general visceral efferent; GVE), (3) **일반 내장들신경성분**(general visceral afferent; GVA), (4) **일반 몸들신경성분**(general somatic afferent; GSA)의 4가지 성분으로 구성되어 있으며, 뇌신경은 이

네 가지 성분에 (5) **특수 몸들신경성분**(special somatic afferent; SSA), (6) **특수 내장들신경성분**(special visceral afferent; SVA), (7) **특수 내장날신경성분**(special visceral efferent; SVE)의 3가지 성분이 추가되어 모두 7가지 성분으로 구성되어 있다 그림 7-2, 3.

1. 척수신경

1) 일반 몸날신경성분(GSE)

근육분절에서 발생된 뼈대근육을 지배하는 성분이다. 척수신경(spinal nerve)의 **앞뿌리**(전근, anterior root)는 이 성분을 함유하고 있으며, 뇌신경 중에는 눈돌림신경(CN III), 도르래신경(CN IV), 갓돌림신경(CN VI)과 혀밑신경(CN XII)이 포함된다.

2) 일반 내장들신경성분(GVA)

내장에서 기원되는 여러 가지 감각을 전달한다. 이 성분은 척수신경절과 뇌신경절[혀인두신경과 미주신경의 아래신경절(inferior ganglion of CN IX and CN X)]에 세포체가 있으며, 척수신경에서는 뒤뿌리를 통해 척수 뒤뿔로 들어가 렉시드 제 VII 층판의 가쪽에서 끝나고, 뇌신경에서는 고립로핵(solitary nucleus)에서 끝난다.

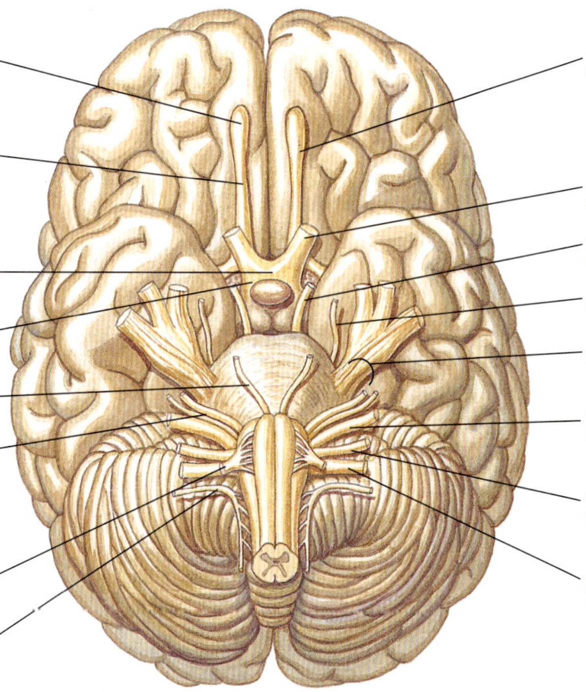

그림 7-1 뇌신경 단면

후각신경을 제외한 각 뇌신경은 신경섬유다발로 이루어져 있고, 후각신경은 가늘게 퍼진 신경섬유가닥으로 후각망울에 붙어 있다.

3) 일반 내장날신경성분(GVE)

내장의 민무늬근육과 분비샘을 지배하는 성분이다. 이 성분은 교감신경과 부교감신경의 신경절에 해당된다. 교감신경은 첫째가슴신경(T1)에서 둘째허리신경(L2)까지의 가쪽뿔(외측각, lateral horn)에 위치해 있는 신경세포의 축삭이며 배쪽뿌리를 통해 나가다가 백색교통가지를 통해 교감신경절로 들어간다. 부교감신경은 척수에서는 둘째엉치신경(S2)에서 넷째엉치신경(S4)까지의 회색질의 가쪽에 있으며, 뇌신경 중에서는 눈돌림신경(CN III), 얼굴신경(CN VII), 미주신경(CN X)과 혀인두신경(CN IX)이 포함된다.

4) 일반 몸들신경성분(GSA)

피부와 근육, 힘줄에서 기원되는 몸감각을 전달한다. 이 성분은 척수신경절(spinal ganglion)과 일부 뇌신경절(삼차신경절; trigeminal ganglion of CN V, 얼굴신경의 무릎신경절; geniculate

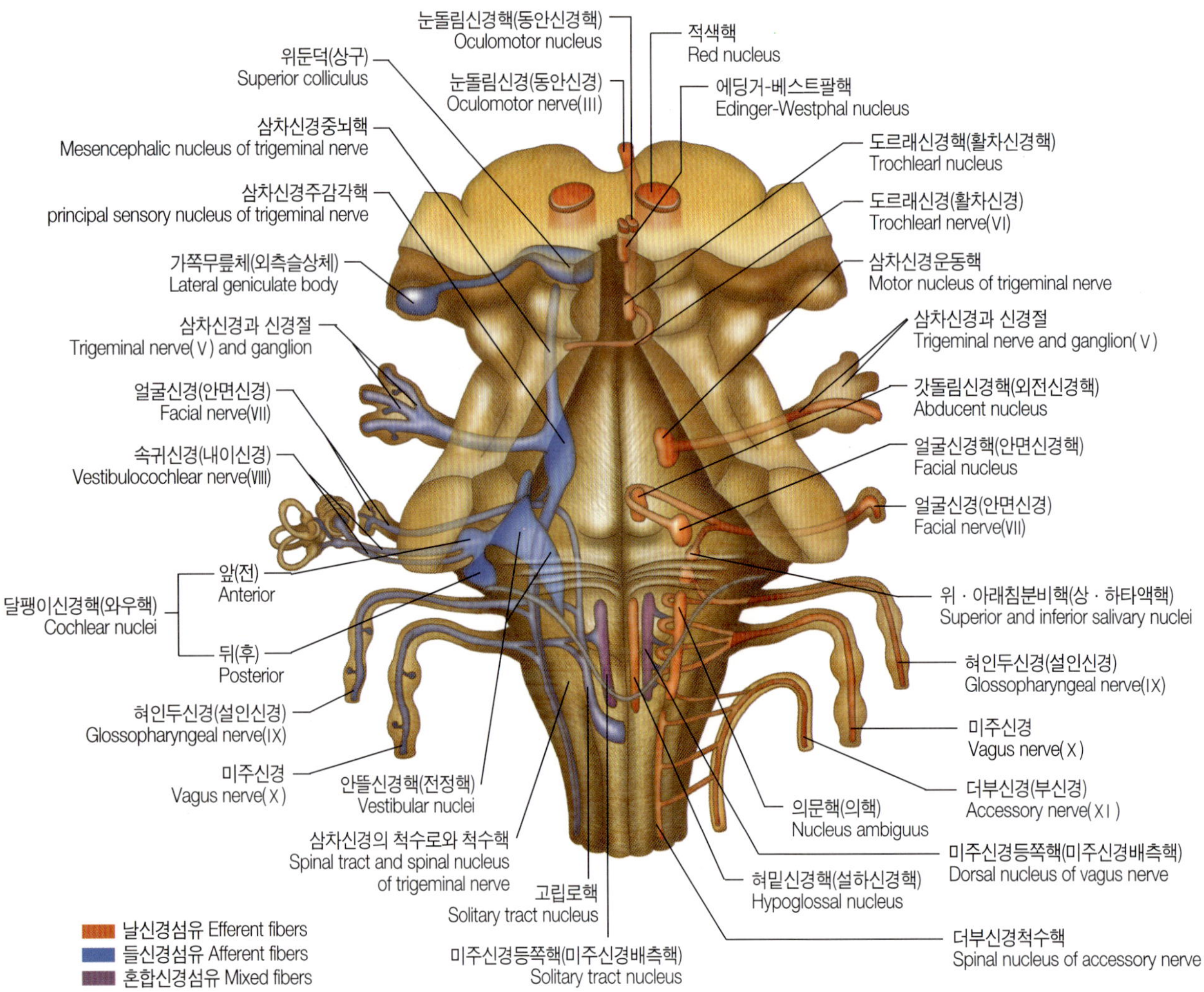

그림 7-2 뇌줄기의 들신경핵과 뇌신경의 위치

ganglion of CN VII, 혀인두신경과 미주신경의 위신경절; superior ganglion of CN IX and CN X)에 세포체가 있다. 척수신경에서는 **뒤뿌리**를 통해 일부는 척수 뒤뿔로 들어가 끝나며, 일부 섬유는 뒤섬유기둥(posterior column)을 타고 올라가서 **클라크기둥**(Clarke' s column)이나 뒤섬유기둥핵(posterior column nuclei)으로 이어진다. 뇌신경의 일반 몸들신경성분은 삼차신경 감각핵(trigeminal sensory nucleus)에서 끝난다.

2. 뇌신경

뇌신경(cranial nerve)은 척수신경 4가지 성분에 다음 3가지 성분이 추가되어 7가지 성분으로 구성되어 있다.

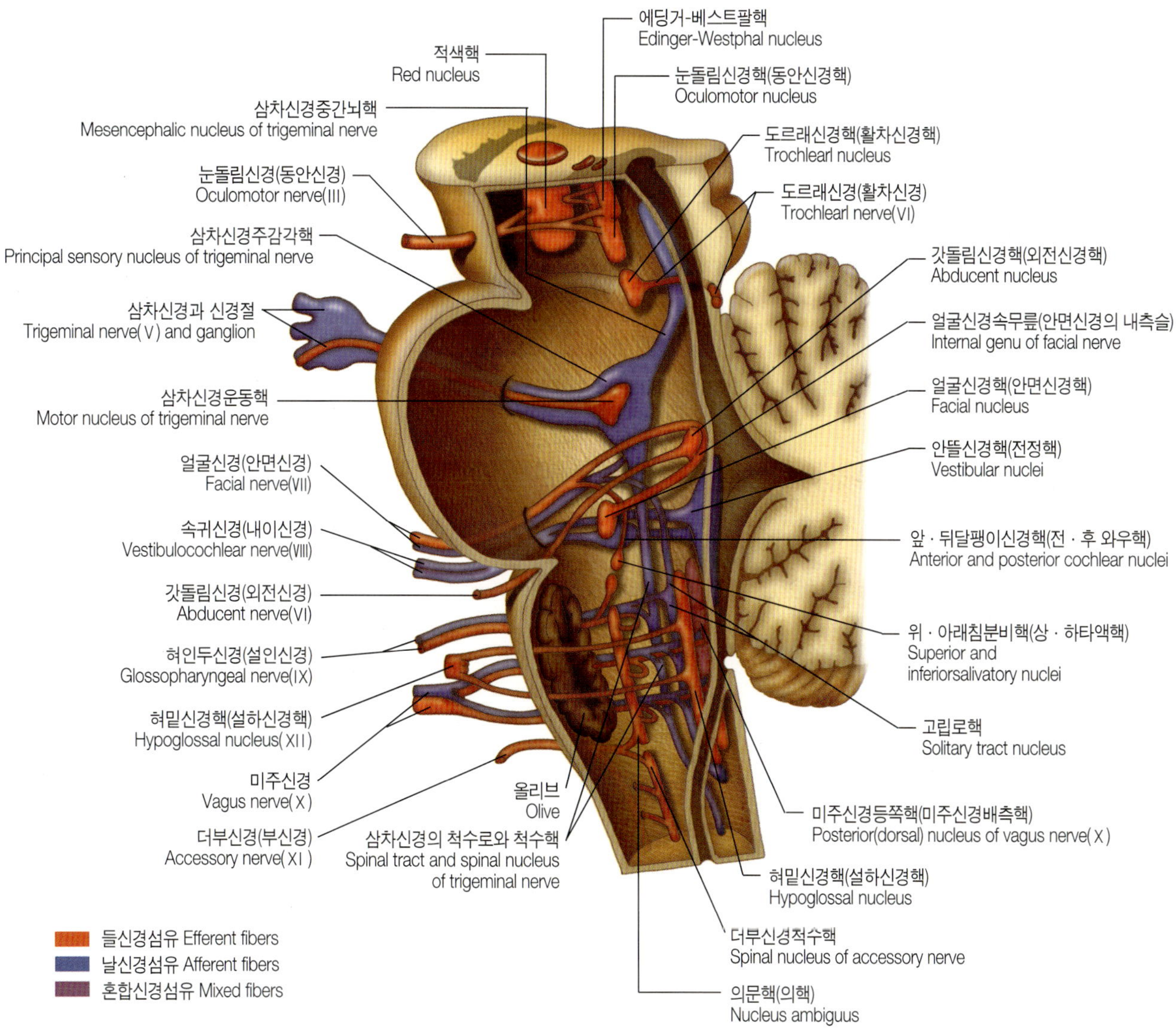

그림 7-3 뇌줄기의 날신경핵과 뇌신경의 위치

1) 특수 몸들신경성분(SSA)

청각, 평형감각, 시각을 전달하는 성분이다. 속귀(inner ear)의 수용기에서 들어오는 청각과 평형감각의 일차신경세포는 안뜰신경절(전정신경절, vestibular ganglion)과 나선신경절(spiral ganglion)에 세포체가 있으며, 속귀신경(CN VIII)을 통해 각각 안뜰핵(전정핵, vestibular nucleus)과 달팽이핵(cochlear nucleus)에서 끝난다. 시각을 전달하는 신경세포의 세포체는 망막(retina)에 있으며, 시각신경(CN II)을 따라 가쪽무릎체 등쪽핵(dorsal lateral geniculate nucleus)과 위둔덕(superior colliculus) 및 덮개앞부분(pretectal region)으로 이어진다.

2) 특수 내장들신경성분(SVA)

미각과 후각을 전달하는 성분이다. 맛을 감지하는 혀의 맛봉오리에서 미각섬유를 받는 특수 내장들신경성분은 뇌신경절에서 얼굴신경의 무릎신경절(geniculate ganglion of CN VII), 혀인두신경과 미주신경의 아래신경절(inferior ganglion of CN IX and CN X)에 세포체가 있으며, 얼굴신경(CN VII), 혀인두신경(CN IX), 미주신경(CN X)을 통해 고립로핵(solitary tract nucleus)의 윗부분에 위치한 미각핵(gustatory nucleus)에 닿는다. 후각도 특수 내장들신경성분에 속하며, 세포체는 후각상피(olfactory epithelium)에 있고 후각신경(CN I)을 통해 후각망울(후구, olfactory bulb)로 이어진다.

3) 특수 내장날신경성분(SVE)

인두굽이(아가미궁, branchial arch)에서 기원되는 뼈대근육으로 운동섬유를 보내는 성분이다. 얼굴부위에 있는 근육과 인두와 후두에 있는 대부분의 근육은 인두굽이에서 기원한다. 내장이란 말이 들어가 혼동하기 쉽지만 인두굽이에서 기원되는 근육은 내장근육(민무늬근육, smooth muscle)이 아니라 뼈대근육(skeletal muscle)이다. 따라서 특수 내장날신경성분은 인두굽이에서 기원한 뼈대근육을 움직일 수 있게 해 주는 신경핵이다. 삼차신경(CN V), 얼굴신경(CN VI), 혀인두신경(CN VII), 미주신경(X), 더부신경(XI)에 특수 내장날신경성분이 있다.

II 뇌신경의 분류

1. 후각신경

후각신경(후신경, olfactory nerve; I)은 후각에 관계하는 감각신경으로 뇌신경 가운데 가장 짧다. 코중격의 윗부분과 위콧길(상비도, superior nasal meatus) 사이의 후각점막 상피층에 있는 감각상피인 후각세포 사이에서 나오는 가는 민말이집신경섬유이며, 축삭뿐으로 양쪽 약 20개의 섬유다발로 벌집뼈(사골)의 벌집체판구멍을 지나 후각망울(olfactory bulb)에서 끝난다. 이어서 후각로(olfactory tract)를 거쳐 대뇌 관자엽 후각중추에 정지하여 엄밀한 의미에서는 말초신경이 아닌 신경로로 볼 수 있다 그림 7-4.

1) 후각망울(Olfactory bulb)

사람의 **후각망울**(후구, olfactory bulb)은 후각성 포유류의 후각망울에 비해 작다. 발생과정에서는 후각망울에 내강이 있지만 성숙하면서 신경아교세포(glia cell)가 그 속을 메우게 된다.

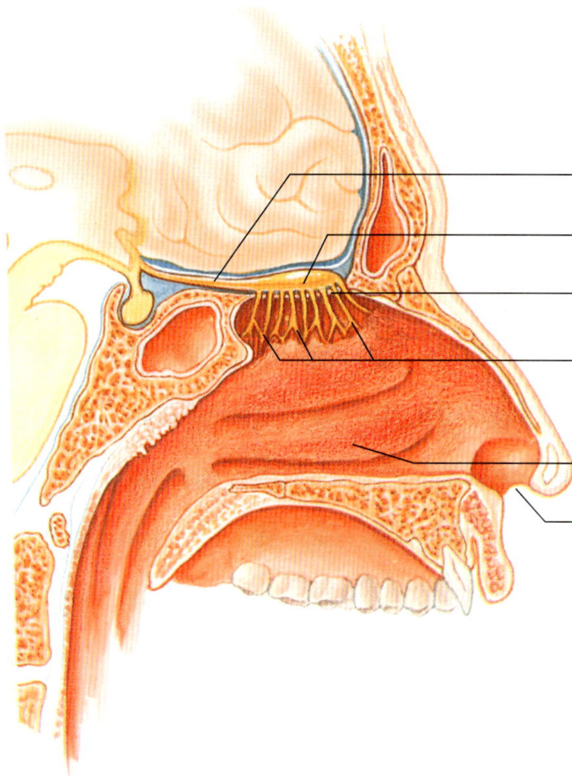

그림 7-4 후각신경과 후각신경 통로

표 7-1 뇌신경의 분류

감 각	운 동	혼합(감각 + 운동)	부교감신경
1. 후각신경(olfactory nerve) 2. 시각신경(optic nerve) 8. 속귀신경 (vestibulocochlear nerve)	3. 눈돌림신경 (oculomotor nerve) 4. 도르래신경 (trochlear nerve) 6. 갓돌림신경 (abducent nerve) 11. 더부신경 (accessory nerve) 12. 혀밑신경 (hypoglossal nerve)	5. 삼차신경(trigeminal nerve) 7. 얼굴신경(facial nerve) 9. 혀인두신경 (glossopharyngeal nerve) 10. 미주신경(vagus nerve)	3. 눈돌림신경 (oculomotor nerve) 7. 얼굴신경(facial nerve) 9. 혀인두신경 (glossopharyngeal nerve) 10. 미주신경(vagus nerve)

(1) 후각망울로 들어가는 들신경섬유

후각망울점막의 신경상피세포의 돌기는 극히 가늘고 이것은 15~20개의 작은 섬유다발, 즉 후각신경은 벌집뼈의 벌집체판(사판, cribriform plate)에 있는 여러 작은 구멍을 통해 머리뼈안에 들어가 후각망울 내에 연접 결합한다.

2) 후각로(Olfactory tract)

후각로(olfactory tract)는 후각망울에서 나와 후각로 삼각(olfactory trigone)까지 이르는 섬유다발이다. 이 섬유다발 중에는 후각로를 따라 있는 직사각형의 앞후각핵(anterior olfactory nucleus)의 신경세포와 연접한다. 후각로는 이렇게 후각망울에서 나오는 날신경섬유와 앞후각핵의 신경세포를 포함하고 있고 전체를 **후각뇌다리**(olfactory peduncle)라고 하기도 한다.

앞후각핵 신경세포의 축삭은 앞맞교차나 안쪽 앞뇌 속으로 들어간다. 앞맞교차에 들어간 신경섬유는 반대쪽의 앞후각핵 및 후각망울에 연접 결합하고 안쪽 앞뇌 속에 들어간 섬유는 시각로 앞영역에 연접 결합한다.

3) 후각로삼각(Olfactory trigone)

후각로삼각(olfactory trigone)의 후각로는 안쪽후각섬유줄과 가쪽후각섬유줄의 2개로 나뉘어지고, 2개의 후각섬유줄은 앞관통질에 의해 Broca로부터 나누어진다. 앞관통질은 후각망울에서 나오는 날신경섬유가 연접하는 부위이며, 조롱박엽(piriform lobe)의 일부에 속한다.

4) 가쪽후각섬유줄(Lateral olfactory striae)

이차후각섬유는 거의 **가쪽후각섬유줄**(lateral olfactory striae)을 통하여 해마고랑의 앞부분에 이른다. 가쪽후각섬유줄에는 후각망울에서 나오는 날신경섬유와 가쪽후각로이랑(후회, lateral olfactory gyrus)의 신경세포가 포함되고 사람의 경우 가쪽후각로이랑은 아주 작다.

가쪽후각로이랑의 가쪽에는 주위이랑(ambiens gyrus)이 있고, 후각망울에서 나오는 날신경섬유가 연접한다. 후각망울에서 나오는 날신경섬유가 연접하는 부위는 앞뒤핵, 앞관통질, 가쪽후각로이랑, 주위이랑, 반달이랑, 편도체의 겉질 안쪽핵군 등이다.

2. 시각신경

시각신경(시신경, optic nerve; II)은 망막(retina)의 시각을 뇌로 전도하는 신경으로 시각신경을 구성하는 섬유는 망막의 삼차신경세포의 들신경섬유이며, 안구의 뒤극보다 약간 안쪽 아래에 있는 **시각신경원반**(optic nerve disc)을 만들어 큰 신경줄기가 된다. 이것은 눈확 뒤끝에 있는 **시각신경관**(optic canal)을 지나 머리뼈안으로 들어가 뇌의 아랫부위에서 이들 2개의 신경은 **시각교차**(optic chiasm)를 이루고 다시 시각로(optic tract)로 갈라진다. 시각로는 시상의 가쪽무릎체에서

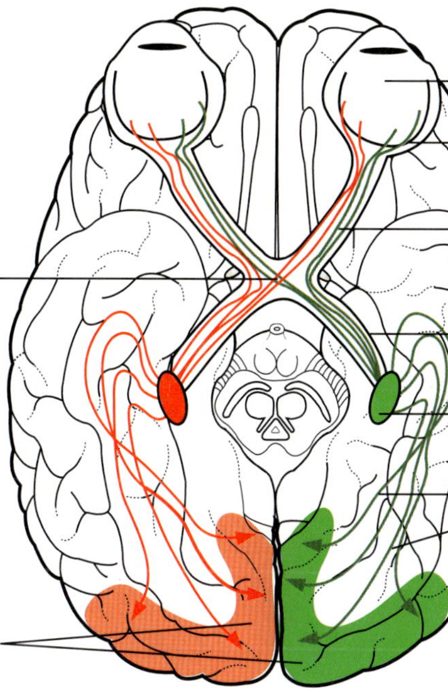

그림 7-5 시각신경(둘째뇌신경)

섬유를 바꾸어 시각로부챗살(optic radiation)을 이루어 뒤통수엽의 시각영역에 도달한다 그림 7-5.

1) 시각교차(Optic chiasm)

시각교차(optic chiasm)는 시상하부의 깔때기(infandibulum) 앞쪽에 있는 섬유판으로 X자 형을 나타낸다. 시각교차의 등쪽에서 양쪽으로 열려서 나오는 섬유다발을 **시각로**(optic tract)라 한다. 셋째뇌실의 종말판과 회색융기의 사이에 있는 시각교차는 셋째뇌실바닥의 일부를 이룬다. 시각교차의 위쪽은 앞맞교차동맥과 접촉하고, 아래쪽은 터키안장(sella turcica)의 안장가로막 위에 있다. 따라서 뇌하수체앞엽에서 발생한 종양은 시각교차를 압박하게 된다 그림 7-6.

2) 시각로(Optic tract)

시각로(optic tract)는 배가쪽으로 달리는 편평한 2개의 흰 섬유다발이다. 시각로의 바닥부분은 회색융기의 가쪽 경계를 이루고 대뇌다리의 가쪽을 따라 달린다. 시삭섬유의 약 80%는 가쪽무릎체에 연접하고 나머지 20%는 위둔덕팔을 통해 위둔덕과 덮개앞영역에 연접한다. 망막에서 오는 섬유는 양측성으로 시상하부의 시각신경교차핵에 연접 결합한다.

3) 가쪽무릎체(Lateral geniculate body)

가쪽무릎체(lateral geniculate body)는 시각신경의 닿는곳이다. 반대쪽 망막에서 오는 섬유는

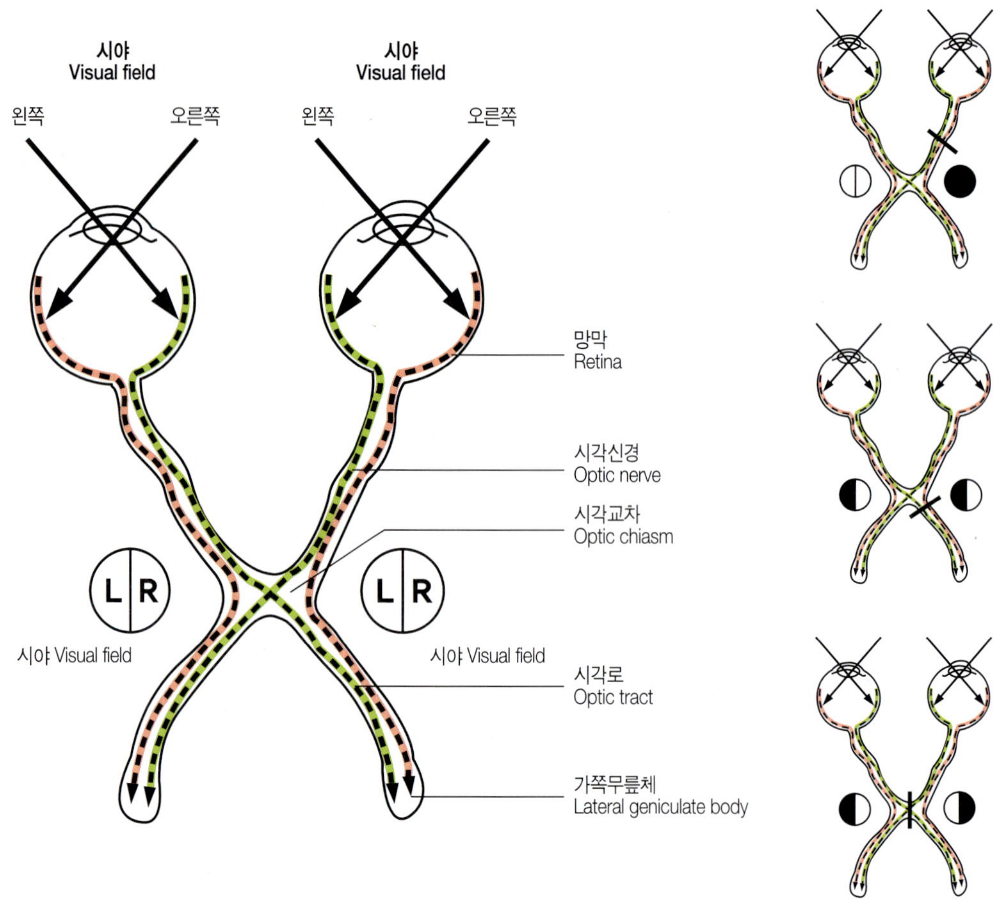

그림 7-6 시각교차

제 1, 4, 6 층에 연접하고 같은쪽 망막에서 오는 섬유는 제 2, 3, 5 층에 연접한다. 각 시각신경섬유에 해당하는 세포층에서 약 6개의 가쪽무릎체신경세포와 연접한다. 황반부 섬유는 가쪽무릎체 등쪽모서리의 상당히 넓은 쐐기모양 영역에 분포한다.

대뇌겉질 제17 영역에서 시작하는 대뇌겉질 시상섬유도 가쪽무릎체에 연접한다. 들신경 흥분충동은 많은 가지돌기-가지돌기 연접을 하는 극히 복잡한 구조를 갖는 연접토리(glomerulus)에 전달된다.

4) 시각대뇌겉질(줄무늬겉질)

시각기능에는 많은 대뇌겉질 영역이 관여하지만, 뒤통수엽의 제 17, 18, 19 영역과 이마엽의 제 8 영역에 대해서 설명한다.

(1) 제 17 영역

줄무늬겉질(striate cortex)에는 명확한 **원주구성**(colummar organization)이 있다. 가쪽무릎체에

서 오는 섬유는 제 4 층에 끝난다. 황반부는 제 17 영역의 뒤통수극을 포함한 아주 넓은 영역에 분포한다. 가쪽무릎체 중에서 황반의 위 1/4에서 오는 흥분충동을 전달하는 섬유는 새발톱고랑(calcarine sulcus)의 윗부위에 끝나고 황반의 아래 1/4에서 오는 흥분충동을 전달하는 섬유는 새발톱고랑의 아랫부위에서 끝난다. 제 17 영역에서 오는 날신경섬유는 가쪽무릎체, 위둔덕, 덮개앞영역에 연접 결합한다.

(2) 제 18 영역과 제 19 영역

이들 영역의 일부는 뒤통수엽의 안쪽면에 있다. 제 18 영역은 제 17 영역에 인접해 있고 대뇌반구의 가쪽면에는 수직으로 달리는 가는 띠 모양을 하고 있다. 제 19 영역은 대부분 뒤통수엽의 가쪽면에 있다. 제 18 영역의 손상은 문자나 언어의 인식이 되지 않고, 제 19 영역의 손상은 대상에 대한 **인식불능증**(agnosia)이 발생한다. 이들 영역에서 오는 날신경섬유는 가쪽무릎체에 연접 결합한다. 그 외의 날신경섬유는 가쪽무릎체 새발톱고랑으로 와서 가쪽뇌실벽 사이를 통해 위둔덕과 덮개앞영역에 도달한다.

제 18, 19 영역을 자극하면 **급속안구운동**(saccades)이 나타나고 이와 같은 급속안구운동은 대상에 급히 초점을 맞추어 대상을 계속 주시하기 위한 중요한 운동으로 알려졌다.

(3) 제 8 영역

제 8 영역은 중간이마이랑의 바닥부분에 위치해 있다. 전형적인 이마겉질이며 잘 발달된 과립세포층을 가지고 있다. 제 8 영역은 모두 수의적인 안구운동에 관여하는 것으로 생각되며 제 8 영역을 전기적으로 자극하면 반대쪽을 향하는 급속 안구운동이 일어난다. 제 8 영역에서 나오는 날신경섬유는 다른 겉질영역, 줄무늬체, 시상, 덮개앞영역과 덮개 등에 도달한다. 위둔덕에서 이들 섬유는 띠다발층(cingulate layer)과 시각신경층에 연접 결합한다.

3. 눈돌림신경

눈돌림신경(동안신경, oculomotor nerve; Ⅲ)은 안구의 운동과 위눈꺼풀을 들어 올리는 역할을 하는 운동신경섬유와 동공을 수축하고 눈의 초점조절에 관여하는 부교감신경섬유들로 구성된 운동신경이다. 중간뇌덮개의 눈돌림신경핵에서 시작하고, 대뇌다리 앞안쪽으로 나와 위눈확틈새를 통하여 눈확에 들어가고, 안구의 근육 중 위곧은근(상직근, superior rectus muscle), 아래곧은근(하직근, inferior rectus muscle), 안쪽곧은근(내측직근, medial rectus muscle) 및 아래빗근(하사근, inferior oblique muscle)과 위눈꺼풀올림근(상안검거근, levator palpebrae muscle)에 분포한다 그림 7-7.

부교감신경섬유들은 대뇌다리의 **에딩거-베스트팔핵**(Edinger-Westphal nucleus)에서 시작하여 눈돌림신경과 함께 눈확으로 들어와 시각신경의 가쪽에 위치한 섬모체신경절(모양체신경절, ciliary ganglion)에 연결되고, 신경절이후신경섬유는 가는 짧은섬모체신경(단모양체신경, short

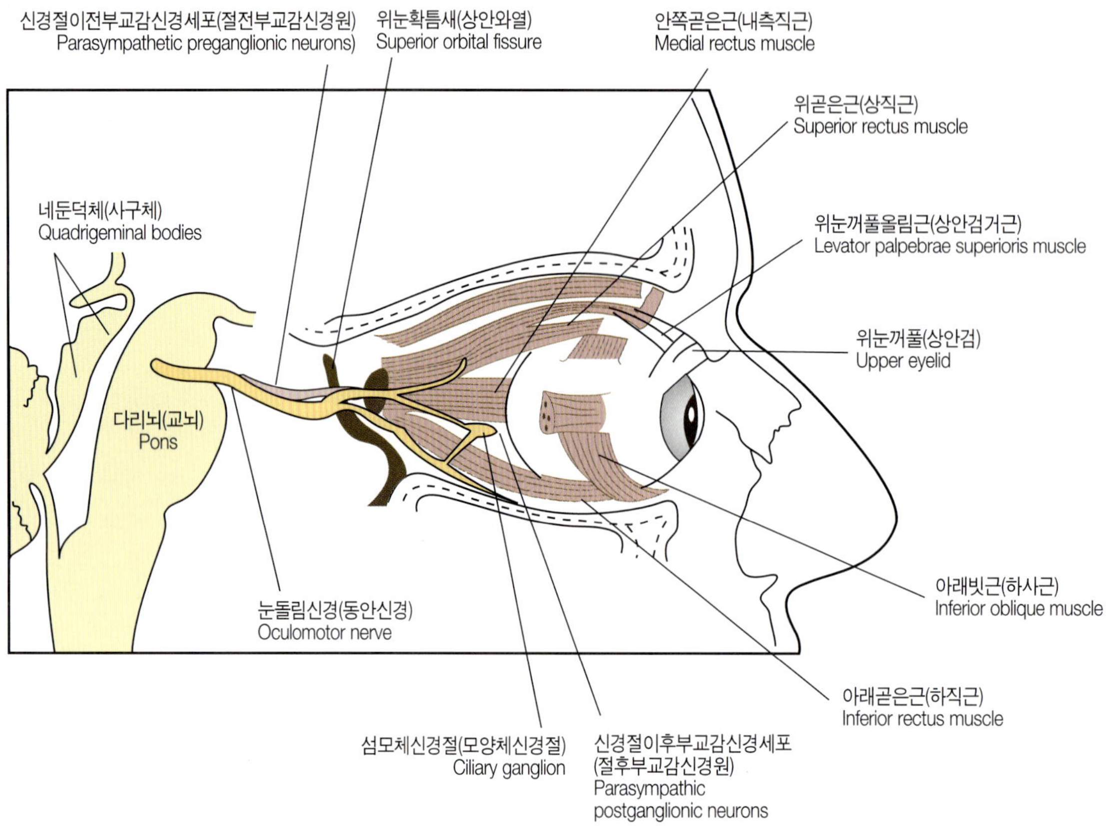

그림 7-7 눈돌림신경(셋째뇌신경)

ciliary nerve)을 형성하여 안구 속으로 들어가 홍채의 동공조임근(동공괄약근, sphincter of pupil)과 섬모체의 섬모체근(모양체근, ciliary muscle)에 분포한다.

눈돌림신경은 다시 뒤대뇌동맥(posterior cerebral artery)과 위소뇌동맥(superior cerebellar artery) 사이를 지나 해면정맥굴(carvernous sinus)의 가쪽벽 속을 따라가다가 위눈확틈새(superior orbital fissure)를 지나 눈확(orbit) 속으로 들어간다.

눈돌림신경은 위곧은근(superior rectus muscles), 아래곧은근(inferior rectus muscles), 안쪽곧은근(medial rectus muscles), 아래빗근(inferior oblique muscles)과 위눈꺼풀올림근(levator palpebrae superioris muscles)을 신경지배한다. 에딩거-베스트팔핵(Edinger-Westphal nucleus)은 부교감신경핵으로 이 신경세포의 축삭들은 신경절이전 부교감신경섬유로 섬모체신경절까지 이어진다. 섬모체신경절의 신경절이후섬유들은 짧은섬모체신경을 이루면서, 동공을 수축시키는 동공조임근(sphincter pupillae muscles)과 수정체를 볼록하게 하는 섬모체근(ciliary muscles)을 지배한다. 이 핵은 빛반사(light reflex)와 원근조절반사(accommodation reflex)에 중요한 역할을 한다.

(1) 빛반사(Light reflex)

눈으로 들어오는 빛의 양은 동공의 크기에 의해 조절된다. 망막에 강한 빛을 비추면 홍채의 동공조임근의 수축에 의해 동공이 작아짐으로써 망막에 도달하는 빛의 양을 줄이게 된다. 이런 현상을 **빛반사**(대광반사, light reflex)라 한다. 빛반사는 한쪽 눈에 빛을 비추면 같은쪽 동공이 작아지는 **직접빛반사**(direct light reflex)와 한쪽 눈에만 빛을 비추어도 양쪽 동공이 수축하는 **공감빛반사**(consensual reflex)가 있다. 특히 공감빛반사가 일어나는 이유는 반대쪽 에딩거-베스트팔핵으로 뒤교차연결을 통해 연결되기 때문이며, 빛반사가 일어나는 순서를 요약하면 다음과 같다. 망막에 강한 빛을 비추면 시각신경을 통해서 신경로로부터 오는 신경섬유들이 위둔덕팔(superior brachium)을 이루면서 덮개앞영역까지 연결된다. 덮개앞영역의 신경세포들은 양쪽으로 나뉘어져 뇌실주위회색질의 앞쪽부분으로 위치하는 각각의 에딩거-베스트팔핵으로 가서 끝나고, 이 핵으로부터 오는 신경섬유들은 눈돌림신경을 이루면서 섬모체신경절에서 끝난다. 섬모체신경절에서 시작된 섬유들은 짧은섬모체신경을 이루면서 홍채의 동공조임근을 수축시킴으로써 동공의 크기를 작아지게 한다.

(2) 조절반사(Accommodation reflex)

조절반사(accommodation reflex)는 수정체를 볼록하게 하는 양쪽 섬모체근의 동시적인 수축에 의해 가까운 물체에 초점을 맞추는 반응으로 동공의 축소가 동반된다. 이 현상은 양쪽의 에딩거-베스트팔핵의 부교감신경세포를 활성시키는 겉질숨뇌섬유들(corticobulbar fibers)과 함께 시각겉질이 포함된다. 먼곳에 초점이 맞춰져 있는 상태에서 가까이 위치하는 물체를 볼 때, 양쪽의 안쪽곧은근(medial rectus muscles)이 수축하여 눈모음현상(convergence)을 보이게 되며, 섬모체근이 수축하여 수정체의 두께를 변화시켜 굴절력(refractory power)을 증가시킨다.

4. 도르래신경

도르래신경(활차신경, trochlear nerve; IV)은 뇌신경 중 가장 가늘고 유일하게 뇌줄기의 뒷면에서 나오는 신경으로 안구의 운동에 관여하는 순수한 운동신경이다. 중간뇌덮개의 도르래신경핵에서 시작하여 중간뇌수도 뒤쪽에서 왼쪽 · 오른쪽이 교차하고, 뇌줄기의 뒷면으로 나와 대뇌다리의 가쪽을 돌아서 앞으로 온 다음 위눈확틈새를 지나 눈확으로 들어와 안구의 근육 중 위빗근(상사근, superior oblique muscle)을 지배한다 그림 7-8.

뇌줄기의 등쪽부분으로부터 나오는 도르래신경은 대뇌다리(cerebral peduncle)를 감싸 돌아 뇌의 배쪽으로 나오고, 눈돌림신경과 같이 뒤대뇌동맥(posterior cerebral artery)과 위소뇌동맥(superior cerebellar artery) 사이를 빠져나온다.

위빗근의 역할은 안구를 돌리고 내리는 것이다. 도르래신경이 분리되는 희귀한 병변의 발생으로 생기는 이 근육의 마비는 **겹보임**(복시, diplopia)의 원인이 된다. 겹보임은 눈이 아래쪽으로 향할 때 최대로 일어나며, 이 손상을 받는 사람은 계단을 내려갈 때 곤란함을 경험할 수도 있다.

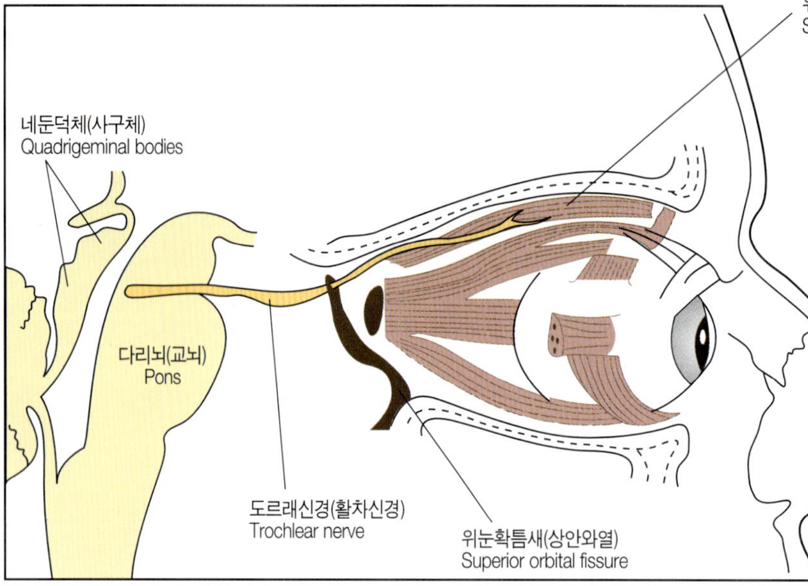

그림 7-8 도르래신경(넷째뇌신경)

5. 삼차신경

삼차신경(trigeminal nerve; V)은 뇌신경 중에서 가장 굵은 신경이며 혼합신경이다. 삼차신경은 얼굴의 일반감각을 전달하는 감각신경과 씹기근육(저작근, mastication muscle)과 목뿔근(설골근, geniohyoid muscle) 일부에 분포하는 운동신경섬유를 포함하고 있다. 감각신경세포는 삼차신경절(trigeminal ganglion)에 위치한다. 들신경섬유는 다리뇌 가쪽으로 나온 굵은 삼차신경뿌리를 통하여 뇌줄기의 삼차신경핵에 연결되고, 날신경섬유는 눈신경(안신경, ophthalmic nerve), 위턱신경(상악신경, maxillary nerve) 및 아래턱신경(하악신경, mandibular nerve)의 3가지로 나누어진다 그림 7-9.

1) 감각성분(Sensory components)

일차감각신경세포의 대부분의 세포체는 삼차신경세포에 있고 나머지는 중간뇌핵에 있다. 삼차신경절세포의 말초돌기는 눈신경, 위턱신경 및 아래턱신경의 감각요소를 구성한다. 이들 3부분의 신경에 대한 감각신경세포의 세포체는 신경절 내에서 해부학적으로 따로 분리된 영역을 각각 차지한다. 아래턱신경 역시 중간뇌핵에서 오는 고유감각섬유를 포함하고 있다. 삼차신경은 얼굴과 이마의 피부, 머리 마루부 뒤의 머리덮개, 입안, 코안, 코곁굴의 점막 및 치아에서 오는 감각에 반응을 일으킨다.

(1) 삼차신경다리뇌핵(Pontine trigeminal nucleus)

삼차신경절 세포의 중심돌기는 삼차신경의 큰 감각신경뿌리를 이룬다. 즉 이들 섬유는 다리뇌로 들어가서 삼차신경핵과 삼차신경척수로에서 끝난다. 다리뇌삼차신경핵은 **으뜸핵** 또는 **위감각핵**(chief or superior sensory nucleus)이라고도 하며, 감각섬유가 들어가는 수준에서 다리뇌덮개의 배가쪽에 있다. 촉각 식별을 하는 직경이 큰 섬유는 삼차신경다리뇌핵에 닿는다.

(2) 삼차신경척수로와 척수로핵
(Spinal trigeminal tract and nucleus of the spinal tract)

중간 정도 크기의 감각섬유와 가는 민말이집신경섬유가 다리뇌로 들어가서 아래쪽으로 구부러진다.

통증감각, 온도감각 및 가벼운 촉각에 대한 이들 섬유는 위에서 말한 들신경섬유들의 내림가지와 결합하여 척수삼차신경로를 형성한다.

이 신경로는 얼굴신경, 혀인두신경 및 미주신경에서 오는 섬유를 받는다. 나중의 섬유는 바깥귀길과 혀의 뒤, 인두 및 후두의 점막에서 나오는 일반 감각정보를 전달한다. 척수로의 몇몇 섬유는 척수의 위쪽 3분절까지 내려가며 여기서 리사우어(Lissauer)의 배가쪽로의 섬유와 혼합된다. 감각신경절에서 눈신경섬유는 등쪽에, 아래턱신경섬유는 배쪽, 위턱신경섬유는 이들 사이에 있다. 이들이 뇌줄기로 들어갈 때 섬유의 회전이 있어 삼차신경척수로에서 아래턱신경섬유가 등쪽에, 눈

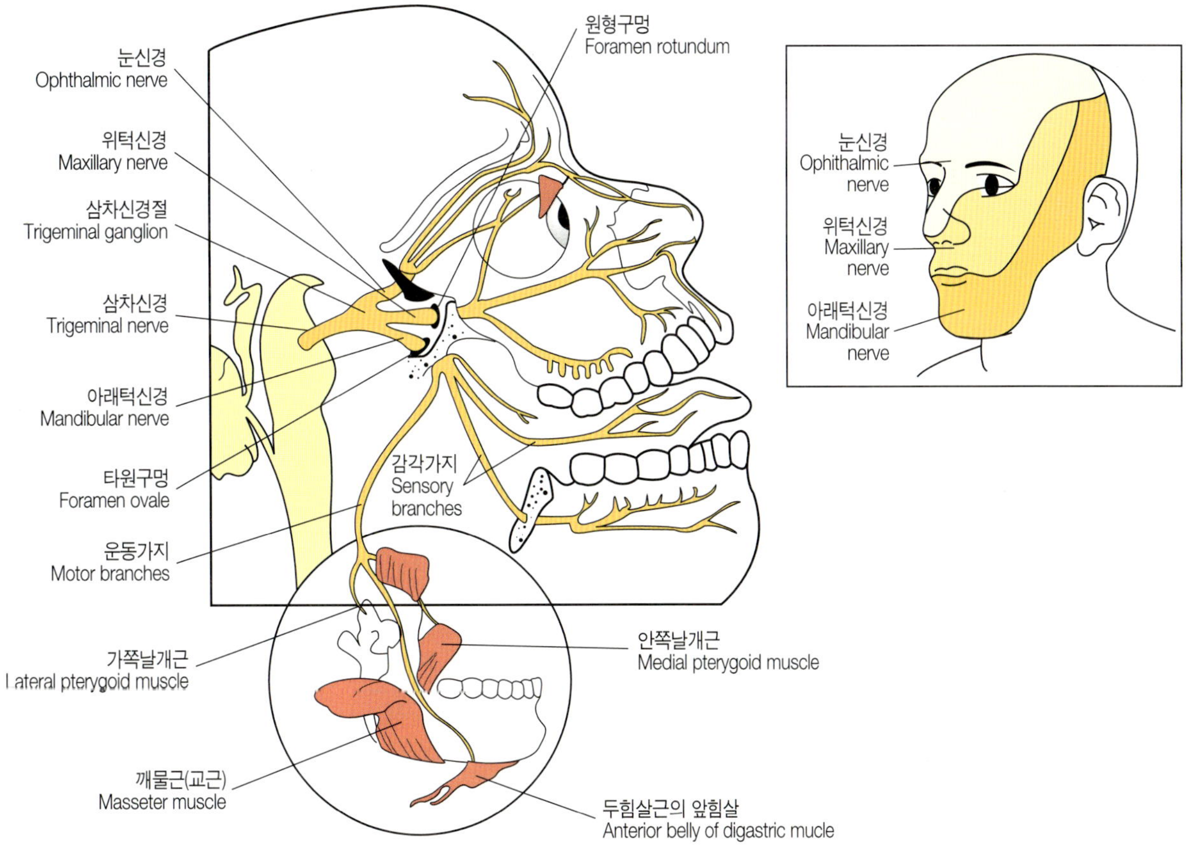

그림 7-9 삼차신경(다섯째뇌신경)

신경섬유가 배쪽에 있게 된다. 얼굴신경, 혀인두신경 및 미주신경에서 오는 섬유는 아래턱신경섬유의 등쪽에 있다. 척수로의 섬유는 척수로의 아핵(subnucleus) 및 핵 안쪽에 있는 그물체에서 끝난다. 이 핵은 다리뇌 삼차신경핵에서 숨뇌의 아래쪽까지 뻗쳐 있다.

삼차신경척수로핵은 3개의 아핵으로 나누어진다.

- **꼬리부분(par caudalis)** : 피라밋교차의 수준에서부터 척수의 셋째목신경까지 뻗어 있고, 통각과 온도감각에 대한 섬유를 받는다. 꼬리부분에서의 통합, 삼차신경척수로의 꼬리 끝에서의 통합은 머리의 같은쪽에서 발생하는 통각의 인지에 중요하다.
- **양극사이부분(pars interpolaris)** : 아래올리브핵의 위쪽에서 피라밋교차까지 뻗어 있고, 작고 중간 정도 크기의 신경세포들 사이에 조금 큰 세포들이 흩어져 있다.
- **입부분(pars oralis)** : 양극 사이부 위쪽에서 삼차신경다리뇌핵까지 뻗어 있고 작고 중간 정도 크기의 세포가 빽빽한 배열을 하고 있다. 이 아핵은 다리뇌 삼차신경핵과 아주 유사하고 이 부위에 끝나는 척수로 섬유는 촉각과 주로 관계가 있는 것으로 보인다.

(3) 삼차신경중간뇌핵(Mesencephalic trigeminal nucleus)

삼차신경중간뇌핵(mesencephalic trigeminal nucleus)은 중간뇌를 통해 삼차신경다리뇌핵에서 뻗어나온 가는 끈처럼 된 세포들로 구성된다. 이 핵은 다리뇌에 있는 넷째뇌실바닥의 가쪽모서리 및 중간뇌에 있는 중간뇌수도 주위 회색질의 가쪽부위에 위치해 있다. 중간뇌핵에서 오는 대부분의 말초가지들은 삼차신경의 운동신경뿌리로 들어가서 아래턱에 분포한다. 이 섬유들은 아래턱의 치아에 연결되는 깊은 고유감각 수용기와 씹기근육에 닿는다. 이와 같은 연결은 깨무는 힘의 조절을 위한 반사와 함께 씹기근에 있는 신경근육방추에서 일어나는 폄반사를 이룬다. 다른 중심가지들은 그물체세포와 연접하고 여기에서 나가는 섬유는 다른 삼차신경시상섬유를 따라 시상으로 간다. 이 밖에 삼차신경중간뇌핵에서 오는 약간의 섬유는 위소뇌다리를 통해 소뇌로 들어간다.

2) 운동성분(Motor component)

전형적인 뭇극신경세포로 구성된 삼차신경위운동핵은 주 감각핵 안쪽에 위치해 있다. 운동핵에서 오는 섬유들은 운동신경뿌리의 덩어리를 이루고 이것은 삼차신경절 바로 뒤에 있는 아래턱신경의 감각섬유와 합친다. 이 신경은 깨물근(교근, masseter muscle), 관자근(측두근, temporalis muscle), 가쪽날개근(외측익돌근, lateral pterygoid muscle) 및 안쪽날개근(내측익돌근, medial pterygoid muscle)과 고막긴장근(고막장근, tensor tympani muscle), 입천장긴장근(구개범장근, tensor veli palatini muscle), 두힘살근(악이복근, digastric muscle) 및 턱목뿔근(악설골근, mylohyoid muscle) 등 작은 여러 개의 근육에 분포한다.

운동핵에 겉질숨뇌로에서 오는 들신경섬유를 받으며, 이들 대부분은 교차성이지만 비교차성 섬유의 중요한 부분이기도 하다. 겉질숨뇌신경세포의 몇몇은 직접적으로 운동신경세포와 접촉하지만 그물체 가까이에서 대부분이 끝나고 사이신경을 통해 삼차운동신경핵에 영향을 미친다. 반사를 위한 들신경섬유는 주로 삼차신경중간뇌핵을 포함한 감각신경핵에서 온다. 뻗침반사 외에 깨물근, 관자근 및 안쪽날개근은 치아에 일어나는 통증의 압박 결과로 억제되는 **아래턱열기반사**(jaw opening reflex)가 있다. 고막긴장근(고막장근, tensor tympani muscle)에 분포하는 세포는 위올리브핵에서 오는 청각반사를 받는다. 반사수축에 의한 고막긴장근은 큰 소리로 인한 고막의 과도한 운동을 감지한다.

6. 갓돌림신경

갓돌림신경(외전신경, abducens nerve; VI)은 눈돌림신경 및 도르래신경과 함께 안구의 운동에 관여하는 순수한 운동신경이다. 다리뇌 뒷방향의 갓돌림신경핵에서 시작하고, 다리뇌의 아랫부분에서 나와 위눈확틈새를 통하여 눈확에 들어가 안구의 근육 중 가쪽곧은근(외측직근, lateral rectus muscle)에 분포한다.

신경섬유들은 다리뇌에서 배쪽으로 지나 다리뇌와 숨뇌의 피라밋(pyramid) 사이의 배쪽면으로 나온다. 갓돌림신경은 해면정맥굴, 위눈확틈새를 거쳐 눈확으로 들어가 안구의 가쪽곧은근에 신경지배한다 그림 7-10.

갓돌림신경의 절단은 사시(strabismus)의 원인이 되며 침해된 눈을 가쪽으로 돌리는 능력을 상실한다.

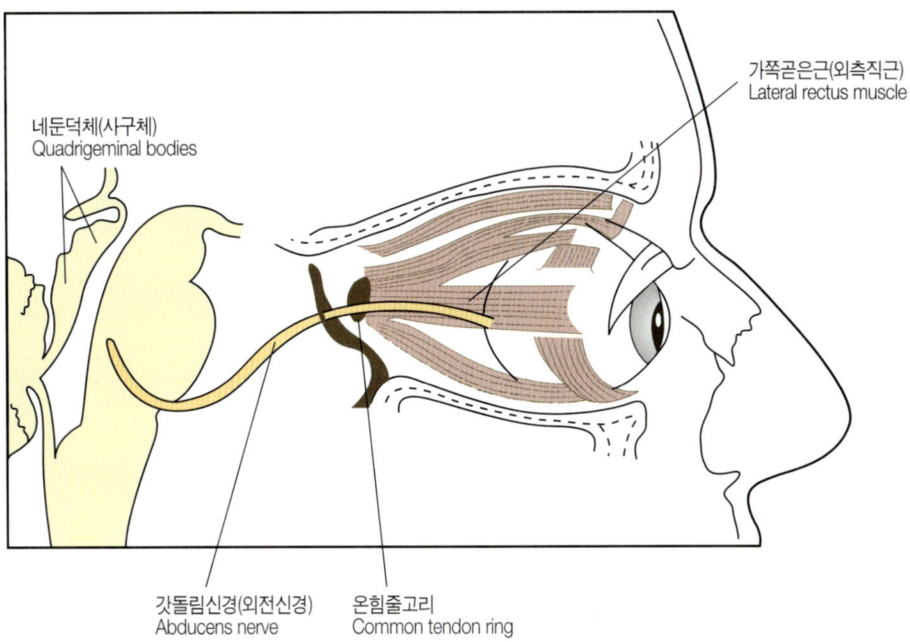

그림 7-10 갓돌림신경(여섯째뇌신경)

7. 얼굴신경

얼굴신경(안면신경, facial nerve; Ⅶ)은 얼굴의 표정근을 지배하는 운동신경섬유와 혀에서부터 미각을 전달하는 특수감각신경섬유, 턱밑샘과 혀밑샘 및 눈물샘에 분포하는 부교감신경섬유들로 구성되어 있다. 운동신경은 다리뇌의 얼굴운동신경핵에서 시작하고, 다리뇌 아래가쪽으로 나와 속귀길(내이도)과 피라밋 안쪽의 얼굴신경관을 통과하여 붓꼭지구멍(경유돌공)을 지나 턱뼈가지 뒤로 나온다. 턱뼈가지 뒤에서 얼굴신경은 귀밑샘을 관통하면서 뒤로 뒤귓바퀴신경(후이개신경, posterior auricular nerve)을 분지하고, 앞으로는 귀밑샘신경얼기(이하선신경총, parotid plexus)를 형성하고 이로부터 관자뼈가지(temporal branches), 광대뼈가지(zygomatic branche), 볼가지(buccal branches), 아래턱가지(mandibular branch), 목가지(cervical branch)를 분지하여 얼굴의 표정근에 분포한다.

얼굴신경은 가운데귀의 등자근(등골근, stapedius muscle)에 분포하고 이 작은 근육은 등자뼈 사이에 있어 큰 소리에 반응을 일으켜 반사적으로 수축을 하여 등자뼈의 과도한 움직임을 막아준다 그림 7-11.

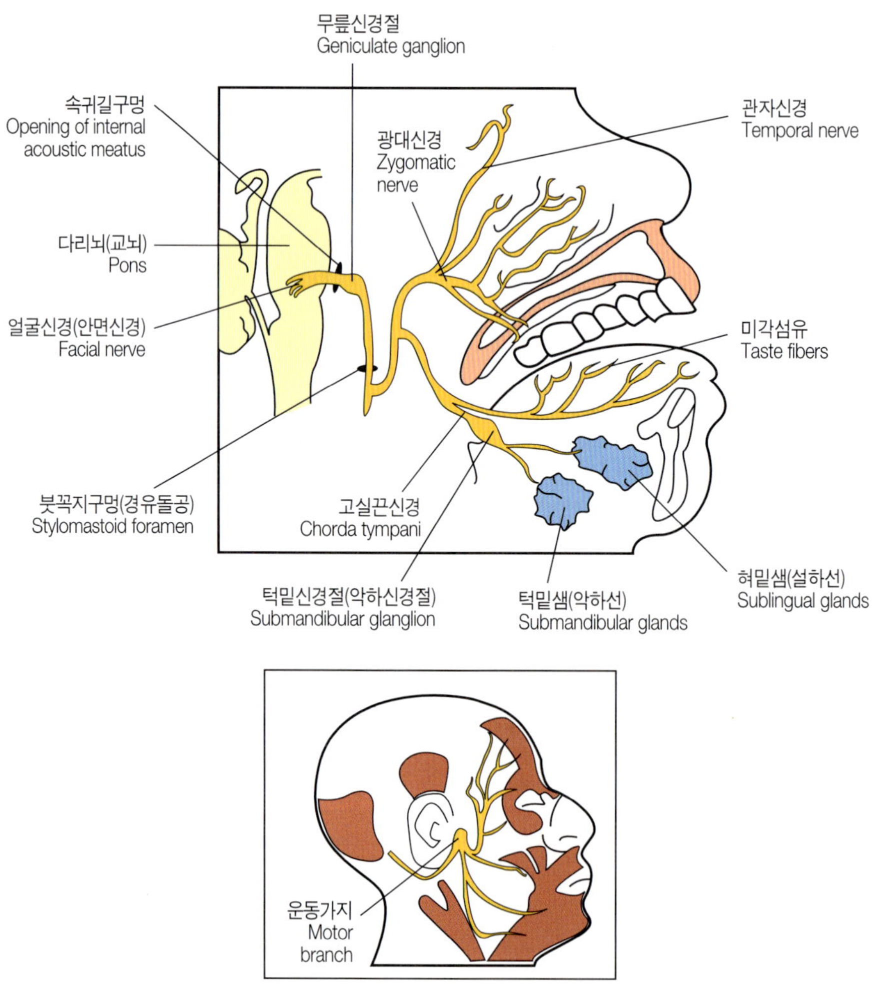

그림 7-11 얼굴신경(일곱째뇌신경)

1) 운동핵

반사에 대한 중요한 연결을 하고 있어 여러 곳에서 오는 들신경섬유를 받는다. 위둔덕에서 오는 덮개숨뇌섬유는 강력한 빛이나 급속히 다가오는 물체에 반응을 일으켜 눈꺼풀을 닫게 해주는 반사로를 만든다. 삼차신경핵에서 오는 섬유는 각막반사와 입안에 음식물이 있을 때의 반응으로 씹거나 빠는 기능이 있다. 청각로에 있는 위올리브핵으로부터 오는 섬유는 등자근의 반사수축을 하게 한다.

2) 미각을 전달하는 특수감각신경세포

얼굴신경관 내의 무릎신경절(geniculate ganglion)에 위치하고, 들신경섬유는 다리뇌의 고립로핵(nucleus solitarius)에 연결되며, 날신경섬유는 부교감신경섬유들과 합쳐져 고실끈신경(고삭신경, chorda tympani nerve)을 형성하고, 얼굴신경이 붓꼭지구멍을 빠져나가기 전에 분지하여 관자뼈 아래의 바위고막틀틈새(추체고실열, petrotympanic fissure)를 통하여 빠져나와 관자아래틈새에서 아래턱신경의 가지인 혀신경과 합쳐져 혀신경이 분포하는 혀 앞 2/3의 **맛봉오리**(미뢰, taste buds)에 분포한다.

맛봉오리 및 입점막에서 오는 정보는 각각 고립로핵과 삼차신경감각핵을 통해서 받는다. 눈물핵으로 가는 흥분충동의 주요 근원은 감정적 반응을 일으키는 시상하부, 각막과 결막의 자극으로 눈물을 흘리게 하는 삼차신경척수로핵으로 추정된다.

3) 얼굴신경의 부교감신경섬유들

다리뇌의 위침분비핵(상타액핵, superior salivary nucleus)에서 시작한다. 혀밑샘과 턱밑샘에 분포하는 신경섬유들은 무릎신경절과 고실끈신경을 지나 혀신경에 합쳐지고 턱밑샘 윗부분에 위치한 턱밑신경절(submandibular ganglion)에 연결된 다음 신경절이전신경섬유가 각각 혀밑샘과 턱밑샘에 분포한다. 눈물샘에 분포하는 신경섬유는 무릎신경절에서 가지하고 얼굴신경틈새를 통하여 피라밋 앞면으로 빠져나와 **바위신경**(greater petrosal nerve)을 이룬다. 큰바위신경은 교감신경섬유로 구성된 깊은바위신경(deep petrosal nerve)과 합쳐지고 나비뼈(접형골, sphenoid bone)의 날개관 앞을 통과하여 날개입천장오목에 위치한 날개입천장신경절(익구개신경절, pterygopalatine ganglion)에 연결된다. 신경절이후신경섬유는 위턱신경의 가지인 날개입천장신경을 통하여 코안과 입점막의 작은 샘들에 분포하며, 광대신경과 눈신경의 가지인 눈물샘신경을 통하여 눈물샘(누선, lacrimal gland)에 분포한다.

8. 속귀신경

속귀신경(전정와우신경, vestibulocochlear nerve; Ⅷ) 또는 **안뜰달팽이신경**은 청각과 평형감각을 전달하는 순수한 특수감각신경이며, 청각을 담당하는 **달팽이신경**(와우신경, cochlear nerve)과 평형감각을 담당하는 **안뜰신경**(전정신경, vestibular nerve)으로 구성되어 있다.

두 개의 신경은 속귀에 있는 안뜰구조와 달팽이의 털세포(유모세포, hair cell)와 연결을 이루고 있는 가지돌기들을 가지고 있는 일차감각신경세포 충동을 전달하는 감각신경이다. 속귀신경은 머리의 움직임과 위치와 관련된 고유감각정보의 축삭들로 이루어져 있다. 속귀신경은 얼굴신경 뒤쪽 아래쪽에 위치하며, 귀관의 가쪽 끝에서 두 신경으로 나뉘어진다. 두 신경은 속귀길을 나와 나란히 다리뇌수조(pontine cistern)를 지나서 숨뇌와 다리뇌 연결부위의 소뇌다리뇌각(소뇌교각, cerebellopontine angle)에서 뇌줄기에 붙는다 그림 7-12.

1) 달팽이신경(Cochlear nerve)

달팽이신경(와우신경, cochlear nerve)은 속귀 달팽이(cochlea)의 코르티기관(organ of Corti)에 분포하고 나선신경절(spiral ganglion)에 위치한 두극신경세포에서 시작하며, 들신경섬유들은 속귀신경을 형성하여 속귀길을 지나 다리뇌 아랫부분에 연결되며, 숨뇌의 달팽이신경핵(cochlear nucleus)을 거치고 아래둔덕(하구, inferior colliculus) 및 안쪽무릎체(내측슬상체, medial geniculate body)를 거쳐 대뇌 관자엽의 청각겉질(auditory cortex)에 연결된다.

일차청각겉질은 위관자이랑의 윗면에 위치한 가로관자이랑이 포함된다. 과거 경험에 의한 소리의 인식 및 해석 작용은 이차청각영역에서 수행한다. 중요한 것은 청각자극이 청각로를 따라 양쪽의 뇌줄기를 통하여 전달되지만 반대쪽으로 전달되는 것이 더 많다는 점이다. 많은 관자가지들이 뇌줄기의 그물활성계(reticular activating system)로 전달된다. 소리의 높낮이, 음파의 파장에 따라 코르티기관의 흥분 위치가 정해지는 현상은 달팽이핵, 아래둔덕, 일차청각영역에서도 그대로 적

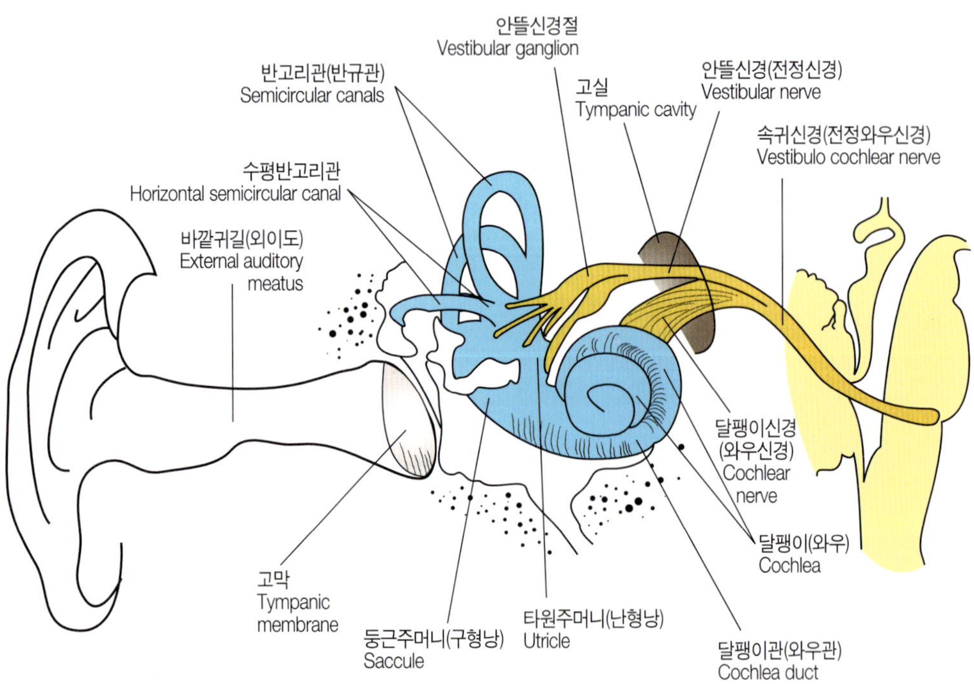

그림 7-12 안뜰달팽이신경(여덟째뇌신경)

용된다.

숨뇌의 달팽이신경핵에서 시작되는 이차감각신경세포의 섬유들은 반대쪽 다리뇌덮개(교뇌피개, pontine tegmentum)를 가로질러 올라가는데, 다리뇌덮개에서의 섬유들을 **마름모체**(trapezoid body)라고 부른다. 이 높이에서 일부 섬유들은 위올리브핵(superior olivary nucleus)에서 끝난다. 위올리브핵은 나선기관에서 끝나고 속귀신경섬유들은 달팽이신경으로 가는 청각정보를 수정하고 억제하는 기능을 한다. 위올리브핵으로부터 다리뇌덮개를 지나 올라가 중간뇌의 아래둔덕(inferior colliculus)에서 끝나는 섬유들을 **가쪽섬유띠**(lateral lemniscus)라고 부른다. 가쪽섬유띠를 이루는 일부 축삭들은 다리뇌의 작은 신경핵에서 끝나는데, 이를 **가쪽섬유띠핵**(nucleus of lateral lemniscus)이라고 부른다. 위올리브핵과 가쪽섬유띠핵의 운동신경세포들과 반사적인 연결을 이루어 시끄럽고 큰 소리가 들릴 때 등자근(stapedius muscle)과 고막긴장근(tensor tympani muscle)의 수축을 조절하는 것으로 생각된다. 중간뇌의 아래둔덕에서 시작되는 신경세포의 섬유들은 시상 안쪽무릎핵(medial geniculate nucleus)에서 끝난다. 시상에서 시작되는 신경세포의 축삭들은 속섬유막(internal capsule)을 이루면서 일차청각겉질인 관자엽의 가로관자이랑(transverse temporal gyrus)에서 끝난다.

2) 안뜰신경(Vestibular nerve)

안뜰신경(전정신경, vestibular nerve)은 속귀의 반고리관 팽대능선과 타원주머니 및 둥근주머니의 평형반에 있는 감각상피에 분포하고 안뜰신경절(vestibular ganglion)에 위치한 두극신경세포에서 시작한다. 들신경섬유들은 속귀신경을 통하여 숨뇌의 안뜰신경핵(vestibular nucleus)에 연결되고, 대뇌겉질과 함께 직접 소뇌에도 연결된다.

안뜰신경의 신경세포체는 두극신경세포이며 안뜰신경절에 위치하는데 여기서 나오는 말초돌기는 반고리관(semicircular canals)의 팽대능선(ampullary crest)과 타원주머니 평형반(macula of utricle) 및 둥근주머니 평형반(macula of saccule)에 닿아 있다. 중추로 가는 돌기들은 여러 섬유가 뭉쳐져 안뜰신경을 이루며 달팽이신경과 나란히 숨뇌로 들어가 넷째뇌실바닥에 있는 안뜰신경핵무리(vestibular nuclei)에 가서 끝난다.

3개의 반고리관(semicircular canal)의 팽대능선(crista ampullares)은 머리의 각가속(angular acceleration)을 감지하고 둥근주머니(saccule)와 타원주머니(utricle)의 평형반(maculae)은 선가속(linear acceleration)과 중력을 감지하게 된다. 감각수용기인 털세포에 변형을 유발하는 자극은 적당한 자극이 된다. 반고리관에서 이것은 속림프액의 움직임에 따라 이루어지는데, 머리의 회전운동에 의해 유발된다. 타원주머니와 둥근주머니의 털세포들은 평형모래(otolith)에 가해지는 중력에 반응하여 머리의 직선운동과 기울임을 지각한다. 이와 같이 안뜰신경핵에 영향을 주어 안뜰눈반사(진정안구반사, vestibulo-ocular reflex)와 안뜰척수반사(전정척수반사, vestibulospinal reflex)를 조절하게 한다. 안뜰눈반사는 미로로부터 오는 안뜰자극을 받아들이는 안뜰신경핵이 안쪽세로다발(medial longitudinal fasciculus)의 윗부분을 타고 눈을 움직이는 데 관여하는 눈돌림신경핵, 도르래신경핵, 갓돌림신경핵과 연결을 이룬다. 안뜰척수반사는 머리의 기울어짐이나 머리의 움직임과 같은 안뜰감각정보가 몸통으로 가는 척수의 운동신경세포를 활성하여 몸통의 위치를 안정시킨다.

(1) 안뜰반사

안뜰계에 속하는 구조는 말초에 안뜰말단기관인 타원주머니, 둥근주머니, 세반고리관과 안뜰신경이 있으며, 중추구조로 숨뇌와 다리뇌에 위치하는 4쌍의 안뜰신경핵과 연결을 이루는 안뜰척수로(vestibulospinal tract)와 안쪽세로다발(medial longitudinal fasciculus)이 포함된다. 또한 안뜰계는 소뇌의 타래결절엽(flocculonodular lobe)과 신경학적 연결을 이룬다. 이와 같은 구조들과 연결을 통해 균형유지에 중요한 안뜰척수반사와 안뜰눈반사를 이룬다. **안뜰척수반사**(전정척수반사, vestibulospinal reflex; VSR)의 목적은 머리와 몸을 안정시키는 데 있다. 안뜰척수반사는 감각과 운동의 상황에 따라 여러 반사들이 결합되어 나타난다. 안뜰척수반사에는 안뜰목반사(전정목반사, vestibulocollic reflex), 긴장성과 역동적 미로반사들(tonic and dynamic labyrinthine reflexes)이 포함된다. **안뜰눈반사**(전정안구반사, vestibulo-ocular reflex; VOR)의 목적은 머리가 이동하는 동안 안정된 시각을 유지하는 데 있다. 머리를 왼쪽 방향으로 돌렸을 때, 속림프액의 흐름은 반대방향인 오른쪽 방향으로 움직여서 팽대능선에 있는 털세포로 된 감각수용기를 변형시킨다. 이때 수평으로 놓인 수평반고리관 속의 속림프는 관성에 의하여 처음에는 움직이지 않는다. 그래서 팽대능선의 털세포 꼭지는 머리의 회전방향과 반대방향으로 기울이게 된다. 오른쪽 팽대능선에 있는 털세포에서의 전위는 머리 움직임의 속도에 비례해서 증가하고, 왼쪽의 팽대능선 털세포의 전위(discharge rate)는 감소한다. 전위의 변화는 안뜰신경을 따라 전달되고, 안쪽안뜰신경핵의 전위에 영향을 미친다.

(2) 자세조절에 있어서 안뜰계의 역할

첫째로, 안뜰계는 머리를 안정시키는 역할을 한다. 그러나 무게중심의 위치를 조절하는데 있어서 몸감각정보가 신체 위치를 지각하는데 사용된다면 안뜰계의 기여도는 적다. 그러나 안뜰기관으로부터 오는 중력에 대한 정보가 없는 경우에는 단순히 머리를 몸통에 맞추어 안정성을 유지할 것이다.

안뜰신경은 한 물체에 대해서 시각을 고정할 수 있도록 머리와 눈의 운동을 조절한다. 그 외에 속귀에서 온 정보들은 팔다리와 몸통 근육들의 긴장도에 영향을 미치고 평형을 유지하는데 도움을 준다.

둘째로, 안뜰계는 신체의 무게중심을 조절한다. 안뜰계로부터의 운동출력이 정적인 자세위치와 역동적인 자세 움직임에 어떻게 기여하는지, 안정성의 제한 내에서 신체의 무게중심을 조절하거나 평형을 유지하기 위한 자세를 어떻게 돕는지 아는 데에 있다. 안뜰신경핵으로부터의 운동출력은 척수로 하행하여 목, 몸통, 팔다리의 근육들을 수축시키는 운동신경세포에 가서 끝난다.

인간에서의 정적인 자세유지는 안뜰반사와 목반사보다는 신경계의 고위중추에서의 프로그램화된 운동패턴과 팔다리로부터의 고유감각입력에 의해 영향을 받는다. 안뜰계는 자동적인 자세반응에 있어서 신체 흔들림에 의한 고유감각정보가 결핍되거나 부적절할 때 증가한다. 기립동요 이후 균형의 정확하고 효율적인 회복은 안뜰감각과 몸감각정보의 밀접한 상호작용에 의해 이루어진다.

셋째로, 안뜰계는 수직에 대한 신체위치를 유지하는 역할을 한다. 자세조절에 있어서 안뜰계는 중력과 평행하게 신체 배열을 이루는 역할을 하고, 중력의 방향을 지각할 수 있는 수직에 대한 신체 전체의 지남력(orientation)을 유지하는 데 중요한 역할을 한다. 안뜰감각정보는 위치의 몸감각과 시각정보가 결핍되었을 때 신체 방위를 위하여 매우 중요한 역할을 하게 된다. 이런 환경에서 잘못되거나 결핍된 정보가 있는 환자들은 넘어지거나 균형을 상실하게 된다.

넷째로, 안뜰계는 몸위치와 움직임을 감지하는 역할을 한다. 안뜰신경계는 머리의 움직임, 중력, 회전에 대한 관성력과 관련된 머리위치에 대한 정보를 제공한다. 안뜰계는 전체로서 신체의 위치와 움직임을 감각하고 지각하는 데 중요하게 작용한다. 안뜰계는 반고리관과 평형모래라는 두가지 움직임 감각수용기로 구성된다. 반고리관의 감각수용기는 머리의 회전운동, 운동속도 등 각가속도(angular acceleration)를 감지한다. 시상면과 이마면에서의 회전운동은 수직반고리관에 의해 감지되며 수평반고리관은 수평면에서의 움직임을 감지한다. 바로선자세, 보행이나 뛰는 동안 머리의 큰 움직임은 시상면에서 발생하며, 이마면과 수평면에서의 움직임은 매우 작다. 회전운동을 지각하는 반고리관과는 대조적으로 평형모래는 선가속도(linear acceleration)를 지각하며, 평형모래를 갖고 있는 기관으로, 타원주머니와 둥근주머니는 수직면으로 서로 직각으로 놓여 있다. 그래서 타원주머니와 둥근주머니는 중력방향, 머리의 방위, 선가속도에 대한 정보를 감각한다.

9. 혀인두신경

혀인두신경(설인신경, glossopharyngeal nerve; IX)은 혀와 인두에 분포하여 감각과 운동을 담당하는 혼합신경으로 운동신경섬유들은 인두의 붓인두근을 지배하고, 일반감각신경섬유들은 인두와 목구멍의 점막, 목구멍편도 및 혀 뒷부분에 분포하며, 내장감각섬유들은 목동맥팽대의 압력감수기로부터의 자극을 뇌로 전달한다. 또한 귀밑샘의 침 분비에 관여하는 부교감신경섬유와 혀 뒤 1/3에서 미각을 전달하는 특수감각신경섬유를 포함하고 있다.

숨뇌의 올리브 아래에서 나온 혀인두신경은 목정맥구멍을 통하여 머리뼈안 밖으로 나와 속목동맥의 가쪽을 내려가며 분지한다. 고실신경(tympanic nerve)은 숨뇌의 아래침분비핵(하타액핵, inferior salivary nucleus)에서 시작한 부교감신경섬유로 구성된 가지로 피라밋 내로 들어가 고실에서 고실그물(tympanic plexus)을 형성한 다음 피라밋 앞쪽으로 나와 작은바위신경(소추체신경, lesser petrosal nerve)이 된다. 작은바위신경은 타원구멍 외부, 아래턱신경의 안쪽에 위치한 귀신경절(otic ganglion)에 연결되고, 신경절이후신경섬유는 아래턱신경의 가지인 귓바퀴관자신경을 따라 귀밑샘에 분포한다. **혀가지**(설지, lingual branches)는 혀의 뒤 1/3에 분포하여 일반감각과 미각을 전달하며, **인두가지**(pharyngeal branches)는 인두의 근육과 점막에 분포한다. 또한 목동맥팽대가지(경동맥동지, carotid sinus branch)는 속목동맥이 시작하는 부위의 목동맥팽대에 분포하고 숨뇌의 고립로핵(solitary nucleus)에 연결되어 혈압과 심장박출을 조절한다 그림 7-13.

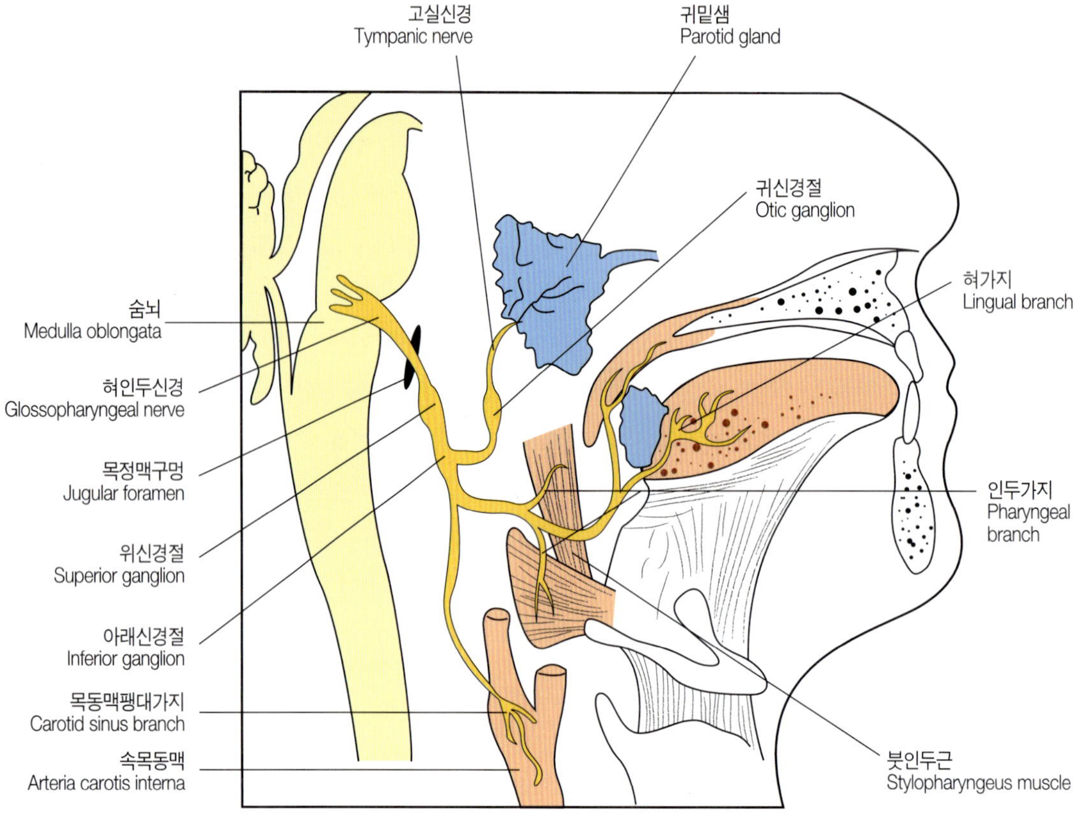

그림 7-13 혀인두신경(아홉째뇌신경)

10. 미주신경

미주신경(vagus nerve; X)은 뇌신경 중 가장 길고, 복잡하게 분포를 하는 신경으로 목부위, 가슴부위 및 배부위의 내장에 분포하여 그들의 운동과 분비를 조절하는 부교감신경섬유와 내장감각신경섬유 및 인두와 후두에 분포하는 운동신경섬유, 일부 미각을 담당하는 특수감각신경섬유를 포함하고 있는 혼합신경이다. 숨뇌의 가쪽에서 시작하고 목정맥구멍(경정맥공)을 통하여 머리뼈바닥(두개저)으로 나오며, 목정맥구멍 아래부위에서 위 · 아래신경절(superior & inferior ganglion)을 형성하고 있다.

목부위에서는 온목동맥 및 속목정맥과 함께 내려가며, 오른쪽 미주신경은 오른빗장밑동맥의 전방을, 왼쪽 미주신경은 대동맥활의 전방을 지나 가슴안으로 들어간다. 위신경절에서 분지한 귓바퀴가지(auricular branch)는 바깥귀길의 피부에 분포하고, 아래신경절에서 분지한 인두가지(pharyngeal branches)는 인두의 근육과 점막 및 물렁입천장의 근육에 분포하며, 일부 신경섬유는 화학감수기(chemoreceptor)인 목동맥토리(carotid body)에 분포하여 혈액의 산소농도를 감지하는 기능을 한다. 되돌이후두신경(recurrent laryngeal nerve)은 그 이름처럼 내려가다가 되돌아 위로 올라가 후두의 근육에 분포하여 발성을 조절하는 가지로, 오른쪽 되돌이후두신경은 오른빗장

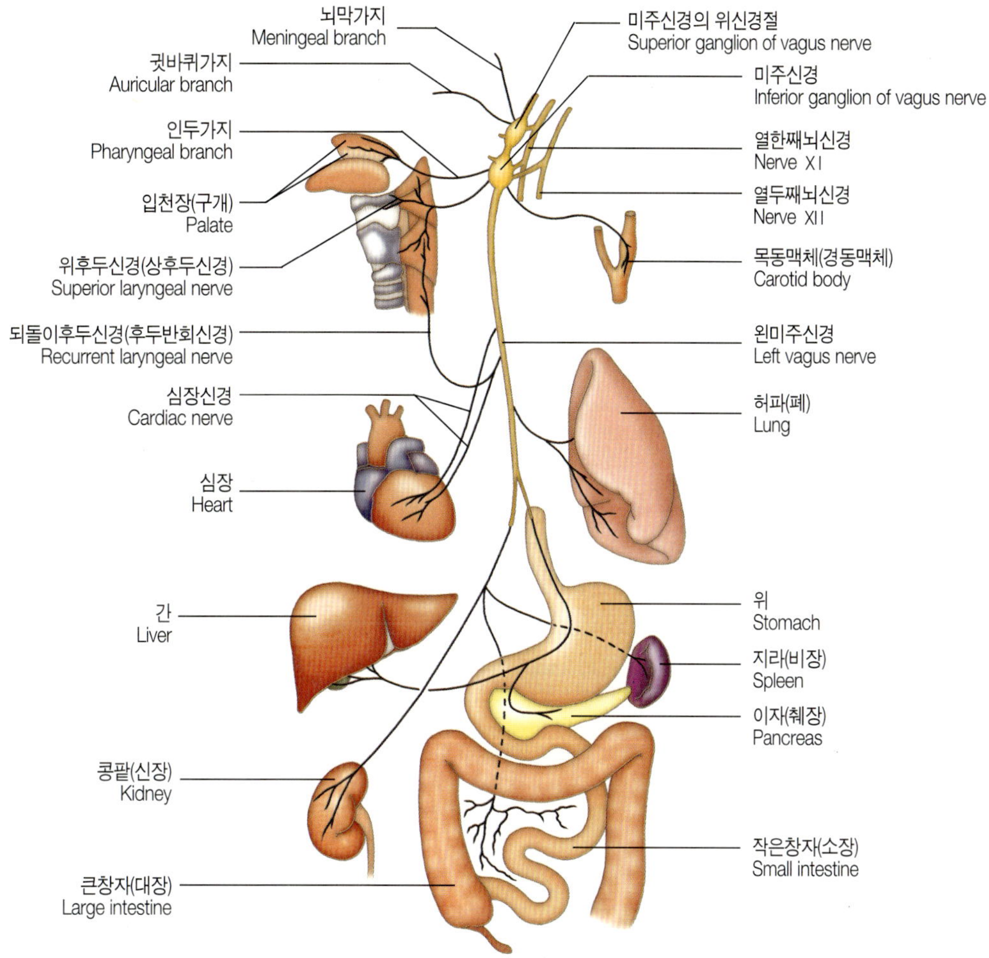

그림 7-14 미주신경(열째뇌신경)

밑동맥을 감고 되돌아오며, 왼쪽 되돌이후두신경은 대동맥활을 감고 되돌아온다.

가슴안 내에서는 식도 주위를 내려가면서 심장가지(cardiac branches), 기관지가지(bronchial branches), 식도가지(esophageal branches) 등을 분지하여 각 장기에 분포하고, 가로막의 식도구멍을 통하여 배안으로 내려간다. 배안에서는 각각 앞미주신경줄기(전미주신경간, anterior vagal trunk)와 뒤미주신경줄기(후미주신경간, posterior vagal trunk)로 나누어지고, 여기서 많은 가지를 내어 복강동맥 주위에 배안신경얼기(celiac plexus)를 비롯한 몇 개의 신경얼기를 형성하고, 위가지(gastric branches), 간가지(hepatic branches), 배안가지(celiac branches) 등을 분지하여 골반안 내의 장기를 제외한 배안의 모든 장기에 분포한다 그림 7-14.

11. 더부신경

더부신경(부신경, accessory nerve; XI)은 순수한 운동신경으로 숨뇌에서 시작하는 신경섬유들과 척수에서 시작하는 신경섬유들이 합쳐져 형성된다. 뇌신경뿌리는 숨뇌에 자리하는 의문핵의 꼬

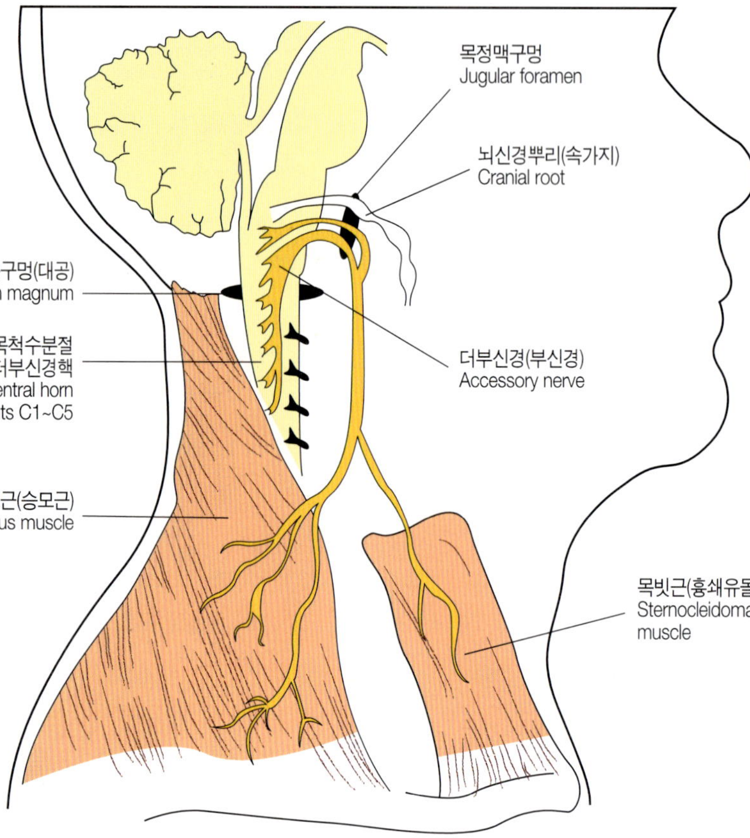

그림 7-15 더부신경(열한째뇌신경)

리부분에서 시작하여 미주신경의 잔뿌리들의 바로 밑에, 숨뇌의 가쪽으로 나온다. 척수신경뿌리는 첫째~다섯째목뼈의 높이에서 척수의 회색질에 위치하는 운동신경세포들로부터 시작된다. 척수신경뿌리는 앞뿌리(ventral root)를 이루지 않고, 앞뿌리와 뒤뿌리 중간에서 위로 올라가 **큰구멍**(대공, foramen magnum)을 거쳐 머리뼈안으로 들어가 뇌에서 시작한 뇌뿌리와 나란히 가게 된다. 이들 두 뿌리는 목정맥구멍(jugular foramen)을 지나자마자 서로 갈라져, 뇌뿌리는 미주신경과 나란히 가게 되고, 척수뿌리는 밑으로 내려가 독립적인 더부신경이 된다. **목정맥구멍**(경정맥공, jugular foramen)을 통하여 머리뼈안을 빠져나온 더부신경은 목빗근(흉쇄유돌근, sternocleidomastoid muscle)의 아랫부분과 뒤목삼각을 지나 등세모근(승모근, trapezius muscle)의 아랫부분을 지나가며, 목빗근과 등세모근에 분포한다 그림 7-15.

12. 혀밑신경

혀밑신경(설하신경, hypoglossal nerve; XII)은 혀에 분포하는 운동신경으로 숨뇌의 혀밑신경핵(hypoglossal nucleus)에서 시작하고, 숨뇌의 앞가쪽에서 나와 뒤통수뼈의 혀밑신경관을 통하여

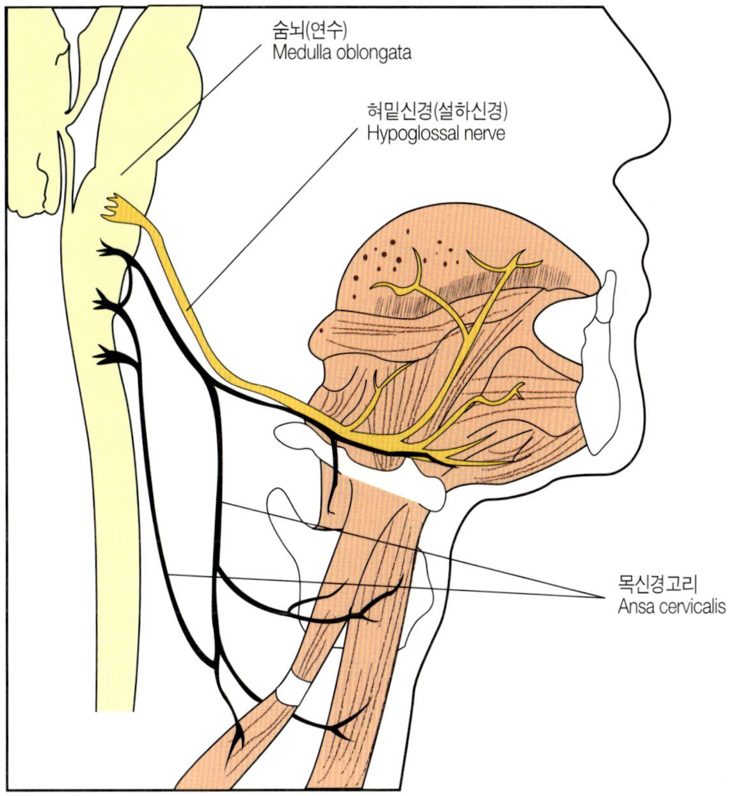

그림 7-16 혀밑신경(열두째뇌신경)

머리뼈안 밖으로 나온다. 목 가쪽에서 아래전방으로 진행하여 속목동맥과 속목정맥 사이를 지나고 두힘살근(악이복근, digastric muscle)을 지나 혀의 뒤쪽 깊은 곳을 통하여 혀의 근육에 분포한다. 혀밑신경의 한 가지는 목 가쪽에서 목신경의 가지들과 합쳐져 목신경고리(ansa cervicalis)를 형성하여 목뿔아래근(설골하근, infrahyoid muscle)들에 분포한다 그림 7-16.

혀밑신경핵은 고립로핵에서 오는 들신경섬유 그리고 미각에 반응을 일으켜 혀의 삼킴, 씹기와 빠는 반사운동에서 오는 들신경섬유 및 입안과 인두점막으로부터의 자극에 대한 삼차신경감각핵에서 오는 들신경섬유를 받는다. 겉질 숨뇌 들신경섬유는 교차성이므로 편측성 위운동신경세포 병변은 혀의 반대쪽 불완전마비의 원인이 된다. 침해된 근육의 마비와 결과적으로 일어나는 위축은 혀밑신경핵의 파괴나 혀밑신경의 절단에 의해서 일어난다. 혀의 반대쪽 턱끝혀근(이설근, genioglossus muscle)의 대항이 없는 돌출작용 때문에 약한 쪽으로 편위해서 돌출한다.

근육조직의 수의적 조절은 일반적으로 그물체를 포함한 겉질에서 오는 신경로를 통해 중계된다. 척수숨뇌섬유뿐만 아니라 겉질그물체섬유가 위운동신경세포 병변에서 전형적으로 차단된다.

III 뇌신경검사

1. 후각신경

대상자의 눈을 감게 하고, 검사하지 않는 콧구멍을 손가락으로 막게 한다. 그리고 대상자로 하여금 커피, 담배, 비누와 같이 익숙한 냄새를 감지하여 말하게 한다. 이때 알코올 스펀지나 암모니아와 같은 자극 물질은 사용하지 않는데, 이는 자극물질이 후각신경보다는 삼차신경을 자극하기 때문이다.

냄새를 맡지 못하거나 다른 냄새로 잘못 감지한다면 후각신경의 손상을 의미한다. 그러나 노화, 흡연, 감기, 알레르기 등의 이유로도 후각이 소실되거나 감소할 수 있기 때문에 후각기능의 소실이나 감소는 중요한 의미를 갖지 않을 수 있다.

커피, 레몬, 박하 등을 준비하고, 눈을 감고 냄새를 맡도록 하고 냄새를 확인하도록 한다. 양쪽 코를 각각 분리해서 시험해보며 확인한다.

2. 시각신경

양쪽 눈은 따로 검사하는데, 한쪽 눈을 검사할 때 다른쪽 눈은 뜬 상태로 가린다. **중심시력표**(central vision chart) 또는 **Snellen chart**를 이용하여 시력을 검사한다. 안경을 착용하는 경우에는 안경을 쓴 상태에서도 검사한다.

시야검사(visual field test)는 대상자에게 검사자의 코에 시선을 모으게 하고, 검사자가 시야 바깥쪽에서부터 시야 안쪽으로 차츰 양쪽 손가락을 이동시켜 가며, 어느 지점까지 대상자가 검사자의 손가락 움직임을 볼 수 있는가를 말하게 하는 검사이다. 대상자가 양쪽 손가락의 움직임 중 하나라도 볼 수 없는 경우는 **검안경검사**(ophthalmoscopy)를 이용하여 혈관이나 망막의 문제, 유두부종, 시각신경 위축 등을 확인한다.

어두운 방에서 환자에게 똑바로 떨어진 물체를 보도록 지시하고 시각신경 위축, 망막 및 혈관의 병변이 있는지 조사한다. 시력검사, 시야검사, 색시검사, Marcus-Gunn 동공검사, 눈바닥(ocular fundus) 검사 등의 방법이 있다.

3. 눈돌림신경

동공수축반사를 위해 어두운 방에서 대상자의 눈 가까운 곳에 펜라이트를 비춘다. 이때 동공이 수축되고 그 상태를 유지해야 정상이다(빛반사). 펜라이트를 비추지 않은 다른 쪽 눈의 **공감빛반응**(consensual response)도 검사한다. 동공은 양쪽의 크기가 같고 둥글어야 하며, 모가 나거나 일그러지지 않아야 한다. 또한 빛에 반응하고 조절이 가능해야 한다. 자를 이용해 양쪽 동공의 크기를 측정한다.

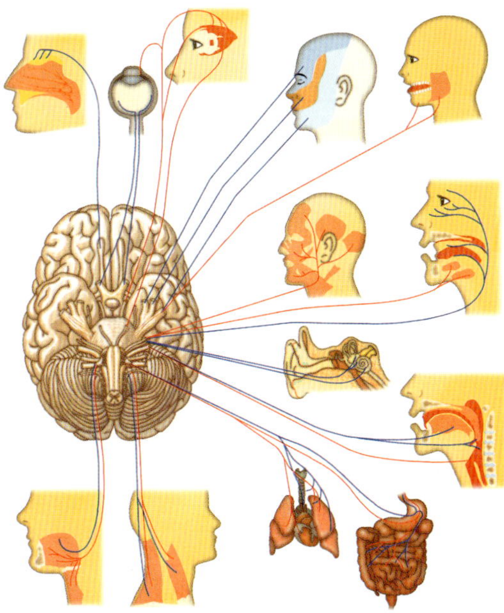

신경	기능	검사방법
I	후각	향기나는 물건
II	시각	시력 차트
III	대부분의 눈근육	손가락을 따라 이동
IV	위빗근	코쪽을 바라봄
V	얼굴감각	얼굴을 만짐
	씹는근육	이를 꽉 다묾
VI	가쪽곧은근	바깥쪽을 봄
VII	얼굴표정	미소, 눈썹을 올림
	미각	설탕 혹은 소금
VIII	듣기	truning fork(청력검사도구)
	균형	회전하는 것을 봄
IX	인두감각	구개반사
X	후두근, 인두, 부교감	쉰목소리, 입을 크게 벌리고 "아"라고 말함
XI	등세모근	어깨를 올리는 검사
	윈쪽목빗근	머리를 돌림
XII	혀근육	혀를 앞으로 내밈

그림 7-17 뇌신경검사

일반적으로 동공은 일정하고 둥근 형태이나 나이가 들수록 점차 형태가 변화한다. 빛에 대해 일정한 속도로 적절하게 반응하는 것이 정상이지만 녹내장이나 백내장 수술, 홍채제거술 등은 빛에 대한 반응과 동공의 모양이나 크기에 영향을 미칠 수 있다.

안구운동과 눈꺼풀처짐증(ptosis)을 검사하는 것으로 크기, 대칭성, 모서리의 규칙성, 바투보기반사(near reflex) 등을 검사한다.

눈꺼풀처짐(안검하수, ptosis)은 동공의 경계를 덮을 정도의 눈꺼풀 처짐을 말한다. 눈꺼풀처짐(ptosis)은 눈돌림신경(CN III) 손상이나 호너증후군(눈꺼풀처짐, 동공축소, 얼굴무발한증, 안구함몰)에서 생긴다.

1) 동공(Pupils)

모양, 대칭성, 빛의 반응, 조절을 검사한다. 동공부등(anisocoria)은 동공수축(miosis)이나 동공확산(mydriasis)으로 생길 수 있으며, 어느 동공이 이상이 있는지를 알기 위하여 밝은 곳과 어두운 곳에서의 검진이 필요하기도 하다.

들동공결함(afferent pupillary defect; APD 또는 Marcus Gunn pupil)은 시각신경(optic nerve)의 병변(예: optic neuritis in multiple sclerosis)에 의해 생긴다. 교대불빛검사를 시행하면 어느 쪽의 동공 이상인지 알 수 있다(3초 간격으로 불빛을 교대로 비추면 비정상 동공의 경우 빛에 대하여 오히려 산동이 발생한다).

2) 안구운동(Extraocular movements)

환자에게 손가락 끝을 주시하도록 하고 주시(gaze)를 검사한다.

안구운동의 제한과 더불어 고정의 장애유무, 사각파단수축, 눈떨림(nystagmus), 눈진전 등이 관찰되는지의 여부와 원활추종운동(smooth pursuit)이나 홱보기운동(saccadic eye movements)의 장애 유무(hypometric saccades, ocular dysmetria) 등도 검사하여야 한다.

3) 눈떨림(Nystagmus)

앞뒤 지름형태의 두 눈의 동시적인 진동(binocular symmetric oscillations of the conjugate type)을 감별 진단한다.

신속운동(saccade)은 환자의 고정을 양손으로 빠르게 바꾸도록 하여 검사한다. **눈운동눈떨림**(optokinetic nystagmus; OKN)은 정상적인 움직이는 시각 자극에 대하여 고정할 때 나타나는 정상적인 안진이다. OKN 줄무늬테이프를 이용하여 검사할 수 있다. 비대칭적인 보기운동눈떨림의 소실은 이마엽이나 마루엽의 병변에 의해 생길 수 있다.

4. 도르래신경

머리기울임검사(Bielschowsky' s head tilt test)는 도르래신경의 손상으로 인한 위빗근(superior oblique muscle)의 마비를 검사하는 방법이다. 한쪽 위빗근이 마비되면 손상측으로 겹보임(복시)을 호소하게 되는데, 비손상측 어깨방향으로 모리를 기울일 때 겹보임 증상이 호전되면 도르래신경의 손상을 의심할 수 있다.

5. 삼차신경

삼차신경의 감각기능은 약한 촉각, 핀으로 찌르기, 온도에 대하여 이마와 뺨, 턱을 검사하여 알 수 있다.

더운 물을 담은 시험관, 찬 물을 담은 시험관을 이용하여 온도감각과 면봉, 핀을 이용하여 감각검사를 시행한다.

운동기능은 턱을 꽉 닫은 상태에서 씹기근육(저작근, mastication muscle)을 촉진하거나 양방향으로 턱의 운동을 검사하여 알 수 있다. 날개근(pterygoid muscle)이 약해진 경우 입을 약간 벌린 상태에서 같은쪽으로 턱의 편향이 생기며 반대편으로의 턱의 움직임이 약하다.

각막반사(corneal reflex)는 부드러운 솜을 이용하여 각막에 가볍게 자극을 주고 눈둘레근(orbicularis oculi)의 수축을 보는 검사이다. 얼굴의 감각과 두피의 이마부위 앞쪽의 감각(corneal reflex)검사는 반대쪽을 보게 한 다음 각막의 가장자리를 부드러운 솜으로 자극하여 눈이 감기는지 확인하여 검사한다.

의식상태가 저하된 환자에서나, 뇌줄기, 뇌신경의 병변이 의심되는(예: 청각신경종) 환자에서 시행한다.

1) 눈신경(Ophthalmic nerve)

가볍게 각막을 면봉으로 접촉하여 검사, 이마, 코점막을 접촉하여 느끼는지 물어본다.

2) 위턱신경(상악신경, Maxillary nerve)

아래눈꺼풀, 윗니, 뺨, 윗입술을 위와 같은 방법으로 실시한다.

3) 아래턱신경(하악신경, Mandibular nerve)

외이, 뺨 아래 씹기근육을 검사하는 것으로 턱을 움직이고, 치아를 꽉 다물 수 있는지 검사한다. **빨기반사**(sucking reflex)와 **먹이찾기반사**(rooting reflex)를 검사한다.

6. 갓돌림신경

눈의 움직임과 동공의 크기를 조절하는 검사로 협동능력과 바깥눈근육 운동을 시켜본다.

7. 얼굴신경

코입술 주름(nasolabial fold)의 둔함(flattening)이 있거나 눈꺼풀틈새(palpebral fissure)의 넓어짐(widening)이 있는 경우 얼굴신경의 이상을 의심할 수 있다.

이마의 주름을 올리거나 눈을 꼭 감게 하거나 입을 꽉 다물게 하여 검사할 수 있다.

이마의 경우는 양쪽에서 신경지배(innervation)를 받으므로 위운동신경세포(upper motor neuron) 병변에 의해서는 반대편의 이마는 마비를 보이지 않는다.

미각의 검사는 얼굴마비 등의 이상 소견이 있는 경우만 시행한다. 혀끝과 측면에 짠맛, 단맛, 신맛, 쓴맛을 가진 용액을 담은 4개의 병을 이용한다. 혀는 내민 상태에서 검사하며 미각의 소실은 고실끈신경(고삭신경, chorda tympani) 몸쪽부위의 얼굴신경의 이상을 시사한다.

입술을 포함한 안면 움직임을 보기 위해 얼굴 대칭성을 관찰한다.

8. 속귀신경

어지러움(vertigo)을 호소하는 환자에서 **Nylen-Barany 검사**를 시행한다.

환자를 침대 위에 앉히고 머리를 약 30도 젖힌 상태에서 머리를 잡고 뒤로 눕힌다. 머리를 옆으로 오른쪽이나 왼쪽으로 돌린다. 말초성 어지러움의 경우 잠복기가 지난 후 어지러움과 눈떨림(안구진탕, nystagmus)이 나타나며 점차 감소한다. 중추성은 바로 발생하고 지속적이다. 달팽이신경

은 청력검사, Weber 검사, Rinne 검사를 시행한다

청각의 소실은 일단 양쪽 귀 옆에서 손가락을 문질러 소리를 내 봄으로서 알 수 있다. **Weber 검사** 시행 시 소리굽쇠를 이마 가운데에 대고 양쪽 귀에서 크기가 같은지 물어 보았을 때 감각신경성 청력소실(sensorineural hearing loss)은 병변쪽 소리가 감소하고 전도성 청력소실(conduction deafness)은 병변쪽 소리가 오히려 증가한다.

Rinne 검사는 소리굽쇠를 꼭지돌기(mastoid process)에 대고 소리가 들리지 않게 되었을 때 귀에 대고 소리가 들리는지 묻는다. 정상적으로 이 경우, 소리가 들리는데 들리지 않게 되는 경우 전도성 청력소실(conduction deafness)을 시사한다.

1) 안뜰신경

평형감각을 검사하는 것으로 소뇌기능 검사와 같이 실시한다.

2) 달팽이신경

청력검사를 하는 것으로 언어와 음차의 진동을 식별검사 하는 것이다.

9. 혀인두신경

입천장반사를 조절하는 것으로 혀의 움직임, 맛감각 느낌을 검사하는 것이다.

면봉을 이용하여 혀 뒤쪽 1/3부분의 미각을 검사하고, 입천장반사를 검사한다.

1) 운동신경

입천장반사와 구토반사를 검사한다.

'아' 하고 소리낼 때 물렁입천장 및 목젖을 검사하는 것으로 설압자로 혀 뒷면을 누르면 구토 증상이 나타나는지 검사한다.

2) 감각신경

미각검사를 하는 것으로 혀 뒤쪽 1/3 부분의 미각검사를 하는 것이다.

3) 부교감신경

침샘 배출을 검사하는 것으로 삼킴반사를 검사하는 것이다.

10. 미주신경

환자에게 '아' 소리를 내게 한 뒤 물렁입천장올리기(연구개거상, soft palate elevation)의 대칭성

을 검사한다.

구역질반사(gag reflex)는 뒤 입인두(posterior oropharynx)를 건드려 유발시킨다(CN IX sensory, CN X motor).

삼킴곤란(dysphagia)과 흡인 여부를 검사하는 가장 좋은 방법은 약간의 물을 마시게 하는 것이다. 기침을 한다면 흡인되는 것을 의미한다.

많은 자율신경계통의 기능 조절을 하는 것으로, 삼킴 담당을 검사한다. 설압자를 이용하여 음성, 물렁입천장 대칭 여부를 검사한다.

1) 운동신경

인두 및 후두운동을 검사하는 것으로 쉰소리가 나는지 검사한다.

2) 감각신경

인두, 후두, 바깥귀부위를 검사하는 것으로 구토반사를 검사한다.

3) 부교감신경

가슴 및 배부위 장기운동과 샘분비를 검사한다.

11. 더부신경

어깨와 목의 운동을 검사하는 것으로 머리를 돌려보도록 하고 어깨를 저항없이 상승시켜 보도록 한다. 어깨를 올릴 수 있는지 목을 구부릴 수 있는지를 검사하는 것이다. 저항을 준 상태에서 환자에게 고개를 돌려보도록 한다. 왼쪽 목빗근(흉쇄유돌근, sternocleidomastoid muscle)의 수축은 고개를 오른쪽으로 돌리게 한다. 저항이 있는 상태에서 어깨를 으쓱하게 하여 등세모근(승모근, trapezius muscle)의 기능을 평가한다.

12. 혀밑신경

혀의 운동을 담당하는 것을 검사하는 것으로 혀의 움직임을 관찰하고, 마비 시 병변부위로 혀가 치우친다. 신경마비가 있을 경우 혀의 위축, 근육부분 수축, 무력이 나타난다. 한쪽 신경의 장애가 있을 때 혀를 내밀면 마비가 있는 쪽으로 혀가 휘어진다. 혀를 내밀고, 오른 · 왼 · 위쪽 방향으로 움직여 보고 빠는 반사를 검사한다.

혀를 내민 뒤 좌우로 돌리게 한다. 혀밑신경(CN XII)의 이상은 혀를 내밀었을 때 병변 쪽으로 혀의 치우침이 생기게 하며 반대편으로 혀를 내미는 힘이 약하게 된다.

임상노트

✓ 눈돌림신경마비(Third nerve palsy, 셋째뇌신경마비)

"마비(palsy)"는 paralysis의 옛 용어이며, 흔히 단일 신경 또는 단일 근육질환에 사용한다. 눈돌림신경섬유(동안신경섬유, oculomotor nerve fiber)의 경로가 차단되면, 위빗근과 가쪽곧은근을 제외한 모든 안구근육들이 마비된다. 홍채의 동공조임근과 섬모체의 섬모체근도 기능적으로 마비된다. 이 병터로 인한 증상들은 다음과 같다.

- 위눈꺼풀이 처진다(ptosis, 눈꺼풀처짐).
- 가쪽곧은근에 대한 맞버팀작용의 소실로 인해 가쪽사시(lateral strabismus)가 출현한다.
- 눈을 안쪽으로 모으거나 수직방향으로 움직이지 못한다.
- 교감신경지배(sympathetic innervation)를 받는 홍채의 동공확대근(dilator pupillae)에 대한 동공조임근의 맞버팀작용이 소실되므로 **동공확대**(pupillary dilatation)가 과도하게 나타난다.

가까운 물체를 보려 해도 적응 또는 빛의 강도를 증가시켜도 동공은 수축하지 않는다. 섬모체근의 구축이 일어나지 않으므로 가까운 물체를 보려 해도 수정체가 두꺼워지지 않는다. 눈돌림신경의 가장 표층에는 신경절이전 부교감신경섬유(preganglionic parasympathetic fiber)들이 위치한다. 따라서 외부압력에 의해 신경이 압박되는 경우 이들이 가장 먼저 영향을 받는다. 즉 눈돌림신경 압박의 첫 징후는 같은쪽 눈의 **동공빛반사**(pupillary light reflex)가 느려지는 것이다.

✓ 도르래신경마비(Fourth nerve palsy, 넷째뇌신경마비)

도르래신경(trochlear nerve)에만 손상이 국한된 경우는 매우 드물다. 이 경우에는 위빗근이 마비되어 **수직겹보임**(vertical diplopia)이 나타난다. 눈을 아래로 향하면서 안쪽돌림(medial rotation)시킬 때 겹보임이 가장 심해지므로 환자들은 계단을 잘 내려가지 못한다. 말초신경병증(peripheral neuropathy, 예: 당뇨병)의 증상으로 나타나기도 하고, 때로는 두부외상(head injury)의 합병증으로 출현하여 지속되기도 한다.

✓ 삼차신경(Trigeminal nerve) 및 삼차신경핵(Trigeminal nucleus) 관련 질환

삼차신경통(trigemianl neuralgia)은 삼차신경을 침범하는 질환 중에서도 특히 중요하다.

이 질환에서는 감각뿌리축삭들의 말이집탈락(demyelination)이 관찰되는데, 이는 대개 작은 이상동맥(aberrant artery)에 의한 신경압박으로 인해 초래된다. 삼차신경의 한 가지가 분포하는 영역에 발작적이고 참기 어려운 통증이 나타나며, 증상은 대개 악화와 완화를 반복한다.

위턱신경이 가장 흔히 침범되고, 아래턱신경, 눈신경의 순으로 발병한다. 통증에 유난히 민감한 피부부위가 있으며, 그 부위를 건드리면 통증발작이 유발된다. 신경아교세포질(glial cytoplasm)이 개재되지 않은 채 빽빽하게 들어찬 민말이집탈락축삭(demyelinated axon)들 사이에서 전기

임상노트

적인 교통이 일어남으로써 비정상적인 통증신호가 증폭되는 것으로 여겨진다.
대부분의 환자에서는 간질치료약인 카르바마제핀(carbamazepine) 투여로 증상이 완화된다. 약물치료에 반응하지 않는 심한 통증의 경우, 머리속수술(intracranial surgry)을 고려할 수 있다. 수술을 통해 삼차신경감각뿌리로부터 이상 동맥을 분리시키면 대개는 치유된다. 해당 피부부위로부터 삼차신경척수핵으로 이어지는 통증경로를 차단하는 수술을 시행하기도 한다.
삼차신경절이나 삼차신경감각뿌리가 손상되면 각막의 민감도가 떨어질 수 있다. 각막의 민감도가 정상적으로 유지되어야만 각막궤양을 초래할 수 있는 손상으로부터 각막을 보호할 수 있다. 아래숨뇌에서 삼차신경척수로가 절단되면 얼굴부위의 통증감각이 소실된다. 삼차신경척수로섬유들은 몸순서배열(somatotopic lamination)을 보이므로, 병터의 크기가 작은 경우 진통영역(analgesic area)은 삼차신경의 한 갈래가 분포하는 영역에 제한되어 나타난다.
삼차신경과 관련된 또 다른 통증유발장애에는 **대상포진**(herpes zoster)이 있다. 삼차신경감각핵들, 삼차신경운동핵 그리고 머릿속공간을 지나는 삼차신경섬유들은 혈관폐쇄, 외상, 종양으로 인한 손상영역에 포함되거나 또는 뇌줄기 자체나 그 주변 병터에 의해 손상될 수 있다. 운동섬유가 차단되면 씹기근육이 마비되고 결국 위축된다.
반대쪽 가쪽날개근(턱을 앞으로 내미는 역할)에 대한 맞버팀작용이 소실되므로 아래턱은 병터 쪽으로 돌아간다. 겉질숨뇌섬유(피질연수섬유, corticobulbar fiber)들이 차단된 경우에는 반대쪽 씹기근육은 마비되지 않는다. 이는 운동겉질로부터 삼차신경운동핵으로 내려오는 섬유들이 일부 같은쪽에서도 기원하기 때문이다. 숨뇌 가쪽부분에 병터가 생기면, 삼차신경척수로가 차단되어 얼굴과 입안의 통증 및 온도감각장애가 나타난다. **발렌베르크증후군**(Wallenberg's syndrome)에서 볼 수 있다.

✓ 얼굴신경(Facial nerve)

1) 얼굴신경과 가운데귀(Middle ear)

가운데귀는 세균감염에 쉽게 노출되며 외과적인 수술도 흔히 시행되는 부위이므로, 얼굴신경은 이 부위를 지나는 도중 손상되기 쉽다. 각 가지에 포함된 기능성분들의 차이를 알면 병터부위를 정확히 진단할 수 있다.

2) 얼굴근육의 내림조절

얼굴신경운동핵으로 들어오는 겉질숨뇌들신경(corticobulbar afferent)들은 대개 교차하지만, 예외적으로 이마근(frontalis muscle)과 눈둘레근(orbicularis oculi muscle)을 지배하는 신경세포들은 교차섬유와 비교차섬유를 모두 받는다. 따라서 위운동신경세포 병터(upper motor neuron lesion)에서 수의근육의 조절마비는 반대쪽 얼굴의 아래쪽 절반에서만 나타난다. 이 경우에도 기분이나 감정 변화에 따라 일어나는 얼굴근육의 불수의적 수축은 정상적이며 오히려 종종 과도하게 일어난다. 이와는 대조적으로 **파킨슨병**(Parkinson's disease) 환자들은 얼굴근육의 수의 조절마비가 없음에도 불구하고 전형적으로 감정에 따른 표정변화가 소실된다(masklike face, 가면양얼굴). 얼굴근육의 수의조절과 감정에 따른 표정변화를 일으키는 신경해부학적 기전은 아직 알려져 있지 않다.

임 상 노 트

3) 얼굴마비(facial paralysis)

반대쪽 속섬유막(internal capsule)이나 대뇌겉질의 운동영역(motor area)으로 가는 동맥이 막혀서 반신마비(hemiplegia)가 초래된 경우, 얼굴신경핵(facial nucleus)의 신경세포들 또는 그 축삭들이 손상된 것이다. **벨마비**(Bell's palsy)라 알려진 흔한 질환에서는 같은쪽의 모든 얼굴근육이 갑작스럽게 마비되거나 근력이 약화(paresis, 불완전마비)된다. 얼굴신경이 관자뼈 바위부분의 얼굴신경관을 통과하는 중에 손상되어 초래되며(바이러스 감염에 의한 것으로 보이는), 얼굴신경과 그 주변 조직의 부종이 원인이 된다. 벨마비에서 나타나는 징후들은 축삭의 압박정도뿐 아니라 얼굴신경의 어느 부위가 손상되었는가에 따라 차이를 보인다. 무릎신경절 또는 그보다 위쪽에서 신경손상이 일어나면 얼굴신경의 모든 기능이 상실된다. 얼굴근육이 마비되고 턱밑샘, 혀밑샘, 눈물샘의 분비장애가 나타나며, 같은쪽 혀의 앞쪽 2/3부분과 입천장부위의 미각을 상실한다(ageusia, 미각상실증). 또한 등자근마비로 인해 소리가 비정상적으로 크게 들린다(hyperacusis, 청각과민).

이와는 대조적으로, 붓꼭지구멍 근처를 지나는 부분이 압박되면 운동섬유들만 영행을 받는다. 경증의 벨마비 환자에서는 축삭 손상이 경미하여 **왈러변성**(Wallerian degeneration)이 일어나지 않으며, 따라서 예후도 양호하다. 축삭 재생을 필요로 하는 경우에는 회복도 느리고 또한 종종 불완전하다. 무릎신경절보다 중추쪽의 감각섬유들이 차단되면, 뇌줄기 속으로는 신경 재생이 일어나지 않는다. 얼굴신경의 시작 부위가 손상된 경우, 일부 재생되는 침분비섬유(salivatory fiber)들이 큰바위신경으로 들어가 날개입천장오목에 도달하기도 한다. 이 경우 후각 또는 미각 자극에 의해 위침분비핵이 자극되었을 때 침분비 대신 **눈물흘림**(lacrimation, crocodile tears, 악어의 눈물)이 일어난다.

✓ 안구근육약화(Extraocular muscle weakness)

뼈대근육 전반을 침범하는 질환들에 의해 안구근육도 영향을 받는다. **중증근육무력증**(myasthenia gravis)은 신경근육전달(neuromuscular transmission)이 억제되어 초래되는 질병이다. 처음 증상이 나타나는 근육은 대개 눈꺼풀올림근으로, 근력약화로 인해 **눈꺼풀처짐**(ptosis)이 유발된다. 이어 다른 안구근육들도 약화된다. 때로는 단일 파괴성 병터로 인해 셋째, 넷째, 여섯째뇌신경이 모두 손상되기도 한다. 이는 원인불명으로 발생한 위눈확틈새부위의 염증으로 인해 유발될 수도 있고, 또는 이 신경들이 해면정맥굴(cavernous sinus)을 지나는 중에 압박되어 나타나기도 한다. 양눈의 정렬결함을 **사팔눈**(사시, squint, strabismus)이라 한다.

근육마비나 근력약화가 사팔눈(squint)의 가장 흔한 유발원인은 아니다. 따라서 이 경우에는 양눈 모두 정상범위 내에서 자유롭게 움직일 수 있다. 한쪽 눈이 안으로 모아지지 않는 경우 반대쪽 눈을 가리면 눈이 모아진다. 비교적 흔한 이 질환을 **일치사시**(concomitant squint, 공동사시)라 한다. 하나 이상의 안구근육에 기능장애가 생기면 **마비사시**(paralytic squint)가 초래된다. 완전마비(complete paralysis)에서는 대개 장애를 보이는 근육 또는 근육 무리를 찾아내기가 어렵지

임상노트

않다. 그러나 근력약화(paresis, 불완전마비)만 있는 경우에는 해당 근육의 작용방향을 주시하려 할 때만 사시가 분명해진다. **겹보임**(복시, diplopia, double vision)이 첫 증상으로 출현하는데, 이는 양눈의 중심오목(central fovea)에 동일한 상이 맺히지 않기 때문에 일어난다. 그러나 점차 시간이 지나면서 뇌는 거짓상(false image)을 억제하게 되고 결국 겹보임(diplopia) 증상은 사라진다. 겹보임을 진단하는 두 가지 기본원칙은 다음과 같다.

① 약화된 근육(들)의 작용방향으로 일어나는 움직임이 많을수록 상의 분리는 심해진다.
② 비정상적으로 움직이는 눈에 맺히는 상(false image)은 약화 또는 마비된 근육(들)의 작용방향으로 치우친다.

어느 눈에 맺히는 상이 실상(real image)인지 알기 어려운 경우, 한쪽 눈앞에 색유리를 놓아 이를 구별할 수 있다.

✓ 갓돌림신경마비(Sixth nerve palsy; 여섯째뇌신경마비)

말초신경변성(peripheral neuropathy)으로 인해 갓돌림신경(abducens nerve)이 손상되기도 하고, 원인 모르게 가쪽곧은근의 변성이 초래되기도 한다. 환자는 손상된 쪽의 눈을 가쪽으로 돌리지 못하는데(안쪽사시, medial squint), 이는 안구를 가쪽으로 향하게 하는 주된 근육이 바로 가쪽곧은근이기 때문이다. 갓돌림신경핵(abducens nucleus)이 파괴된 경우에는 반대쪽 안쪽곧은근도 동시에 마비되므로 환자는 병터가 있는 쪽으로 시선을 돌리지 못한다. 갓돌림신경핵(abducens nucleus)에 병터가 생기면 주변의 얼굴신경핵(nucleus of facial nerve)이나 그 축삭들까지 침범될 수 있으며, 이 경우 같은쪽의 모든 얼굴근육들이 마비된다.

✓ 공동주시(Conjugate gaze)에 영향을 미치는 겉질병터

이마엽 눈운동영역이 파괴되면 양쪽 눈 모두 병터가 있는 쪽으로 치우친다. 환자는 겉질손상(cortical lesion)이 있는 쪽과 반대쪽 **홱보기운동**(주시, saccadic movement)을 하지 못한다.
흔히 대뇌겉질에 발생한 광범위한 허혈손상(ischemic damage)이 원인이 된다. 대개 운동영역(motor area)과 운동앞영역(premotor area)도 경색부위에 포함되므로 반대쪽 팔다리와 아래쪽 절반의 얼굴근육들도 같이 마비된다.
두 눈은 마비가 일어난 몸과 반대쪽을 향한다. 뒤마루엽(posterior parietal lobe)이 파괴되면 병터와 반대방향으로 원활추종운동(smooth pursuit movement)이 일어나지 못한다. 수의적인 홱보기는 정상적으로 일어난다. 시야에 있는 목표물을 따라보려고 하면 일련의 작고 빠른 안구운동이 일어난다.

임상노트

✓ 주시(gaze)에 영향을 미치는 뇌줄기 병터

갓돌림신경핵(abducens nucleus)의 파괴로 인한 증상은 다리뇌의 바닥부분을 지나는 갓돌림신경의 운동 축삭들이 손상되거나 또는 신경 자체가 절단되어 나타나는 결과들과 대조 비교하여 이미 설명한 바 있다. 아래 다리뇌의 뒤쪽부분에 경색(infarction)이 발생하면 **포비유증후군**(Foville's syndrome)이 출현한다. 같은쪽 얼굴에서는 핵성 갓돌림신경마비(nuclear sixth nerve palsy)와 아래운동신경세포성 얼굴신경마비(low motor neuron facial palsy)가 나타나고, 반대쪽 몸의 반마비(hemiplegia)도 동반된다. 대부분의 내림운동섬유들은 경색부위를 벗어난 앞쪽에 위치하므로 팔다리마비는 곧 회복된다. 신경핵사이눈근육마비(internuclear ophthalmoplegia)는 셋째뇌신경핵과 넷째뇌신경핵 사이를 연결하는 안쪽세로다발에 발생한 작은 병터로 인해 초래된다.

흔한 원인질환은 **다발경화증**(multiple sclerosis)이다. 반대쪽 갓돌림신경핵에서 같은쪽 눈돌림신경핵으로 오는 섬유들이 차단되어, 병터가 있는 쪽 눈을 안으로 모으지 못한다. 눈은 가쪽으로 돌아간 채 **눈떨림**(안진, nystagmus)을 보인다. 비록 그 기전은 확실히 밝혀지지 않았지만, 눈떨림(nystagmus)은 진단적으로 매우 유용한 가치를 지닌다. 이상 징후들은 병터와 반대쪽을 주시하는 경우에만 명확해진다; 가까운 물체를 보기 위해 눈이 안쪽으로 모일 때는 안쪽곧은근이 정상적으로 수축한다. 병터의 크기가 커지면, 양쪽 안쪽세로다발을 침범하여 양신경핵사이 눈근육마비(bilateral internuclear ophthalmoplegia)를 초래할 수 있다. 곁중앙다리뇌그물체(paramedian pontine reticular formation; PPRF)가 파괴되면 핵보기 시에 일어나는 가쪽곧은근과 반대쪽 안쪽곧은근의 조화운동에는 장애가 생기지만 추종운동과 이향운동은 정상적으로 일어난다.

불완전한 병터의 경우 핵보기가 일어나기는 하지만 비정상적으로 작고 느리다.

위 중간 외의 병터는 **수직주시마비**(paralysis of vertical gaze)를 유발할 수 있다. 주변 구조에 생긴 종양에 의한 압박이 원인이 되기도 하고, 뇌의 전반적 변화를 초래하는 질환에서 이 부위가 국소적으로 침범되어 나타나기도 한다. 솔방울샘(pineal gland)의 종양으로 인해 뒤맞교차(posterior commissure)와 그 주변 구조들이 압박되면 위쪽주시가 마비되고 눈을 안쪽으로 모으지 못한다(파리노증후군, Parinaud's syndrome). 원숭이에서 안쪽 세로다발의 앞쪽사이질 핵(rostral interstitial nucleus of medial longitudinal fasciculus)에 국한된 작은 병터가 발생한 경우에는 아래쪽주시(downward gaze)만 선택적으로 마비된다. 이 질환은 사람에서도 보고된 바 있지만 극히 드물다.

✓ 비정상적인 동공반사(Pupillary reflex)

시력을 상실한 원인과는 상관없이 모든 실명한 눈은 **동공반사**(pupillary reflex)를 보이지 않는다. 그러나 한쪽 눈만 실명한 경우, 정상적인 반대쪽 눈에 빛을 비추면 양쪽 동공 모두 즉각적으로 수축한다. 또한 이때 실명한 눈으로 빠르게 빛을 옮겨 비추면, **교대불빛검사**(swinging flashlight test) 좌우 동공이 모두 확대된다. 모순적으로 보이는 이 빛 반사를 **마르쿠스-건동공**(Marcus-

임상노트

Gunn pupil)이라 한다.

이는 특히 시각신경의 말이집탈락병터(demyelinating lesion)에 의해 며칠 만에 한 눈의 시력을 상실하게 되는 시각신경염(optic neuritis) 환자에서 관찰된다. 시각신경염(optic neuritis)은 흔히 뇌와 척수의 여러 부위에 산발적인 말이집탈락병터들이 생기는 다발경화증(multiple sclerosis)의 한 소견으로 나타난다.

두부외상(head injury)으로 인한 의식장애 환자에서는 동공반사가 소실될 수 있으며, 이것이 가장 흔히 볼 수 있는 이상동공반사이다. 경질막밑출혈(subdural hemorrhage) 또는 경질막밖출혈(extradural hemorrhage) 환자에서는 뇌압 증가로 인해 갈고리이랑(uncus)이 소뇌천막(tentorium cerebeli)의 자유모서리 너머로 밀리며, 밀려내려온 갈고리이랑에 의해 눈돌림신경이 눌리게 되면 동공반사가 소실된다. 뒤교통동맥(posterior communicating artery)에 의해 인접한 눈돌림신경이 손상될 수도 있다. 주로 젊은 여성에서 흔히 발생하는 **홈즈-아디동공**(Holmes-Adie pupil)에서는 빛반사와 조절반사가 모두 느려진다. 일부 섬모체신경절세포들이 소실되어 발생하며, 세포 소실은 바이러스 감염에 의한 것으로 여겨진다(기전은 밝혀지지 않았지만). 전신의 뻗침반사(신장반사, stretch reflex)가 느려지고 호너증후군(Horner' s syndrome)에서는 동공이 작아진다.

동공반응이 일어나는 경로는 빛반사와 조절반사에서 서로 다르다. 따라서 질병에 따라 각각의 반사에 미치는 영향은 다르게 나타날 수 있다. 예를 들어 **아르길-로버트슨동공**(Argyll-Robertson pupil)은 가까운 물체를 바라볼 때는 수축하지만 빛에는 반응하지 않는다. 아르길-로버트슨동공은 중추신경의 매독성 질환(syphilitic disease) 환자에서 나타나는 특징적인 현상이다. 덮개앞구역이나 수도관주위회색질(periaqueductal gray)에 발생한 작은 병터로 인해 빛반사만 소실되는 것으로 여겨지지만, 이 부위에서 언제나 병리적 변화가 발견되는 것은 아니다. 환자의 동공은 정상에 비해 작고 불규칙한 모양을 하는데, 이는 홍채 자체의 질환에서 기인하는 것으로 보인다.

✓ 더부신경마비(Accessory nerve palsy)

더부신경(accessory nerve)이 손상되면(전형적으로는 목이나 어깨 뒤쪽에 물건이 떨어져서 생긴다), 같은쪽 목빗근과 등세모근이 마비되거나 약화된다. 척수더부신경세포(spinal accessory neuron)들로 내려오는 겉질척수섬유(corticospinal fiber)들은 교차성분과 비교차성분을 모두 포함한다. 등세모근을 지배하는 신경세포들은 반대쪽 대뇌에서 기원한 섬유들을 받는다. 목빗근을 지배하는 신경세포들은 같은쪽 대뇌에서 기원한 섬유들을 받으며, 이는 이 근육이 머리를 반대쪽으로 향하게 하는 작용을 지닌 것과 일치한다. 그러므로 위운동신경세포손상(upper motor neuron lesion)에서는 반대쪽 등세모근과 같은쪽 목빗근이 약화(paresis, 불완전마비)된다.

임상노트

✓ 혀밑신경마비(Hypoglossal nerve palsy)

혀밑신경(hypoglossal nerve)이 파괴되거나 그 운동축삭들이 숨뇌를 지나는 중에 손상된 경우 또는 혀밑신경 자체가 차단되면, 그 지배를 받는 근육들이 마비되고 결국 위축이 일어난다. 혀를 앞으로 내밀면 혀는 약화된 쪽으로 치우치는데, 이는 반대쪽 턱끝혀근(genioglossus)의 작용이 견제되지 못해 나타나는 것이다. 혀밑신경핵으로 내려오는 겉질숨뇌 들신경섬유(corticobulbar afferent)들은 주로 교차하지만 모든 섬유들이 교차하는 것은 아니다. 한쪽 대뇌반구의 운동신경세포들이 손상되면 반대쪽 혀의 마비(paresis)가 나타나지만 손상된 내림경로의 기능을 같은쪽 대뇌반구에서 대신 맡게 되면서 대개 빠르게 회복된다.

8

대 뇌

▣ 학습목표

1. 대뇌의 주요 고랑과 이랑에 대해 설명한다.
2. 대뇌겉질에 분포하는 신경세포를 구분하고 각 층의 특성에 대해 설명한다.
3. 대뇌겉질을 기능에 따라 분류하고 각각의 특성에 대해 설명한다.
4. 대뇌속질의 특성과 분포된 신경섬유의 특징에 대해 설명한다.

중추신경계통의 한 부분인 뇌는 **대뇌**(cerebrum), **뇌줄기**(brainstem) 및 **소뇌**(cerebellum)로 나뉘어져 있으며, 뇌의 대부분을 차지하는 대뇌는 **대뇌반구**(cerebral hemisphere)와 **사이뇌**(간뇌, diencephalon)로, 뇌줄기는 **중간뇌**(중뇌, midbrain), **다리뇌**(교뇌, pons) 및 **숨뇌**(연수, medulla oblongata)로 구성되어 있다. 대뇌는 뇌의 가장 바깥부분을 차지하며, 인지기능, 수의적인 움직임, 언어와 비언어적 대화, 공간관계 이해, 시각과 청각정보의 이용 및 감정 등의 기능에 관여한다 그림 8-1. 대뇌는 양쪽 대뇌반구로 구성되어 있고 표면이 회색질로 이루어진 대뇌겉질(대뇌피질, cerebral cortex)로 덮여 있다. 대뇌겉질 아래는 백색질로 구성되어 있고, 백색질 사이에 회색질의 덩어리로 이루어진 바닥핵(기저핵, basal ganglia)과 같은 핵(nucleus)들을 관찰할 수 있다.

대뇌는 발생과정에서 고등동물로 갈수록 신경세포의 수가 점차 증가하여 뇌의 크기가 점점 커진다. 뇌가 커질수록 신경세포의 수가 증가하지만, 머리뼈(두개골, skull or cranial bone) 안의 한정된 공간에서 신경세포가 골고루 분포하기 위해서 세포가 안쪽에 있는 경우보다 바깥쪽으로 분포함이 효율적이어서 여러 층의 층판으로 배열하게 된다. 또한 대뇌의 표면은 많은 주름으로 넓은 표면적을 가지고 있어 더 많은 신경세포를 수용할 수 있다. 대뇌의 표면은 주로 볼록면으로 이루어진 **이랑**(회, gyrus)과 오목면으로 이루어진 **고랑**(구, sulcus) 또는 **틈새**(fissure)로 구성되어 있다.

대뇌반구는 계통발생학적으로 보면 여러 부분으로 나눌 수 있다. **원시겉질**(원시피질, archicortex; 둘레엽)은 해마체(hippocampal formation)의 대뇌겉질로 주로 3층으로 나뉘어져 있으며, **옛겉질**(옛피질, paleocortex; 후각엽)은 주로 후각계통의 대뇌겉질로 신경조직의 층은 부위에 따라 다르게 구성되어 있다. 대뇌겉질은 대부분 **새겉질**(새피질, neocortex)로 고차원적인 기능을 담당하고, 주로 6층으로 구성되어 있다.

I 대뇌의 맨눈해부학

사람의 뇌는 출생 시 400g의 무게이며 점차 성숙하여 보통 1,400~1,500g인 작은 구조물이며 대뇌겉질은 신경세포가 약 250억 개로 구성되어 있다. 대뇌는 머리뼈와 3개의 뇌척수막에 의해 둘러싸여져 있어 외부의 충격으로부터 보호하는 역할을 담당하고 있다.

대뇌는 표면에서 보면 많은 주름이 관찰되며 **대뇌이랑**(gyri)과 **대뇌고랑**(sulci)으로 구분할 수 있다. 특히 대뇌반구는 정중앙에 깊게 패인 고랑인 **대뇌세로틈새**(longitudinal cerebral fissure)에 의해 뇌를 왼쪽과 오른쪽으로 나눌 수 있다. 대뇌는 경질막의 대뇌낫(대뇌겸, cerebral falx)에 의해 고정되어 있으며 머리뼈의 구성에 따라 **이마엽**(전두엽, frontal lobe), **마루엽**(두정엽, parietal lobe), **뒤통수엽**(후두엽, occipital lobe), **관자엽**(측두엽, temporal lobe)으로 구성되어 있다. 대뇌반구의 구분은 기준이 되는 주된 2개의 고랑인 **중심고랑**(중심구, central sulcus)과 **가쪽고랑**(외측구, lateral sulcus)이 있으며, 더불어 2개의 **마루뒤통수고랑**(두정후두구, parietooccipital sulcus)과 **뒤통수앞패임**(후두전절흔, preoccipital notch)을 경계로 기본적인 4개의 엽으로 나눌 수 있고, 또한 **뇌섬엽**(insular lobe)과 **둘레엽**(변연엽, limbic lobe)을 포함하여 구체적으로 세분할 수 있다 그림 8-1, 2, 3.

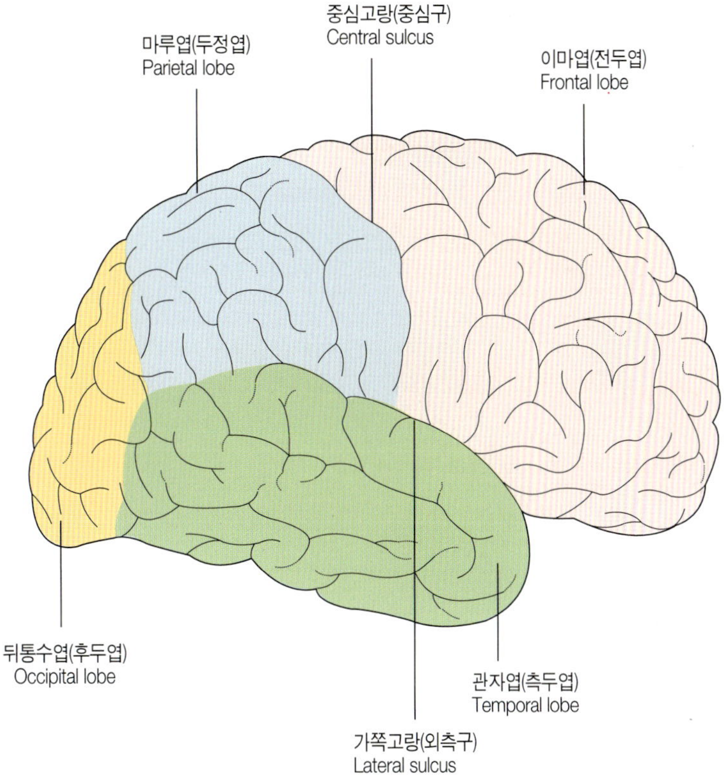

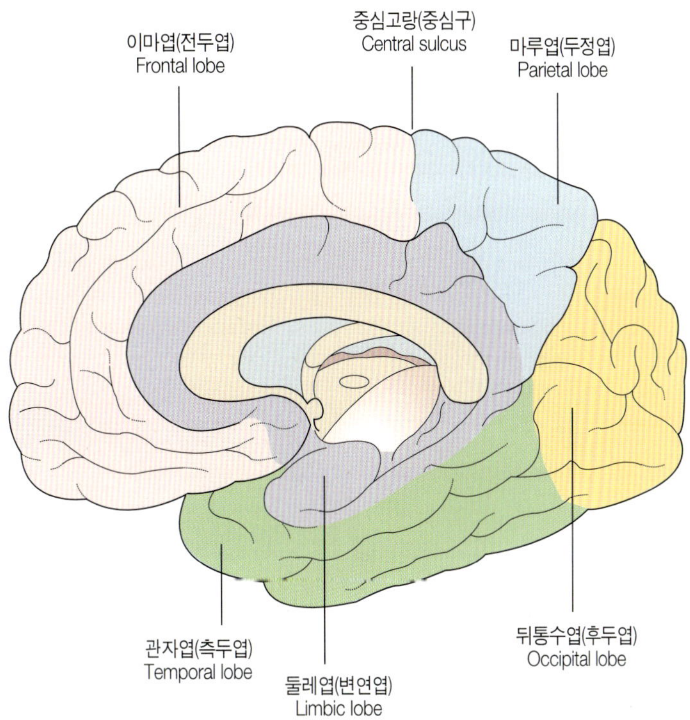

그림 8-1 대뇌의 일반적인 구성

1. 중추신경계통

1) 중심고랑(Central sulcus)

중심고랑(central sulcus)은 감각영역과 운동영역을 구분하는 기준선이다. 해부학적 위치를 보면 대뇌반구 위쪽 모서리 중앙부분에서 약 1㎝ 뒤쪽에 위치한 부분에서 시작하여 비스듬히 아래로 내려가 가쪽고랑에 정지한다. 중심고랑의 바로 뒤쪽인 **중심뒤이랑**(중심후회, postcentral gyrus)은 감각기능을 담당하는 **일차몸감각영역**(일차체감각영역, primary somatosensory area)이고, 앞쪽인 **중심앞이랑**(중심전회, precentral gyrus)은 운동기능을 수행하는 **일차운동영역**(primary motor area)이라 한다 그림 8-2.

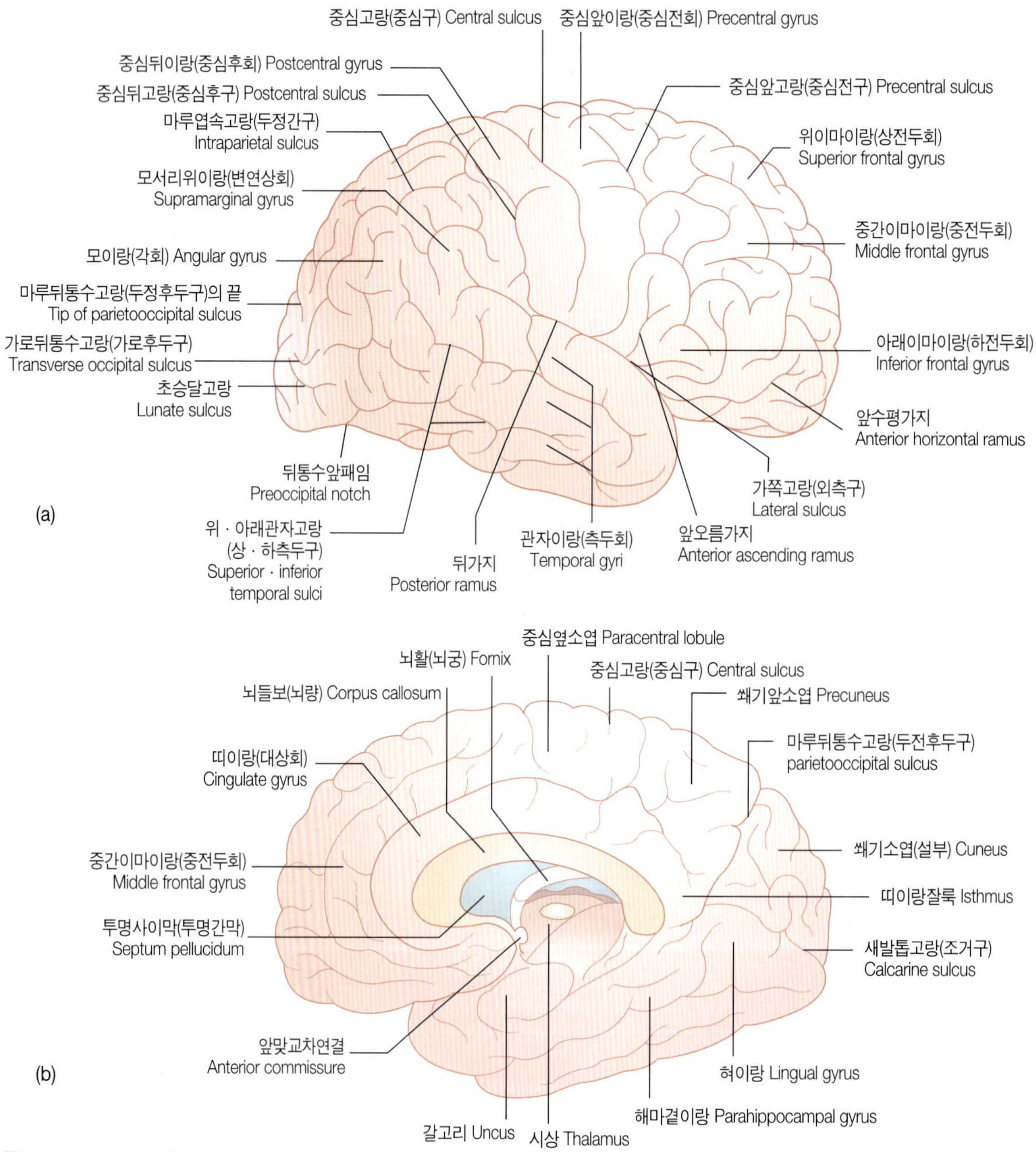

그림 8-2 대뇌반구의 가쪽면(a), 안쪽면(b)

2) 가쪽고랑(Lateral sulcus)

가쪽고랑(lateral sulcus)은 대뇌반구의 아랫면에 깊은 틈새를 형성하며 가로질러 이마엽과 관자엽 사이를 지난다. 가쪽고랑은 한 줄기(stem)에서 3개의 가지를 내는 구조를 이루고 있다. 시작부분에서 **앞수평가지**(anterior horizontal ramus)를 내고, 약간 뒤쪽에서 시작하여 위쪽으로 뻗은 **앞오름가지**(anterior ascending ramus)로 나뉘어진 후에 뒤편 위쪽방향으로 **뒤가지**(posterior ramus)가 뻗어져 있다 그림 8-2A. 가쪽고랑의 깊은 부분을 보면 대뇌겉질의 일종인 **뇌섬엽**(대뇌도, insular lobe, island of Reil)이 보이지만, 표면에서는 관찰되지 않는다. 가쪽고랑은 대뇌겉질의 여러 엽을 나누는 중요한 기준선이 된다 그림 8-3.

3) 마루뒤통수고랑(Parietooccipital sulcus)

마루뒤통수고랑(parietooccipital sulcus)은 **뒤통수극**(후두극, occipital pole)에서 5㎝ 정도 떨어져 있는 위모서리에서 시작하여 아래와 앞쪽으로 내려가며, 이후에 **새발톱고랑**(조거구, calcarine sulcus)과 만난다. 안쪽면은 매우 뚜렷하며 마루엽과 뒤통수엽을 나누는 경계부분이 된다 그림 8-2B.

4) 뒤통수앞패임(Preoccipital incisure)

관자엽과 뒤통수엽을 나누는 경계영역인 **뒤통수앞패임**(preoccipital incisure)은 소뇌천막(tentorium cerebelli) 위쪽의 작은 능선에 의해 형성되었으며, 바닥부분에서 뒤통수극의 앞쪽에서 관찰되는 새발톱고랑과 연결되는 부분이다. 즉 마루뒤통수고랑과 뒤통수앞패임을 잇는 선의 뒤편에 좁은 부분이 뒤통수엽이다 그림 8-2A.

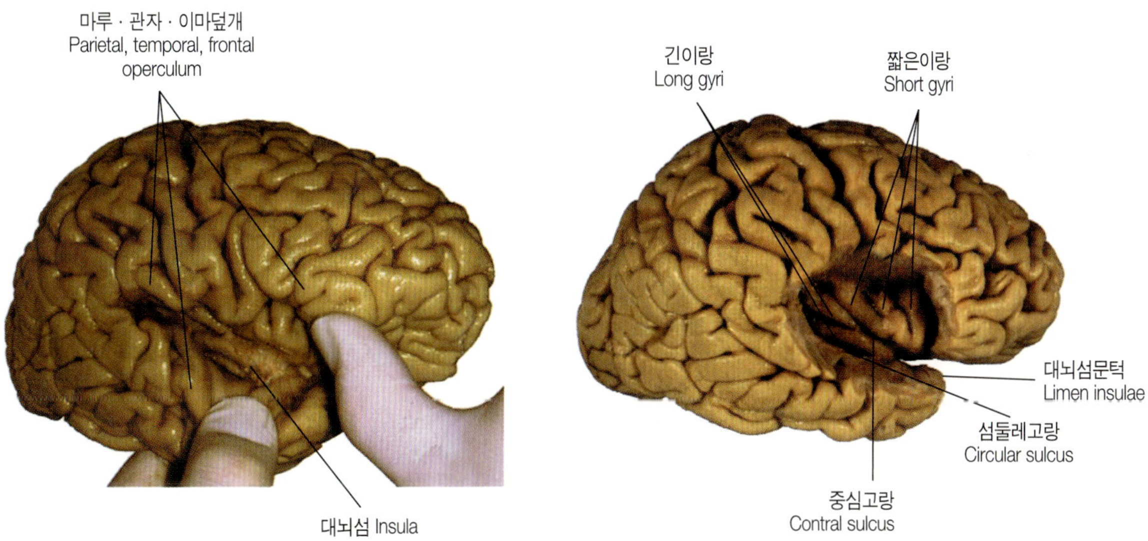

그림 8-3 뇌섬엽의 위치와 구조

2. 대뇌엽

1) 이마엽(Frontal lobe)

대뇌엽에서 가장 큰 영역을 차지하는 **이마엽**(frontal lobe)은 대뇌반구에서 중심고랑의 앞쪽에 있고 가쪽고랑의 위쪽을 차지하는 영역으로 주로 운동기능을 담당하고 있다. **중심앞고랑**(중심전구, precentral sulcus)은 중심고랑 앞에 있으며 이 사이에 **일차운동영역**(primary motor area)인 **중심앞이랑**(precentral gyrus)이 있다. 중심앞이랑에 수직방향으로 앞쪽에 2개의 고랑이 있으며, 위쪽은 **위이마고랑**(상전두구, superior frontal sulcus), 아래쪽은 **아래이마고랑**(하전두구, inferior frontal sulcus)이 있다. 이 2개의 수평고랑을 기준으로 위이마고랑 위쪽을 **위이마이랑**(상전두회, superior frontal gyrus), 위이마고랑과 아래이마고랑 사이를 **중간이마이랑**(중전두회, middle frontal gyrus)이라 하며, 아래이마고랑 아래쪽을 **아래이마이랑**(하전두회, inferior frontal gyrus)이라 한다. 중심앞이랑 바로 앞부분인 위 · 중간 · 아래이마이랑부분은 **운동앞영역**(전운동영역, premotor area)이라 한다. 또한 운동앞영역의 앞부분은 고도의 정신능력인 인지기능을 담당하는 **이마앞겉질**(전전두피질, prefrontal cortex)이다 그림 8-4.

아래이마이랑은 가쪽고랑의 앞수평가지와 앞오름가지에 의해 M자 모양을 보이며, 앞부분에서부터 눈확부분(안와부, orbital part), 세모부분(삼각부, triangular part) 및 덮개부분(판개부, pars opercularis)으로 나눌 수 있다. 특히 왼쪽 대뇌반구의 세모부분과 덮개부분은 **운동성언어영역**(motor speech area) 또는 **브로카영역**(Broca' s area)이라 한다 그림 8-4.

바닥부분은 다양한 모양으로 구성하고 아래쪽 대부분을 차지하는 **눈확이랑**(안와회, orbital gyrus)은 불규칙한 눈확고랑에 의해 나뉘어져 있으며 가장 안쪽에 **곧은이랑**(gyrus rectus)이 있다. 이 2개의 고랑 사이에 후각로고랑(후각구, olfactory sulcus)이라 하며 이 부위에 후각로(olfactory tract)와 후각망울(후구, olfactory bulb)이 놓여 있다 그림 8-5.

2) 마루엽(Parietal lobe)

마루엽(parietal lobe)의 앞쪽은 중심고랑, 아래는 가쪽고랑의 뒷부분, 뒤쪽은 마루뒤통수고랑과 뒤통수앞패임을 잇는 가상선에 의해 경계가 지어지고 주로 감각기능을 담당한다. 중심고랑의 뒤쪽에 평행한 **중심뒤고랑**(중심후구, postcentral sulcus)이 있으며, 두 고랑 사이는 일차몸감각영역(일차체감각영역, primary somatosensory area)인 **중심뒤이랑**(중심후회, postcentral gyrus)이 있다. 중심뒤고랑 뒤편은 마루엽속고랑(두정간구, intraparietal sulcus)에 의해 위쪽은 **위마루소엽**(상두정소엽, superior parietal lobule), 아래는 **아래마루소엽**(하두정소엽, inferior parietal lobule)이라 한다. 아래마루소엽에서 가쪽고랑의 위쪽 끝부분은 **모서리위이랑**(변연상회, supramarginal gyrus)이 있으며, 위관자고랑(상측두구, superior temporal sulcus)의 끝부분은 **모이랑**(각회, angular gyrus)이 있다 그림 8-2, 4.

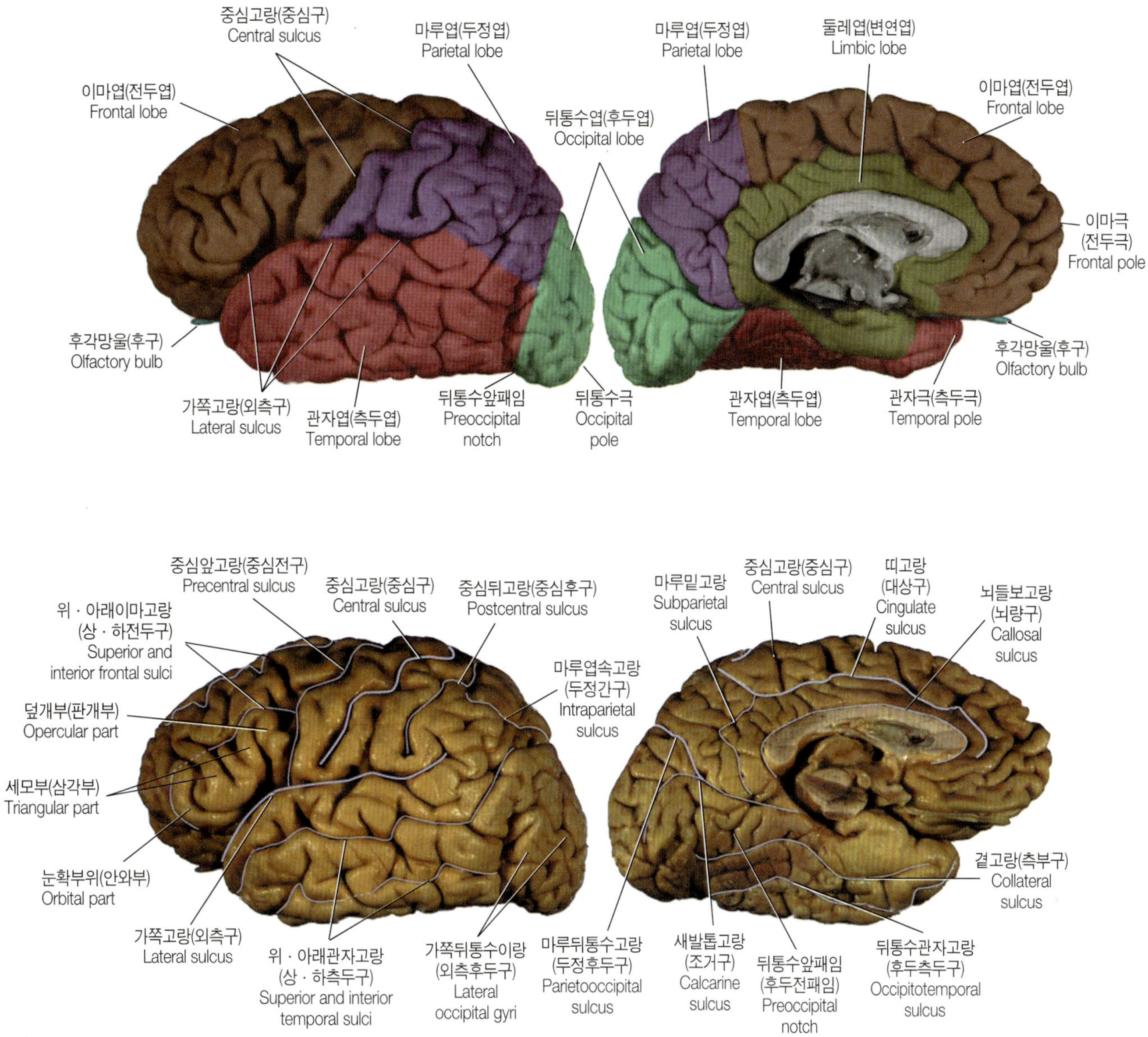

그림 8-4 대뇌반구 대뇌의 엽과 고랑.

3) 관자엽(Temporal lobe)

관자엽(temporal lobe)은 가쪽고랑의 아래와 마루뒤통수고랑과 앞뒤통수패임을 잇는 가상선의 앞쪽에 위치한다. 관자엽은 가로로 놓여진 위관자고랑과 아래관자고랑(하측두구, inferior temporal sulcus)에 의해 나뉘어진 **위관자이랑**(상측누회, superior temporal gyrus), **중간관자이랑**(중측두회, middle temporal gyrus)과 **아래관자이랑**(하측두회, inferior temporal gyrus)으로 나뉘어진다. 특히 위관자이랑은 가로방향으로 고랑이 많이 있으며, 이 고랑 사이의 이랑을 **가로관자이랑**(가로측두회, transverse temporal gyrus) 또는 **헤쉴이랑**(Heschl' s convolution)이라 한다 그림 8-2A.

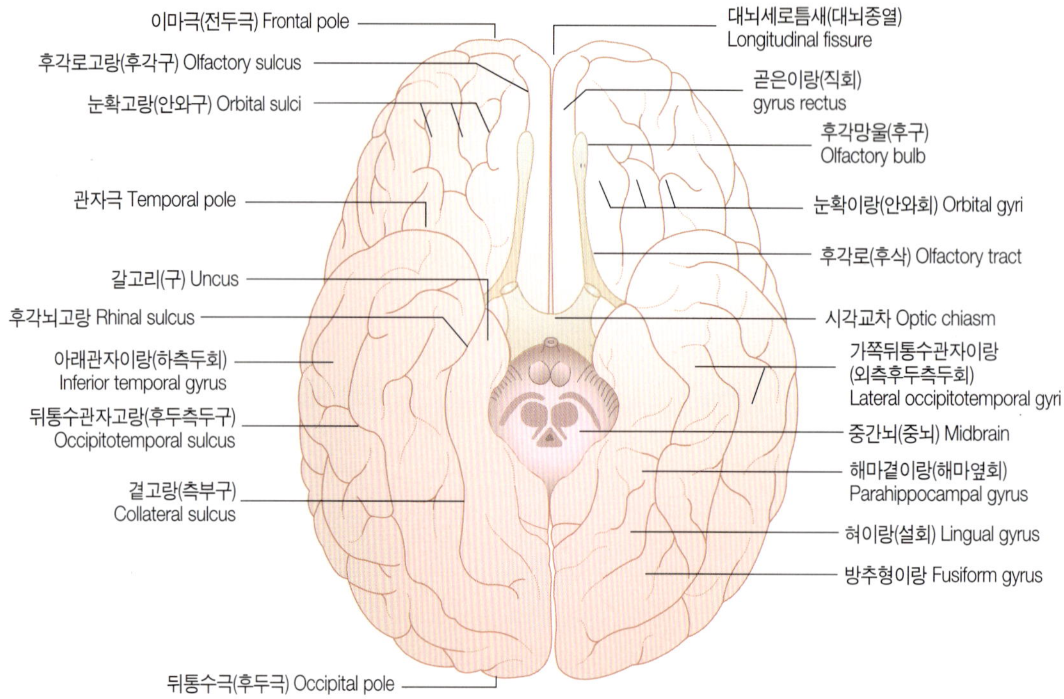

그림 8-5 대뇌반구의 아랫면

아래관자이랑은 관자엽의 아랫면을 형성하며 이 부위의 앞부분은 **후각뇌고랑**(후뇌구, rhinal sulcus)이, 뒷부분은 **곁고랑**(측부구, collateral sulcus)이 일직선처럼 배열되어 관자엽과 둘레엽의 경계가 된다. 이 고랑의 가쪽은 **가쪽뒤통수관자이랑**(외측후두측두회, lateral occipitotemporal gyrus)이라 한다 그림 8-5.

4) 뒤통수엽(Occipital lobe)

뒤통수엽(occipital lobe)은 뒤통수극에서 앞부분의 마루뒤통수고랑과 뒤통수앞패임의 잇는 가상선의 영역 내에 있다. 가쪽면을 보면 마루엽속고랑의 끝부분과 이어진 **가로뒤통수고랑**(가로후두구, transverse occipital sulcus)이 있으며, 이 고랑의 아래에 **가쪽뒤통수고랑**(외측후두구, lateral occipital sulcus)이 있다. 가쪽뒤통수의 주변은 **가쪽뒤통수이랑**(외측후두회, lateral occipital gyrus)이라 한다. 안쪽을 보면 중심에 **새발톱고랑**(조거구, calcarine sulcus)이 뒤쪽과 가쪽으로 약간 뻗어져 있으며, 뒤통수관자고랑 사이에 **쐐기소엽**(설부, cuneus)이 있으며 가쪽 끝부분에 **혀고랑**(lingual sulcus)이 있으며 이 고랑의 아랫부분을 **혀이랑**(lingual gyrus)이라 한다 그림 8-2.

5) 뇌섬엽(Insular lobe)

뇌섬엽(insular lobe)은 가쪽겉질의 안쪽에 위치하며 이마엽, 마루엽 및 관자엽에 둘러싸여 있어 외부에서 관찰되지 않는다. 즉 이마덮개(전두판개, frontal operculum), 마루덮개(두정판개,

parietal operculum)와 관자덮개(측두판개, temporal operculum)로 덮여 있다 그림 8-3.

구조적으로 가쪽고랑과 인접하고 뇌표면의 개구부인 아래쪽 대뇌섬문턱(limen insulae)에서 시작하여 위로 넓게 펴져 있는 형태를 취한다. 뇌섬엽은 중심고랑을 기준으로 앞뒤로 나뉘어져 있는데, 앞쪽은 작은고랑에 의해 **짧은이랑**(짧은회, short gyrus), 뒤쪽은 긴고랑에 의해 **긴이랑**(긴회, long gyrus)으로 되어 있다. 뇌섬엽의 안쪽은 바닥핵의 일부인 **렌즈핵**(lentiform nucleus)과 **담장**(전장, claustrum)이 위치한다.

6) 둘레엽(Limbic lobe)

둘레엽(limbic lobe)은 가쪽뇌실(측뇌실, lateral ventricle) 주변을 둘러싸는 겉질이며, 띠이랑(대상회, cingulate gyrus), 해마곁이랑(해마옆회, parahippocampal gyrus)과 두 부분을 연결하는 띠이랑잘룩(대상회협, isthmus of cingulate gyrus)으로 구성되어 있다. 해마곁이랑은 앞부분에서 휘어져 뒤로 돌아가는 갈고리(구, uncus)를 형성하므로 이 부분을 **갈고리이랑**(구회, uncinate gyrus)이라 한다. 갈고리이랑의 안쪽은 해마고랑(해마구, hippocampus sulcus)을 형성하며, 그 안쪽에 해마구성체(해마형성체, hippocampal formation)가 위치한다. 해마구성체는 신경다발인 뇌활(뇌궁, fornix)에 의해 시상하부(hypothalamus)와 유두체(mammillary body)를 연결하여 둘레계통(변연계, limbic system)을 형성한다 그림 8-2, 5.

II 대뇌겉질의 조직학

대뇌겉질은 대뇌반구를 둘러싸며 신경세포들과 신경을 연결하는 구성물로 이루어져 있다. 특히 신경세포는 여러 종류로 구성되어 있고 여러 층의 신경세포층을 형성하고 있다. 대뇌겉질은 면적이 2,200cm^{2}이고, 약 140~150억 개의 신경세포가 분포되어 있으며 두께가 1.5~4.5㎜(평균 2.5㎜)로 다양하며 그 중 1/3이 표면으로 노출되어 있다. 대뇌겉질은 많은 주름을 형성하고 있어 이랑부분이 가장 두껍고 고랑부분이 가장 얇게 구성하고 있다.

대뇌겉질은 태생 6개월부터 6개 층으로 구성되기 시작하여 발생과정이 같은 세포들이 동일한 세포층을 형성하는 방식으로 층을 형성한다. 계통발생학적으로 비교적 오래된 후각계통으로 최대 5층으로 구성된 **옛겉질**(구피질, paleocortex)과 해마형성체를 구성하며 최대 3층으로 이루어진 **원시겉질**(원시피질, archicortex)이 관찰되며, 최근에 발생하였으며 사람의 대뇌겉질의 95%를 차지하는 **새겉질**(신피질, neocortex)은 모두 6층을 형성한다. 성인의 경우 위치에 따라 일정한 형태를 나타나지 않는 경우도 있지만, 대부분 새겉질은 6층으로 구성되어 있어 **동형겉질**(동일피질, homogenetic cortex or isocortex)이라 하며, 옛겉질과 원시겉질은 6층을 형성하지 않으므로 **이형겉질**(부등피질, heterogenetic cortex or allocortex)이라 한다 그림 8-6.

대뇌겉질은 회색질로 많은 신경세포와 신경아교세포 및 신경섬유 등으로 이루어져 있다. 특히 신경세포는 크게 피라밋세포군과 비피라밋세포군으로 나눌 수 있다. 먼저 피라밋세포군에는 피라밋세포(추체세포, pyramidal cell)가 있으며, 비피라밋세포군은 (1) 별세포(성상세포, stellate cell; 과립세포, granular cell)와 (2) 방추세포(fusiform cell)로 이루어져 있으며, 그 밖에 (3) 카할의 수평세포(horizontal cell of Cajal)와 (4) 마르티노티세포(마르티노세포, cell of Martinotti)가 있다. 피라밋세포는 주로 날신경세포로 구성되어 있고 비피라밋세포는 사이신경세포로 되어 있다.

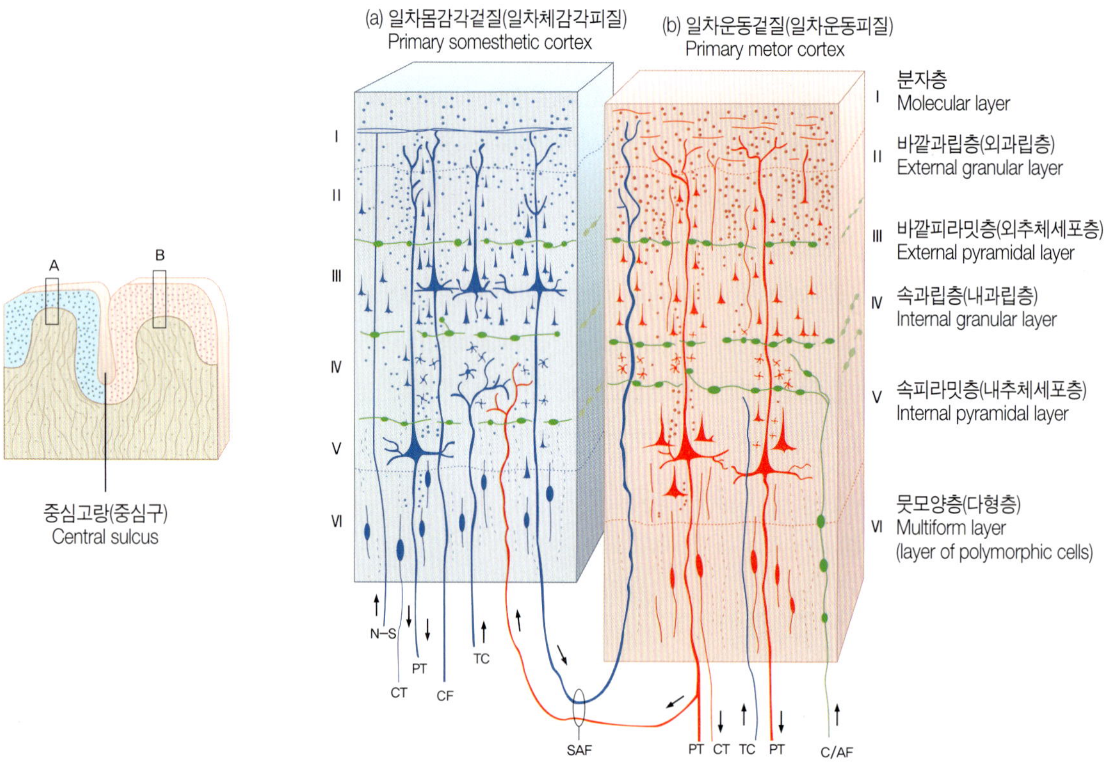

그림 8-6 대뇌동형겉질

(a) 일차몸감각겉질—N-S: 비특이적(Non-specific), CT: 겉질시상섬유(방추세포(VI)에서 시상까지), PT: 피라밋로(속피라밋세포에서 감각세포까지), TC: 시상겉질들신경(시상의 뒤배쪽핵에서), SAF: 짧은연합신경섬유(운동겉질로 연결).

(b) 일차운동겉질—겉질의 층은 오른쪽에 표시됨. SAF: 짧은연합신경섬유(몸조각겉질로 연결), PT: 피라밋로(뇌줄기 또는 척수의 운동핵으로), CT: 겉질시상섬유(시상의 가쪽배쪽핵까지), TC: 시상겉질들신경(시상의 가쪽배쪽핵에서), PT: 피라밋로(속피라밋세포에서 감각세포까지), C/AF: 콜린성 또는 아민성 섬유.

표 8-1 대뇌겉질의 구성과 특징

층(layer)	세포구성과 특징
I(분자층)	축삭과 가지돌기들로 구성. 주로 카할의 수평세포가 많이 분포함
II(바깥과립층)	작은 피라밋세포와 별세포(사이신경세포)가 많이 분포함
III(바깥피라밋층)	피라밋세포로 구성
IV(속과립층)	별세포가 조밀하게 구성. 대뇌겉질의 주된 입력부
V(속피라밋층)	큰 피라밋세포로 구성. 베츠세포인 거대피라밋세포가 있으며, 대뇌겉질의 주된 출력부
VI(뭇모양층)	대부분 방추세포로 구성됨. 피라밋세포, 별세포 및 마르티노티세포로 많이 분포함

1. 대뇌겉질의 신경세포

1) 피라밋세포군

피라밋세포(pyramidal cell)는 대뇌겉질의 주된 신경세포로 세포의 모양을 보고 명명되었다. 이 세포의 세포체 길이는 보통 10~50㎛이며, 중심앞이랑에 주로 분포하는 **베츠세포**(Betz cell)라 명명된 **거대피라밋세포**(거대추체세포, giant pyramidal cell)로 100~120㎛인 다양한 크기의 세포로 구성되어 있다. 피라밋세포는 이등변삼각형 형태로 꼭지점은 연질막층인 표면으로 향하고 이 부위에서 시작되는 꼭대기가지돌기(끝수상돌기, apical dendrite)는 수직으로 형성한다. 바닥면에서 수평으로 분포된 가지돌기가시(수상돌기가시, dendrite spine or basal dendrite)는 대부분 짧은 곁가지를 내어 주변 신경세포와 연접을 이루며, 길게 가지를 내는 세포는 다른 부위의 신경세포와 연접을 이룬다. 특히 이런 피라밋세포가 백색질과 연결되는 경우 **투사섬유**(projection fiber), **연합섬유**(association fiber) 및 **맞교차섬유**(교련섬유, commissural fiber)라 한다.

2) 비피라밋세포군

(1) 별세포 (Stellate cell)

별세포(stellate cell)는 크기가 4~8㎛로 피라밋세포보다 작으며 주로 대뇌겉질의 넷째 층에 많이 분포한다. 가지돌기는 여러 개가 있으며 축삭은 세포체에서 하나가 분지되어 주로 인접한 세포에 정보를 전달하는 역할을 담당한다. 별세포는 사이신경세포로 주로 흥분성인 글루탐산염(Glutamate)을 전달하지만, 그 외 사이신경세포는 대부분 억제성인 감마아미노부티르산(gamma-aminobutyric acid; GABA)을 전달하는 신경세포이다.

(2) 방추세포 (Fusiform cell)

방추세포(fusiform cell)는 주로 겉질의 가장 깊은층인 여섯째층(VI)에 분포하며 표면으로 많은 가지돌기를 내고 축삭은 세포체 아랫부분에서 백색질로 들어가서 투사섬유, 연합섬유 및 맞교차섬유가 된다.

(3) 카할의 수평세포 (Horizontal cell of Cajal)

카할의 수평세포(horizontal cell of Cajal)는 겉질의 가장 표면층인 첫째층에 분포하며 작은 방추형 세포가 표면에서 수평방향으로 배열되어 있으며 축삭은 피라밋세포의 가지돌기와 연접한다.

(4) 마르티노티세포 (Cell of Martinotti)

마르티노티세포(cell of Martinotti)는 겉질의 모든층에 분포하며 주로 깊은층에 세포체가 많이 있다. 가지돌기는 짧으며, 축삭은 겉질의 표면 쪽으로 뻗어 있다.

2. 대뇌겉질의 층구조

대뇌겉질은 신경세포의 구성, 배열 및 밀도에 의해 여러 층으로 분류되어 있다. 대뇌겉질의 95%를 차지하는 새겉질은 동형겉질로 표면에서 겉질밑 백색질까지 6층으로 구성되어 있다.

차례대로 Ⅰ층은 **분자층**(molecular layer), Ⅱ층은 **바깥과립층**(외과립층, external granular layer), Ⅲ층은 **바깥피라밋층**(외추체세포층, external pyramidal layer), Ⅳ층은 **속과립층**(내과립층, internal granular layer), Ⅴ층은 **속피라밋층**(내추체세포층, internal pyramidal layer)이라 하며, Ⅵ층은 **뭇모양층**(다형층, multiform layer)이라 한다.

1) 대뇌겉질의 구성

(1) 분자층(Molecular layer)

분자층(molecular layer)은 가장 표면의 층으로 얇게 구성되어 있고 주로 수평방향으로 배열된 카할의 수평세포가 많이 분포되어 있다. 신경섬유인 가지돌기는 피라밋세포와 방추세포에서 분지되며 주로 피라밋세포에서 뻗어져 나온다. 축삭은 마르티노티세포의 가지들에서 분지된 것이 연접을 이루고 있으며, 시상에서 나온 신경섬유들과 대뇌겉질에서 분지되는 연합섬유와 맞교차섬유의 들신경도 이 부위에서 연접을 한다.

(2) 바깥과립층(External granular layer)

바깥과립층(external granular layer)은 작은 피라밋세포와 사이신경세포인 별세포가 많이 분포되어 있다. 가지돌기는 주로 분자층으로 뻗어 있으며 축삭은 더 깊은층으로 분포하고 백색질로 뻗어 있다.

(3) 바깥피라밋층(External pyramidal layer)

바깥피라밋층(external pyramidal layer)은 대부분 피라밋세포로 구성되어 있으며, 표면에서 작은 신경세포가 주로 분포하며 깊은 부위로 갈수록 세포가 커져 큰 신경세포가 분포한다. 축삭은 백색질로 들어가 투사섬유, 연합섬유 또는 맞교차섬유가 된다.

(4) 속과립층(Internal granular layer)

속과립층(internal granular layer)은 많은 별세포가 조밀하게 분포되어 있으며, 수평방향으로 신경섬유가 배열되어 있다. 이 층은 대뇌겉질의 주된 입력부로 시상겉질섬유의 축삭이 수평방향을 배열되어 뚜렷한 섬유다발인 **속과립층섬유줄**(band of internal granular layer)이 있다.

(5) 속피라밋층(Internal pyramidal layer)

속피라밋층(internal pyramidal layer)은 중간 크기에서 큰 피라밋세포로 분포되어 있다. 일차운동겉질인 중심앞이랑에서 베츠세포인 거대피라밋세포가 있다. 이 층은 겉질 아래의 구조에 투사섬유를 내어 새줄무늬체(선조, striatum), 뇌줄기, 소뇌 및 척수로 투사한다. 그러므로 이 부위는 대뇌의 주된 출력부라고 한다. 깊은부위에서 피라밋세포 사이에 별세포와 마르티노티세포도 관찰되며, 수평방향으로 뚜렷한 섬유다발인 **속피라밋섬유줄**(band of internal pyramidal layer)이 있다.

(6) 뭇모양층(Multiform layer)

뭇모양층(multiform layer)에는 대부분 방추세포가 분포하고 피라밋세포, 별세포와 마르티노티세포도 많이 분포되어 있다. 이 층의 신경세포는 백색질과 연결된 신경섬유가 많으며, 특히 시상과 연결된 겉질시상섬유와 전장을 연결하는 겉질전장섬유가 있다.

2) 대뇌겉질의 구조적 변화

겉질의 모든 부위가 일정하게 6층으로 구성되어 있지 않다. 겉질은 기본적인 6층으로 구성된 동형겉질과 6층으로 구별되지 않는 겉질인 이형겉질로 구분된다. 이 중 이형겉질은 **과립형겉질**(granular cortex)과 **무과립형겉질**(agranular cortex)로 나눌 수 있다.

(1) 과립형겉질(Granular cortex)

발달된 별세포는 주로 둘째와 넷째 층인 바깥과립층과 속과립층에 많이 분포한다. 겉질에서 셋째층과 다섯째 층의 발달은 미약하며, 둘째 층에서 다섯째 층까지 과립세포들이 분포되어 한 개의 층으로 보인다. 과립형겉질(granular cortex)은 주로 중심뒤이랑, 위관자이랑과 해마이랑 등에 있다.

(2) 무과립형겉질(Agranular cortex)

비피라밋세포인 과립세포가 적으며 주로 피라밋세포가 둘째에서 다섯째 층에 많이 분포한다. 과립세포로 이루어진 층의 발달이 미약하여 각 층의 구분이 어렵다. 무과립형겉질(agranular cortex)은 주로 중심앞이랑을 포함한 운동영역인 이마엽에 많이 관찰된다.

3) 대뇌겉질의 신경세포 연결

대뇌겉질의 신경세포 분포는 신경세포 염색방법인 골지염색(Golgi stain), 니슬염색(Nissl stain) 및 전자현미경관찰법 등을 이용하여 신경섬유의 연결 경로와 분포에 대해 알게 되었다. 대뇌겉질은 주로 감각과 운동명령을 전달하는 투사섬유, 같은쪽 겉질의 영역을 연결하는 연합섬유와 뇌들보를 통해 왼쪽 · 오른쪽겉질을 연결하는 맞교차섬유에 의해 연결되어 있다. 들신경인 시상-겉질섬유인 투사섬유는 주로 넷째 층에 직접 투사한다. 맞교차연결섬유는 모든 겉질의 영역에서 시작하여 뇌들보를 통과하여 연결하고자 하는 겉질과 연접한다. 맞교차연결신경세포는 셋째 층의 깊은 부위에 분포하는 큰 피라밋세포이다.

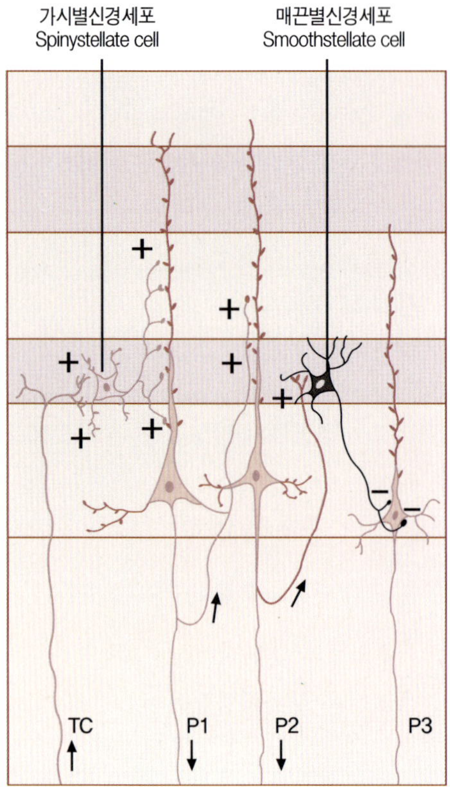

그림 8-7 대뇌겉질의 입력-출력 연결

화살표는 자극의 전달방향, +, −는 자극의 흥분, 억제를 표시. 피라밋신경세포 P1과 P2는 별세포에 의해 흥분성 신호를 보내고, P3는 별세포에 의해 억제됨.
TC; 시상겉질신경섬유.

감각과 운동을 전달하는 날신경섬유의 전도로는 특정 층에서 시작한다. 축삭을 겉질밑영역으로 전달하는 신경섬유는 다섯째와 여섯째 층에서 주로 시작한다. 겉질척수신경섬유와 겉질덮개신경섬유는 다섯째 층의 깊은 부위에 있고, 여섯째 층은 겉질시상투사섬유가 시작한다 그림 8-7.

III 대뇌겉질의 기능 국재

대뇌겉질의 기능은 많은 해부학자들이 동물실험과 임상실험을 통한 결과를 바탕으로 구체적으로 밝혀졌다. 겉질의 각 부분이 다른 기능을 담당하고 있다는 최초 증거는 **브로카**(Broca)에 의해 19세기 중반 사람의 뇌를 부검하면서 일부 기능을 알게 되었으며, 이후 여러 학자들에 의해 많은 영역과 기능에 대해 알려졌다. 이후 20세기 초(1909년) **브로드만**(Broadman)은 겉질을 47개 영역(대뇌속질 5개 영역을 포함하여 52개 영역으로 나뉘어져 있음)으로 구분하여 각 영역에 따른 기능을 설명하였으나, 많은 부분이 지금까지 밝혀진 기능과 영역에 차이를 보였다 그림 8-8. 그렇지만 현재도 가장 많이 이용되고 대뇌겉질 영역의 분류의 기준으로 사용되고 있다. 현재 다양한 의

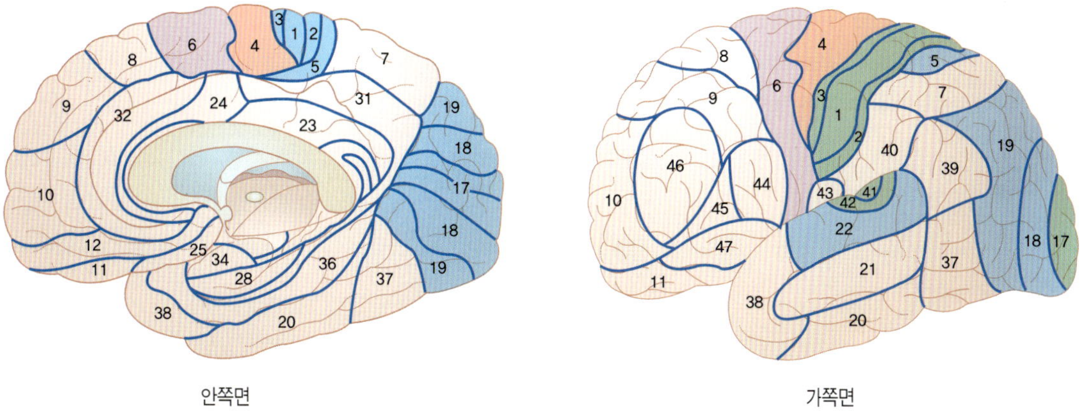

그림 8-8 브로드만의 세포구축영역

(a) 감각(Sensory): 1/3/2; 일차몸감각겉질, 40; 이차몸감각겉질, 17; 일차시각겉질, 18, 19; 시각연합겉질, 41, 42; 일차청각겉질, 22; 청각연합겉질.

(b) 운동(Motor): 4; 일차운동겉질, 6의 안쪽면; 보조운동영역, 6의 가쪽면; 운동앞겉질.

료장비의 발달로 인해 이전에 부검과 동물실험을 통한 방법이 아닌 실제 살아있는 사람의 뇌기능을 명확히 알 수 있고 다양한 기능과 재활치료에 의한 뇌의 변화에 대해서도 더 상세히 알게 되었다. 그 중에서 **양전자방출단층촬영**(positron emission tomography; PET)과 **기능자기공명영상**(functional nuclear magnetic resonance imaging; fMRI)을 통해 뇌의 정상과 비정상적인 기능을 판별할 수 있으며 대뇌겉질의 기능을 더 면밀하게 알게 되었다.

대뇌겉질은 기능적으로 분류하면, 다양한 감각을 받아들이는 감각영역(sensory area)과 자극에 대해 반응을 나타내는 운동영역(motor area)이 있으며, 이 두 개의 영역을 연결하는 연합영역(association area)은 뇌의 많은 부분을 차지하고 있다.

1. 대뇌겉질영역

1) 이마엽(Frontal lobe)

이마엽(전두엽, frontal lobe)은 중심고랑 앞부분의 중심앞영역으로 운동, 판단 및 감정 등과 관련된 기능을 담당한다. 영역별로 구분하면 일차운동영역(primary motor area), 운동앞영역(전운동영역, premotor area), 보조운동영역(보완운동영역, supplementary motor area), 이마앞영역(전전두영역, prefrontal area), 이마눈운동영역(전두안구영역, frontal eye field) 및 운동성언어영역(motor speech area)이 있다 그림 8-9.

(1) 일차운동영역(Primary motor area)

중심고랑의 앞쪽인 중심앞이랑과 대뇌반구의 안쪽인 중심곁소엽(중심옆소엽, paracentral lobule)에 위치하며, 브로드만영역의 4에 해당한다 그림 8-2, 9. 이 영역은 대뇌겉질에서 가장 두꺼운 부분이며, 피라밋세포층만 발달된 무과립겉질이다. 특히 다섯째 층인 속피라밋세포층은 가장 큰 세포인 베츠거대피라밋세포가 관찰된다. 일차운동영역은 운동앞영역, 보조운동영역, 감각영역과 시상에서 들신경섬유를 받는다. 이 부위에서 시작되는 신경섬유는 운동신경으로 주로 반대편 특정한 근육을 수축시키는 수의운동을 담당하는 피라밋로(피라미드로, pyramidal tract)이며, 겉질척수로(피질척수로, corticospinal tract)와 겉질숨뇌로(피질뇌줄기로, corticobulbar tract)이다. 겉질척수로는 주로 브로드만영역 4(30%), 6(30%)과 마루엽(40%)에서 시작한다. 일차운동영역은 반대편 신체의 근육을 수축시키는 작용을 하는데, 중심앞이랑에서 신체의 특정부위의 운동을 담당하는 신체 부위별 대응연결로 영역이 나뉘어져 있다. 감각영역과 비슷한 배열로 아래에서 위로 가면서 분포된 양상을 보면 인두, 후두, 혀, 얼굴, 목, 손, 팔, 몸통, 다리 및 발의 순서로 근육을 담당하는 영역이 배열되어 있다. 이런 배열로 운동을 담당하는 영역의 범위에 따라 사람을 그리면 입과 손이 무척 크게 보이는 이상한 난쟁이인 **운동호문쿨루스**(motor homunculus)가 그려진

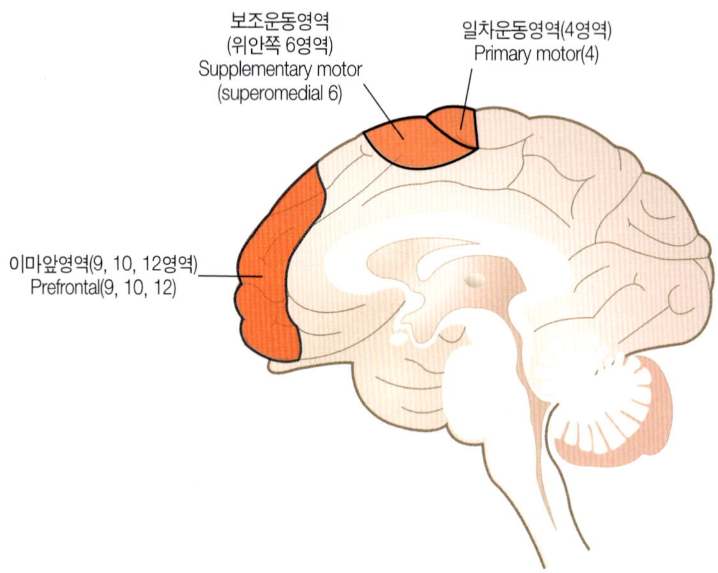

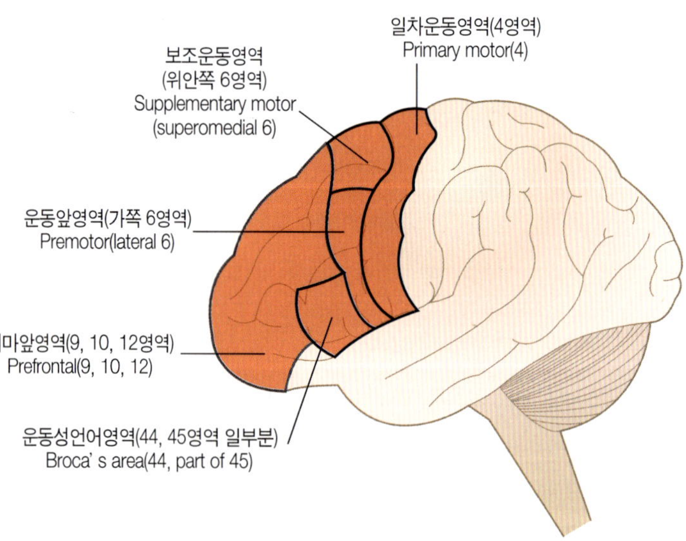

그림 8-9 대뇌겉질의 운동영역, 이마엽의 대뇌겉질의 영역

다 그림 8-10. 일차몸감각영역인 중심뒤이랑의 감각영역 분포를 나타내는 **감각호문쿨루스**와 약간 차이를 나타내고 있다.

(2) 운동앞영역(Premotor area)

운동앞영역(premotor area)은 일차운동영역의 앞쪽에 위치하며 브로드만영역 6(가쪽 6영역)에 해당하며 8, 44, 45구역의 일부도 포함한다 그림 8-9. 운동앞영역은 조직학적으로 보면 일차운동영역의 베츠거대피라밋세포가 없는 것을 제외하면 거의 같은 구성을 볼 수 있으므로 **이차운동영역**(secondary motor area)이라고 한다. 운동앞영역은 감각연합겉질, 시상의 앞배쪽핵(전복측핵, ventral anterior nucleus; VA)과 가쪽배쪽핵(외측복측핵, ventral lateral nucleus; VL)영역, 바닥핵과 소뇌에서 들신경섬유를 받으며, 일차운동겉질에 날신경섬유를 보내며 보조운동영역과 서로 연결되어 있다. 운동앞영역의 기능은 감각 자극에 따른 운동을 실행하여 과거의 경험을 통해 수의운동 프

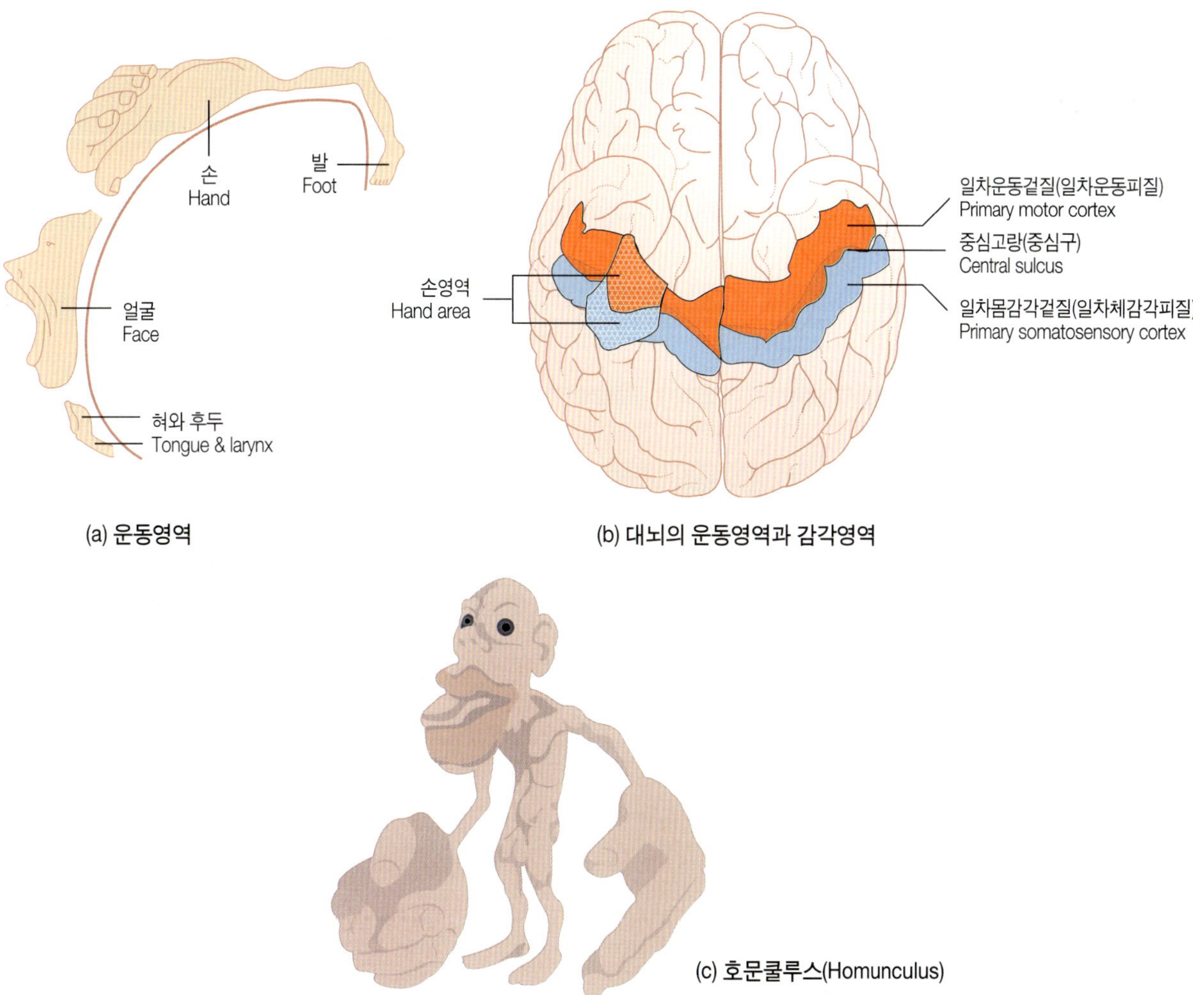

(a) 운동영역

(b) 대뇌의 운동영역과 감각영역

(c) 호문쿨루스(Homunculus)

그림 8-10 대뇌겉질의 운동영역의 신체 표시도

(a) 왼쪽 운동앞이랑(precentral gyrus)의 운동호문쿨루스.

(b) 위에서 바라본 대뇌. 일차운동겉질(primary motor cortex)과 일차몸감각겉질(primary somatosensory cortex) 영역.

(c) 호문쿨루스.

로그램을 계획 및 실행하고 새로운 환경 변화에 따른 운동 프로그램 실행 및 변경에도 관여한다. 이 기능은 보조운동영역과 함께 실행한다.

(3) 보조운동영역(Supplementary motor area)

보조운동영역(supplementary motor area)은 운동앞영역의 안쪽부분인 중심곁소엽의 앞에 있는 안쪽이마이랑(내측전두회, medial frontal gyrus)에 위치하며, 브로드만영역 6(위안쪽 6영역)에 해당한다 그림 8-9. 이 영역도 부위별 대응배열에 따라 가쪽이 머리에 해당되고 안쪽이 다리와 발의 부분을 담당한다. 이 영역은 주로 바닥핵의 **창백핵**(담창구, globus pallidus)에서 들신경섬유를 받으며, 또한 운동앞영역과 일차운동영역에서도 들신경섬유를 받는다. 이 영역은 복합 운동을 실행하며 특히 일차운동영역에 날신경섬유를 보내어 위운동신경세포(상위운동신경원, upper motor neuron; UMN)를 활성화시킨다. 그리고 보조운동영역은 복합 운동 프로그램을 저장하고 있으므로 환경에 따라 바닥핵을 거쳐 적절한 운동 프로그램을 선택하여 일차운동영역을 통해 운동명령을 전달한다. 운동앞영역과 보조운동영역은 운동 프로그램을 계획하고 실행하는 데 중요한 역할을 담당한다. 그리고 두 영역은 숙련된 운동 프로그램을 만들고 기존에 명령을 수정하고자 하는 경우에도 작용하여 선택된 명령을 일차운동겉질에서 수행할 수 있도록 한다. 보조운동영역은 뇌들보를 통해 반대쪽에 정보를 전달하여 양쪽성(대칭성) 활동을 수행하도록 하는데, 이 부분이 손상되면 양손을 사용해야 하는 활동은 수행하는 데 지장이 있다. 특히 오른쪽과 왼쪽이 각기 다른 작용을 하지만, 한 가지 활동을 수행하기 위해 필요한 협응적 활동을 수행할 수 없다.

(4) 이마눈운동영역(Frontal eye field)

이마눈운동영역(frontal eye field)은 대뇌의 가쪽면으로 브로드만영역 8의 아래쪽을 차지한다. 이 영역은 눈운동의 수의적인 조절에 중요한 역할을 담당한다. 이 부위를 자극하면 눈은 자극의 반대 방향을 돌아가는 **수의적 동향운동**(수의적 연동운동, voluntary conjugate movement)을 나타낸다. 또한 물체를 따라 움직이는 **따라보기**(추적운동, pursuit movement)도 나타나는 것으로 알려져 있으나 눈의 모음과 같은 활동과 따라보기는 이마엽과 뒤통수엽의 눈영역의 조절에 의해 수행한다.

(5) 이마앞영역(Prefrontal area)

이마앞영역(전전두영역, prefrontal area)은 이마엽에서 운동기능을 담당하지 않는 부위인 연합영역이다. 이마엽에서 위이마이랑, 중간이마이랑, 아래이마이랑, 눈확이랑 및 띠이랑의 앞쪽을 포함하며 브로드만영역 9, 10, 12에 해당하며, 특히 사람의 경우 이 영역이 잘 발달되어 있다. 이마앞영역은 마루엽, 관자엽 및 뒤통수엽과 연결되어 여러 가지 감각정보를 받고 과거 경험에 의해 저장된 정보를 받으며, 또한 시상, 시상하부와 편도체를 연결하며 뇌들보의 앞부분에서 왼·오른쪽 이마앞영역을 서로 연결한다. 이마앞영역의 기능은 19세기 우연한 사건에 의해 밝혀졌다. 1848년 철도 노동자인 게이지(Phineas Gage)는 폭발사고로 철심이 이마앞영역을 관통하게 되었다. 그는 수술 이후 완전히 회복되었지만, 그의 성격이 사고 이전과 완전히 다르게 나타났던 것이다. 사고 이전에 부지런하고 책임감이 있고 똑똑했던 사람이 사고 이후 근면성과 사회성이 결여되었고 충동적으로 변하게 되었다. 이같은 증상에서 이 영역이 성격, 계획, 판단, 주의력 및 문제해결능력 등 인간의 고도의 정신적 능력과 관련된 것을 알게 되었다.

(6) 운동성언어영역(Motor speech area)

운동성언어영역(motor speech area)은 아래이마이랑에 위치하며 가쪽고랑의 수평가지와 앞오름가지에 의해 형성된 세모부분과 덮개부분, 즉 브로드만영역 44, 45 일부분과 뇌섬엽 앞부분을 포함한다 그림 8-9. 언어는 대부분 왼쪽 대뇌반구가 우세반구(dominant hemisphere)로서 이 부위가 손상을 받으면 운동성언어기능이 마비된다. 만일 오른쪽 대뇌반구의 언어영역이 손상을 받으면 언어에는 영향을 미치지 않는다. 운동성언어영역은 일차운동영역과 연결되어 올바른 언어가 나올 수 있도록 후두, 입안, 코안 및 혀의 근육과 조화를 이루도록 한다.

2) 마루엽(Parietal lobe)

(1) 일차몸감각영역(Primary somesthetic area)

일차몸감각영역(일차체감각영역, primary somesthetic area)은 대뇌겉질에서 중심고랑과 중심뒤고랑 사이에 있는 중심뒤이랑과 중심옆소엽의 뒤편에 위치하며, 브로드만영역 3, 1, 2에 해당한다 그림 8-11. 이 부위에서 브로드만영역 3은 피라밋세포층이 발달되어 있지 않고 둘째 층과 넷째 층이 발달된 과립형 겉질로 주로 중심고랑의 깊은부위와 바로 뒷부분에 위치한다. 영역 1은 중심뒤이랑의 대부분을 차지한다. 영역 2는 중심뒤고랑과 인접한 부분에 위치하며 6층이 뚜렷하게 구분되어 있으나 과립층의 발달은 미약하다. 일차몸감각영역은 주로 시상의 **뒤가쪽배쪽핵**(후외측복측핵, ventral posterolateral nucleus; VPL)과 **뒤안쪽배쪽핵**(후내측복측핵, ventral posteromedial nucleus; VPM)에서 시상겉질섬유의 들신경섬유를 받는다. 이 두 핵은 안쪽섬유띠, 척수시상로, 삼차시상로에서 들신경섬유를 받는다. 이 영역을 통한 다양한 감각전달 과정을 보면 피부에서 오는 감각은 중심뒤고랑의 앞부분으로 전달되고 근육과 관절에서 전달되는 고유감각 등은 이 부위의 뒤쪽으로 전달된다. 일차몸감각영역은 일차운동영역과 같이 부위별 대응배열을 나타내어 아래에서 위로 가면서 혀, 얼굴, 손, 몸통, 넓적다리 및 발의 배열을 나타내는 **감각호문쿨루스**(sensory homunculus)를 볼 수 있으며, 특히 입술, 엄지와 둘째손가락의 영역이 운동영역에 비해 넓은 부분을 차지한다. 이 영역은 주로 반대편 신체부위의 감각이 도달하며 입을 포함한 일부 영역은 같은 쪽에서 감각이 전달되지만, 특히 인두와 후두부위는 양쪽부위에서 감각이 전달된다 그림 8-10.

(2) 이차몸감각영역(Secondary somesthetic area)

이차몸감각영역(이차체감각영역, secondary somesthetic area)은 중심뒤이랑의 아래에서 가쪽고랑의 등쪽에 위치하며 뇌섬엽의 일부가 포함된다 그림 8-11. 이 영역의 감각전달은 양쪽부위에

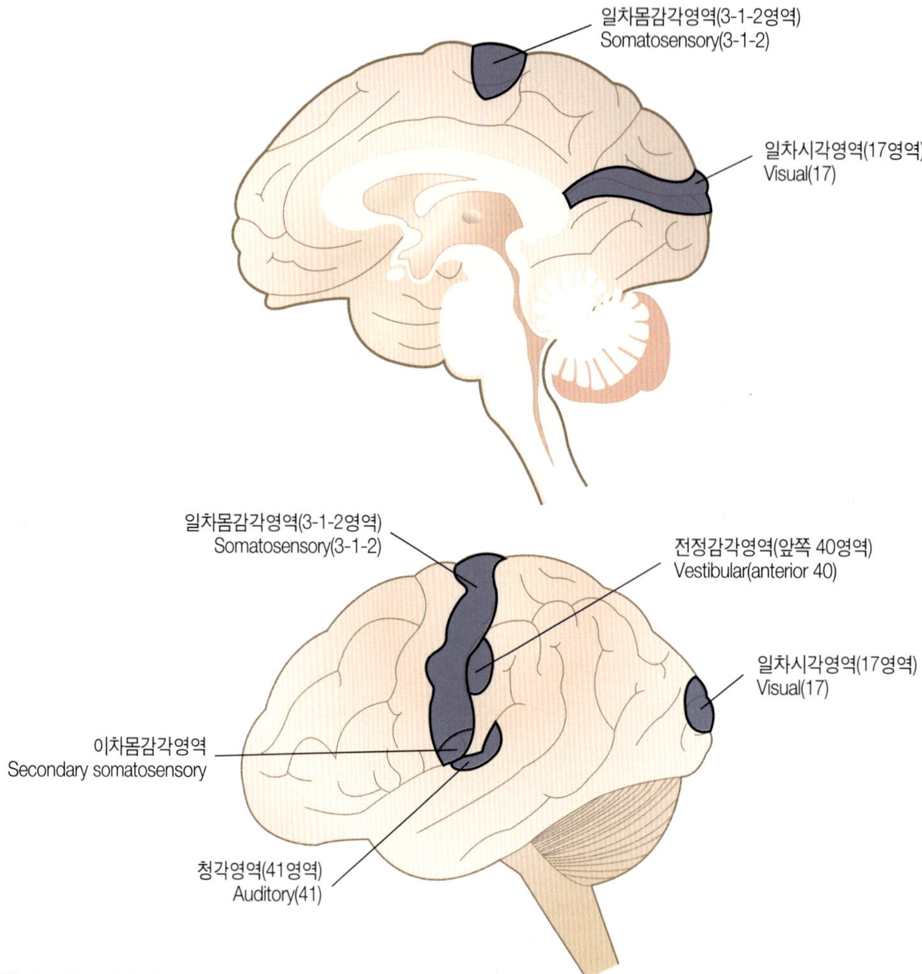

그림 8-11 대뇌겉질의 일차감각영역 및 이차감각영역

서 전달되며, 특히 반대 신체부위에서 오는 감각을 더 많이 전달받는다. 이차몸감각영역의 기능은 아직 명확히 밝혀지지 않았지만, 피부를 긁거나 두드리는 일시적 자극과 같이 식별력이 낮은 감각 정보를 전달받는다.

(3) 몸감각연합영역 (Somesthetic association area)

몸감각연합영역(체감각연합영역, somesthetic association area)은 위마루소엽과 안쪽부분인 쐐기앞소엽(precuneus)에 위치하고 브로드만영역 5, 7에 해당된다 그림 8-12. 이 부위는 일차몸감각영역에서 들신경섬유를 받으며 시상의 뒤가쪽핵(외측후핵, lateral posterior nucleus)과 시상베개(시상침, pulvinar)에서 감각입력을 받아 종합하고 분석하는 기능을 담당한다. 따라서 직접 보지 않고 손에 있는 물건을 해석하고 인식하는 기능을 가진다.

(4) 미각영역 (Gustatory area)

미각영역(gustatory area)은 일차몸감각영역의 혀감각을 전달하는 부위와 인접해 있으며 브로드

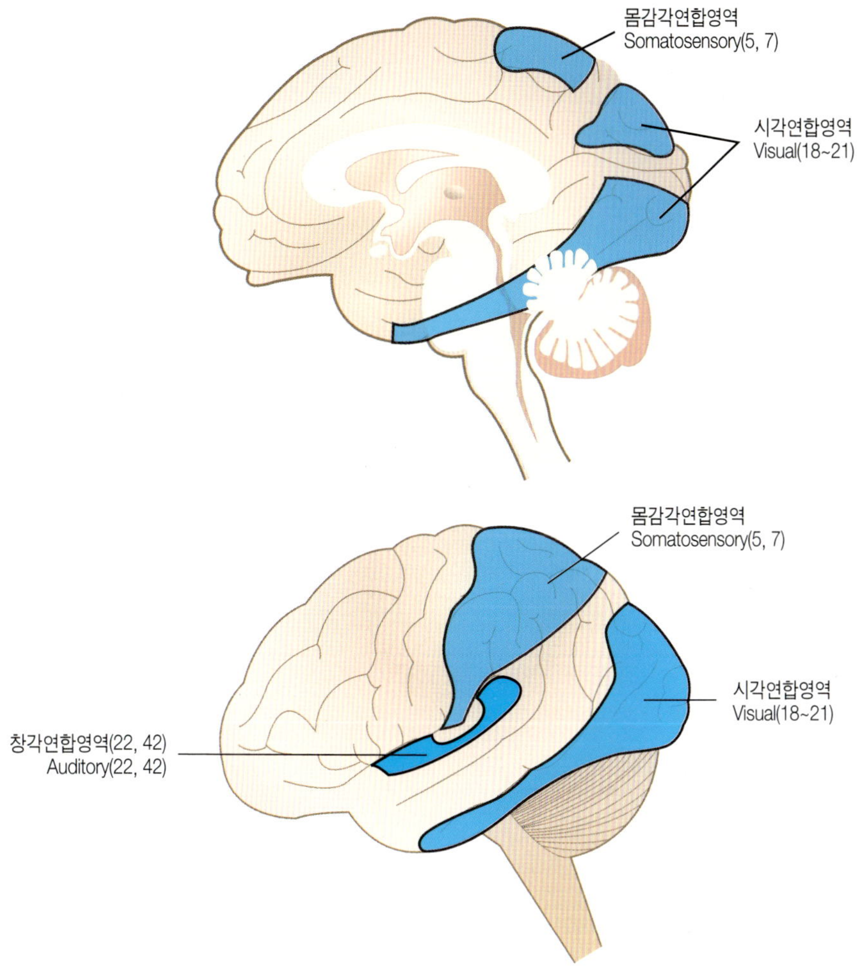

그림 8-12 대뇌겉질의 감각연합영역

만영역 43에 위치하고 중심뒤고랑 아래쪽 끝부분과 뇌섬엽 일부분에 해당된다. 혀를 통한 미각정보는 미각핵(gustatory nucleus)인 고립로핵(고속핵, nucleus solitarius)에 시상의 뒤안쪽배쪽핵에 연접후 대뇌겉질로 미각정보를 전달한다.

3) 뒤통수엽(Occipital lobe)

(1) 일차시각영역(Primary visual area)

일차시각영역(primary visual area)은 뒤통수엽의 안쪽에 있는 새발톱고랑(calcarine sulcus)을 기준으로 위 · 아래에 있는 영역이며 브로드만영역 17에 해당한다 그림 8-11. 일차시각영역은 눈의 망막에서 오는 정보를 받으며 같은쪽의 가쪽반 및 반대쪽 안쪽반에서 시각정보를 시각신경, 시각신경교차 및 시각로를 거쳐 시상의 **가쪽무릎핵**(외측슬상체핵, lateral geniculate nucleus)에 전달된 후 신경섬유는 일차시각겉질로 정보를 전달한다. 정보의 전달에서 오른쪽 시야의 반은 왼쪽시각겉질에 전달되고 왼쪽 시야의 반은 오른쪽시각겉질에 정지한다. 이처럼 일차시각영역은 일정한 대응배열 규칙을 가지고 있다. 망막의 위쪽(아래쪽 시야)에 맺혀진 상은 전달되어 일차시각영역의 위쪽에 정지하고, 망막의 아래쪽(위쪽 시야)에 맺혀진 상은 시각영역의 아래쪽에 정지한다. 상이 가장 명확하게 맺히는 황반(macula lutea)은 일차시각영역의 뒤쪽에 전달되며 주변에서 들어오는 정보는 이 영역의 앞쪽으로 전달된다.

(2) 시각연합영역(Visual association area)

시각연합영역(visual association area)은 일차시각영역을 둘러싸고 있으며 브로드만영역 18, 19에 해당한다 그림 8-12. 해부학적으로 일차시각영역인 17영역은 18영역에 의해 둘러싸고 있고 18영역은 19영역에 의해 둘러싸여져 있다. 이 영역은 17영역과 시상베개(pulvinar)에서 들신경섬유를 받으며 이 부위의 기능은 이전의 시각적 경험을 비교하여 시야에 보이는 것을 인식하는 것을 담당한다.

이 부위는 세분화하여 이차시각영역(V-2), 삼차시각영역(V-3) 및 사차시각영역(V-4)으로 나눌 수 있으며, 중간관자시각영역(middle temporal visual area)을 포함하는 경우도 있다. 종합된 시각정보의 전달 및 흐름은 두 가지 과정으로 나뉘어진다. 먼저 등쪽으로 전달되는 뒤마루엽겉질(후두정피질, posterior parietal cortex)은 물건을 잡을려고 할 때 손을 뻗는 동작과 같이 어디로 움직이는지와 같은 움직임 분석을 수행하는 **활동흐름**(action stream or dorsal stream)이라 하고, 배쪽으로 전달되는 아래관자시각겉질(하측두시각피질, inferior temporal visual cortex)은 물체의 형태와 색을 구별하는, 즉 잡아야 할 물체를 인식하는 **지각흐름**(perception stream or ventral stream)이라 한다. 이 두 과정을 통해 원활한 활동이 일어날 수 있다 그림 8-13.

4) 관자엽(Temporal lobe)

(1) 일차청각영역(Primary auditory area)

일차청각영역(primary auditory area)은 가로관자이랑으로 브로드만영역 41, 42에 해당되며, 대

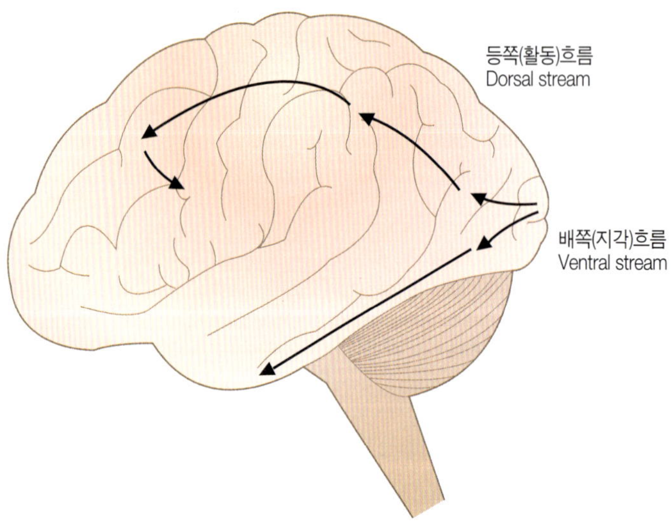

그림 8-13 대뇌겉질의 시각정보 흐름 활동흐름(등쪽흐름)과 지각흐름(배쪽흐름).

뇌반구 표면에서는 관찰되지 않는다 그림 8-11. 이 부위는 안쪽무릎핵(내측슬상체핵, medial geniculate nucleus)과 청각부챗살(청각방사관, auditory radiation)을 통해 들신경섬유를 받는다. 일차청각영역은 주파수 대응배열을 보인다. 저주파의 경우 청각영역의 가쪽 앞부분으로 들어오고 고주파인 경우 안쪽 뒷부분으로 입력된다. 청각은 반대쪽 코르티기관(organ of Corti)에서 정보를 받으며 같은쪽에서도 정보를 받아들인다. 그러므로 한쪽 부분에 청각겉질이 손상되어도 정상적인 부분에서 모든 소리를 들을 수 있지만, 복잡한 소리의 경우 정확한 해석에 어려움이 있다.

(2) 이차청각영역 (Secondary auditory area)

이차청각영역(secondary auditory area)은 청각연합겉질(auditory association cortex)로 일차청각영역의 주변부에 해당하며 주로 브로드만영역 42에 위치한다고 추정한다 그림 8-12.

(3) 감각언어영역 (Sensory speech area)

감각언어영역(sensory speech area)은 위관자이랑의 뒤에 위치하며 브로드만영역 22의 뒷부분이며, 이 부위를 **베르니케영역**(Wernicke' s area)이라 한다 그림 8-14. 이 영역은 위세로다발(상종속, superior longitudinal fasciculus) 또는 활꼴다발(궁상속 arcuate fasciculus)에 의해 운동언어영역과 연결된다. 일반적으로 우리가 대화를 할 때는 청각신경연결을 이용하지만, 책을 읽을 때는 글을 인식하는 시각연합영역과 감각성언어영역이 완전할 경우 글을 읽고 해석할 수 있으며, 글을 쓸 때는 감각성언어영역과 운동성언어영역의 연결과 더불어 손의 조절기능으로 가능하며, 문장을 쓸 때 단어와 단어 사이의 문법적 관계는 운동성언어영역의 작용으로 가능하다 그림 8-14.

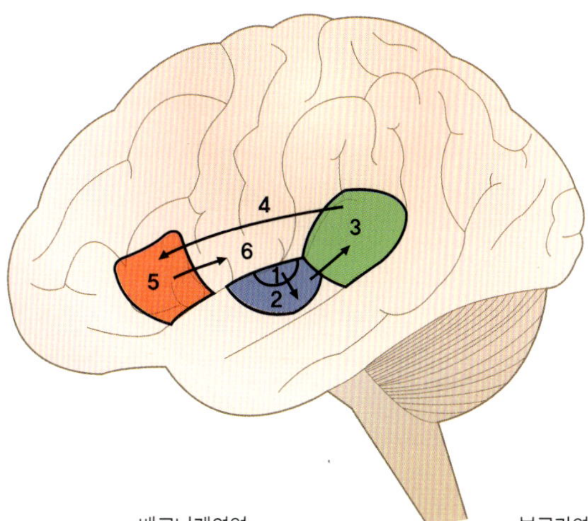

일차청각겉질 → 청각연합겉질 → 베르니케영역 (감각성 언어영역) → 겉질아래 연결 → 브로카영역 (운동성 언어영역) → 감각운동겉질의 입과 목영역

청각분별 → 소리구분 (언어와 다른 소리) → 청각 이해, 어휘 → 베르니케와 브로카영역 연결 → 언어를 위한 명령 → 겉질에서 언어관련 근육까지

그림 8-14 언어영역의 대뇌겉질에 연결고리

청각수용, 감각성언어영역에서 운동성언어영역까지 신경섬유와 관련된 브로드만영역.

2. 대뇌반구의 우세성

왼쪽과 오른쪽 대뇌반구는 구조적으로 거의 같으며 신경섬유가 뇌들보와 맞교차섬유를 통해 왼쪽 · 오른쪽대뇌반구에 같은 영역으로 정보를 전달한다. 이 때 각 대뇌반구의 수행기능에서 약간의 차이를 나타내는데 이 특성을 **대뇌반구의 우세성**(cerebral hemisphere dominance)이라 한다.

사람의 경우 대부분 오른쪽 팔다리를 활동의 주체로서 사용하고 있다. 그러므로 뇌는 뇌줄기영역의 신경섬유 교차인 피라밋교차(추체교차, pyramidal decussation)에 의해 왼쪽 대뇌반구가 **우세반구**(dominant hemisphere)라 하며, 그 반대쪽인 오른쪽 대뇌반구를 **비우세반구**(nondominant hemisphere)라 한다. 일부 왼손을 주된 손으로 사용하는 사람의 경우 우세반구는 오른쪽 대뇌반구가 되는 경우도 있지만 아주 드문 경우이다. 또한, 사람의 경우 90% 이상이 오른손을 사용하므로 왼쪽뇌가 우세반구가 된다. 왼쪽 대뇌반구는 주로 계산능력, 언어, 말하기 및 입체감각 등이 우세하며, 오른쪽 대뇌반구는 공간적 개념, 얼굴인식, 음악성 등이 왼쪽에 비해 발달되어 있다 그림 8-15.

표 8-1 대뇌 우세성. 왼쪽 · 오른쪽 대뇌반구에서 우세반구와 비우세반구가 각각 주관하는 신경기능

반구	왼쪽 대뇌반구	오른쪽 대뇌반구
신경기능	언어(language)—발성(speech), 쓰기(handwriting), 발음(articulation) 계산능력(calculating) 입체감각(stereognosis) 이해력(comprehension) 지능(지성, intelligece) 합리화(rationalizing)	발성억양(speech intonations) 몸짓(gestures) 공간적 개념(spatial conception) 얼굴인식(recognition of face) 예술성(art skills)—그리기(drawing), 음악성(music)

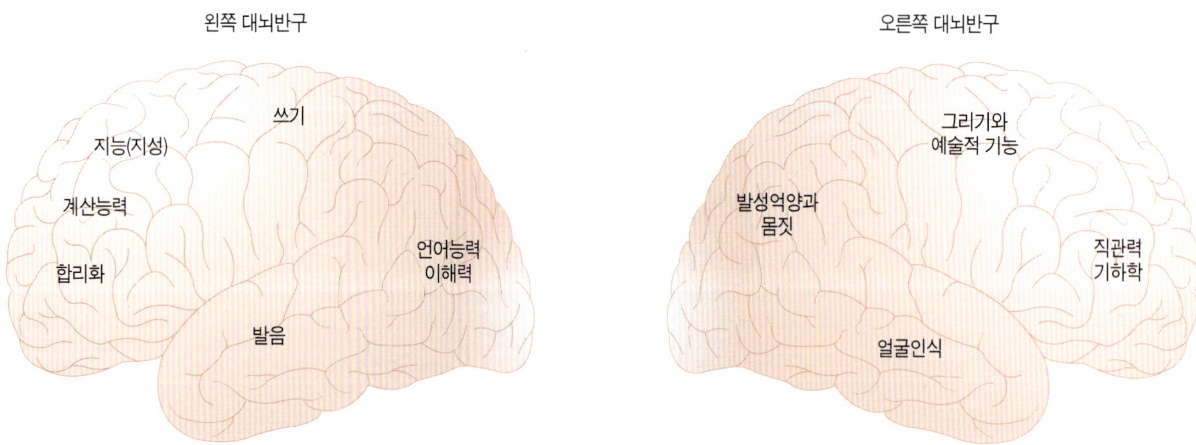

그림 8-15 대뇌의 우세성 왼쪽과 오른쪽 대뇌반구의 고위정신기능.

언어기능의 경우 성인의 96%가 왼쪽 대뇌반구의 우세성을 나타낸다. 그런데 우세성을 결정하는 요인은 정확하게 밝혀진 것은 아직 없는 실정이다. 이 특징은 유전적인 영향이 미칠 것으로 생각하지만, 결정적인 인자는 아닌 것으로 여겨지고 있다.

IV 대뇌속질과 신경섬유의 연결

대뇌겉질의 아랫부분은 신경세포의 축삭이 말이집(수초)에 의해 둘러싸여져 있어 백색으로 보이는 백색질(white matter)로 구성된 대뇌속질(대뇌수질, cerebrae medulla)영역이다. 이 신경섬유는 주로 대뇌겉질에서 명령이 내려가는 내림신경이며 날신경섬유인 운동신경섬유와 대뇌겉질로 감각을 전달하는 오름신경이며, 들신경섬유로 이루어진 감각신경섬유로 구성되어 있다.

이 신경섬유는 연결방법에 따라 다음 3가지로 분류된다.

(1) 겉질에서 아래에 있는 뇌줄기 및 척수로 명령을 전달하거나 받는 투사신경섬유(projection fiber)

(2) 같은쪽 대뇌반구의 겉질부분을 연결하는 연합신경섬유(association fiber)

(3) 왼쪽 · 오른쪽 대뇌반구를 서로 연결하여 정보를 공유하는 맞교차신경섬유(commissural fiber)

1) 투사신경섬유(Projection fiber)

대뇌겉질 모든 영역에서 겉질밑영역에 명령을 보내거나 자극을 받아들이는 날신경섬유 및 들신경섬유는 시상을 통해서 전달된다. 이 자극은 시상에서 많은 섬유다발을 통해 전달되는데 이 섬유다발을 **속섬유막**(내낭, internal capsule)이라 한다. 속섬유막은 2부분으로 나뉘어진다. **앞다리**(anterior limb)와 **뒤다리**(posterior limb)로 나누며 중간부분을 **무릎**(genu)이라 하며, 속섬유막은 바닥핵을 지나면서 대뇌겉질 전체 영역으로 전달된다. 이와 같이 속섬유막에서 자극의 위치와 종류에 대뇌겉질의 정확한 영역으로 전달하는 섬유인 **대뇌부챗살**(대뇌방사관, corona radiata)을 통해 정확한 부분으로 자극을 전달한다 그림 8-16C.

2) 연합신경섬유(Association fiber)

같은쪽 대뇌반구를 연결하는 신경섬유로 인접한 겉질을 연결하는 것과 먼쪽에 위치한 겉질을 연결하는 것으로 **짧은연합신경섬유**(short association fiber)와 **긴연합신경섬유**(long association fiber)로 나눌 수 있다 그림 8-16.

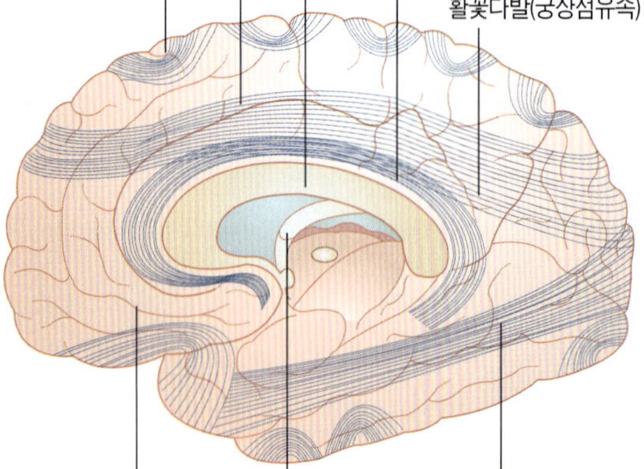

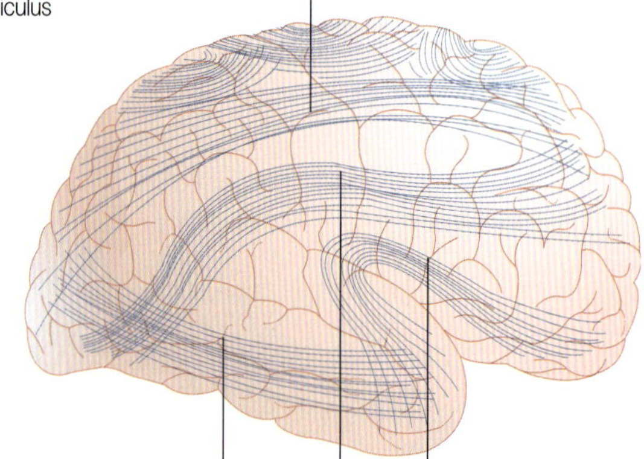

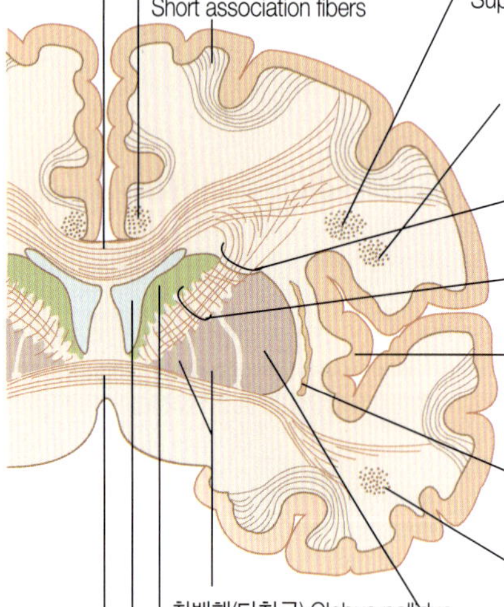

그림 8-16 대뇌속질의 신경섬유

(a) 오른쪽 대뇌반구의 안쪽면. (b) 왼쪽 대뇌반구의 가쪽면. (c) 대뇌속질의 관상면. 짧고 긴 연합섬유가 관찰됨.

(1) 짧은연합신경섬유(Short association fiber)

짧은연합신경섬유(short association fiber)는 인접한 이랑을 연결하고 고랑의 긴 축에 대해 가로로 주행한다. 긴연합신경섬유는 몇 개의 신경섬유다발로 분류할 수 있다.

(2) 긴연합신경섬유(Long association fiber)

① 갈고리섬유다발(Uncinate fasciculus)

갈고리섬유다발(uncinate fasciculus)은 뇌섬엽 아래에 있으며 이마엽의 눈확부위에서 관자엽을 연결하는 치밀한 섬유다발이며 대뇌앞뒤인 이마엽과 뒤통수엽을 길게 연결하는 **아래뒤통수이마다발**(하후두전두섬유속, inferior occipitofrontal fasciculus)이 있다.

② 위세로다발(Superior longitudinal fasciculus)

위세로다발(상종속, superior longitudinal fasciculus)은 **활꼴다발**(궁상섬유속, arcuate fasciculus)이라고도 하며 뇌섬엽의 위부분을 지나며 가장 큰 섬유다발이다. 이 다발은 이마엽에서 마루엽, 뒤통수엽 및 관자엽을 연결하는 중요한 정보전달 수단이다. 활꼴다발은 감각성언어영역인 베르니케영역과 운동성언어영역인 브로카영역을 연결하는 신경섬유도 포함된다. 또한 관자엽과 뒤통수엽의 가쪽면을 연결하는 **아래세로다발**(하종속, inferior longitudinal fasciculus)도 있다 그림 8-16A, B.

③ 띠다발(Cingulaum)

띠다발(대상다발, cingulaum)은 둘레계통(변연계)에서 띠이랑과 해마곁이랑을 연결하고 중격영역(septal area)을 연결하는 신경섬유다발이다. 짧은연합신경섬유는 **활꼴섬유**(궁상섬유, arcuate fiber)로 이웃하는 이랑을 서로 연결한다 그림 8-16A, C.

3) 맞교차신경섬유(Commissural fiber)

맞교차신경섬유(교련섬유, commissural fiber)는 두 대뇌반구에 대응부위 겉질과 연결하는 신경섬유들이다. 이 섬유는 뇌들보(뇌량, corpus callosum), 앞맞교차(앞교차연결, anterior commissure), 뒤맞교차(뒤교차연결, posterior commissure) 및 뇌활맞교차(뇌궁교차, commissure of fornix) 등이 있다 그림 8-16.

(1) 뇌들보(Corpus callosum)

뇌들보(corpus callosum)는 가장 큰 맞교차신경섬유로 대뇌세로틈새의 바닥을 형성하고 부리(rostrum), 무릎(genu), 몸통(줄기, body) 및 팽대(splenium)로 구성되어 있다. 뇌들보부리는 앞쪽 끝부분으로 이마엽을 연결하는 얇은 영역이며, 뇌들보무릎은 양쪽 이마엽의 앞부분을 연결하는 신경섬유로 구성되어 있고, 뇌들보줄기는 정중선과 그 근처로 이마엽의 일부분과 마루엽을 서로 연결하는 신경섬유가 조밀하게 밀집되어 있으며 연합섬유 또는 투사섬유와 교차한다. 뇌들보는 줄기를 기준으로 앞끝부분이 무릎이며, 뒤끝부분의 확장된 부분이 팽대부이다.

(2) 앞맞교차(Anterior commissure)

앞맞교차(anterior commissure)는 종말판(lamina terminalis), 뇌활의 기둥의 앞쪽에서 중심선을 가로지르는 작은 섬유다발이다. 앞부분 섬유는 왼쪽 · 오른쪽 후각망울(후구, olfactory bulb)을 연결하며, 뒷부분 섬유는 중간관자이랑과 아래관자이랑의 일부분을 연결한다.

(3) 뒤맞교차(Posterior commissure)

뒤맞교차(posterior commissure)는 셋째뇌실과 중간뇌수도관을 연결하는 부위 바로 위에서 중심선을 가로지르는 신경섬유다발이다. 이 연결은 솔방울샘(송과체, pineal body) 바로 밑에 위치하고 여러 종류의 신경섬유로 구성되어 있으나, 경로와 기능은 아직 밝혀져 있지 않다.

(4) 뇌활맞교차(Commissure of fornix)

뇌활맞교차(commissure of fornix)는 왼쪽 · 오른쪽 뇌활을 연결하는 신경섬유들로 구성되어 있다. 뇌활은 둘레계통에서 해마체와 유두체를 연결하는 신경섬유다발로 되어 있으며, 아래의 시상과 뇌들보 사이에서 활처럼 휘어져 있는 모양을 취하고 있다. 이 두 개의 뇌활이 기둥을 이루며 앞쪽으로 뻗어 있으며, 이 두 기둥을 연결하고 가로지르는 섬유로 구성된 부분을 **뇌활의 몸통**이라 한다. 뇌활교차의 기능은 왼쪽 · 오른쪽 해마체를 서로 연결하는 것이다

표 8-3 대뇌겉질의 영역과 관련된 기능

대뇌겉질의 영역	기 능
일차감각영역(Primary sensory area)	
일차몸감각영역(Primary somatosensory)	물체의 모양, 구조 또는 크기를 구별함
일차청각영역(Primary auditory)	큰 소리와 음의 높이를 의식적으로 구별함
일차시각영역(Primary visual)	빛의 강도, 모양, 크기와 물체의 위치를 구분함
일차전정영역(Primary vestibular)	머리 위치와 머리 움직임을 구별함
감각연합영역(Sensory association area)	
몸감각연합영역(Somatosensory association)	입체인식과 촉각과 공간적 환경의 기억
시각연합영역(Visual association)	운동과 색의 분석, 시각고정의 조절
청각연합영역(Auditory association)	소리를 분류함
운동영역(Motor area)	
일차운동겉질(Primary motor area)	수의적 조절된 움직임
운동앞영역(Premotor area)	몸통과 어깨근육의 조절, 예측된 자세조절
보조운동영역(Supplementary motor area)	움직임의 시작, 지남력 계획, 양손과 순서적 움직임
운동언어영역(Broca's area)	언어의 운동 프로그램(일반적으로 왼쪽 대뇌반구에 있음)
대뇌겉질의 연합영역(Association area of the cerebral cortex)	
이마앞연합영역(Prefrontal association)	목표지향적 행동, 자기인식
둘레연합영역(Limbic association)	감정, 동기부여, 개성, 기억의 처리

임상노트

✓ A. 이마엽의 손상(Lesion of the frontal lobe)

(1) 일차운동영역의 손상

이 부위가 손상되면 비정상적인 흥분을 유발하여 근육의 **불수의운동**(involuntary movement)이 나타난다. 대부분 이 부위의 손상으로 인해 반대편 팔다리의 마비가 생기고 겉질에서 많은 부분을 차지하는 혀, 입, 손가락 등의 관련된 부위에서 호발한다. 특히 먼쪽부분이 손상되면 섬세하고 숙련된 활동에 큰 장애를 나타낸다. 일차운동영역에 의해 반대편 해당부위 근육에 **불완전마비**(부전마비, paresis)가 나타난다. 임상에서 보면 이 영역만 손상되는 경우는 매우 드물며 주로 주변의 운동앞영역과 함께 손상되는 경우가 많다. 선택적으로 일차운동겉질이 손상되면 얼굴아래영역, 손, 다리의 해당 근육이 이완된 상태로 마비가 되어 수의적으로 움직이지 못하지만, 주위 겉질 또는 겉질아래 백색질도 함께 손상되면 **경직마비**(spastic paralysis)를 보인다.

조음곤란증(말더듬증, dysarthria)은 말하기에 사용되는 근육이 마비, 비협응 또는 경직의 결과로 언어장애를 나타내는 질환으로 위운동신경이 손상되면 **경직발음장애**(경직성 말더듬증, spastic dysarthria)를 보인다.

(2) 운동앞영역과 보조운동영역

일차운동영역과 운동앞영역이 모두 손상된 경우는 임상에서 흔한 사례이다. 이 경우 환자들은 근육의 연축(spasm)이 일어나며 이전에 학습된 운동을 수행하지 못하는 **행위상실증**(실행증, apraxia)이 나타난다. 이 증상은 운동앞영역이 손상되어도 나타난다. 행위상실증은 감각, 자동운동출력과 과제에 대한 이해에도 불구하고 몸쪽 근육의 기능장애로 연속적인 움직임 또는 움직임을 수행하는데 장애를 보인다. 환자는 자신의 얼굴을 만져보라고 지시하면 만지지 못하지만, 간지러움이나 자극이 오면 볼에 자연스럽게 손을 가져갈 수 있다. 이 증상은 운동앞영역 또는 보조운동영역이 손상되면 나타난다. 또한 마루엽의 몸감각연합영역이 손상되어도 행위상실증이 나타난다. 만약 글을 쓰는데 장애가 나타나면 **쓰기언어상실증**(실서증, agraphia)이라 한다. 왼쪽의 대뇌반구 각이랑이 손상되면 쓰기언어상실증이 나타난다.

보조운동영역만 손상이 되면 조절되지 않은 반복적인 움직임을 보이는 **운동이상언행반복증**(운동보속증, motor perseveration)을 나타낸다. 이 증상을 보이는 환자는 식사 시 음식을 삼키기 전에 입으로 음식을 가져가거나 휠체어에 앉아서 잠금장치를 잠그고 풀고 하는 동작을 계속 반복하는 행동을 보인다.

(3) 이마눈영역

이 영역이 손상되면 양쪽 눈이 손상된 쪽으로 눈의 편위(편향)가 나타나고 반대쪽으로 눈을 돌리지 못한다. 뇌혈관질환에 의해 대뇌 전반에 걸쳐 손상되는 경우 반마비를 나타내고 눈은 마비가 나타나는 반대편으로 편위가 된다. 이처럼 눈의 편위가 나타나면 반대편을 보기가 어렵지만, 시야 범위 내에서는 눈을 쉽게 움직일 수 있다.

(4) 브로카운동 언어영역

이 영역이 손상을 받으면 단어와 기호로 자신을 표현하지 못하며 말할 수 있는 기능이 손실되는 **표현성언어상실증**(표현성실어증, expressive aphasia) 또는 **브로카언어상실증**(브로카실어증, Broca's aphasia)이 나타난다. 이 경우 글을 통해 의사를 전달하고 말을 듣거나 글을 읽으면 그 의미를 이해할 수 있지만, 적절한 단어로 표현하지 못한다. 이 환자는 대부분 언어를 산출하여 표현하지 못하지만, 일반적으로 습관화된 말은 가능하며 짧고 의미있는 말도 만들 수 있으며 흥분 시 감정적인 언어도 가능하다. 이 부위의 손상은 브

임상노트

로카언어상실증 외에도 **운동성언어상실증**, **비유창성언어상실증**이라고도 한다.

(5) 이마앞겉질(이마앞연합겉질)

이 영역은 감정, 기억, 판단력, 문제해결, 추상적인 관념 및 성격을 나타내는 인지기능에 담당한다. 이 부위에 손상을 받으면 창의력과 판단력이 상실되고 감정의 변화가 심하게 나타나며 사회적 상호작용에 의한 규범을 따르지 못해 **획득사회병증**(후천사회병증, acquired sociopathy)이라 한다. 만약 배쪽부위에 질환이 있으면 팔다리의 마비, 기능장애 또는 인지력 상실을 인식하지 못하는 **질병인식불능증**(질병불각증, anosognosia)이 나타난다. 치매의 일종인 **알츠하이머병**(Alzheimer's disease)에서도 이 부분에 있는 세포의 퇴행성 변화가 나타난다. 특히 치매(dementia)는 기억과 지능에 손상을 보인다. 이마앞영역이 병변이 생기면 무감각과 목표지향성 행동을 보이지 않는다. 이 환자들은 목표 설정, 선택, 계획, 실행 및 실행된 계획을 모니터하는 것이 어렵다. 또한 활동의 시작이 어려워 독립적으로 생활을 하지 못하지만, 지적인 능력에는 전혀 문제를 보이지 않는다.

B. 마루엽의 손상(Parietal lobe injury)

(1) 일차몸감각영역

이 부위가 병변이 생기면 반대쪽 감각장애가 나타나며 팔다리의 몸쪽보다 먼쪽이 심하게 나타난다. 일차몸감각영역에 병변이 생기면 감각자극의 속성과 세기를 구별하는 능력이 손상되어 감각기관을 사용하는데 장애를 초래한다. 이 부위의 병변은 촉각의 위치와 의식적 고유감각(고유수용성감각, proprioception)에 가장 많은 영향을 받는다. 촉각인식과 온도는 영향을 받지 않는다. 촉각인식은 시상에서 담당하고 통증의 위치도 몸감각연합영역에서 정보를 처리하므로 영향을 미치지 않는다. 통각, 촉각, 온도감각은 회복하지만 대부분 시상에 의해 가능해진다. 감각이 결핍되고 접촉위치를 알지 못하고 물체의 무게를 판단하지 못하므로, 근육긴장도는 떨어진다.

(2) 몸감각연합영역

이 부위가 손상되면 감각이 정상이고 분별능력이 있지만, 특별한 감각을 사용할 때 물체를 인식하는 못하는 **인식불능증**(실인증, agnosia)이 나타난다. 이 영역의 대부분이 손상되면 **촉각인식불능증**(촉각실인증, tactile agnosia)과 **입체인식불능증**(입체감각실인증, astereognosis)이 나타난다. 특히 촉각, 압각, 고유감각을 통합할 수 없어 물체의 질감, 무게, 크기 및 형태를 식별할 수 없다. 특히 분리된 몸감각이 정상이지만 촉각과 조작에 의해 물체를 인식하는 데 장애가 나타난 경우를 입체인식불능증이라 한다. 평가 시 칸막이나 눈을 감은 상태에서 물체를 만지면서 정확히 알지 못하는 경우를 말한다.

몸감각과 시각을 통합하는 마루엽 뒷부분이 손상되면 반대편 신체상(body scheme)을 인식할 수 없다. 환자는 반대편 신체를 자신의 것으로 인식하지 못한다. 이 증상이 나타나는 환자는 시야의 반쪽을 무시하는 편측무시(cortical neglect)를 보인다. 따라서 반대편 신체를 씻거나 옷을 입는 활동을 하지 못하는 경우도 있다.

또한 연합영역은 운동영역과 연결되므로 여러 감각정보를 전달하여 적절한 움직임을 생성하므로 이 부분이 손상되면 운동의 실행에 문제가 되는 **행위상실증**(실행증, apraxia)이 나타난다.

임 상 노 트

C. 뒤통수엽의 손상(Occipital lobe injury)

(1) 일차시각영역

새발톱고랑의 주변이 손상되면 반대편 시야의 시각장애가 나타내는 **교차같은쪽반맹증**(교차동측반맹증, crossed homonymous hemianopia)을 보인다. 시야검사를 시행하면 중앙부는 정상적으로 볼수 있는데 이 현상을 **황반보존**(macular sparing)이라 한다. 만약 한쪽 일차시각영역의 아래 절반이 손상되면 **위사분반맹증**(superior quadrantic hemisnopia)이라 하고, 위쪽 절반이 손상된 경우 **아래사분반맹증**(inferior quadrantic hemianopia)이라 한다. 뒤통수극에 병변이 생긴 경우에는 **중앙암점**(central scotoma)이 나타난다.

(2) 시각연합영역

이 부위가 손상되면 과거의 경험을 토대로 현재의 정보를 비교 분석하지 못하는 다양한 **시각인식불능증**(시각실인증, visual agnosia)이 나타난다. 이 증상은 연합영역의 손상위치에 따라 나눌수 있다. 양쪽 대뇌의 브로드만영역 19부분이 손상되면 시야범위를 인식하지 못하고 움직이는 물체를 식별하지 못하는 증상을 **시각지남력장애**(visual disorientation)라 한다. 뒤통수엽의 위부분과 마루엽의 연합영역이 손상 받으면 물체를 주시하지 못하는 **안구행위상실증**(안구실행증, ocular apraxia)을 보인다. 이때 시각에 의한 손의 움직임에 장애가 생기면 **시각조화운동못함증**(시각실조증, optic ataxia)을 보인다. 이 시각지남력장애, 안구행위상실증 및 시각조화운동불능이 함께 나타나면 **발린트증후군**(Balint' s syndrome)이라 한다. 시각연합영역에 포함되는 관자엽의 아래가쪽면과 시각연합영역의 위부분이 손상되면 **무지각시각인식불능증**(무지각시각실인증, apperceptive visual agnosia)과 **얼굴인식불능증**(얼굴실인증, prosopagnosia)이 나타난다.

D. 관자엽의 손상(Temporal lobe injury)

(1) 일차청각영역

이 영역은 속귀로부터 신경섬유를 받으므로 한쪽이 손상되면 왼쪽 · 오른쪽 청력에 약간의 감소가 나타나지만, 반대편 귀에서 전달되는 소리를 잘 듣지 못한다. 따라서 소리의 근원지를 정확하게 알 수 없다. 양쪽 겉질이 손상되는 경우 청력의 소실이 나타난다.

(2) 청각연합영역

양쪽 대뇌반구의 청각연합영역이 손상되면 복잡한 소리를 인식하지 못하고 반응을 하지 못하는 증상인 **말귀먹음**(word deafness) 또는 **청각언어인식불능증**(청각언어실인증, acoustic verbal agnosia; auditory agnosia)이라 한다. 오른쪽 청각연합영역이 손상되면 친숙한 음성이나 음악을 인식하지 못하는 **음치증**(amusia)이 나타난다.

(3) 베르니케감각언어영역

이 부위는 언어를 이해하는 것이 손상된 것으로 말은 쉽게 하지만 무의미하게 말을 한다. 사람의 말을 듣고 의미없이 똑같이 말을 한다. 이 환자는 소리를 정상적으로 들을 수 있지만, 이해하고 몸짓동작과 같은 상징적인 움직임을 이해할 수 없어 **수용성언어상실증**(수용성실어증, receptive aphasia) 또는 **베르니케언어상실증**(베르니케실어증, Wernicke' s aphasia)이라고도 한다. 따

임상노트

라서 베르니케언어상실증 환자는 언어를 이해하는 능력이 결여되어 **읽기언어상실증**(난독증, alexia)을 가지고 있고 의미있는 글을 쓰지 못한다. 베르니케언어상실증은 감각성 또는 **유창성언어상실증**을 같은 의미로 동일하게 사용한다.

읽기언어상실증은 읽기기능의 손상으로 나타나며 마루엽 또는 관자엽이 손상되면 잘 나타난다. 읽기언어상실증이 나타나면 **쓰기언어상실증**(난서증, agraphia)도 함께 나타난다. 주로 가쪽뇌실의 뒤뿔에 가쪽부분이 손상되면 말은 알아듣고 글을 쓰는데 이상이 없지만 읽기언어상실증이 나타나며 왼쪽 대뇌반구의 뒤통수엽과 뇌들보의 팽대부가 함께 손상되면 같은 증상을 보인다.

표 8-4 대뇌겉질의 영역과 장애와 관련된 결과

대뇌겉질의 영역(area)	기능(Function)
일차감각영역(Primary sensory area)	
일차몸감각영역(Primary somatosensory)	촉각의 위치와 의식적인 고유감각의 손실
일차청각영역(Primary auditory)	소리의 위치에 손실
일차시각영역(Primary visual)	같은쪽반맹증(homonymous hemianopia)
일차전정영역(Primary vestibular)	머리 위치와 머리 움직임의 각성 변화
감각연합영역(Sensory association area)	
몸감각연합영역(Somatosensory association)	입체인식불능증(astereognosis), 인식불능증(agnosia)
시각연합영역(Visual association)	시각인식불능증(visual agnosia), 손상부위에 따라 얼굴인식불능증(prosopagnosia)도 나타남.
청각연합영역(Auditory association)	청각언어인식불능증(auditory agnosia), 오른쪽 손상시 음치증(amusia)이 나타남
운동영역(Motor area)	
일차운동겉피질(Primary motor area)	불완전마비(paresis), 섬세한 운동조절 손실, 경직발음장애(spastic dysarthria)
운동앞영역(Premotor area)	행위상실증(apraxia)
보조운동영역(Supplementary motor area)	행위상실증(apraxia), 운동이상언행반복증(motor perseveration)
운동언어영역(Broca' s area)	브로카언어상실증(Broca' s aphasia) 또는 비언어적 전달에 어려움이 있음
대뇌겉질의 연합영역(Association area of the cerebral cortex)	
이마앞연합영역(Prefrontal association)	실행기능과 분리기능의 손실, 획득사회병증(acquired sociopathy), 질병인식불능증(anosognosia)
둘레연합영역(Limbic association)	개성과 감정적인 장애

9

소 뇌

■ 학습목표

1. 소뇌의 외부구조를 안다.
2. 소뇌의 기능적 구분을 이해한다.
3. 소뇌겉질의 층과 세포의 분포를 이해한다.
4. 소뇌와 주변조직과의 연결경로와 그 기능을 이해한다.
5. 소뇌의 기능장애와 관련된 증상들을 안다.

| 소뇌의 관찰

소뇌(cerebellum)는 대뇌의 뒤쪽, 아래쪽에 있는 뒤머리뼈우묵(후두개와, posterior cranial fossa)에 들어 있으며 소뇌천막(cerebellar tentorium)이 소뇌의 위쪽에서 덮고 있다. 마름뇌(능형뇌, hindbrain) 중 가장 큰 소뇌는 좌우로 길이가 긴 타원형이며 평균 무게는 약 140~150g으로 전체 뇌의 10% 정도 된다. 소뇌는 뇌줄기의 뒤쪽에 있어 3쌍의 신경섬유다발인 위 · 중간 · 아래소뇌다리(상 · 중 · 하소뇌각, superior, middle & inferior cerebellar peduncle)에 의하여 뇌줄기와 연결되어 있다. 뇌줄기와 연결된 소뇌다리에서 아래소뇌다리는 숨뇌, 중간소뇌다리는 다리뇌, 그리고 위소뇌다리는 중간뇌와 연결되어 있다 그림 9-1.

소뇌의 위치를 정리하며 아래로는 뒷머리뼈우묵에 놓여 있고, 위쪽면은 소뇌천막에 의해 대뇌 뒤통수엽과 나누어지고, 앞쪽에서는 3쌍의 소뇌다리에 의해 뇌줄기와 연결되어 있다.

소뇌의 단면은 바깥에 회색질로 이루어진 **소뇌겉질**(소뇌피질, cerebellar cortex)과 안쪽에 백색질로 이루어진 **속질체**(수체, corpus medullare), 그리고 속질 안에 있는 4쌍의 신경핵 덩어리들인 **소뇌핵**(intracerebellar nuclei)으로 이루어진다.

소뇌 겉모습에서 소뇌는 좌우의 **소뇌반구**(cerebellar hemisphere)와 가운데 **소뇌벌레**(소뇌충부, vermis)로 구성된다. 소뇌벌레는 위쪽면에 중앙부위가 약간 돌출되어 있는데 이를 **위벌레**(superior

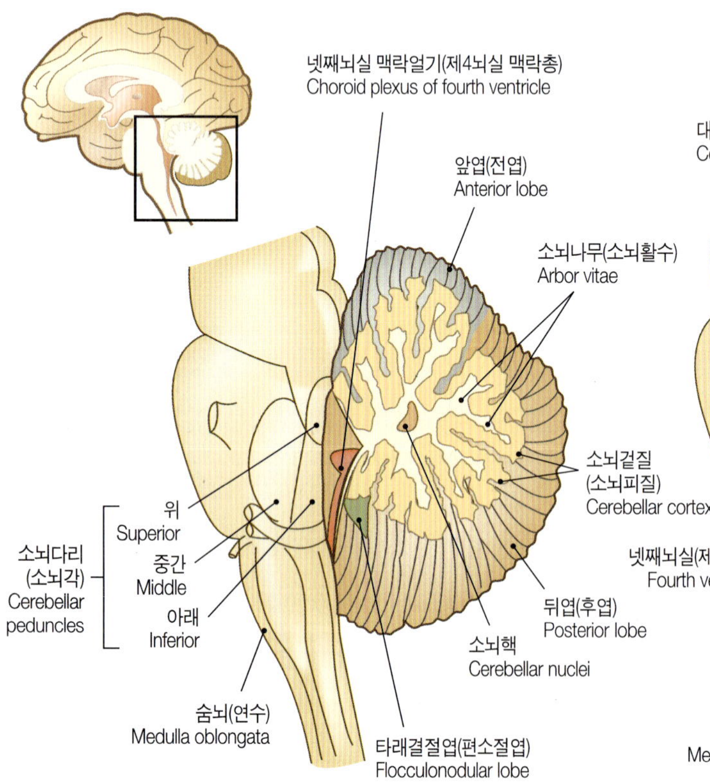

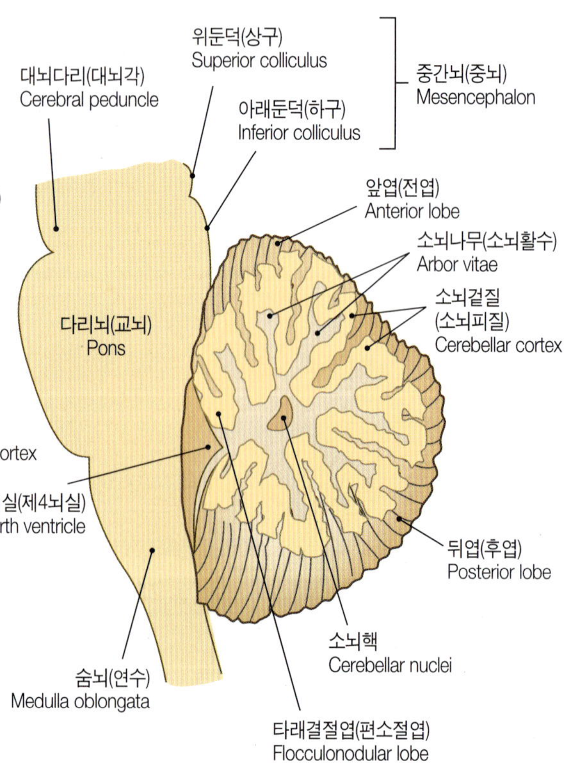

그림 9-1 소뇌의 시상면

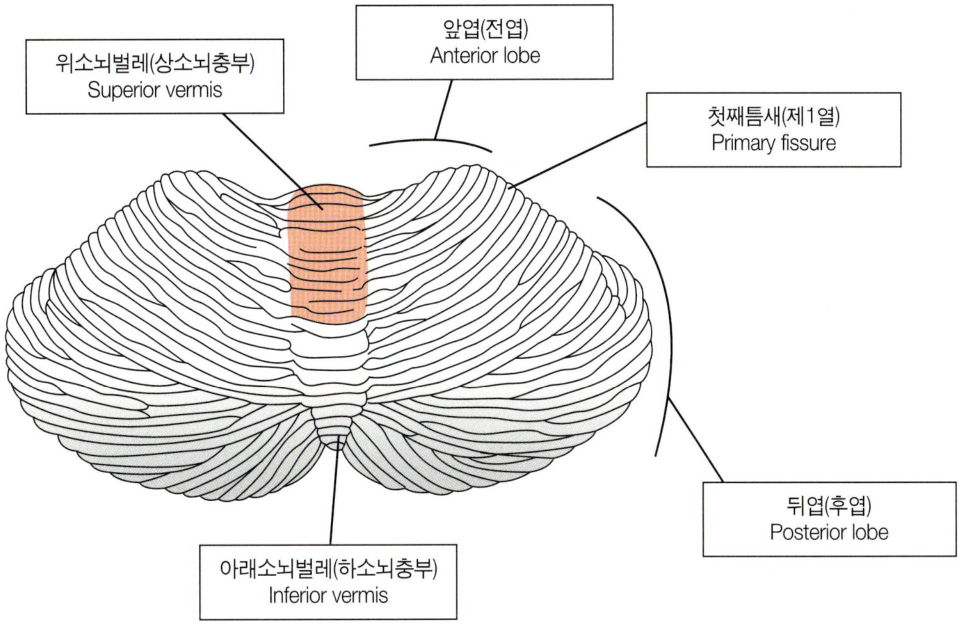

그림 9-2 소뇌의 등쪽면

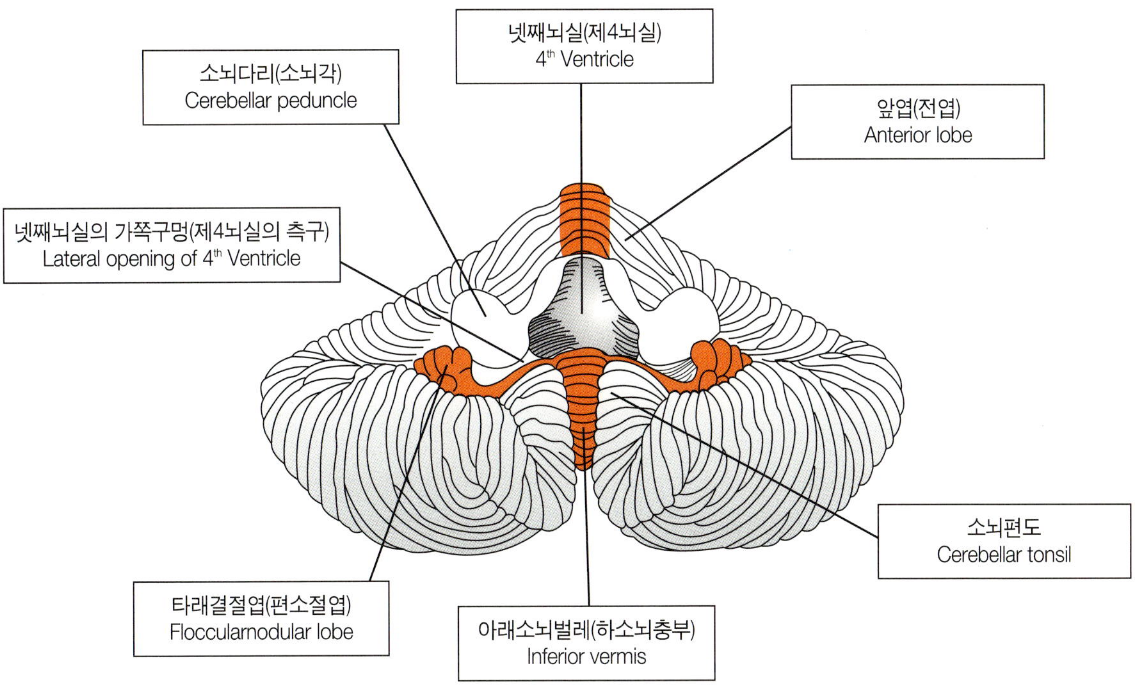

그림 9-3 소뇌의 앞쪽면

vemis)라고 하며, 아래쪽에는 소뇌반구들 사이에 **소뇌계곡**(소뇌곡, vallecula, longitudinal fissure of cerebellum)이라는 깊은 고랑이 있어 **아래벌레**(inferior vermis)라고 한다 그림 9-2, 3.

II 소뇌의 구분

소뇌의 표면에는 많은 가로주름이 있으며, 오목하게 들어간 구조는 **소뇌고랑**(소뇌열, cerebellar fissure)이라 하며, 불룩하게 튀어나온 구조를 **소뇌이랑**(소뇌회, folia cerebelli)이라고 한다. 전체의 면적에서 오목하게 들어간 소뇌고랑이 85%, 불룩하게 튀어나온 소뇌이랑이 15%를 차지한다.

소뇌는 가로배열로 보면 중앙의 벌레 모양의 소뇌벌레와 양쪽의 큰 소뇌반구로 나누어지기도 하고, 또 다른 배열로 정중앙의 **벌레영역**(vermal zone)과 그 주변부인 **벌레곁영역**(paravermal zone), 바깥의 **반구영역**(hemisphere zone)으로 나누어진다. 세 부분으로 나눌 때에는 각각 소뇌의 핵과 연관이 있어서 벌레영역은 **꼭지핵**(실정핵, fastigial nucleus), 벌레곁영역은 **중간위치핵**(중위핵, interposed nuclei)들, 반구영역은 **치아핵**(치상핵, dentate nucleus)과 관련이 있다.

소뇌를 위아래배열로 나누면 틈새에 의해 3개의 엽으로 나누어진다. 위쪽에 V자 모양의 넓은 첫째틈새(제1열, primary fissure)에 의해 앞쪽에 소뇌앞엽(전엽, anterior lobe)과 뒤쪽에 소뇌뒤엽(후엽, posterior lobe)으로 나누어지며, 아래쪽 표면에 있는 뒤가쪽틈새(dorsolateral fissure)에 의

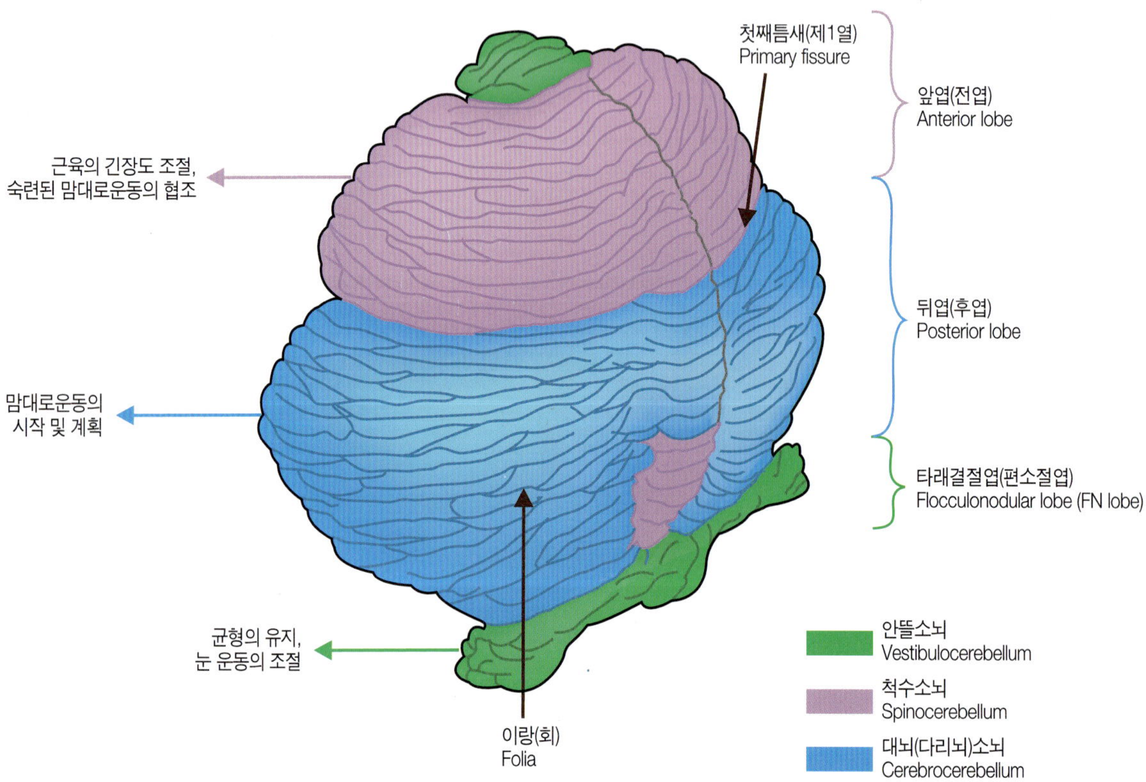

그림 9-4 소뇌의 상하배열

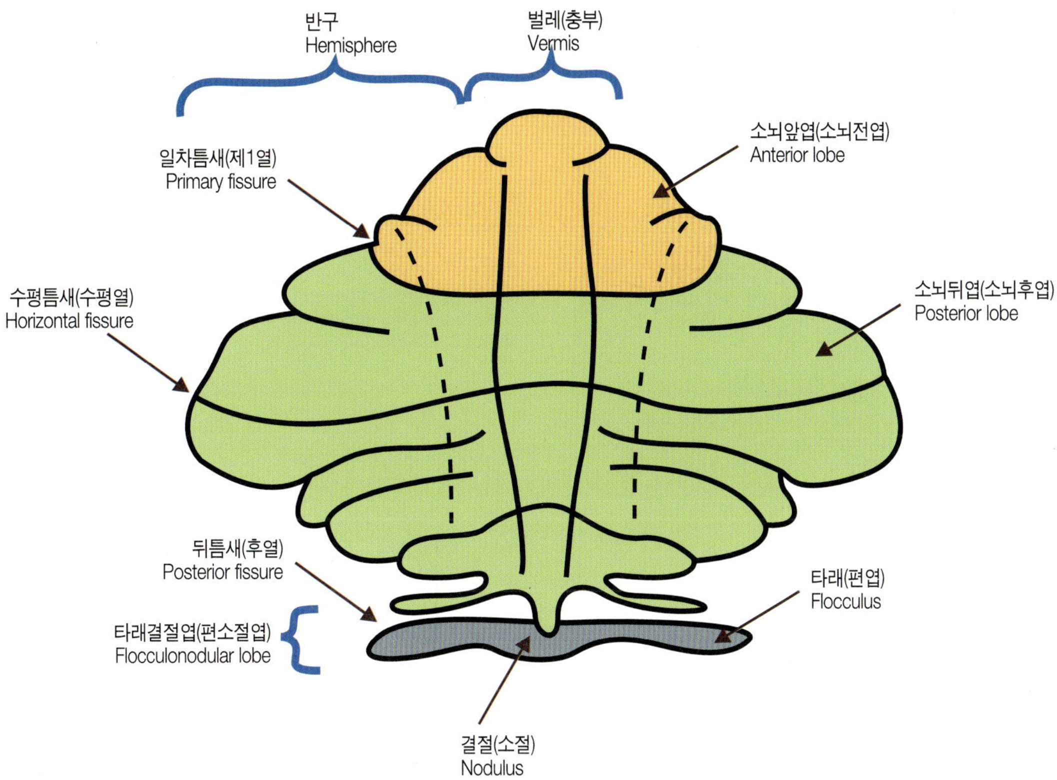

그림 9-5 단순화한 소뇌의 배열

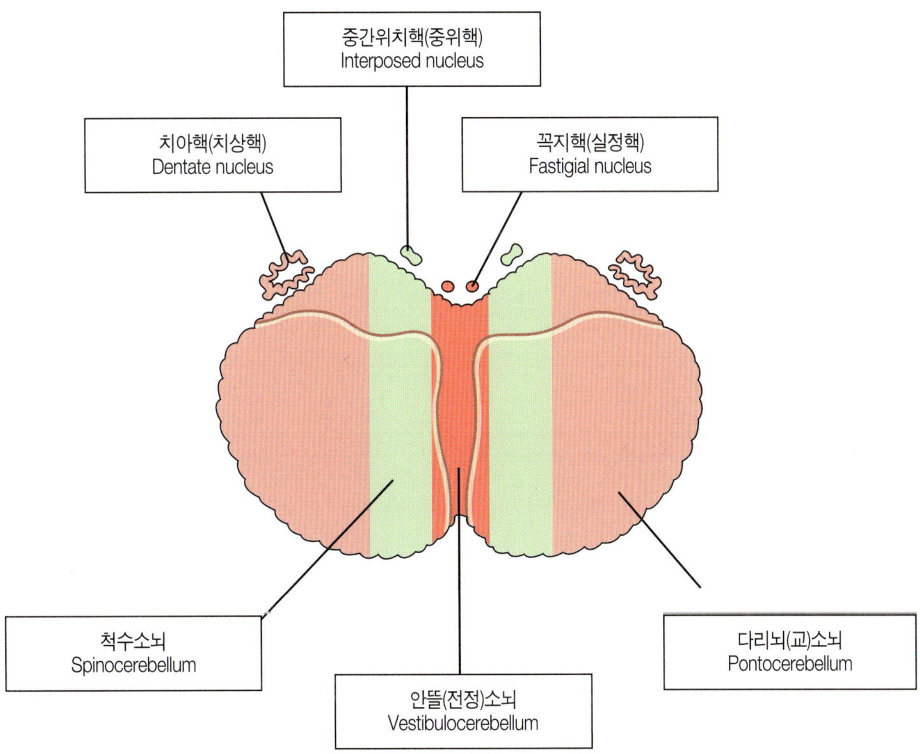

그림 9-6 소뇌의 핵과 소뇌의 구분

해 소뇌반구의 작은 부분인 타래(편엽, flocculus)와 벌레부분인 결절(nodule)을 합쳐서 **타래결절엽**(flocculonodular lobe)이라 한다. 이전의 소뇌앞엽과 뒤엽을 합쳐서 **소뇌몸통**(소뇌체, corpus cerebelli)이라고도 한다 그림 9-4~6.

III 소뇌의 겉질과 속질

1. 소뇌의 겉질

소뇌는 회색질로 구성된 **겉질**(피질, cortex)이 바깥쪽에 있고, 그 안에는 백색질로 구성된 **속질**(수질, corpus medullare)이 있으며, 속질 안에는 4쌍의 신경핵 덩어리인 **소뇌핵**(cerebellar nuclei)이 있다. 소뇌겉질은 3개의 층으로 되어 있는데 바깥의 **분자층**(molecular layer)과 안쪽의 **과립층**(granular layer), 그리고 그 사이의 **조롱박세포층**(Purkinje cell layer)으로 되어 있다. 소뇌겉질 안에는 소뇌 신경세포들의 신경세포체와 가지 돌기들이 수많은 연접들을 이루고 있으며, 모든 소뇌 이랑은 동일한 신경세포 구성을 갖는다.

소뇌겉질의 3개의 층에서 분자층에는 바깥의 **별세포**(성상세포, stellate cell)와 안쪽의 **바구니세**

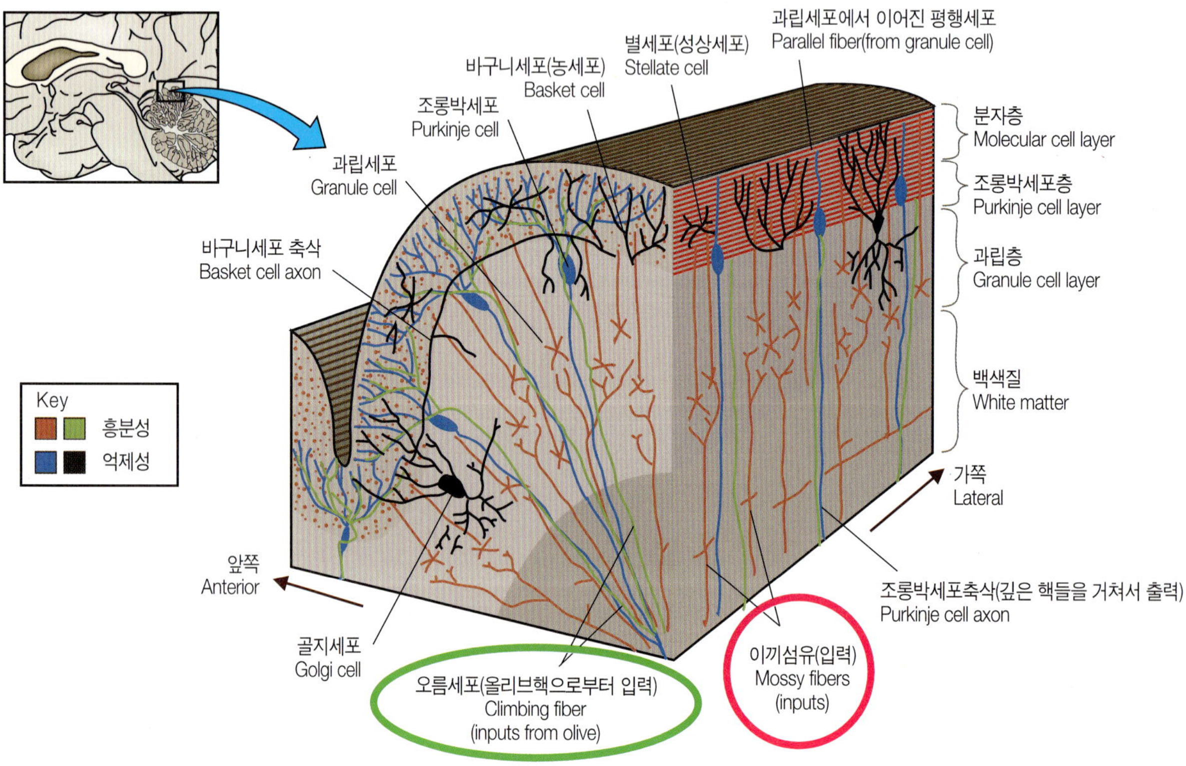

그림 9-7 소뇌겉질과 들신경 정보

포(농세포, basket cell)을 가지고 있으며 이들의 축삭은 소뇌이랑의 긴축과 직각으로 배열되어 있다 그림 9-7. 별세포 축삭은 하나가 여러 개의 조롱박세포의 가지돌기(수상돌기, dendrite)에 억제성 연접을 이루고 있으며, 바구니세포도 조롱박세포에 억제성 연접을 하고 있다. 이러한 억제성 연접은 활동전위가 시작되는 축삭의 시작분절(initial segment) 부근에 있다.

조롱박세포층은 주로 큰 긴축삭신경세포(Golgi type I neuron)에 속하는 조롱박 모양의 조롱박세포가 분포하는데 분자층의 아래끝을 따라 나란히 배열되어 있다. 조롱박세포의 축삭은 백색질에서 소뇌핵의 신경세포와 연접을 이루는데 억제성 신경전달물질인 GABA(gamma aminobutyric acid)를 분비한다. 조롱박세포에서 나오는 겉질핵투사(corticonuclear projection)는 소뇌핵과 대응연결을 이루고 있다. 앞 · 뒤엽의 소뇌벌레와 원시소뇌의 일부 조롱박세포에서 나온 축삭은 **가쪽안뜰핵**(외측전정핵, lateral vestibular nucleus)의 신경세포와 억제성 연접을 이루어 출력을 조절하는데, 가쪽안뜰핵은 폄반사(신전반사, extensor reflex) 활성에 대한 흥분성 영향을 전달한다.

과립층은 **과립세포**(granule cell)와 골지세포(Golgi cell)가 분포하는데 과립세포는 소뇌신경세포의 대부분을 차지하며 1개의 신경세포체와 4~5개의 가시돌기가 있다. 이 가지돌기들은 갈퀴

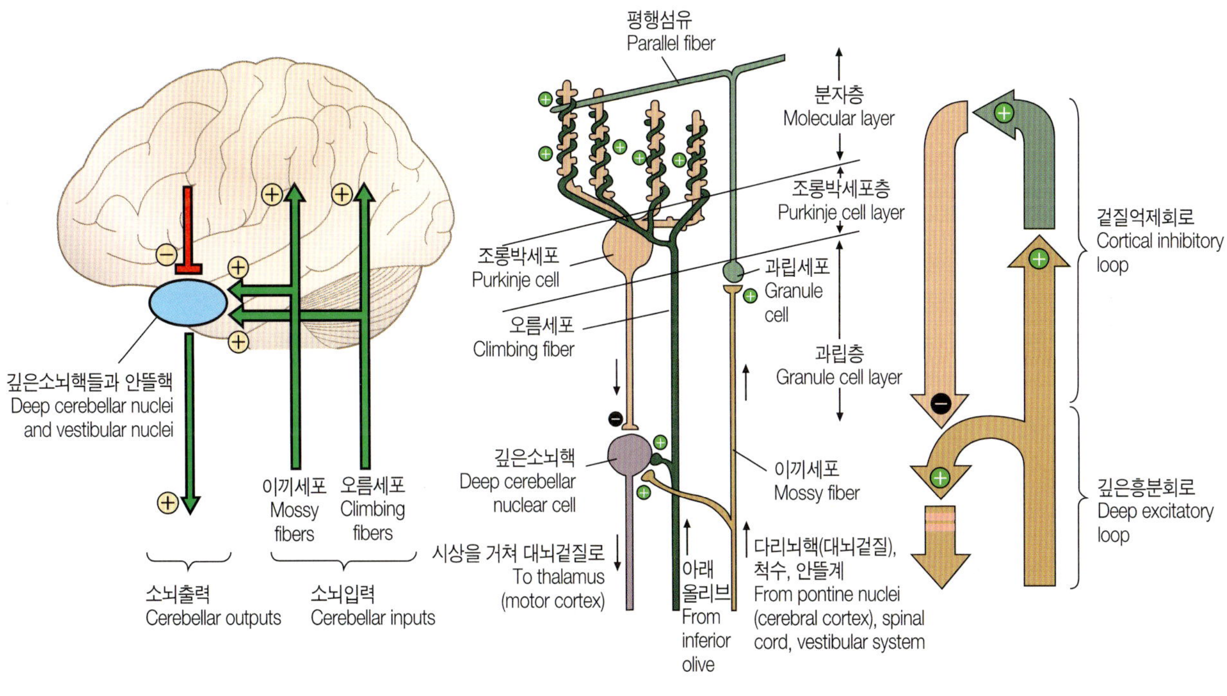

- 오름신경섬유(climbing fibers)와 이끼세포(mossy fibers) : 척수나 뇌줄기로부터 소뇌다리를 경유하여 직접 소뇌핵과 조롱박세포(Purkinje cells)에 흥분성 신호를 전달한다.
- 과립세포(granule cells) : 대부분 조롱박세포와 흥분연접을 한다.
- 조롱박세포(Purkinje cells) : 조롱박세포는 아래올리브핵(inferior olivary nucleus)에서 기원되는 오름신경섬유에 의해 직접 흥분성 입력을 받으며, 이끼세포–과립세포에서 이어지는 평형섬유(parallel fiber)를 통해 간접적으로 흥분성 입력을 받아 소뇌핵(deep cerebellar nuclei)과 일부 안뜰신경핵(vestibular nucleus)으로 날신경섬유를 보낸다.

그림 9-8 소뇌겉질과 소뇌핵에서의 흥분성 및 억제성 연결

모양의 종말을 형성하여 과립층으로 들어오는 **이끼섬유**(mossy fiber)와 연접한다. 각 과립세포의 축삭은 분자층으로 올라간 후 T자 모양으로 둘로 나누어져서 소뇌이랑과 평행하게 달리는 평행섬유(parallel fiber)를 형성한다. 평행섬유는 대부분 조롱박세포의 가지돌기와 연접을 하지만 별세포(stellate cell), 큰별세포(Golgi cell) 및 바구니세포(basket cell)와도 흥분성 연접을 형성한다. 큰별세포도 과립층에 고루 퍼져 있는데 가지돌기는 소뇌의 모든 층까지 뻗어 있으며 분자층에서 평행섬유와 연접을 이룬다 그림 9-8.

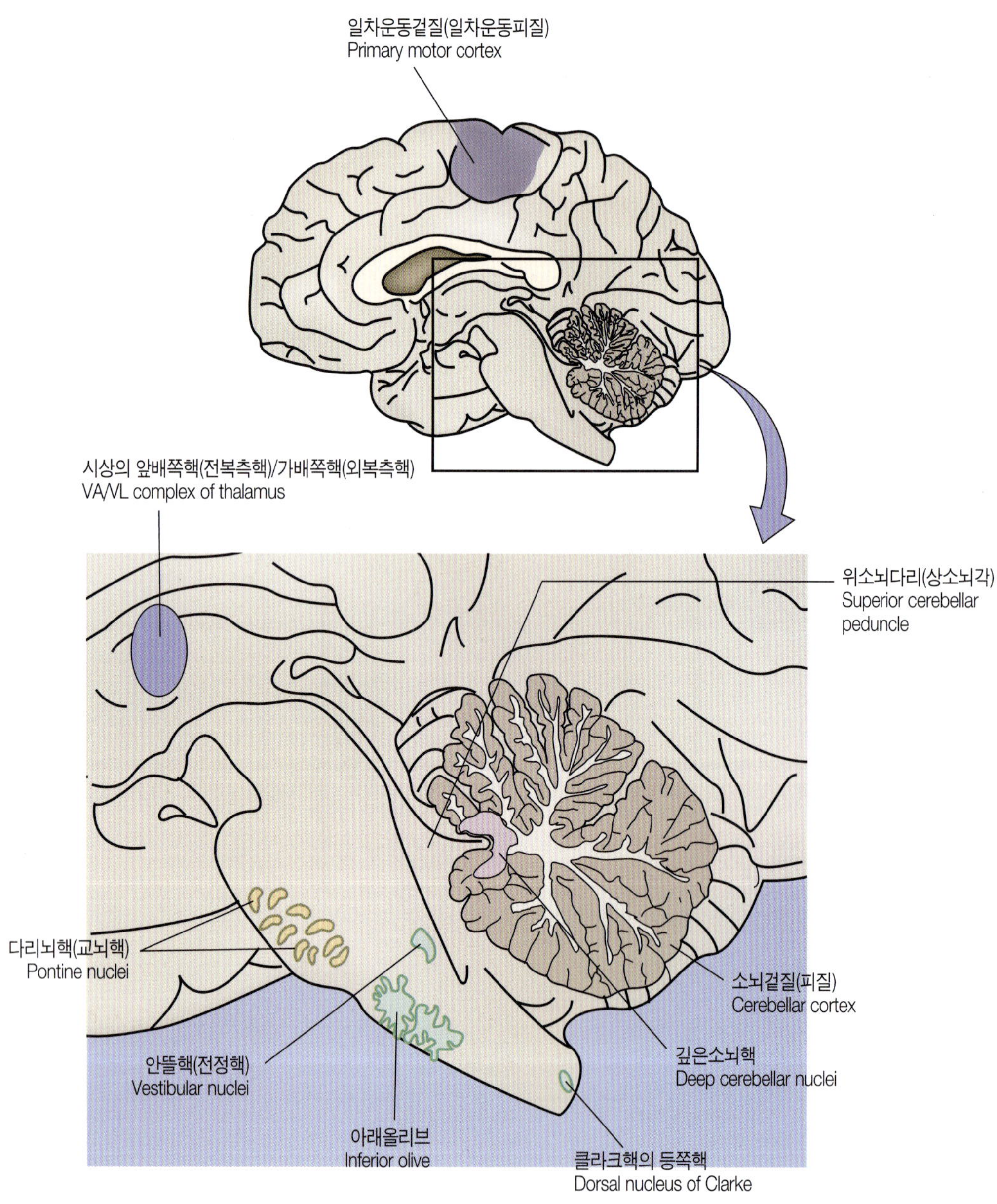

그림 9-9 소뇌겉질과 들신경 정보

2. 소뇌의 속질

백색질은 소뇌겉질로 들어가는 들신경섬유(afferent nerve fiber)들과 소뇌겉질에서 나오는 날신경섬유(efferent nerve fiber)들에 의해 이루어지며 소뇌반구에는 백색질이 많이 들어 있지만, 소뇌벌레의 백색질은 소량만 존재하며 나무의 줄기와 가지를 닮아 **소뇌나무**(소뇌활수, arbor vitae)라 불린다. 안쪽 깊이 있는 소뇌핵(cerebellar nuclei)들은 소뇌겉질과 중요한 신경학적 연결을 이루며, 소뇌핵에서 시작되는 날신경섬유들은 뇌줄기와 시상의 특정 신경핵에 도달한다.

백색질의 세 가지 신경군들은 고유섬유, 들신경섬유, 날신경섬유로 구성되는데, 고유섬유(intrinsic fiber)는 소뇌 밖으로 나가지 않고 소뇌 안에서 여러 부위를 연결한다. 일부는 같은쪽 겉질 사이와 좌우 소뇌반구 사이를 연결한다.

들신경섬유(afferenct fiber)는 백색질의 대부분을 형성하며 소뇌겉질로 이어지는데 주로 아래소뇌다리와 중간소뇌다리를 통해 소뇌로 들어온다.

날신경섬유(efferenct fiber)들은 소뇌의 출력을 담당하며 소뇌겉질에 있는 조롱박세포의 축삭에서 시작되어 거의 대부분이 소뇌핵의 신경세포들과 연결된다.

소뇌겉질로 가는 모든 들신경섬유들은 겉질 안에서 수초층이 없어진 상태로 **이끼섬유**(태상신경섬유, mossy fiber)나 **오름섬유**(등상신경섬유, climbing fiber)로 끝난다. 이 둘은 척수나 뇌줄기로부터 소뇌다리를 경유하여 직접 소뇌핵과 조롱박세포에 흥분성 신호를 전달한다.

오름섬유는 반대쪽의 **아래올리브핵**(inferior olivary nucleus)에서 시작되어 아래소뇌다리를 경유하여 소뇌로 들어간다. 소뇌로 들어간 오름섬유는 과립층 내에서 약 10개의 가지로 나뉘어져 분자층으로 들어간 후 하나의 조롱박세포의 가지돌기와 수백 개의 연접을 형성한다. 오름섬유의 곁가지들은 몇 개의 인접한 조롱박세포와 접촉하지만 개개의 조롱박세포는 오직 하나의 오름섬유로부터 입력을 받는다.

이끼섬유는 과립층에서 많은 가지를 내어서 소뇌핵과 흥분성 연접을 이룬다. 이렇게 소뇌에 도달하는 모든 신경정보는 이끼섬유와 오름섬유를 통하여 들어오는데, 소뇌겉질의 세포 중 과립세포만이 흥분성이고 별세포, 조롱박세포, 바구니세포는 모두 GABA를 사용하는 억제성 신경세포이다 그림 9-9.

IV 소뇌핵 및 소뇌다리

1. 소뇌핵

소뇌핵(cerebellar nuclei)은 4쌍이 있는데 이러한 소뇌핵은 넷째뇌실의 천장 위에 있다. 소뇌핵은 바깥에서 안쪽으로 **치아핵**(치상핵, dentate nucleus), **마개핵**(전상핵, emboliform nucleus), **둥**

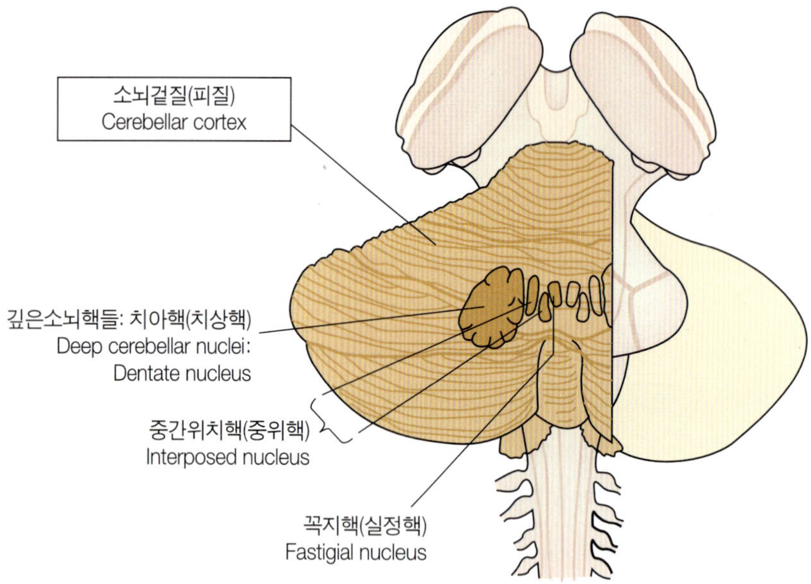

그림 9-10 소뇌의 핵

근핵(구상핵, globose nucleus) 및 **꼭지핵**(실정핵, fastigial nucleus)이라 한다. 이중 마개핵과 둥근핵은 하등동물에서는 서로 구별이 되지 않아 **중간위치핵**(중위핵, interposed nucleus)이라고 하며, 사람에서도 마개핵과 둥근핵을 함께 부를 때에는 중간위치핵이라고 한다.

소뇌핵에서 가장 큰 치아모양의 치아핵은 소뇌겉질 안에서 조롱박세포와 연결되어 있고, 소뇌 바깥으로부터 다리뇌소뇌로(교소뇌로, pontocerebellar tract), 척수소뇌로(spinocerebellar tract), 올리브소뇌로(olivocerebellar tract) 및 가쪽그물핵(외측망상체핵, lateral reticular nucleus)으로부터 들신경섬유들을 받는다. 치아핵은 위소뇌다리를 통해서 시상의 가쪽배쪽핵(VL nucleus)으로 날신경섬유들인 소뇌시상섬유(cerebellothalamic flbers)를 보내며, 적색핵(red nucleus)으로도 보낸다.

중간위치핵은 2개의 작은 세포 덩어리로 되어 있는 둥근핵과 크고 타원형의 마개핵이 합쳐져서 이룬다. 이 핵은 적색핵(red nucleus)으로부터 적색소뇌섬유(rubrocerebellar fibers)를 받으며, 위소뇌다리를 경유해서 적색핵으로 소뇌적색섬유(cerebellorubral fibers)를 보내며 일부 날신경섬유는 시상(thalamus)으로 이어진다.

가장 안쪽에 있는 꼭지핵(fastigial nucleus)은 거의 구형에 가깝고, 넷째뇌실과 정중앙에 가깝게 있다. 이 핵은 안뜰핵(전정핵, vestibular nuclei)으로부터 들신경섬유들을 받는다.

치아핵, 마개핵, 둥근핵에서 시작된 날신경섬유들은 위소뇌다리를 통하여 소뇌의 밖으로 나가지만, 꼭지핵에서 시작된 것들은 아래소뇌다리를 통하여 소뇌 밖을 나간다.

2. 소뇌다리

뇌줄기와 소뇌를 연결하는 **소뇌다리**(소뇌각, cerebellar peduncle)는 위 · 중간 · 아래다리가 각각 3쌍으로 구성되어 있다. 소뇌다리는 뇌줄기의 일부분이며 이곳을 지나가는 들신경섬유들과 날신경섬유들을 통하여 소뇌와 밀접하게 연결되어 있다 그림 9-10.

위소뇌다리(상소뇌각, superior cerebellar peduncle, brachium conjunctivum)는 소뇌와 중간뇌의 적색핵(red nucleus) 및 시상(thalamus)을 연결하는 섬유다발이다. 날신경섬유로는 둥근핵, 마개핵 및 치아핵으로부터 기원되는 섬유인 소뇌시상섬유(cerebellothalamic fiber)와 소뇌적색섬유(cerebellorubral fiber)가 있고, 들신경섬유로는 앞척수소뇌로(anterior spinocerebellar tract), 적색핵과 삼차신경중간뇌핵(trigeminal mesencephalic nucleus)으로부터 오는 들신경섬유들이 있다.

중간소뇌다리(중소뇌각, middle cerebellar peduncle, brachium pontis)는 다리뇌와 연결되어 있으며 3쌍의 소뇌다리 중 가장 크다. 다리뇌핵(교핵, pontine nuclei)에서 기원되어 소뇌로 들어가는 들신경섬유인 다리뇌소뇌섬유(pontocerebellar fiber)가 있는데, 다리뇌소뇌섬유들은 대뇌겉질에서 시작되는 의도된 운동명령(intended motor command)을 소뇌로 전달하는 통로이다.

아래소뇌다리(하소뇌각, inferior cerebellar peduncle, restiform body)는 소뇌와 숨뇌를 연결하며, 이곳을 통하여 소뇌로 들어가는 들신경섬유들은 소뇌에 도달하는 오름섬유인 올리브소뇌로(olivocerebellar tract), 삼차신경소뇌섬유(trigeminocerebellar tract)를 포함하여 뒤척수소뇌로(posterior spinocerebellar tract)와 쐐기소뇌로(cuneocerebellar tract), 입쪽척수소뇌로(rostral spinocerebellar tract), 그물척수소뇌로(reticulocerebellar tract)가 있다.

아래소뇌다리의 안쪽에 안뜰신경에 이어지는 수초신경다발인 **결끈상체**(juxtarestiform body)에

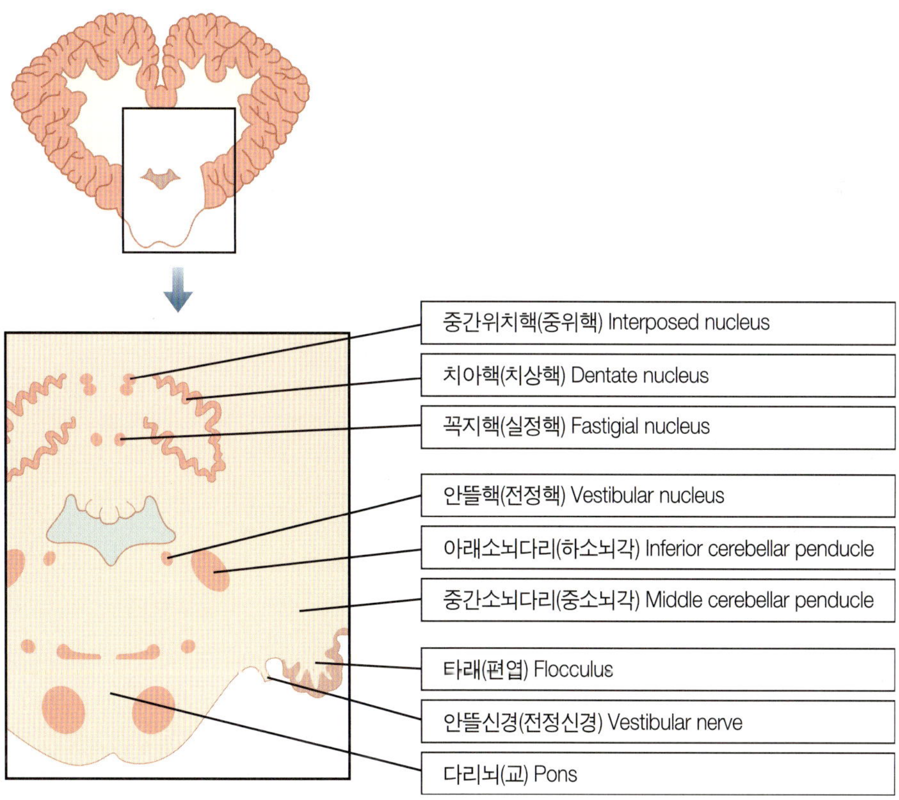

그림 9-11 소뇌와 다리뇌의 가로단면에서의 소뇌핵의 위치

안뜰소뇌로(vestibulocerebellar tract)가 있다. 여기에 타래결절엽(flocculonodular lobe)과 꼭지핵(fastigial nucleus)에서 나와서 안뜰신경핵으로 가는 날신경섬유인 **꼭지뇌줄기섬유**(fastigiobulbar fiber)가 들어 있다.

삼차신경소뇌로는 머리의 근육신장수용기(muscle stretch receptor)와 외부 감각수용기의 정보를 전달한다.

뒤척수소뇌로(posterior spinocerebellar tract)와 쐐기소뇌로(cuneocerebellar tract), 입쪽척수소뇌로(rostral spinocerebellar tract)는 몸통의 근육신장수용기(stretch receptor)나 외부 감각수용기에서 오는 정보를 척수를 경유하여 소뇌의 앞쪽으로 전달한다.

그물척수소뇌로는 뇌줄기의 가쪽그물핵(lateral reticular nucleus)과 정중곁핵(정중방핵, paramedian nucleus)에서 시작하여 교차없이 소뇌의 앞쪽이나 소뇌벌레로 연결된다. 올리브소뇌로는 뇌줄기의 반대쪽 아래올리브핵에서 나와서 소뇌의 모든 겉질영역으로 나아간다.

V 소뇌의 신경연결

계통발생(phylogeny)과 개체발생(ontogeny)에 따라 소뇌는 발생되는 순서로 **원시소뇌**(고소뇌, archicerebellum), **옛소뇌**(구소뇌, palaeocerebellum), 그리고 가장 나중에 발생되는 **새소뇌**(신소뇌, neocerebellum)로 나눌 수 있다. 타래결절엽이 원시소뇌에 해당되며, 주로 안뜰신경핵(전정핵, vestibular nucleus)과 연결되어 있고 평형을 유지하는 기능을 한다. 옛소뇌는 척수에서 들신경섬유를 받으며 중간뇌의 적색핵(red nucleus)으로 날신경 정보를 내보내고, 기능적으로는 근육의 긴장도 조절과 관계가 있다. 소뇌앞엽(anterior lobe)이 옛소뇌에 해당된다. 새소뇌는 대뇌겉질(cerebral cortex)과 연결되어 있으며, 들신경섬유는 다리뇌핵(pontine nuclei)을 거쳐 소뇌로 들어오고, 날신경섬유는 시상(thalamus)을 통해 대뇌겉질에 이른다. 새소뇌는 몸운동기능을 자동적으로 조정하는 기능과 관계가 깊다. 소뇌뒤엽이 새소뇌에 해당된다.

소뇌핵들은 각 부분의 출력을 담당하며, 원시소뇌는 꼭지핵(실정핵, fastigial nucleus), 옛소뇌는 중간위치핵(중위핵, interposed nucleus), 새소뇌는 치아핵(치상핵, dentate nucleus)에서 출력을 담당한다 그림 9-11.

소뇌는 들신경연결(afferent connection)에 따라서 세 부분으로 나눌 수 있다. 소뇌는 안뜰신경핵(vestibular nucleus)에서 들신경섬유를 받는 **안뜰소뇌**(전정소뇌, vestibulocerebellum), 척수에서 들신경섬유를 받는 **척수소뇌**(spinocerebellum), 다리뇌핵(pontine nuclei)에서 들신경섬유를 받는 **다리뇌소뇌**(대뇌소뇌, cerebrocerebellum 혹은 교뇌소뇌, pontocerebellum)의 세 부분으로 나눌 수 있다. 정확하지는 않지만 대체적으로 안뜰소뇌는 원시소뇌, 척수소뇌는 옛소뇌, 다리뇌소뇌는 새소뇌에 해당된다.

척수소뇌는 몸통(body axis)의 움직임과 몸쪽 팔다리(proximal limb)의 움직임을 조절하여 자세

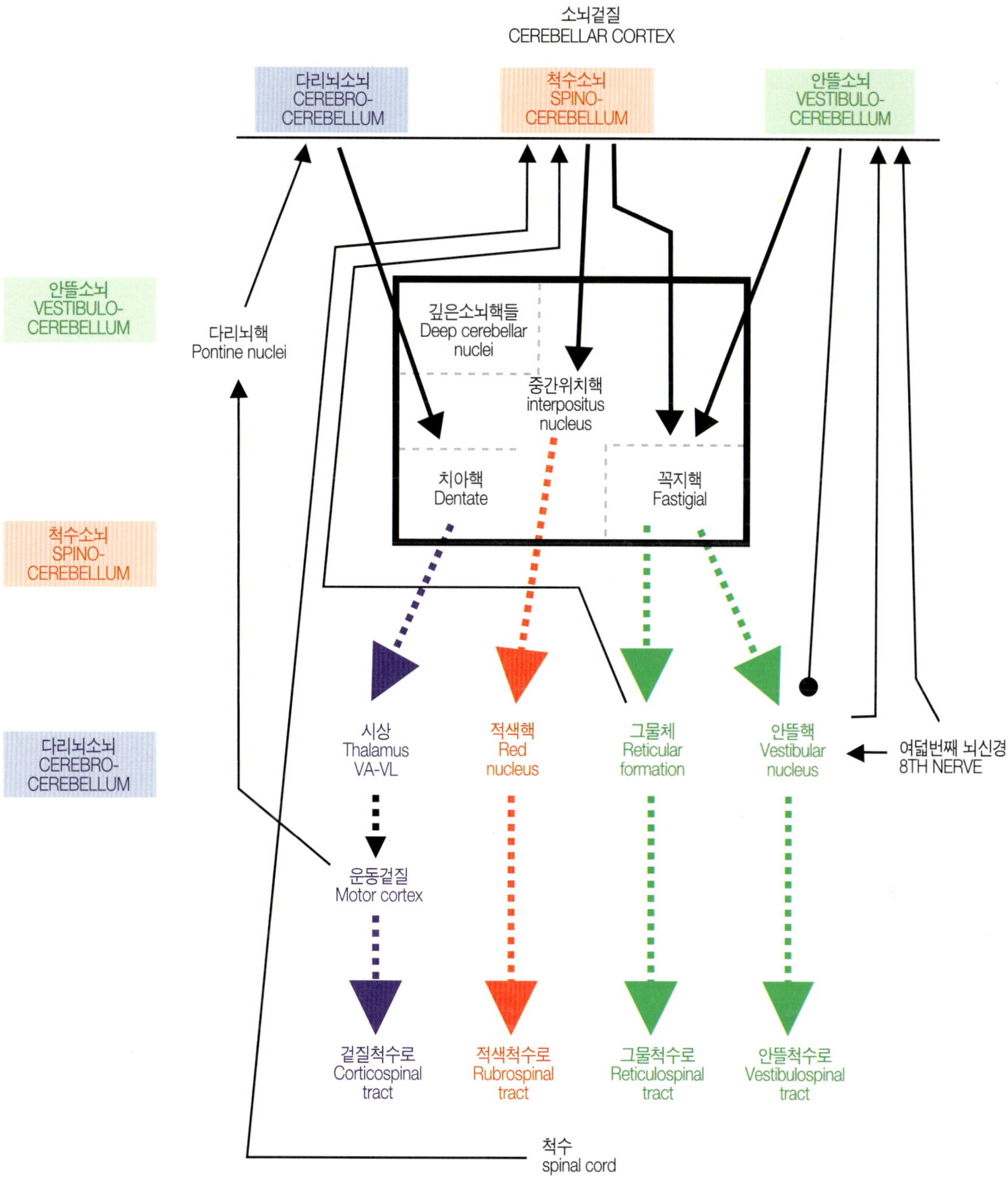

그림 9-12 소뇌의 신경연결

를 조절하는 역할을 담당한다. 즉 운동을 진행하는 과정에서 척수로부터 몸감각을 받아서 신체 동작의 오차를 조정하는 역할을 수행한다.

다리뇌소뇌(대뇌소뇌)는 대뇌겉질에서 입력을 받아서 바이올린의 연주, 컴퓨터의 워드 작업, 게임 등과 같은 복잡하고 연속된 움직임의 계획과 동작의 시작, 정확한 타이밍에 작용한다.

안뜰소뇌(타래결절엽)은 머리와 안구운동에 관여하고 이에 따른 몸통과 몸쪽 팔다리 근육의 균형유지와 조절에 관여한다.

이러한 소뇌겉질의 기능적 영역은 내부신경회로를 가지고 있어서 각각의 회로는 특정한 근육군의 기능적인 조절에 관여한다. 다시 말하면 (1) 소뇌벌레는 몸통근육, (2) 그 옆의 벌레곁구역은 팔 및 다리의 근육군에 관여하고, (3) 다리뇌소뇌는 운동의 계획에, (4) 타래결절엽은 평형유지와 안구운동의 조절에 관여한다.

1. 척수소뇌(소뇌벌레)와 연관된 신경회로

척수소뇌는 정중앙의 **벌레구역**(충부, vermal zone)과 그 주위의 **벌레곁구역**(방충부, paravermal zone)이며 척수로부터 들신경정보를 받는다. 날신경섬유는 벌레구역에 있는 신경세포들이 꼭지핵(fastigial nucleus)으로, 벌레곁구역에 있는 신경세포들은 중간위치핵으로 내 보낸다.

1) 척수소뇌의 들신경정보

척수소뇌의 들신경섬유를 구성하는 주요 감각입력들은 척수로부터 척수소뇌로를 통하여 몸감각정보(체성감각정보, somatosensory information)를 받으며, 이 밖에도 시각, 청각 및 안뜰계로부터 감각을 받는다.

이러한 감각입력들은 척수소뇌 겉질의 소뇌앞엽과 뒤엽에서 대뇌에서처럼 부위별 대응배열을 이루는데 주로 머리와 몸통에 해당되는 부분은 벌레구역, 팔 · 다리에 해당하는 부분은 벌레곁구역에 나타난다. 감각입력은 신체의 한쪽에서 같은쪽의 소뇌겉질로 투사된다 그림 9-13.

감각입력을 전달하는 척수소뇌로에서 앞 · 뒤척수소뇌로(anterior and posterior spinocerebellar

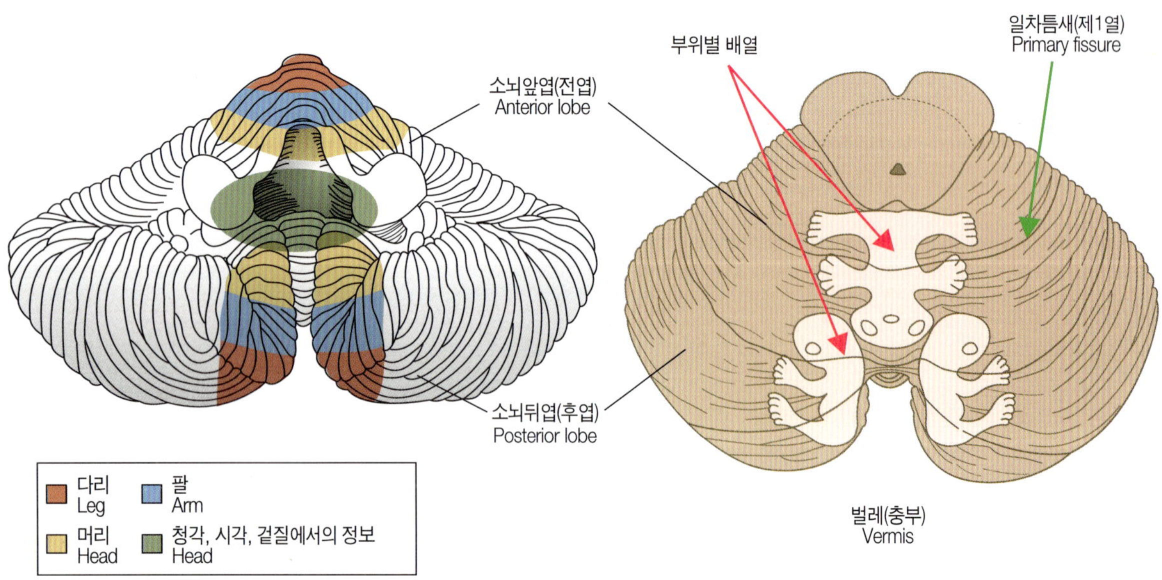

그림 9-13 척수소뇌로에서 소뇌로 투사된 몸순서 배열(Somatotopic organization)

tract)와 쐐기소뇌로(cuneocerebellar tract)는 근육과 관절에서 조절자극을 소뇌에 전달한다. 앞·뒤척수소뇌로는 근육방추, 힘줄기관, 관절수용기로부터 고유감각, 촉각 및 압각을 전달하는데, 뒤척수소뇌로는 몸통과 다리의 정보를 전달하고 앞척수소뇌로는 다리로부터의 정보를 전달한다. 팔과 목 부위의 정보는 **더부쐐기다발핵**(부설상핵, accessory cuneate nucleus)에서 시작된 **쐐기소뇌로**(설상소뇌로, cuneocerebellar tract)에서 수행한다.

피부감각의 정보는 **척수그물로**(척수망상체로, spinoreticular tract)에 의해 **가쪽** 및 **정중곁그물핵**(측 및 정중방망상체핵, lateral & paramedian reticular nuclei)을 통하여 소뇌로 전달되는데, 이 두 신경핵은 대뇌겉질의 일차운동영역과 감각영역으로부터도 들신경섬유를 받는다.

대뇌겉질과 안뜰핵으로부터의 들신경섬유들을 받는 다리뇌의 **그물뒤판핵**(망상피개핵, reticulotegmental nucleus)의 신경섬유는 소뇌벌레와 소뇌반구 안쪽부분에 연결된다. 또한 척수소뇌는 적색핵과 삼차신경의 감각핵 그리고 **더부올리브핵**(부올리브핵, accessory olivary nucleus)에서 신경정보들을 받는다 그림 9-14.

2) 척수소뇌의 날신경정보

날신경섬유에서 벌레구역의 척수소뇌는 꼭지핵으로, 벌레곁구역의 척수소뇌는 중간위치핵(마개핵과 둥근핵)으로 정보를 내보내는데 꼭지핵은 안뜰핵과 연결하고, 중간위치핵은 위소뇌다리를 통하여 중간뇌의 적색핵과 시상, 그물구성체의 중심핵군으로 연결된다. 이러한 연결로 소뇌는 적핵척수로(rubrospinal fibers)와 그물척수로(reticulospinal fibers), 그리고 적색핵 및 그물구성체에

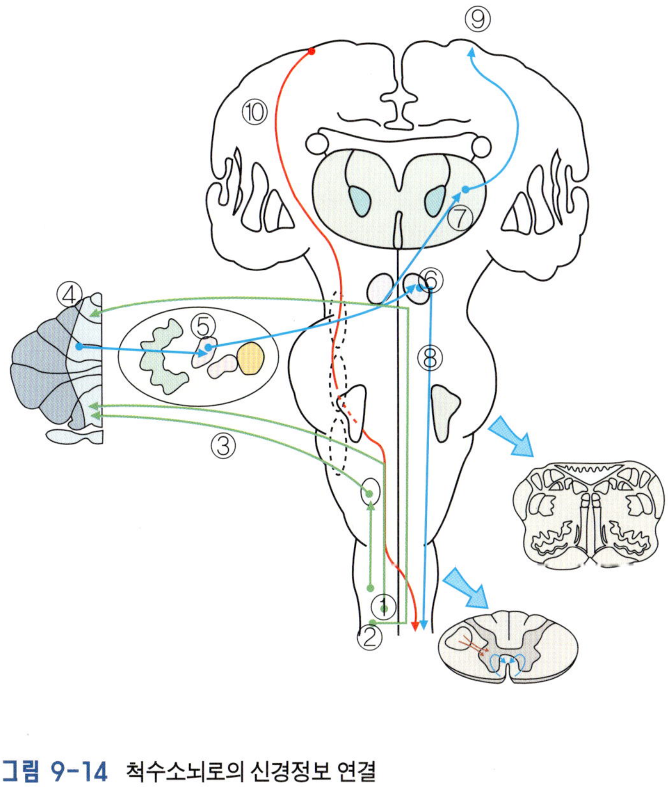

1. 앞척수소뇌로(전척수소뇌로) Anterior spinocerebellar tract
2. 뒤척수소뇌로(후척수소뇌로) Posterior spinocerebellar tract
3. 쐐기소뇌로(설상소뇌로) Cuneocerebellar tract
4. 앞엽(전엽) Anterior lobe of cerebellum
5. 중간위치핵(중위핵) Interposed nucleus
6. 적색핵(적핵) Red nucleus
7. 시상 Thalamus
8. 적색척수로(적핵척수로) Rubrospinal tract
9. 대뇌겉질(대뇌피질) Cerebral cortex
10. 겉질척수로(피질척수로) Corticospinal tract

그림 9-14 척수소뇌로의 신경정보 연결

서 뇌신경의 운동핵으로 가는 신경섬유에 의해 운동신경세포에 영향을 미친다.

이러한 연결은 같은쪽의 뼈대근육에 영향을 주는데, 예를 들어 척수소뇌 겉질부분의 오른쪽은 신체의 오른쪽으로부터 감각정보를 받고, 오른쪽 근육에 분포하는 운동신경세포에 영향을 준다.

둥근핵 및 마개핵으로부터의 일부 섬유는 적색핵을 지나 시상의 가쪽배쪽핵(VL nucleus)으로 간다 그림 9-14.

3) 척수소뇌의 기능

척수소뇌의 기능을 종합하면 벌레구역과 꼭지핵은 안뜰계와 몸쪽의 몸감각, 시각 및 청각정보를 받고 안쪽활동계인 안뜰척수로와 그물척수로를 통하여 몸통과 가까운 쪽 근육들로 가는 척수의 아래운동신경세포에 영향을 주어 원활한 운동을 하도록 한다. 그러므로 이 부분에 손상이 생기면, 자세결함이나 보행장애가 발생한다.

벌레곁구역과 중간위치핵은 척수로부터 들어오는 먼쪽 팔다리의 몸감각을 받아서 내림운동신경로 중에서 가쪽활동계인 적색척수로를 통하여 먼쪽 근육으로 가는 척수의 아래운동신경세포에 영향을 주어 원활한 운동을 돕는다. 이 부위가 손상되면 활동떨림(의도진전, intention tremor)과 목표물 도달하기(reaching)에 어려움이 발생한다.

2. 안뜰소뇌(타래결절엽)와 연관된 신경회로

걸음과 선 자세, 앉은 자세에서의 신체평형을 담당하는 근육들을 조절하고 눈의 움직임 및 눈과 머리의 움직임에 있어서 조화를 담당하는 안뜰소뇌는 타래결절엽부분이다. 안뜰소뇌는 숨뇌에 있는 안뜰핵(vestibular nuclei)으로부터 들신경섬유들을 받아 정보처리 후 다시 안뜰핵으로 날신경섬유를 보낸다 그림 9-15.

표 9-1 소뇌의 분류

기능적 분류	해부학적 분류	들신경경로	소뇌핵	날신경경로	기 능
척수소뇌 (옛소뇌) palaeocerebellum	소뇌벌레	척수(몸통과 몸쪽의 몸감각), 안뜰핵, 시각, 청각	꼭지핵	안뜰척수로, 그물척수로, 운동겉질	현재 진행되고 있는 동작의 유지를 위한 몸통과 몸쪽 근육의 조절
	벌레곁구역	척수(먼쪽 팔다리의 몸감각)	중간위치핵	적색척수로(적색핵과 운동겉질)	현재 진행되고 있는 동작의 유지를 위한 먼쪽 근육의 조정, 근육 긴장도 조절
전정소뇌 (원시소뇌) archicerebellum	타래결절엽	안뜰신경핵	꼭지핵	안뜰척수로, 안쪽세로다발	평형유지
다리뇌소뇌 (새소뇌) neocerebellum	소뇌반구	대뇌겉질-다리뇌핵	치아핵	시상-대뇌겉질	근육과 관절의 상태를 대뇌에 보내어 운동에 대한 계획과 시작을 하게 함

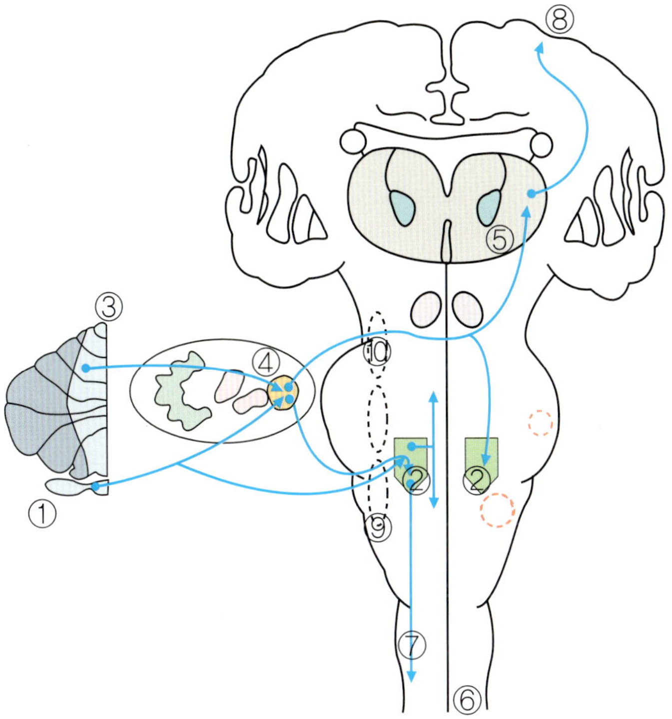

그림 9-15 안뜰소뇌로의 신경정보 연결

1) 안뜰소뇌의 들신경정보

안뜰소뇌의 들신경섬유는 평형정보와 시각정보를 받는데 머리와 신체의 위치변화를 감지하는 **반고리관**(세반고리관, semicircular canals)과 중력과 이에 대한 머리의 방향 및 위치를 감지하는 **평형모래기관**(이석기관, otolith organs)으로부터 소뇌겉질까지 직접 연결되거나 숨뇌에 있는 안뜰핵(vestibular nuclei)에서 연접을 이룬 후 이차감각신경세포가 되어 소뇌겉질에 연결된다.

시각정보는 가쪽무릎핵(lateral geniculate nucleus), 위둔덕핵(superior colliculus nucleus) 및 다리뇌핵(pontine nuclei)으로부터 받는다.

2) 안뜰소뇌의 날신경정보

안뜰소뇌의 날신경섬유들은 안뜰핵으로 다시 내보내는데, 안뜰척수로(vestibulospinal tract)를 통해 몸통과 몸쪽 폄근을 지배하는 척수의 아래운동신경세포에 영향을 주고, 안쪽세로다발(medial longitudinal fasciculus; MLF)을 통해서 머리의 방향과 위치의 변화에 대한 눈과 몸통의 움직임을 조절하는 **안뜰안구반사**(전정안구반사, vestibuloocular reflex)와 **안뜰척수반사**(전정척수반사, vestibulospinal reflex)를 담당한다.

이 부위가 손상되면 흔들걸음(조화운동불능보행, ataxic gait), 안정성을 위해 양발의 좌우 폭을 넓게 하는 걸음, 눈떨림(안구진탕증, nystagmus), 눈과 머리 움직임의 부조화 및 균형장애가 발생한다.

3. 다리뇌소뇌(대뇌소뇌)와 연관된 신경회로

소뇌반구의 가쪽부위인 다리뇌소뇌는 동작의 계획과 시작에 중요한 역할을 한다. **다리뇌소뇌**(pontocerebellum)는 대뇌겉질에서 의도된 운동명령정보를 전달하는 다리뇌핵(pontine nuclei)으로부터 들신경정보를 받기 때문에 다리뇌소뇌라고 하며, 이러한 정보들이 원래 대뇌겉질로부터 시작된 것이기 때문에 **대뇌소뇌**(cerebrocerebellum)라고도 한다.

1) 다리뇌소뇌의 들신경정보

다리뇌소뇌의 들신경섬유는 반대쪽 대뇌겉질에서 시작되어 내려오는 겉질다리뇌로(corticopontine tract)와 다리소뇌섬유(pontocerebellar fibers)가 다리뇌핵을 거쳐 다리뇌소뇌에 연결되며 운동 전과 운동 중의 정보를 받는다.

다리뇌소뇌의 기능은 복잡한 손가락 움직임과 말하기를 조절하고 수의운동의 재조정(recalibration)을 담당한다. 즉 팔다리 근육의 협동운동과 운동계획에 관여하여 지속적인 움직임(ongoing movement)의 조화에 관여한다.

다리뇌소뇌가 손상되면 빠른 움직임들을 하는 동안 대항근(길항근, antagonist)과 작용근(주동근, agonist)이 역할을 할 시기(timing)를 맞추는 데에 장애가 생긴다. 예를 들면, 대항근 활동이 지연되어 나타날 경우 목표물을 맞추지 못하고 지나가게 된다. 또한 정밀한 파악(precision grip)의 장애와 느리고 어눌한 말(slurred speech)이 나타난다. 연습에 의해 새로운 과제들을 학습하는 데 있어서 운동학습(motor learning)에 중요한 역할을 한다

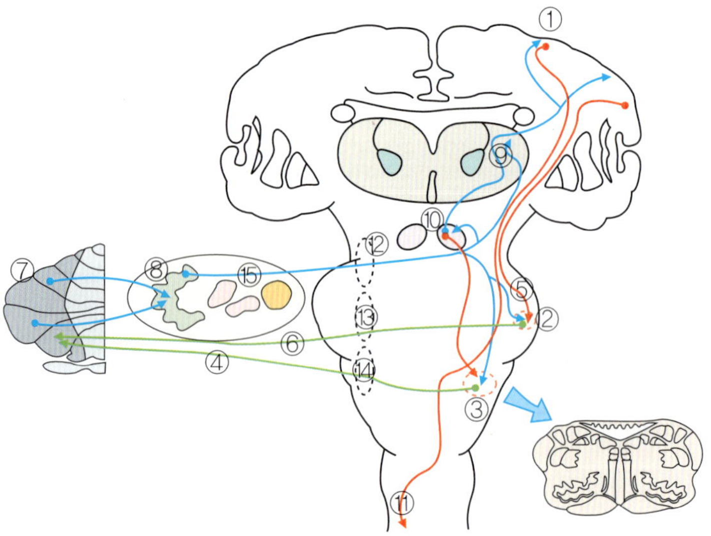

1. 대뇌겉질(대뇌피질) Cerebral cortex
2. 다리뇌핵(교뇌핵) Pontine nuclei
3. 아래올리브핵(하올리브핵) Inferior olivary nucleus
4. 올리브소뇌로 Olivocerebellar tract
5. 대뇌겉질다리뇌로(피질교뇌로) Corticopontine tract
6. 다리뇌소뇌로(교뇌소뇌로) Pontocerebellar tract
7. 뒤엽(후엽) Posterior lobe of cerebellum
8. 치아핵(치상핵) Dentate nucleus
9. 시상 Thalamus
10. 적색핵(적핵) Red nucleus
11. 겉질척수로(피질척수로) Corticospinal tract
12. 위소뇌다리(상소뇌각) Superior cerebellar peduncle
13. 중간소뇌다리(중소뇌각) Middle cerebellar peduncle
14. 아래소뇌다리(하소뇌각) Inferior cerebellar peduncle
15. 소뇌시상로(소뇌적색로) Cerebellothalamic tract, cerebellorubral tract

그림 9-16 다리뇌소뇌로의 신경정보 연결

2) 다리뇌소뇌의 날신경정보

다리뇌소뇌의 날신경섬유들은 치아핵을 통해 적색핵이나 시상을 거쳐 대뇌겉질의 운동겉질(motor cortex)과 운동앞겉질(premotor cortex)로 보내는데 다리뇌소뇌 겉질에서 치아핵으로 연결되고 치아핵에서 위소뇌다리를 지나서 시상의 가쪽배쪽핵을 통해 이마엽의 운동영역으로 연결되며 일부는 적색핵으로 연결되어 중심뒤판로(중심피개로, central tegmental tract)를 통하여 아래올리브핵으로 연결된다 그림 9-16.

VI 소뇌의 기능과 장애

1. 소뇌의 기능

소뇌는 대뇌와 근육, 힘줄, 관절 등에서 수의운동에 관한 정보를 받고, 안뜰계로부터 평형에 관한 정보를 받으며, 덮개소뇌로(tectocerebellar tract)를 통해서 시각정보를 받아 들인다. 이러한 모든 정보들은 이끼섬유와 오름섬유들에 의해 소뇌겉질에서 처리된 후 조롱박세포에 모인 후 대부분 소뇌핵으로 투사되는데, 소뇌반구의 가쪽핵은 치아핵으로, 소뇌벌레는 꼭지핵으로, 중간구역은 중간위치핵인 둥근핵과 마개핵으로 정보를 전달한다.

소뇌에서 시작된 정보들은 척수분절의 운동작용에 영향을 주는 아래운동신경세포(하위운동신경원, lower motor neuron)와 직접적인 연결이 없이 대뇌겉질과 뇌줄기를 통하여 간접적으로 아래운동신경세포에 영향을 미친다 그림 9-17.

즉 소뇌가 대퇴겉질 운동영역에서 시작되는 운동정보들과 근육으로부터 시작되는 고유감각들을 지속적으로 비교 분석하고, 아래운동신경세포의 작용에 영향을 주어서 각각의 동작에 있어서 정교한 조정자의 역할을 수행하는데, 이 과정은 알파운동신경세포와 감마운동신경세포의 흥분과정의 시기와 순서를 조절함으로써 이루어진다.

아울러 소뇌는 대뇌겉질의 운동영역에 정보를 보내어 협력근을 억제하고 대항근(길항근, antagonist)을 자극하여 수의운동의 범위를 제한한다.

2. 소뇌의 기능장애

소뇌의 핵심기능은 소뇌핵과 소뇌핵 출력을 조절하여 운동의 초과이동(overshoot)을 감소시키므로 운동과정의 떨림(tremor)을 줄이게 되고, 운동기능에 있어서 필수적인 정확성, 속도, 근육간의 협응을 만드는 것이다. 그러므로 소뇌의 병변이 발생하면 이러한 기능에 손상을 받는다.

소뇌 병변의 특징 중의 하나는 대뇌와는 달리 신체의 같은쪽에 영향을 주는데 이는 소뇌에서 나온 신경경로들이 반대쪽의 적색핵이나 대뇌겉질 등에 교차하여 연결된 후 거기에서 나오는 적색척수로나 겉질척수로 등의 내림신경로들이 다시 교차하는 이중교차(double crossing)에 의하여 운동을 조절하기 때문이다.

그러므로 소뇌손상의 특징은 (1) 같은쪽에 영향을 주며, (2) 감각장애나 근육의 마비는 나타나지 않고, (3) 조화로운 움직임에는 손상이 있으나, (4) 바닥핵의 손상에서 나타나는 불수의운동은 나타나지 않는다.

손상 후 회복에서 소뇌겉질은 생리적으로 많은 여유공간(safety margin)을 가지므로 손상이 되어도 시간이 흐르면 증상의 호전이 많고, 뇌의 다른 기전들에 의해 기능의 보상이 이루어지므로 소뇌의 병변으로 인한 장애가 시간이 흐를수록 현저히 감소한다.

소뇌의 각 부분의 손상에 따른 특징은 다음과 같다.

1) 다리뇌소뇌의 병변

다리뇌소뇌(대뇌소뇌)의 손상이 있으면 움직임의 시작과 정확한 타이밍의 조절에 어려움을 겪는다. 이 부위의 손상은 팔에서는 주로 활동떨림(intention tremor)이 나타나고, 다리에서는 근육의 피로와 불안정한 걸음걸이가 나타난다.

이 부위의 손상은 힘줄반사가 감소되고 근육이 쉽게 피로해진다. 눈을 감고 팔을 앞으로 뻗었을 때 팔이 점점 아래로 내려가는데, 이는 고유감각(proprioception)의 감소 때문이다. 근육협동의 소실(asynergia)은 작용근(주동근, agonist)과 대항근(길항근, antagonist)의 협동운동이 자연스럽게 이루어지지 않아서 운동의 각 구성요소들이 부드럽게 순서대로 나타나지 않는다. 이로 말미암아

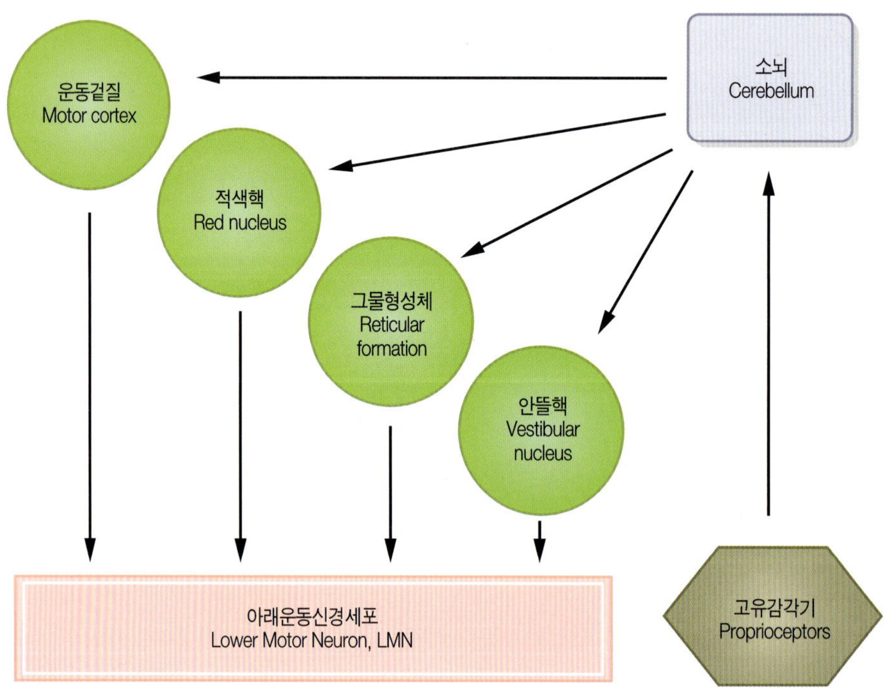

그림 9-17 소뇌와 내림신경로

연속된 동작이 아닌 각각의 운동으로 나누어지는 운동분해(decomposition of movement)와 운동을 정확히 종료시키지 못하여 발생하는 운동거리조절이상(겨냥이상, dysmetria), 떨림(tremor), 빠르게 반복되는 동작을 수행하지 못하는 **되풀이운동장애**(길항운동반복장애, dysdiadochokinesia) 등이 나타난다 그림 9-18, 19.

다리뇌소뇌의 손상으로 **흔들걸음**(조화운동불능보행, ataxic gait)이 나타날 수도 있는데 다리뇌소뇌의 손상에 의한 흔들걸음은 몸통근육과 몸쪽근육(proximal muscle)과의 운동 부조화로 인하여 발생한다. 환자는 병변이 있는 쪽으로 쓰러지려고 한다.

반동현상(rebound phenomenon)도 나타나는데 이는 빠르게 움직이는 팔과 다리를 신속하고 정확하게 멈추지 못하는 현상을 말하며, 멈추려고 하면 지나치는 초과운동(overshooting)이 나타난다.

언어의 기능에서 **조음곤란**(구음곤란, dysarthria)이 나타나는데 이는 언어를 표현하는데 사용하는 근육의 부조화로 나타난다. 말을 머뭇거리고, 부정확한 발음이 나타나며, 파열음이 나타나고 부적절하게 끊어서 발음한다. 말못함증은 나타나지 않는다.

2) 척수소뇌의 병변

척수소뇌는 벌레구역의 손상이 있을 때 팔다리를 제외한 머리와 몸통의 근육조절 장애로 자세의 결함이 나타나고, 다리를 좌우로 넓게 벌리고 술에 취한 것처럼 갈지자 걸음을 걷는 보행장애가 나타난다. 벌레곁구역에 손상이 있을 때에는 떨림과 움직임에서 팔과 다리가 정확한 위치에 도달하는 데 장애가 나타난다.

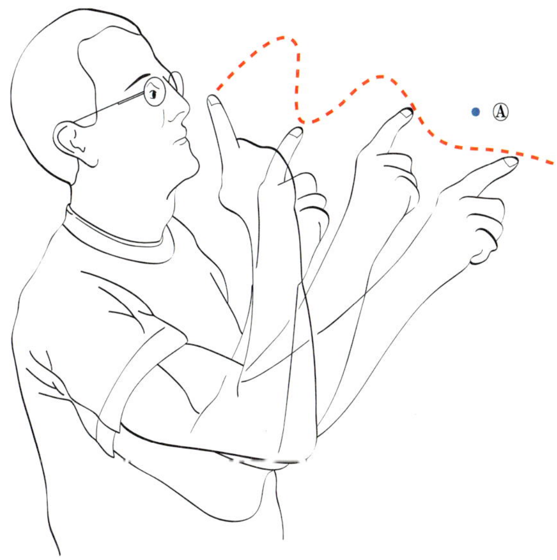

그림 9-18 운동거리조절이상(dysmetria)
Ⓐ 지점을 향한 운동에서 방향과 거리의 정확성이 떨어진다.

3) 안뜰소뇌의 병변

안뜰소뇌의 손상은 **흔들걸음**(ataxic gait)과 빠른 경련성 눈운동인 **눈떨림**(안구진탕증)이 나타나며, 근육긴장의 감소가 없는 몸통근육의 **조화운동못함증**(조화운동불능, ataxia)이 나타난다. 이 부위의 손상은 균형을 유지하고 바로 서 있지 못하게 된다.

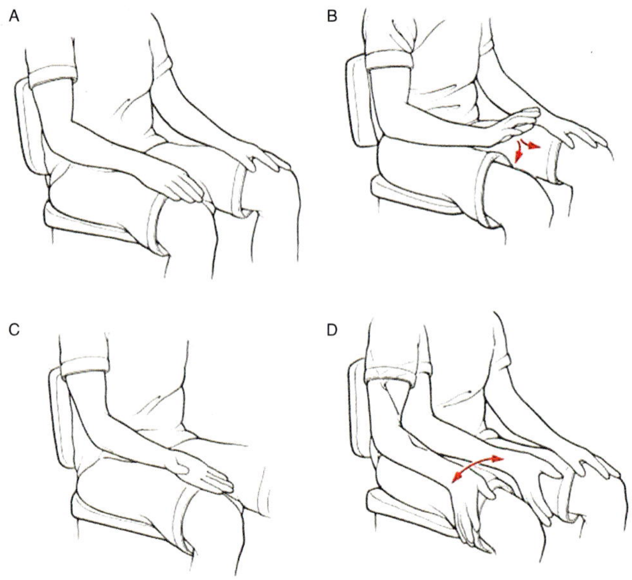

그림 9-19 되풀이운동장애(dysdiadochokinesia)
Ⓐ부터 Ⓓ까지의 운동을 빠르게 반복시키면 소뇌의 병변이 있는 곳과 같은쪽의 운동이 잘 이루어지지 않는다.

임 상 노 트

✓ 소뇌의 기능평가 검사

소뇌는 운동의 조절에서 매우 중요한 역할을 한다. 소뇌는 작용근(주동근, agonist)이 정교하게 수축하도록 무의식적으로 조절하고 대항근(길항근, antagonist)이 이완되도록 조절한다. 소뇌는 같은쪽의 근육을 조절하나 직접적으로 운동신경경로와 연결되어 있지 않다. 소뇌는 대뇌겉질과 뇌줄기를 통해서 간접적으로 운동기능을 조절하며 소뇌의 손상이 있어도 마비나 감각변화는 나타나지 않는다.
소뇌의 기능평가는 소뇌가 담당하는 평형, 근육긴장도, 자세, 운동의 조화를 평가하는 데 주된 검사는 다음과 같다.

1) 손가락코(finger-nose) · 손가락맞대기(finger-to-finger) 검사

환자가 양팔을 벌린 상태에서 한손씩 교대로 두 번째 손가락을 환자의 코끝에 닿게 하는 검사와 환자의 코와 검사자의 손가락을 교대로 닿게 하는 검사이다. 소뇌의 이상이 있으면 환자가 목표하는 지점에 일정하지 않은 속도로 이동하거나 목표물을 지나치거나 닿지 못한다.

2) 되풀이운동 검사

손바닥과 손등의 엎침 및 뒤침운동을 가능한 한 빠르게 하게 하거나 엄지손가락에 다른 손가락을 교대로 빨리 닿게 하는 검사이다. 이때 속도의 일정함과 정확함을 검사하는데, 이를 잘 수행하지 못하면 **되풀이운동장애**(길항운동반복불능증, dysdiadochokinesia)라고 한다.

3) 겨냥(pointing)검사

환자와 검사자가 서로 두 번째 손가락을 지면과 수평으로 마주치게 한 후 환자의 팔을 하늘을 향하게 한다. 이후 다시 수평으로 검사자의 손가락과 마주치게 한다. 이러한 동작을 수 차례 반복을 한 후 눈을 감은 상태에서 다시 수행한다. 소뇌의 손상이 있으면 원래의 목표 지점에서 빗나가게 된다(past pointing).

4) 발꿈치무릎정강이(heel-knee-shin)검사

환자의 한쪽 발을 들어서 발 뒤꿈치로 반대쪽 무릎에서 정강이를 따라서 똑바로 내려가게 한다. 소뇌의 병변이 있으면 발을 너무 높이 들거나 무릎을 과도하게 굽힐 수 있다.

5) 반동검사(rebound test)

환자의 팔꿈치 관절을 굽힌 상태에서 검사자가 팔을 펴는 동작에 환자가 저항을 하게 한 후 갑자기 검사자가 손을 놓으면 정상인은 멈추지만 소뇌의 병변이 있으면 주먹으로 본인의 어깨나 얼굴을 치게 된다.

6) 직선걸음검사(tandem gait)

앞발 끝에 다른 발의 뒤꿈치를 닿게 하여 일직선 위를 걷게 하는 검사이다. 소뇌의 병변이 있으면 환자는 중심을 잡지 못하고 산만한 걸음을 걷게 된다.

7) 롬베르그(Romberg)검사

양발을 모아 붙이고 똑바로 서게 한 후 눈을 감게 한다. 소뇌의 병변이 있으면 눈을 뜨거나 중심을 잡지 못한다.

8) 걸음평가(gait analysis)

발을 끄는지(suffling gait), 팔과 다리의 교차운동(reciprocated arm swing)이 있는지를 평가한다.

임상노트

✓ 소뇌의 손상으로 나타나는 증상

소뇌의 손상이 있으면 다음과 같은 증상들이 나타난다.

1) 수의운동의 장애(voluntary movement disorder)

대뇌소뇌의 손상으로 나타나는데, 지시된 운동의 마지막 부분에서 5 Hz 이하의 떨림(tremor)이 머리나 팔에서 나타난다. 초기에는 말단떨림(terminal tremor)이 나타나나 진행되면 자세나 모든 활동에 영향을 미치게 된다. 이 밖에도 근육의 조화로운 움직임이 안 되는 운동분해(decomposition of movement)와 조화운동못함증(조화운동불능, ataxia), 되풀이운동장애(길항운동반복불능증, dysdiadochokinesia)이 나타난다.

2) 불균형(disequilibrium)

타래결절엽의 병변이 있으면 나타나는데 서 있는 자세에서 넘어질 것 같은 불안정(falling tendency)으로 갈지자 보행을 하거나 다리를 넓게 벌리고 서 있게 된다.

3) 조음곤란(dysarthria)

소뇌병변으로 후두근육의 조화운동못함증(ataxia)으로 인하여 나타나는데 말을 끊는 것이 힘들고 예상하지 못한 말들을 갑작스럽게 내뱉는 언어가 나타난다.

4) 눈운동장애(disturbance of ocular movement)

타래결절엽의 손상으로 나타나는데 눈떨림(nystagmus)이 소뇌의 병변이 있는 쪽으로 바라볼 때 눈떨림의 진폭(ampulitude)과 빈도(frequency)가 증가된다.

5) 근육긴장저하(hypotonia)

소뇌의 앞엽 손상으로 나타나는데 신장반사(stretch reflex)의 소실로 인하여 촉진 시 근육의 긴장도가 낮고 수동적인 움직임에서 관절의 과도한 움직임이 나타난다.

10

바닥핵

■ 학습목표

1. 바닥핵의 분류 및 외형을 이해한다.
2. 줄무늬체의 계통발생학적 분류를 이해한다.
3. 바닥핵의 구조를 이해한다.
4. 바닥핵 기능을 이해한다
5. 바닥핵과 다른 부위와 연결과 기능을 이해한다.

| 바닥핵의 분류 및 외형

대뇌반구 백색질 중심부에는 신경핵 덩어리들이 존재하는데 이를 **바닥핵**(기저핵, basal ganglia)이라고 한다. 바닥핵은 **줄무늬체**(corpus striatum)와 **편도체**(amygdaloid body)를 포함한다. 줄무늬체는 사이뇌(간뇌)와 가깝게 위치하고 있으나, **속섬유막**(내포, internal capsule)에 의해 분리되어 있다. 시상의 바깥쪽, **대뇌섬**(도, insula)의 안쪽에 위치한다 그림 10-1.

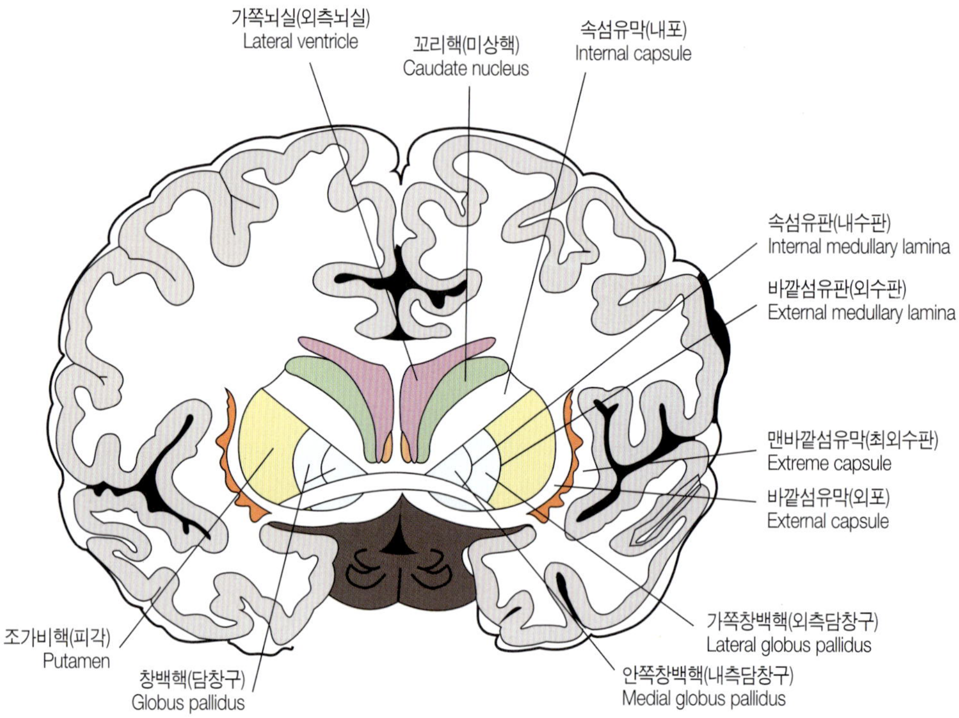

그림 10-1 대뇌의 관상단면(coronal section)에서 바닥핵의 주요부(앞에서 본 앞이마 절단면)

표 10-1 바닥핵의 구성

줄무늬체(선조체, corpus striatum)	**흑색질(흑질, substantia nigra)**
줄무늬체(선조체, striatum)	그물부분(망상부, pars reticulata)
꼬리핵(미상핵, caudate nucleus)	치밀부분(치밀부, pars compacta)
조가비핵(피각, putamen)	**시상밑핵(시상하핵, subthalamic nucleus)**
배쪽줄무늬체(복측선조, ventral striatum)	
– 기댐핵(중격의지핵, nucleus accumbens septi)	
창백(담창, pallidum)	
창백핵(담창구, globus pallidus)	
안쪽분절(내핵, internal or medial segment)	
가쪽분절(외핵, external or lateral segment)	
배쪽창백(복측담창, ventral pallidum)	
– 무명질(substantia innominata)의 일부	

최근에는 편도체를 **둘레계통**(변연계, limbic system)의 구조로 분류한다. 그 대신 줄무늬체와 밀접한 연관이 있는 중간뇌의 **흑색질**(흑질, substantia nigra)과 사이뇌의 **시상밑핵**(시상하핵, subthalamic nucleus)을 바닥핵의 구성으로 분류한다 표 10-1.

II 줄무늬의 계통발생학적 분류

꼬리핵(미상핵, caudate nucleus)과 **조가비핵**(피각, putamen)은 속섬유막 앞다리의 아래쪽에서 연속되어 있으며, 이 두 핵은 구조가 유사하고 둘 다 풍부한 모세혈관과 민말이집신경섬유속을 함유하고 있다. 이 두 구조를 합쳐 **줄무늬체**(선조체, striatum)라고 부르며, **창백핵**(담창구, globus pallidus)에 비해 계통발생학적으로 나중에 나타난 구조이기 때문에 **새줄무늬체**(신선조체, neostriatum)라고도 한다. 창백핵은 **렌즈핵**(lenticular nucleus)에 속하지만 그 구조와 연결이 조가비핵과는 전혀 다르므로 독립된 다른 핵이다. 계통발생학적으로는 줄무늬체보다 오래된 구조이므로 **옛줄무늬체**(구선조체, palaeostriatum)라고 부르기도 한다. 편도체는 계통발생학적으로는 줄무늬체보다 더 오래된 구조이므로 **원시줄무늬체**(원시선조체, archistriatum)라고도 부른다 그림 10-2.

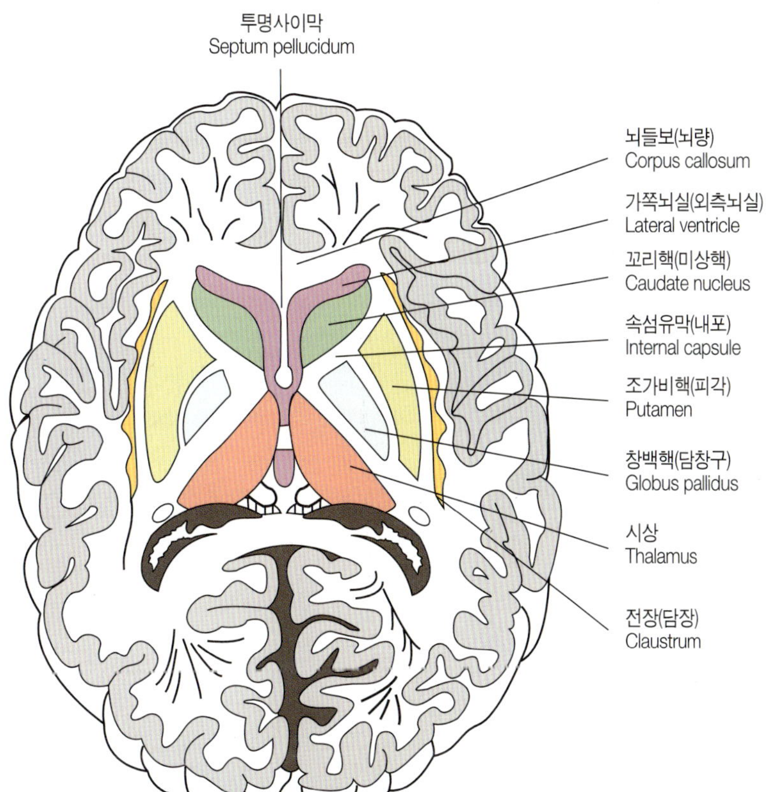

그림 10-2 대뇌의 수평단면에서 바닥핵의 주요부

III 바닥핵의 구조

1. 줄무늬체

줄무늬체(선조체, corpus striatum)는 렌즈핵(lenticular nucleus)과 꼬리핵(미상핵, caudate nucleus)으로 나누어진다.

줄무늬체는 바깥쪽에서는 보이지 않으며, 대뇌섬(도, insula)겉질의 깊은 곳에 존재한다. 대뇌섬겉질의 바로 안쪽에는 **맨바깥섬유막**(최외포, extreme capsule)이 있고, 그 안쪽에는 **전장**(담장, claustrum)이 있으며, 전장의 안쪽에는 **바깥섬유막**(외포, external capsule)이 위치한다. 바깥섬유막의 안쪽에 렌즈핵이 있고 렌즈핵의 안쪽에는 **속섬유막**(내포, internal capsule)이 있으며, 이 섬유다발의 안쪽에는 사이뇌에 속하는 시상(thalamus)이 위치한다. 속섬유막은 기역자 모양으로 구부러져 있으며, 렌즈핵과 시상 사이에 있는 부분은 **속섬유막뒤다리**(내포후각, posterior limb of internal capsule)부분이다. 따라서 렌즈핵은 바깥섬유막과 속섬유막 뒤뿔에 둘러싸여 있다 그림 10-3.

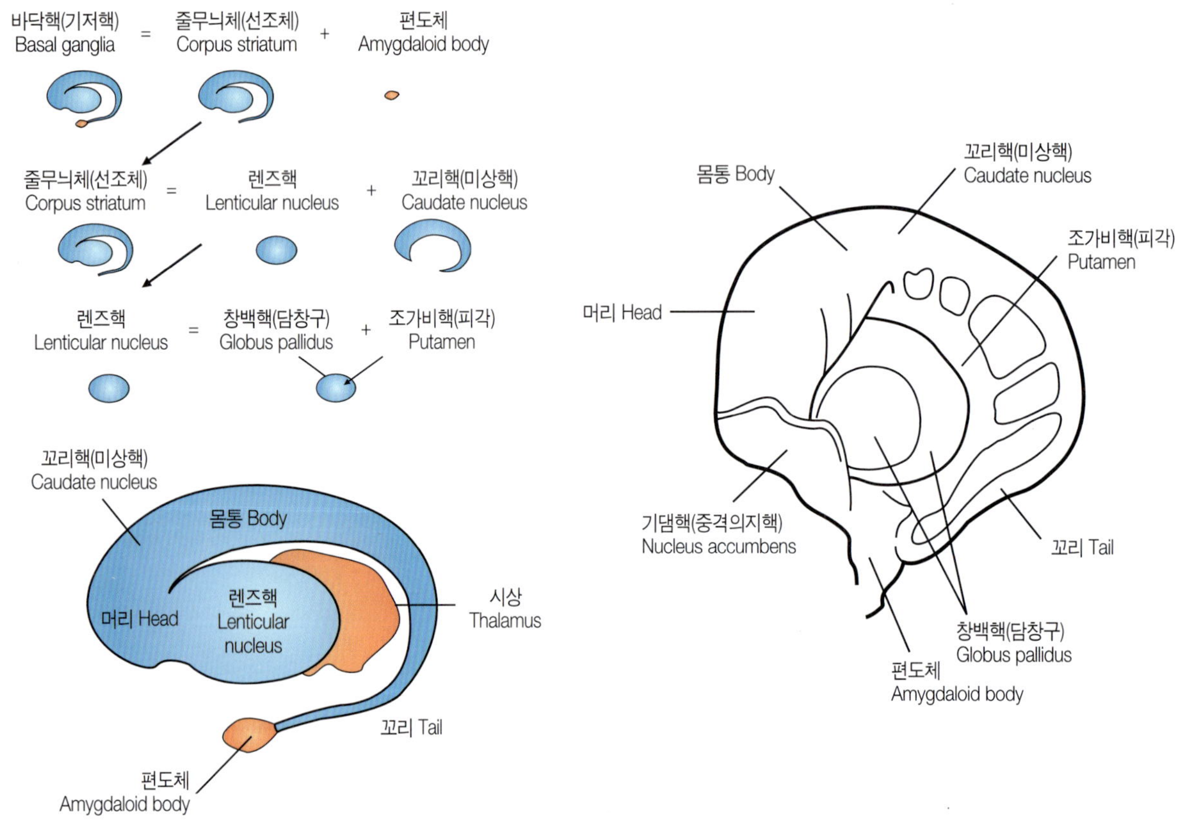

그림 10-3 바닥핵의 분류 및 안쪽에서 본 줄무늬체의 형태

꼬리핵과 렌즈핵 사이의 꼬리핵-렌즈핵 회색질 연결부(caudatolenticular gray bridge)가 뚜렷하게 관찰된다.

1) 렌즈핵

렌즈핵(lenticular nucleus)은 양쪽면이 볼록한 렌즈 모양이며, 가쪽의 **조가비핵**(피각, putamen)과 안쪽의 **창백핵**(담창구, globus pallidus)으로 나누어지고, 창백핵은 다시 **안쪽분절**(내핵, internal or medial segment)과 **가쪽분절**(외핵, external or lateral segment)로 세분된다. 조가비핵과 창백핵 사이에는 말이집신경섬유(유수신경섬유, myelinated nerve fiber)로 구성된 막인 **바깥섬유판**(외수판, external medullary lamina)이 있고, 창백핵의 안쪽분절과 가쪽분절 사이에도 이 두 부위를 경계짓는 막인 **속섬유판**(내수판, internal medullary lamina)이 있다.

2) 꼬리핵

꼬리핵(미상핵, caudate nucleus)은 줄무늬체의 표층을 이루는 회색질이며 대체로 **가쪽뇌실**(측뇌실, lateral ventricle)의 바닥가쪽면을 따라 길게 뻗어 있으며 긴 꼬리 모양으로 점차 줄어들면서 끝나는 말굽형(horseshoe shape)의 핵으로, 머리, 몸통, 꼬리의 세 부분으로 구성되어 있다.

꼬리핵머리(미상핵두, head of caudate nucleus)는 렌즈핵의 안쪽 위쪽에 있으며, 이 사이에는 속섬유막의 앞쪽뿔이 있다. 꼬리핵과 렌즈핵은 완전히 분리되어 있지는 않으며, 속섬유막 앞쪽뿔의 배쪽에는 꼬리핵 머리와 렌즈핵의 조가비핵이 이어져 있다. 이 부분에는 기댐핵(중격의지핵, nucleus accumbens)이 있다. 기댐핵은 배쪽줄무늬체(ventral pallidum)에 속하는 구조이다. 다른 부분에서도 속섬유막 사이로 꼬리핵과 렌즈핵이 서로 이어져 있는 부분이 속섬유막의 섬유다발 사이에 존재하며, 이 부분을 **꼬리핵-렌즈핵 회색질 연결부**(caudatolenticular gray bridge)라고 한다.

중간부분인 **꼬리핵몸통**(body of caudate nucleus)은 가쪽뇌실 몸통부위의 가쪽벽을 구성하며, 시상의 가쪽에 있다. 시상과 꼬리핵의 사이에는 분계줄무늬체(분계선조, stria terminalis)와 시상줄무늬정맥(thalamostriate vein; 분계정맥, vena terminalis)이 있어 이 두 부분을 나누어 준다. 꼬리핵몸통은 뒤쪽으로 갈수록 점차 작아져 **꼬리핵꼬리**(tail of caudate nucleus)로 이어진다.

꼬리핵꼬리는 가쪽뇌실 중심부분의 바닥 가쪽에 위치하다가 관자뿔(측두각, temporal horn)의 천장을 따라 꼬리핵머리의 아래쪽으로 돌아가며, 핵의 끝부분에 편도체가 위치한다.

2. 편도체

편도체(amygdaloid body)는 앞관통질(anterior perforated substance) 가쪽에 위치한 관자엽겉질의 깊은층에 있는 겉질밑회색질(피질하회백질, subcortical gray matter)이다. 꼬리핵꼬리가 여기에 끝나며 조가비핵, 전장의 일부와도 접촉하고 있다. 사회적 위치에 맞는 적절한 행동을 하도록 조절하는 이 부분은 연결과 기능 모두 줄무늬체보다는 둘레계통과 좀 더 밀접한 연관이 있기 때문에 둘레계통의 일부로 분류한다.

3. 흑색질

1) 치밀부분

흑색질(흑질, substantia nigra)은 중간뇌(midbrain)의 대뇌다리(대뇌각, crus cerebri)와 뒤판(피개, tegmentum) 사이에 있으며, 뒤판 쪽에 위치한 **치밀부분**(pars compacta)과 대뇌다리 쪽의 **그물부분**(pars reticulata)으로 나누어진다.

치밀부분의 신경세포는 밀집되어 있고 세포질 내에 멜라닌(melanin) 과립을 함유하고 있으며, 신경전달물질로 **도파민**(dopamine)을 함유하고 있다.

2) 그물부분

그물부분의 신경세포는 감마아미노부티르산(γ-aminobutyric acid; GABA)을 신경전달물질로 함유하고 있다고 알려져 있으며, 세포의 형태와 연결이 창백핵과 비슷하여 같은 기능적 범주로 분류한다.

시상밑핵(시상하핵, subthalamic nucleus)은 시상밑부(시상저부, subthalamus)에 위치하는 볼록렌즈 모양의 핵으로 시상의 배쪽 꼬리쪽, 속섬유막의 안쪽, 흑색질의 입쪽 가쪽에 위치하고 있다.

4. 기댐핵

줄무늬체(선조체, corpus striatum)의 배쪽 대뇌바닥부(basal forebrain area)에 위치하는 **기댐핵**(중격의지핵, nucleus accumbens septi)과 **무명질**(substantia innominata)의 일부를 넓은 의미의 바닥핵에 포함시키기도 한다. 기댐핵은 줄무늬체의 배쪽 연장이라고 생각되므로 **배쪽줄무늬체**(복측선조, ventral striatum)라 하고, 무명질의 일부는 창백핵(담창구, globus pallidus)의 배쪽 연장이라 생각되므로 **배쪽창백**(복측담창, ventral pallidum)이라고 한다.

줄무늬체와 흑색질 및 시상밑핵은 몸운동기능과 관련이 있으며, 이 부분을 임상적으로는 흔히 **피라밋바깥로계통**(extrapyramidal system)이라고 부르기도 한다. 편도체(amygdala)는 몸운동기능보다는 후각계통(olfactory system)과 둘레계통(limbic system)에 더 관련이 있기 때문에 둘레계통의 구조로 분류하는 것이 더 일반적이다.

IV 바닥핵의 기능

1. 줄무늬체의 연결

바닥핵(basal ganglia) 중 **줄무늬체**(선조, striatum)는 대뇌겉질(cerebral cortex), 시상, 흑색질,

편도체, 솔기핵 등 여러 부위에서 들신경섬유를 받는 입력부(input portion)라고 할 수 있으며 **창백**(담창, pallidum)은 줄무늬체에서 오는 입력을 받아 이를 시상을 거쳐 대뇌겉질과 그 밖의 부위로 중개해 주는 출력부(output portion)라고 할 수 있다. 배쪽줄무늬체(ventral striatum)와 배쪽창백(ventral pallidum)은 둘레계통과 주로 연결되어 있다. 흑색질의 그물부분은 창백과 같이 줄무늬체에서 오는 입력을 받아, 이를 시상을 거쳐 대뇌겉질로 중개해 주므로 역시 출력부이다.

흑색질 치밀부분과 시상밑핵은 바닥핵 내에서의 연결회로를 구성한다 그림 10-4.

1) 들신경 연결(Afferent connections)

줄무늬체는 대뇌겉질(cerebral cortex), 시상(thalamus)의 섬유판속핵부분(수질판내핵군, intralaminar nuclear group), 흑색질 치밀부분, 편도체(amygdaloid body), 뇌줄기의 솔기핵(봉선핵, raphe nucleus) 등 여러 구조에서 들신경섬유를 받는다 그림 10-5.

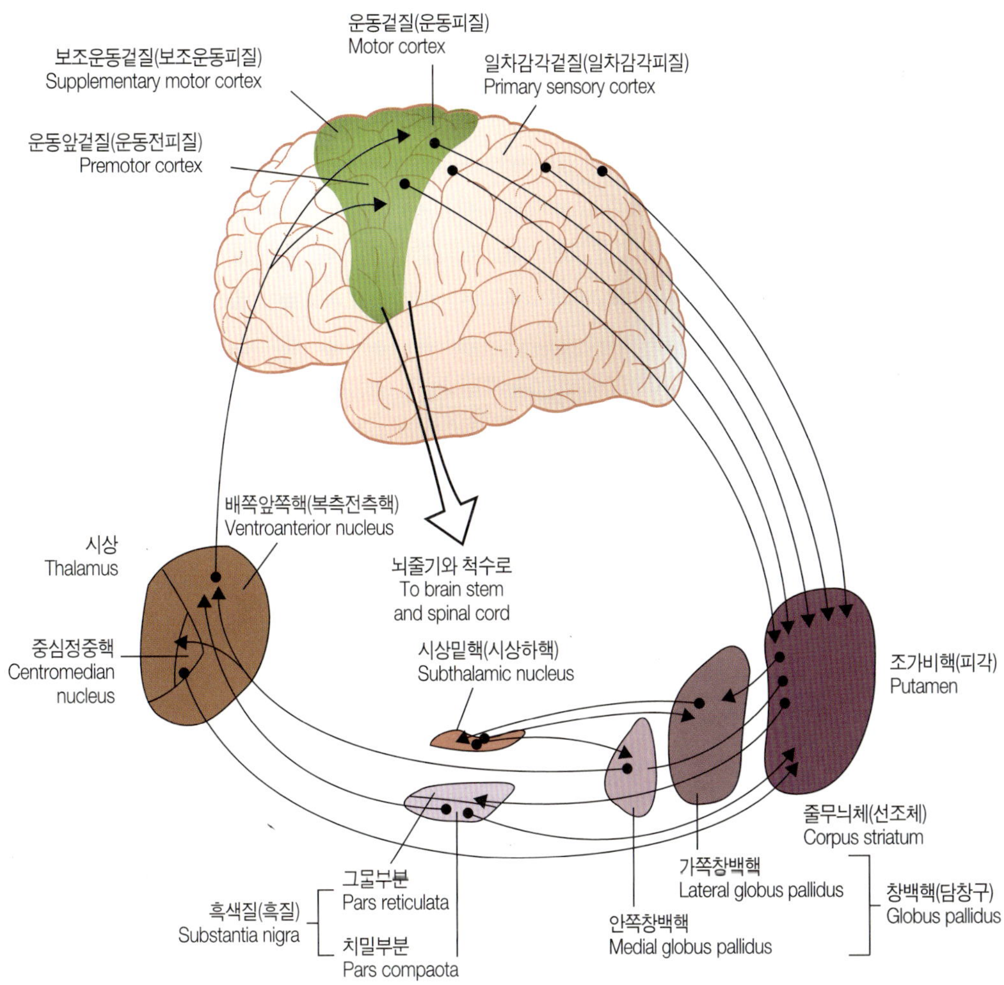

그림 10-4 바닥핵의 들신경섬유와 날신경섬유의 연결고리

(1) 겉질줄무늬체로

겉질줄무늬체로(피질선조로, corticostriate fiber)는 대뇌겉질의 거의 모든 신겉질(neocortex)에서 기원되며 부위별 대응연결을 하고 있다. 특히 조가비핵(피각, putamen)은 이마엽(frontal lobe)의 중심앞이랑(precentral gyrus)에서 대부분의 들신경섬유를 받으며, 꼬리핵(미상핵, caudate nucleus)은 앞이마엽피질(prefrontal cortex)에서 주로 들신경섬유를 받는다.

(2) 시상줄무늬체로

시상줄무늬체로(시상선조로, thalamostriate fiber)는 시상의 섬유판속핵부분에서 나오는데 주로 중심정중핵-다발옆핵 복합체(CM-PF complex)에서 기원되며, 역시 부위별로 대응연결되어 있다. 시상의 이 부위는 바닥핵의 창백안쪽분절로부터 들신경섬유를 받는다.

(3) 흑색질줄무늬체로

흑색질줄무늬체로(흑색선조로, nigrostriate fiber)는 흑색질의 치밀부분에서 기원되며 대부분 신경전달물질로 도파민(dopamine)을 함유하고 있다.

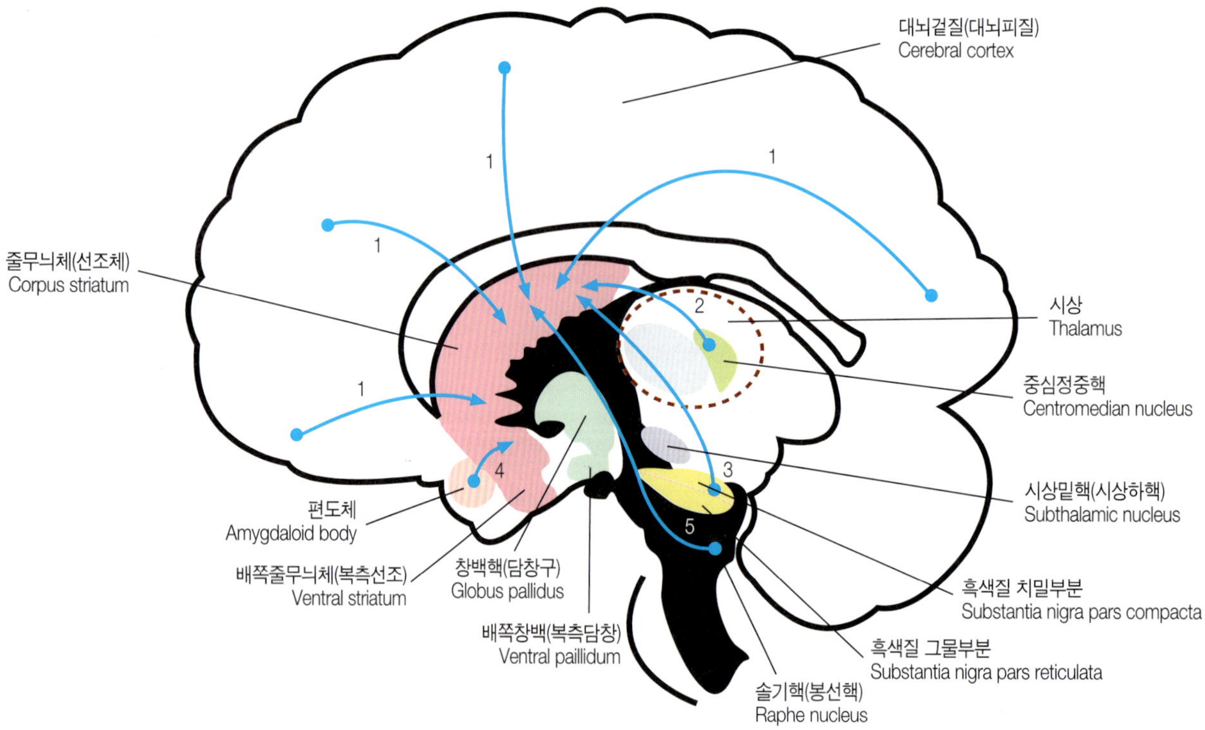

그림 10-5 줄무늬체, 꼬리핵과 조가비핵의 들신경 연결

줄무늬체는 바닥핵(basal ganglia) 전체의 입력부(input portion)로 대뇌겉질, 시상, 흑색질 치밀부분, 편도핵복합체, 솔기핵 등에서 오는 들신경섬유를 받는다.

1. 겉질줄무늬체섬유(corticostriatal fiber)
2. 시상줄무늬체섬유(thalamostriatal fiber)
3. 흑색질줄무늬체섬유(nigrostriatal fiber)
4. 편도줄무늬체섬유(amygdalostriatal fiber)
5. 솔기줄무늬체섬유(raphe striatal fiber)

(4) 편도줄무늬체로

편도줄무늬체로(편도선조로, amygdalostriate fiber)는 편도체의 바닥가쪽핵(기저외측핵, basolateral nucleus)에서 기원된다. 주로 배쪽줄무늬체(ventral striatum)인 기댐핵(중격의지핵, nucleus accumbens septi)으로 신경섬유를 보내며, 꼬리핵 머리의 배쪽안쪽부분, 조가비핵의 배쪽안쪽부분으로도 투사섬유를 보낸다.

(5) 솔기줄무늬체로

솔기줄무늬체로(솔기선조로, raphe striatal fiber)는 중간뇌의 등쪽솔기핵(dorsal raphe nuclei)에서 기원된다.

2) 날신경 연결(Efferent connections)

줄무늬체에서는 바닥핵의 출력부인 창백핵(담창구)과 흑색질 그물부분으로 날신경섬유를 보낸다 그림 10-6.

줄무늬체에서 창백핵으로 투사되는 줄무늬체창백섬유(striopallidal fiber)는 질서정연하게 부챗살 모양으로 창백핵의 안쪽분절과 가쪽분절에 모두 닿으며, 일부 줄무늬 신경세포는 흑색질 그물

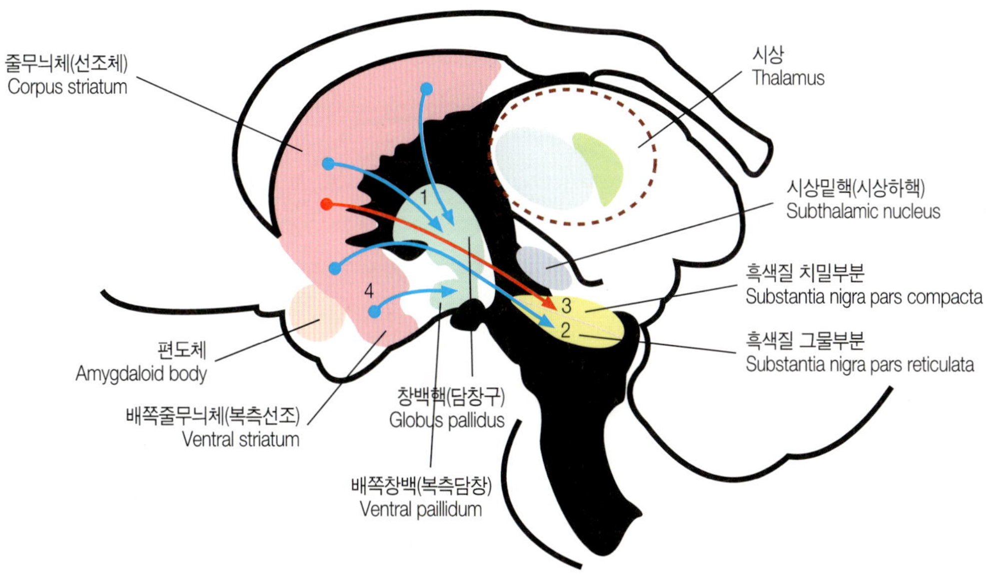

그림 10-6 줄무늬체, 꼬리핵과 조가비핵의 날신경섬유

대부분의 줄무늬체날신경섬유는 바닥핵(basal ganglia)의 출력부인 창백핵(담창구, globus pallidus)과 흑색질 그물부분(pars reticulata of substantia nigra)로 가기 때문에 이 연결은 바닥핵 입력부와 출력부의 연결이라고 할 수 있다. 줄무늬소체(striosome)에서 출발하는 일부 줄무늬체날신경섬유만이 출력부가 아닌 흑색질 치밀부분으로 이어진다.

1. 줄무늬체창백섬유(striopallidal fiber)
2. 줄무늬체흑색질섬유(strionigral fiber)
3. 줄무늬소체에서 흑색질치밀부분로의 날신경섬유
4. 배쪽줄무늬배쪽창백섬유(ventrostriatoventropallidal fiber)

부분으로 이어지는 줄무늬체흑색질섬유(strionigral fiber)를 형성한다. 이들 섬유는 억제성 전달물질로서 GABA를 함유하고 있다.

2. 창백핵의 연결

1) 들신경 연결(Afferent connections)

창백핵(담창구, globus pallidus)은 바닥핵의 출력부로 줄무늬체(striatum)와 시상밑핵으로부터 들신경섬유를 받는다 그림 10-6, 7.

줄무늬체에서 기원되는 줄무늬체창백로(striopallidal fiber), 시상밑핵에서 기원되는 시상밑창백섬유다발(subthalamopallidal fiber bundle)은 줄무늬체창백섬유다발(striopallidal fiber bundle)에 비해 작다. 이들 섬유 역시 부위별 대응연결을 하고 있으며, 창백의 안쪽분절과 가쪽분절 모두에 종지한다. 반면 창백핵에서 시상밑핵으로 이어지는 창백시상밑다발은 창백가쪽분절에서만 기원한다.

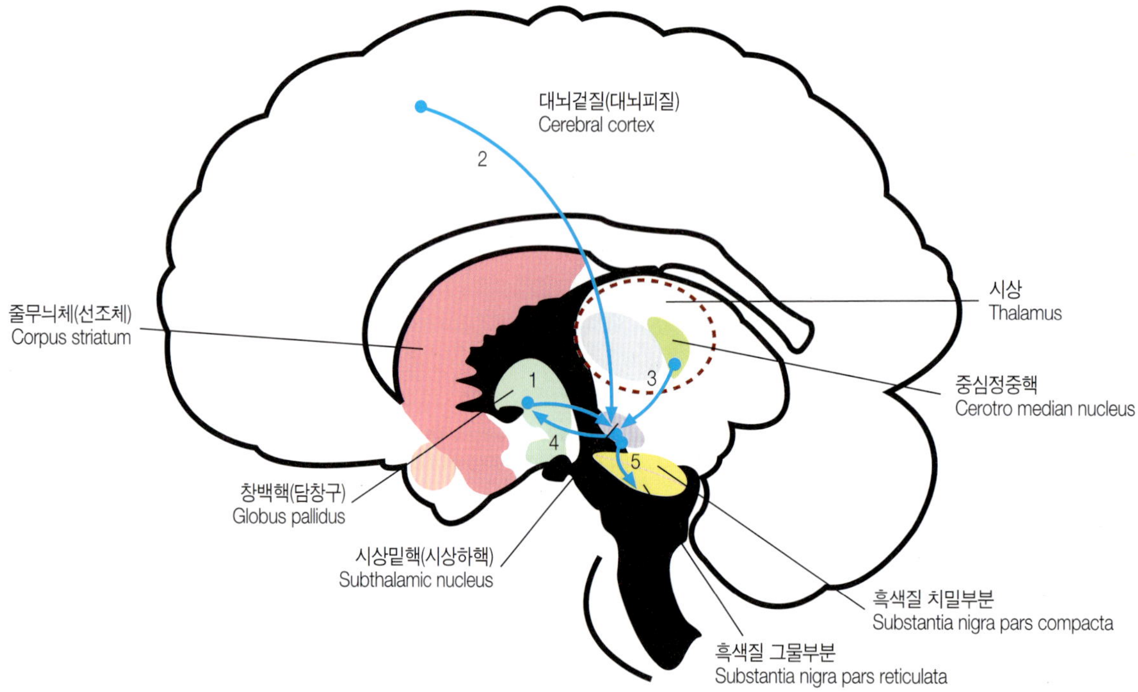

그림 10-7 시상밑핵(subthalamic nucleus)의 연결

시상밑핵은 주로 창백가쪽분절에서 들신경섬유(창백시상밑핵섬유 pallidosubthalamic fiber)에서 들신경섬유를 받으며, 대뇌겉질, 시상의 중심정중핵-다발옆핵 복합체(CM-PF complex)에서도 들신경섬유를 받는다. 시상밑핵의 날신경섬유는 창백안쪽분절, 창백가쪽분절, 흑색질 그물부분 등 바닥핵 출력부 전체에 투사섬유를 보낸다.

1. 창백시상밑핵섬유(pallidosubthalamic fiber))
2. 겉질시상밑핵섬유(corticosubthalamic fiber)
3. 시상밑핵섬유(thalamosubthalamic fiber)
4. 시상밑창백섬유(subthalamopallidal fiber)
5. 시상밑흑색질섬유(subthalamonigral fiber)

2) 날신경 연결(Efferent connections)

창백(pallidum)에서는 시상, 시상밑핵, 시상상부(epithalamus)의 가쪽고삐핵(외측고삐핵, lateral habenular nucleus), 뇌줄기의 대뇌다리다리뇌핵(pedunculopontine nucleus) 등 여러 부위로 날신경섬유를 보낸다. 대부분의 섬유는 시상(thalamus)과 시상밑핵으로 투사된다 그림 10-8.

(1) 창백시상로(Pallidothalamic fiber)

창백에서 시상으로 이어지는 **창백시상로**(담창시상로, pallidothalamic fiber)는 바닥핵의 날신경섬유 중에서 가장 큰 섬유다발로 창백안쪽분절에서 기원된다.

창백안쪽분절은 더부안쪽속질판(accessory internal medullary lamina)에 의해 다시 가쪽부분(outer portion)과 안쪽부분(inner portion)의 두 부분으로 나누어진다. 가쪽부분에서 시상으로 가

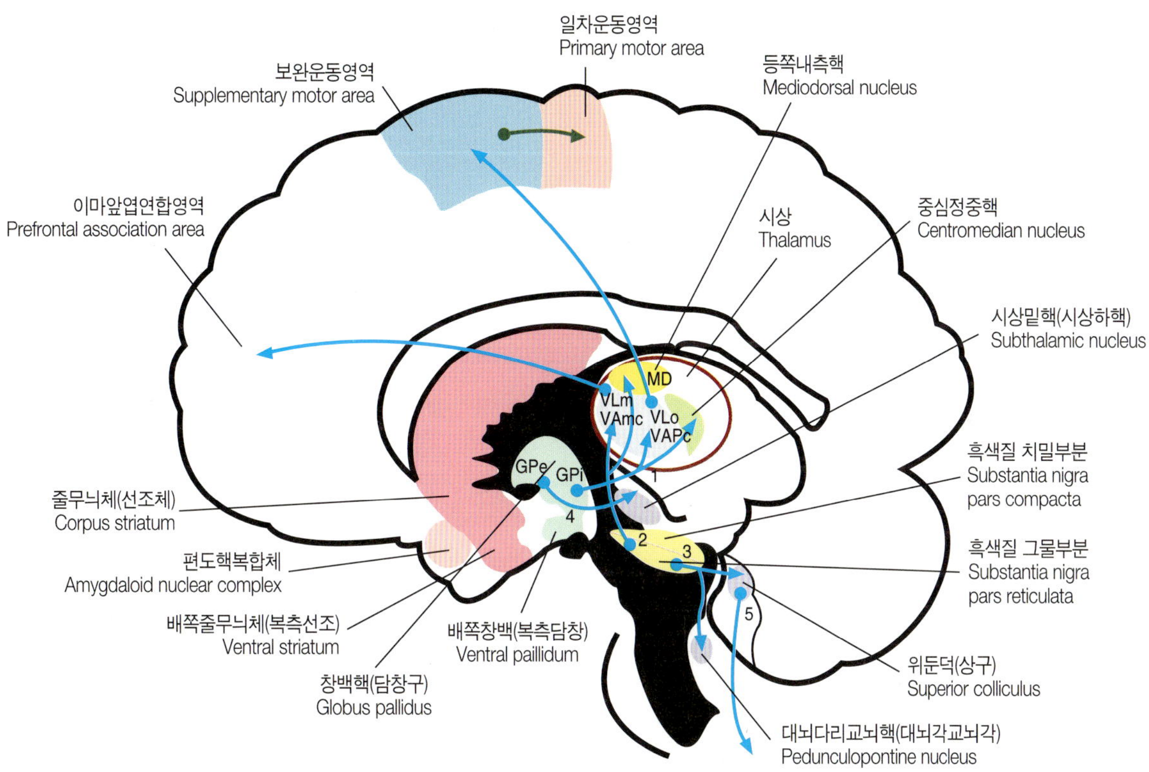

그림 10-8 바닥핵(basal ganglia)의 날신경신경로(efferent fibers)

바닥핵의 출력부인 창백핵(담창구, globus pallidus)과 흑색질 그물부분에서는 시상과 시상밑핵 및 뇌줄기로 날신경섬유를 보낸다. 창백안쪽분절에서는 시상(VLo, VApc, CM)으로 날신경섬유를 보내며, 창백가쪽분절에서는 시상밑핵으로 날신경섬유를 보낸다. 흑색질 그물부분에서는 시상(VLm, VAmc)과 중간뇌의 위둔덕(superior colliculus), 대뇌다리교뇌핵(pedunculopontine nucleus)으로 연결되어 있다. 창백안쪽분절과 흑색질 그물부분의 날신경섬유는 시상의 각기 다른 핵으로 날신경섬유를 보낸다.

1. 창백시상섬유(pallidothalamic fiber)
2. 흑색질시상섬유(nigrothalamic fiber)
3. 흑색질덮개섬유(nigrotectal fiber)
4. 창백시상밑섬유(pallidosubtahalmic fiber)
5. 덮개척수로(tectospinal tract)

GPi(internal segment of globus pallidus)
VAn(Ventral anterior nucleus)
GPe(external segment of globus pallidus)
VLn(Ventral lateral nucleus)

는 섬유는 렌즈핵고리(ansa lenticularis)라고 하며, 창백의 배쪽면에서 뚜렷한 섬유다발을 형성하여 내섬유막 뒤대뇌다리(posterior limb of internal capsule)의 배쪽안쪽을 돌아, 등쪽위쪽으로 방향을 바꿔 시상밑부(subthalamus)의 **포렐 H 구역**(Forel' s field H)으로 들어간다.

(2) 렌즈핵다발(Lenticular fasciculus)

렌즈핵다발(lenticular fasciculus)은 창백안쪽분절의 등쪽안쪽에서 나와 시상밑핵의 바로 앞쪽의 내섬유막의 배쪽을 뚫고 통과하여, 불확정구역(zona incerta)의 배쪽면과 시상밑핵의 등쪽면 사이에서 포렐 H2 구역(Forel' s field H2)을 형성한 후, 불확정구역의 안쪽을 돌아 포렐 H 구역에서 렌즈핵고리(ansa lenticularis)와 만나게 된다. 이 두 섬유다발은 불확정구역의 등쪽면을 따라 가쪽등쪽으로 진행하여 시상의 배쪽에서 작은뇌에서 오는 작은뇌시상섬유(cerebellothalamic fiber)와 함께 시상다발(thalamic fasciculus)을 형성한다. 시상다발이 있는 시상배쪽 시상밑부의 이 부위를 **포렐 H1 구역**(Forel' s field H1)이라고도 한다 그림 10-9.

(3) 창백시상밑로(Pallidosubthalamic fiber)

창백가쪽분절에서 기원되는 날신경섬유의 대부분은 **창백시상밑로**(담창시상하섬유, pallidosubthalamic fiber)를 형성하여 시상밑핵에 투사된다. 이 섬유다발과 시상밑창백섬유다발을 시상밑다발(subthalamic fasciculus)이라고 한다. 시상밑다발은 부위별 대응연결이 뚜렷하다.

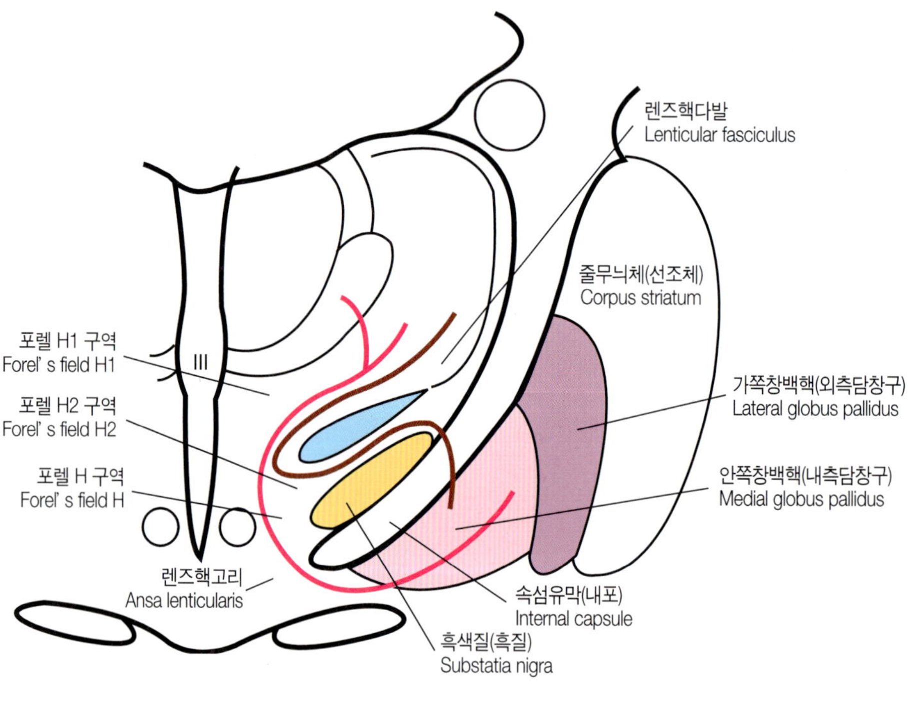

그림 10-9 바닥핵의 주요 날신경신경로인 창백시상섬유(pallidothalamic fiber)의 경로와 포렐구역(Forel' s field)

V 바닥핵의 고리

바닥핵의 날신경 연결은 주로 시상(thalamus)의 VL-VA 핵복합체-보조운동영역(supplementary motor area, SMA)-일차운동겉질(MI)로 이어지며, 피라밋로(pyramidal tract)를 통해 아래운동신경세포(하위운동신경원, lower motor neuron)에 영향을 준다. 또한 일차운동영역에서는 바닥핵으로도 날신경섬유를 보낸다. 따라서 바닥핵의 고리는 운동겉질에서 나가는 피라밋로(pyramidal tract)의 한 부고리(subcircuit)라고 말할 수 있으며, 바닥핵의 손상으로 나타나는 여러 가지 불수의적 운동은 피라밋로를 절단하면 모두 없어지게 된다 그림 10-10.

바닥핵의 회로는 주운동고리(main motor loop), 인지고리(cognitive loop), 둘레고리(limbic loop), 눈돌림고리(oculomotor loop) 등의 네 가지 회로로 구성되어 있다.

1. 주운동고리

주운동고리(main motor loop)의 주고리는 줄무늬체-창백안쪽분절-시상(VL, VA, CM)-보안운동영역-일차운동영역-줄무늬체를 잇는 고리이다 그림 10-11.

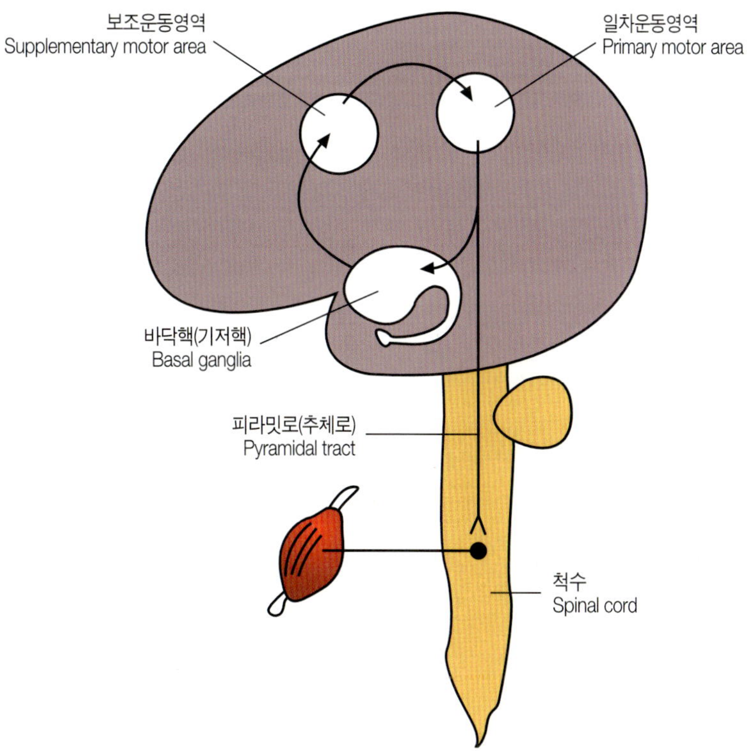

그림 10-10 바닥핵(basal ganglia)과 피라밋로(pyramidal tract)의 관계

바닥핵은 직접 아래운동신경세포(LMN)에 영향을 미치지 않고 보완운동영역(SMA)과 이마겉질(frontal cortex)을 통해 위운동신경세포(UMN)에 영향을 미친다. 따라서 바닥핵의 손상으로 나타나는 여러 가지 불수의적 운동은 피라밋로를 절단하면 모두 없어지게 된다.

주운동고리는 2개의 부고리가 있는데 그 중 하나는 줄무늬체-창백가쪽분절로 이어지는 고리로 조가비핵을 통해 전운동영역이나 일차운동영역, 일차감각영역에서 입력을 받고 흑색질 치밀부분에서 입력을 받으며, 출력은 시상밑핵을 지나 창백안쪽분절로 이어진다. 또 하나의 부고리는 줄무늬체-창백안쪽분절-흑색질 치밀부분-줄무늬체를 연결하는 고리이다.

주운동고리는 운동조절에 있어서 바닥핵의 일차적인 기능인 운동활동의 복잡한 패턴 조절을 하며, 숙련된 움직임들을 수행하는 경우에는 바닥핵의 운동고리가 필요하다. 겉질척수로 손상 없이 바닥핵의 운동고리가 손상된 경우 글을 쓰는 능력의 장애가 발생하는데, 마치 글씨를 처음 배우는 것처럼 미숙하게 쓰는 증상이 나타난다.

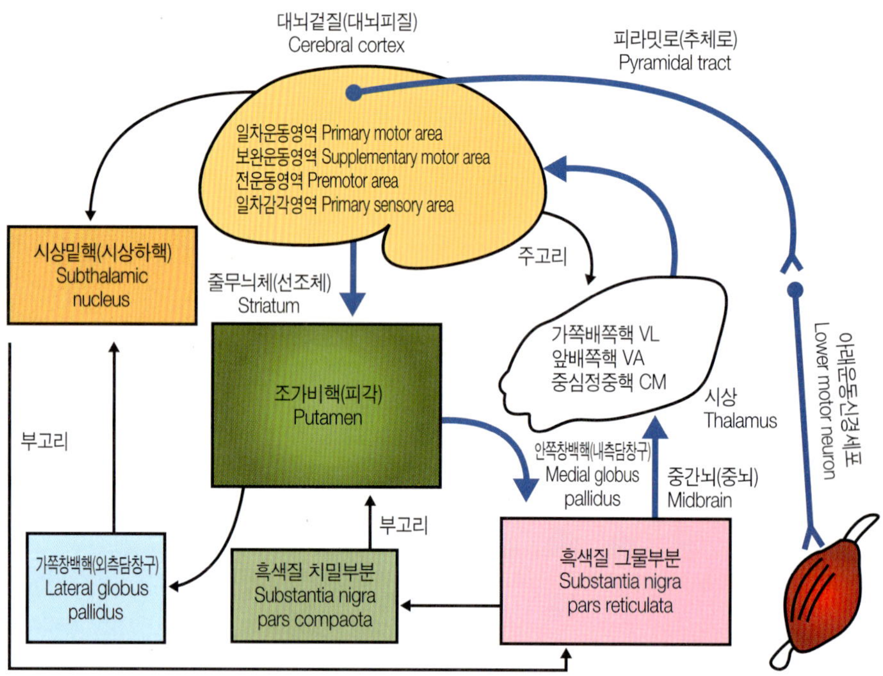

그림 10-11 줄무늬체-창백안쪽분절-시상(VL, VA, CM)-보완운동영역(SMA)-일차운동영역(MI)-줄무늬체를 잇는 바닥핵의 주고리(운동고리; motor circuit)

VL(Ventral lateral nucleus), VA(Ventral anterior nucleus), CM(Centro median nucleus).

2. 인지고리

인지고리(cognitive loop)는 줄무늬체-흑색질 그물부분-시상(thalamus)-앞이마겉질(prefrontal cortex)-일차운동영역을 잇는 고리이다.

줄무늬체-흑색질 그물부분으로 이어지는 고리는 주로 앞이마엽의 연합겉질(prefrontal association cortex)에서 꼬리핵을 거쳐 입력을 받으며, 출력 또한 앞이마엽연합겉질쪽으로 나가게 된다. 따라서 인지고리는 앞이마엽연합고리(prefrontal association loop)라고도 한다. 주운동고리와 마찬가지로 2개의 부고리가 있다 그림 10-12.

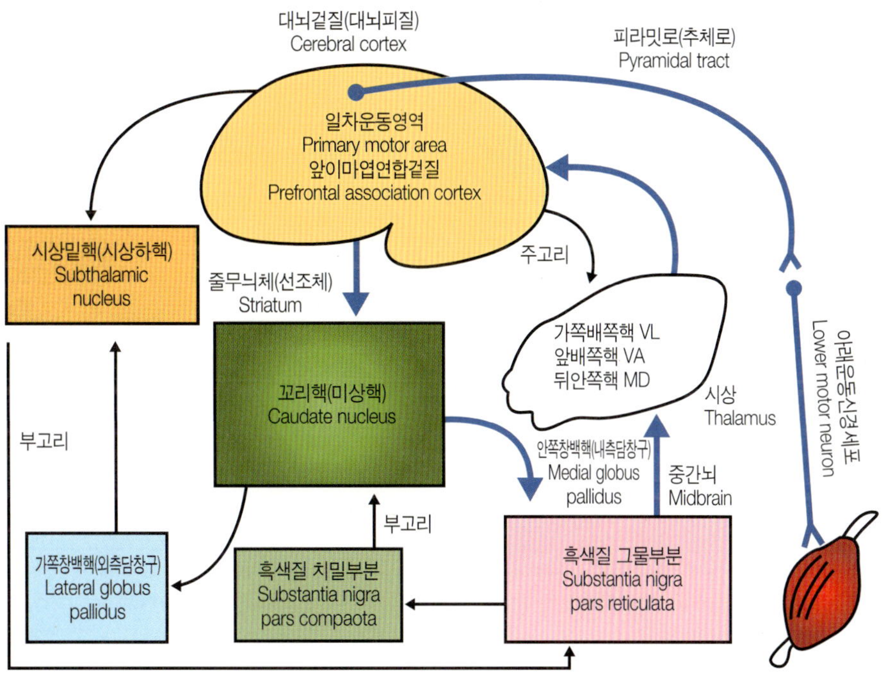

그림 10-12 흑색질 그물부분과 시상(VLm, VAmc, MD)을 경유하는 바닥핵고리(cognitive loop)
VL(Ventral Lateral nucleus), VA(Ventral Anterior nucleus), MD(Medial dorsal nucleus).

3. 둘레고리

둘레고리(limbic loop)는 둘레계통의 일부인 앞띠이랑부분(anterior cingulate gyrus)에서 주로 입력을 받아 배쪽줄무늬체(ventral striatum)-배쪽창백(ventral pallidum)을 거쳐 시상의 뒤쪽안쪽핵(MD)으로 이어져 다시 둘레계통으로 투사되는 고리이다 그림 10-13.

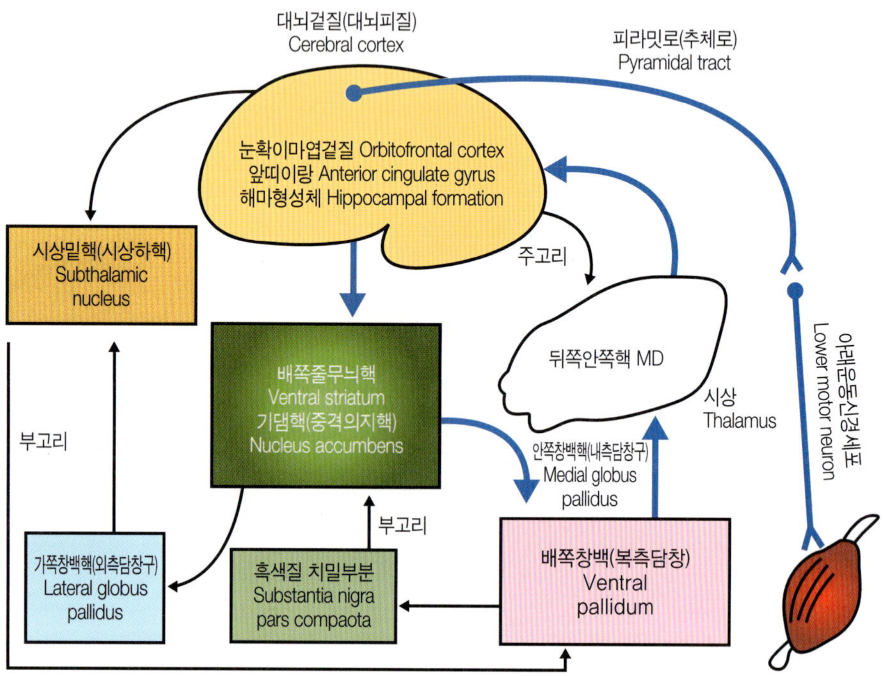

그림 10-13 둘레겉질(limbic cortex)-배쪽줄무늬체(ventral striatum)-배쪽창백(ventral pallidum)-시상뒤쪽안쪽핵군(MD, midline nuclear group)-둘레겉질로 연결되는 바닥핵고리(둘레고리; limbic loop)
MD(Mediodorsal nucleus).

4. 눈돌림고리

이마운동영역의 이마눈시야(frontal eye field)에서 주로 입력을 받아 꼬리핵의 몸통(body)-창백안쪽분절-흑색질 그물부분을 거쳐 다시 이마눈시야로 투사되는 **눈돌림고리**(oculomotor loop)도 있다. 일부 바닥핵의 날신경섬유는 운동겉질쪽으로 연결되지 않고 직접 뇌줄기의 운동성구조와 연결된다. 흑색질그물부분에서의 날신경섬유는 위둔덕(superior colliculus)으로 이어져 덮개척수로(tectospinal tract)를 통해 시각자극과 연결된 눈돌림과 목 부분의 운동에 영향을 줄 것으로 생각된다 그림 10-14.

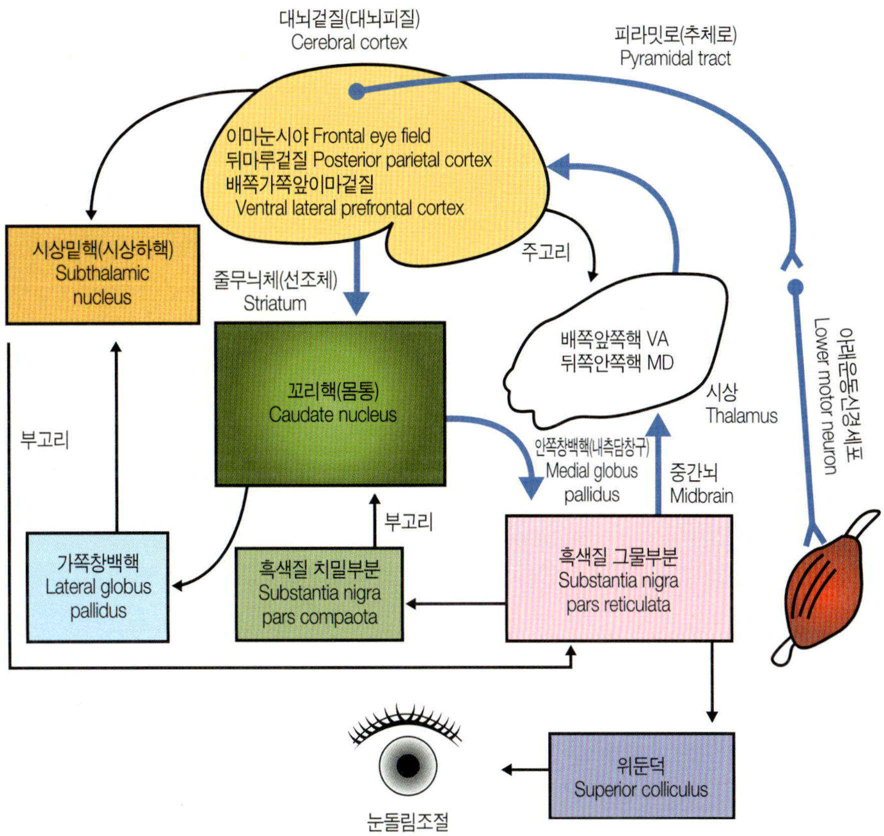

그림 10-14 대뇌겉질의 이마눈시야(frontal eye field)-꼬리핵의 몸통(body)-창백안쪽분절-흑색질 그물부분을 거쳐 다시 이마눈시야로 투사되는 눈돌림고리(oculomotor loop)

일부 날신경섬유는 위둔덕(superior colliculus)으로 연결되어 덮개척수로(tectospinal tract)를 통해 눈운동에 영향을 주기도 한다. VA(Ventral Anterior nucleus), MD(Medio dorsal nucleus).

임 상 노 트

✓ 바닥핵의 손상에 따른 운동장애

(1) 떨림(진전, tremor)

진폭(amplitude)과 주기(frequency)가 비교적 일정한 반복적인 운동이다. 바닥핵 손상의 한 증상으로 나타나는 떨림은 수의운동을 하고 있지 않을 때 일어나며 수의운동이 일어날 경우에는 사라지는 **안정시떨림**(resting tremor)이다. 안정시떨림의 원인은 시상에서 기원되는 시상겉질신경세포(thalamocortical neuron)의 주기적인 활성 때문이라고 생각되고 있다. 이러한 경우 시상의 가쪽배쪽핵(VL)을 파괴하면 호전되는 경우가 많으며, 창백(담창, pallidum)을 파괴하여도 이와 비슷한 결과가 오나 시상을 파괴하는 것보다는 효과가 덜하다고 알려져 있다. 일차운동겉질(MI)이나 피라밋로를 파괴하면 떨림은 없어지나 **불완전마비**(paresis)가 온다. 파킨슨증후군(Parkinson's syndrome)의 주증상 중의 하나이며 **간렌즈핵변성**(hepatolenticular degeneration, Wilson's disease)에서도 나타날 수 있다.

(2) 곰지락운동(무정위운동, athetosis)

팔다리의 먼쪽부분(distal limb)을 불규칙하게 뒤틀거나 꿈틀거리는 느린 운동으로 대부분 근육경직(muscle rigidity)이 동반되어 연속된 근육연축(muscle spasm)의 형태로 나타난다. 대부분의 경우 줄무늬체(striatum)와 대뇌겉질에 병변이 있으나 창백핵이나 시상(thalamus)의 병변으로 인해 유발되는 경우도 있다. **뇌성마비**(cerebral palsy) 환자에서 흔히 볼 수 있다.

(3) 무도병(chorea)

자신의 의지와는 관계없는 불수의적 운동이 마치 목적이 있는 운동처럼 활기 있고 우아한 연속적인 동작으로 나타난다. 대부분의 무도병에는 근육긴장저하(hypotonia)가 동반되며, 주로 팔다리의 먼쪽부분과 얼굴의 표정근(muscles of expression), 혀, 삼킴작용(deglutition)에 작용하는 근육 등에 잘 나타난다. 류마티스열(rheumatic fever)의 합병증으로 올 수 있는 **시드넘무도병**(Sydenham's chorea)이나 유전적 질환인 **헌팅톤병**(Huntington's disease)의 대표적 증상의 하나로 주된 병변은 줄무늬체와 대뇌겉질에 있다고 보고되어 있다.

(4) 도리깨질증(발리즘, ballism)

격렬하게 팔다리를 휘두르는 불수의적 운동으로 팔이음뼈(상지대)나 다리이음뼈(하지대) 등 팔다리의 몸쪽부분 근육의 강력한 운동으로 나타난다. 이러한 경우 심한 근긴장저하(hypotonia)가 동반된다. 거의 대부분에서 시상밑핵(STN) 또는 시상밑핵과 연결된 주섬유다발이 손상된 경우에 나타나며, 흔히 손상 반대쪽에 **반도리깨질증**(hemiballism) 증상으로 나타난다.

(5) 운동못함증(akinesia)과 운동감소증 (hypokinesia)

마비가 없음에도 불구하고 운동의 시작이 어렵거나 운동을 시작하는 빈도가 적어서 한 자세에서 다른 자세로의 이행이 곤란한 경우이며, **운동완만증**(bradykinesia)은 비정상적으로 운동이 느려지는 증상이다. 이들 모두는 파킨슨증후군에서 흔히 나타나는 증상이다.

(6) 근육경직(muscle rigidity)

근육이 이완되지 않고 계속적으로 모든 근육이 수축하고 있는 상태로 일종의 **근육긴장항진증**(hypertonia)이다. 근육경직이 일어나는 원인에 대해서는 아직 잘 알려져 있지 않다. 근육경직은 창백안쪽분절을 외과적으로 파괴하거나 시상의 VL 핵을 파괴하면 호전되며, 척수의 뒤뿌리를 잘라 척수로 들어가는 입력을 제거하거나 앞뿔의 γ-운동신경세포 활성을 억제하는 경우에도 감소된

임상노트

다고 알려져 있다. 근경직이 있는 경우에는 척수의 α-운동신경세포과 γ-운동신경세포에 대한 위척수성조절(supraspinal control)이 증가되고 강직뻗침반사(tonic stretch reflex)가 증가된다고 알려져 있으므로, 정상상태에서는 바닥핵의 창백핵에서 나가는 억제성 출력이 이를 감소시키지 않나 생각되고 있다. 근경직이 있는 관절을 억지로 펴려고 하면 마치 톱니바퀴가 돌아가는 것 같이 단계적으로 약간씩 펴지므로 이를 **톱니바퀴현상**(cogwheel phenomenon)이라고 한다.

반대로 근육긴장저하(hypotonia)는 근육이 이완된 상태로 있는 것으로, 무도병과 도리깨질증에서는 근육긴장저하가 동반된다.

11

둘레계통

■ **학습목표**

1. 둘레계통에 속하는 구조를 안다.
2. 둘레계통의 기능을 이해한다.
3. 둘레계통의 연결과 파페즈 회로에 대해서 이해한다.

Ⅰ 둘레계통의 구조

둘레계통(변연계, limbic system)을 이루는 구조로는 대뇌겉질(cerebral cortex)에 속하는 둘레엽(limbic lobe)의 **띠이랑**(대상회, cingulate gyrus)과 **해마곁이랑**(해마방회, parahippocampal gyrus), 후각겉질(olfactory cortex)의 **조롱박고리**(이상엽, piriform lobe)가 있고, **사이막부위**(중격부, septal region), **편도핵복합체**(amygdaloid nuclear complex)가 있으며, **종말판곁이랑**(종말판방회, paraterminal gyrus), **뇌들보밑이랑**(뇌량하영역, subcallosal gyrus), 시상 주변 구조들인 **시상하부**(hypothalamus), 시상(thalamus)의 **둘레시상**(limbic thalamus), **시상상부**(epithalamus)가 있다. 또한 중간뇌의 **중간뇌둘레구역**(midbrain limbic area)도 포함된다 그림 11-1, 표 11-1, 2.

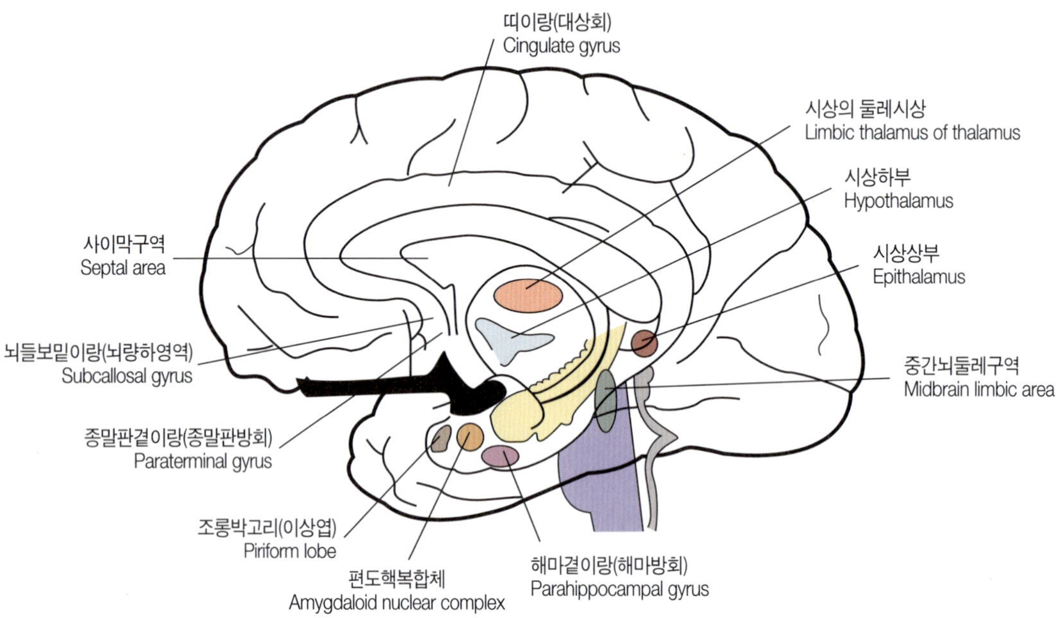

그림 11-1 둘레계통(limbic system)의 구조

표 11-1	둘레계통에 속하는 구조

- 대뇌겉질(cerebral cortex)
  둘레엽(limbic lobe) – 띠이랑(대상회, cingulate gyrus), 해마곁이랑(parahippocampal gyrus)
  후각겉질(olfactory cortex) – 조롱박고리(이상엽, piriform lobe)
- 사이막부위(중격부, septal region)
- 편도핵복합체(amygdaloid nuclear complex)
- 앞뇌바닥구역(basal forebrain area)
- 시상하부(hypothalamus)
- 시상(thalamus) – 둘레시상(limbic thalamus)
- 시상상부(epithalamus)
- 중간뇌둘레구역(midbrain limbic area)

표 11-2	둘레엽에 속하는 구조
	• 바깥고리(Outer ring) 궁상이랑(궁상회, gyrus fornicatus) 띠이랑(대상회, cingulate gyrus) 띠이랑좁은부분(isthmus of cingulate gyrus) 해마곁이랑(해마방회, parahippocampal gyrus) 갈고리이랑(구상회, uncus, uncinate gyrus)
	• 안쪽고리(Inner ring) 해마형성체(hippocampal formation) 해마(hippocampus; 암몬각, cornu ammonis, Ammon' s horn) 치아이랑(치상회, dentate gyrus) 해마이행부(subiculum) 해마흔적(hippocampal rudiments) 작은다발이랑(소대회, fasciolar gyrus) 회색층(indusium griseum), 뇌들보위이랑(supracallosal gyrus) 종말판곁이랑(paraterminal gyrus), 뇌들보밑이랑(subcallosal gyrus) 뇌들보밑구역(subcallosal area), 후각옆구역(parolfactory area)

1. 띠이랑

띠이랑(대상회, cingulate gyrus)은 대뇌의 안쪽 표면에서 관찰되며, 마루엽의 위쪽 표면에서 시작되어 아래쪽으로 내려오다가 앞쪽으로 방향을 바꿔 뇌들보의 위쪽에서 뇌들보와 일정한 간격을

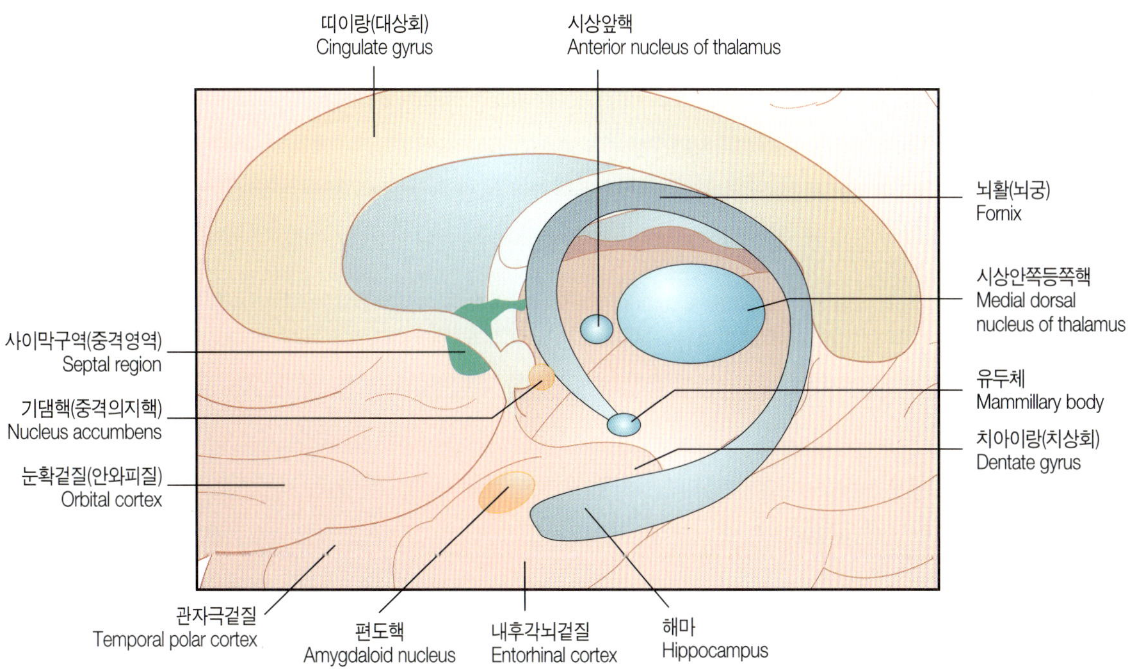

그림 11-2 띠이랑(cingulate gyrus)과 그 주위 구조

두고 주행한다. 끝부분에서는 다시 아래쪽으로 내려오면서 뇌들보에 가깝게 가게 된다. 뇌들보의 바로 위에는 뇌들보고랑(sulcus of corpus callosum)이 있다. 마루아래고랑과 띠고랑의 안쪽부분이며, 뇌들보고랑의 가쪽부분이 띠이랑이다. 띠이랑의 끝부분은 뇌들보와 가까와지므로 띠이랑은 뇌들보의 앞쪽부분에서 좁아지게 되며, 이 부분을 **띠이랑잘룩부분**(isthmus of cingulate gyrus)이라고 한다 그림 11-2.

2. 해마곁이랑

바닥 표면에서 후각뇌고랑(rhinal sulcus)과 곁고랑(collateral sulcus)의 안쪽을 **해마곁이랑**(해마방회, parahippocampal gyrus)이라 하며 그 앞부분은 갈고리와 같이 다시 위쪽으로 휘어져 있어 **갈고리이랑**(uncus, uncinate gyrus)이라 한다. 해마곁이랑의 뒤쪽 위쪽은 띠이랑잘룩부분과 이어져 둘레엽의 바깥고리 구조를 이룬다.

3. 해마형성체

해마형성체(hippocampal formation)는 발생학적으로는 관자엽의 안쪽 종말부분이 확장되어 형성된 구조로 가쪽뇌실(lateral ventricle) 관자뿔(temporal horn, inferior horn, 아래뿔)의 바닥을 형성하고 있다. 해마(hippocampus), 치아이랑(치상회, dentate gyrus)과 해마이행부(subiculum)의 세 부분으로 구성되어 있다.

1) 해마형성체의 구성

(1) 해 마

해마(hippocampus) 또는 **고유해마**(hippocampus proper)는 가쪽뇌실 관자뿔의 바닥에 융기된 해마 모양의 길게 휘어진 구조로 해마곁이랑의 갈고리이랑(uncus)에서 뇌들보의 뒤쪽까지 이어져 있다. 해마의 먼쪽부분은 크며 그 안쪽에는 서너 개의 얕은 고랑 모양의 해마지(hippocampal digitation)가 있어 동물의 발과 모양이 비슷하므로 **해마발**(pes hippocampi)이라고 하며, 몸쪽부분은 좁고 휘어져 있어 그 전체적인 모양이 해마와 비슷하므로 해마라는 명칭으로 불리운다. 또는 그 휘어진 모양이 양의 머리를 한 이집트의 신인 암몬의 뿔과 같은 모양이라고 하여 **암몬각**(Ammon' s horn, cornu ammonis)이라고 하기도 한다. 해마는 뇌의 활동을 위해 감각적 경험을 해석한다 그림 11-2.

(2) 치아이랑

치아이랑(치상회, dentate gyrus)은 해마의 안쪽 해마술의 아래쪽에는 해마고랑(hippocampal sulcus)이 있으며, 해마술과 해마고랑의 사이에는 많은 가로고랑이 있는 좁은 치아이랑이 있다.

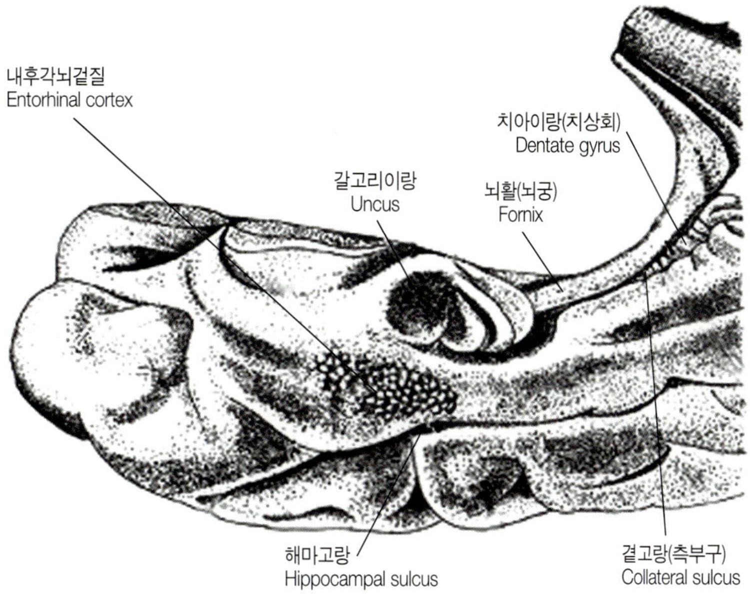

그림 11-3 내후각뇌겉질(entorhinal cortex)과 그 주위의 구조

대뇌의 안쪽면에서 해마고랑은 갈고리이랑의 뒤쪽에서 해마곁이랑의 위쪽 경계를 따라 길게 배열되어 있으며, 해마곁이랑은 해마고랑과 곁고랑의 사이에 위치한다. 해마곁이랑 앞부분의 겉질은 **내후각뇌겉질**(entorhinal cortex)이라고 한다. 내후각뇌겉질의 표면에는 작은 융기들이 돌출되어 있어 다른 부분과 구별된다 그림 11-3.

(3) 해마이행부

해마이행부(subiculum)는 해마와 해마곁이랑의 내후각뇌겉질은 서로 연결되어 있으며 이 두 구조가 이행되는 부위의 겉질을 일컫는다. 해마이행부는 해마고랑의 바로 아래쪽에 위치하는 겉질 구조이며, 해마쪽에서부터 다시 **원해마이행부**(prosubiculum), **해마이행부**(subiculum), **앞해마이행부**(presubiculum), **부해마이행부**(parasubiculum)의 네 부분으로 나눌 수 있다. 부해마이행부에 이어지는 해마곁이랑의 겉질이 내후각뇌겉질이다 그림 11-4.

2) 해마형성체의 층판구조

해마형성체(hippocampal formation)는 계통발생학적으로 오래된 원시적인 구조로 대뇌겉질의 나머지 부분과는 달리 세 층으로 구성되어 있다. 해마이행부는 해마와 같은 층으로 구성되어 있으며 옛겉질(paleocortex)에 속하는 후각뇌겉질과 이행되는 부위이다. 치아이랑의 중간층인 과립층은 해마와 해마이행부로 날신경섬유를 보내는 작은 신경세포로 구성되어 있으며, 해마와 해마이행부의 중간층인 피라밋층의 신경세포는 뇌활을 통해 날신경섬유를 해마형성체 밖으로 보낸다.

해마는 대체적으로 세포의 형태가 일정하지만 부위에 따라 세포의 형태와 연결에는 약간의 차

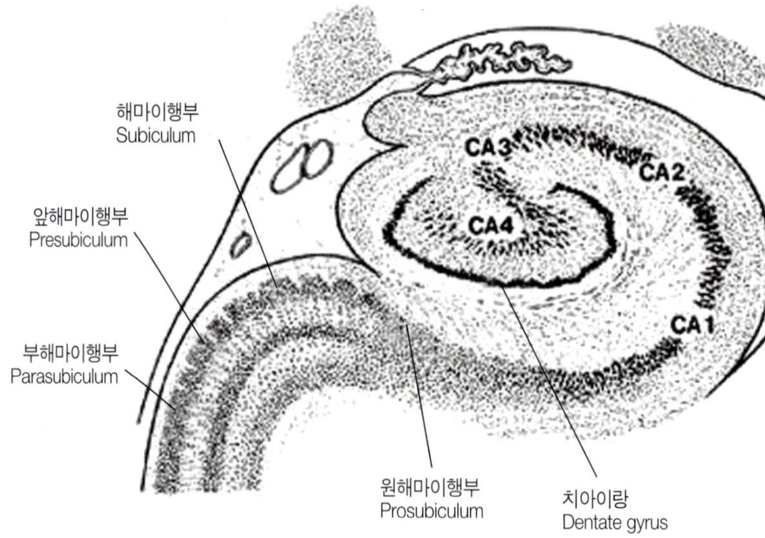

그림 11-4 사람 해마형성체(hippocampal formation)와 해마곁이랑(parahippocampal gyrus)을 가로절단한 단면에서 해마형성체의 구역
CA1; 암몬각 1구역, CA2; 암몬각 2구역, CA3; 암몬각 3구역, CA4; 치아구역(area dentata).

이가 있어 로렌테 데 노(Lorente de No, 1934)는 이를 해마이행부(subiculum)쪽에서부터 CA1, CA2, CA3, CA4의 네 부분으로 세분하였다. 이 중에서 CA4는 해마의 피라밋층의 피라밋세포가 없어지고 치아이랑의 과립층의 과립세포가 나타나기 전 형태가 다양한 세포들이 있는 부위로 **치아구역**(area dentata)이라고도 한다 그림 11-4.

3) 해마형성체의 연결

(1) 들신경연결(Afferent connection)

해마형성체는 주로 내후각뇌겉질(entorhinal cortex, 브로드만영역 28)에서 들신경섬유를 받는다. 이 밖에도 해마형성체는 시상의 앞핵군(anterior nuclear group)과 유두체(mammillary body)를 포함하는 뒷시상하부구역(posterior hypothalamic area)에서 신경섬유를 받으며 역시 둘레계통에 속하는 사이막핵(septal nuclei)과 브로카대각섬유줄(diagonal band of Broca) 및 무명질(substantia innominata)에서 신경섬유를 받는다. 또한 여러 중간뇌둘레구역(midbrain limbic area)의 대뇌다리사이핵(interpeduncular nucleus), 배쪽뒤판구역(ventral tegmental area; VTA), 등쪽뒤판핵(dorsal tegmental nucleus of Gudden), 등쪽솔기핵(dorsal raphe nucleus), 안쪽솔기핵(median raphe nucleus; 위중심핵 superior central nucleus) 및 청색반점(locus ceruleus)과 부완핵(parabrachial nucleus)에서 들어오는 신경섬유를 받는다 그림 11-3.

(2) 날신경연결 (Efferent connection)

해마형성체의 날신경연결은 매우 큰 섬유다발인 뇌활을 통해 이루어진다. 뇌활은 사람에서 백만 개가 넘는 축삭으로 이루어진 말이집신경섬유다발이며 해마이행부와 해마의 피라밋층에 위치한 피라밋세포(pyramidal cell)에서 기원되어 시상밑부의 유두체까지 연결되어 있다.

4. 사이막부위

사이막부위(중격부, septal region)는 둘레엽의 안쪽고리의 가장 앞부분은 뇌들보부리(rostrum of corpus callosum)의 아래쪽에 위치하며, 이 부분의 겉질 아래쪽에는 겉질아래회색질이 있다.

1) 사이막구역

사이막부위의 겉질구조를 **사이막구역**(중격영역, septal area)이라고 하며 종말판곁이랑(paraterminal gyrus)과 뇌들보밑이랑(subcallosal gyrus)을 포함한다. 겉질아래회백질은 **사이막핵**(중격핵, septal nucleus)이라고 하며, 종말판(lamina terminalis)의 앞쪽 종말판곁이랑의 깊은 곳에 있는 핵군이다.

2) 사이막핵

이들 **사이막핵**(septal nucleus)은 해마형성체를 시상밑부 및 고삐와 연결하는 부위로 들신경섬유는 해마형성체와 편도체 등에서 들어오고, 날신경섬유는 시상속질줄무늬체(시상수질선조, stria medullaris thalami)를 통해 시상위부의 고삐핵(habenular nucleus)에 연결한다.

3) 투명사이막

사이막(중격, septum)은 가쪽뇌실 사이에 있는 **투명사이막**(septum pellucidum)과 그 앞에 있는 겉질아래회색질인 **진성사이막**(septum verum)을 함께 일컫는 용어로 겉질구조인 사이막구역은 이에 속하지 않는다. 투명사이막 내에는 신경아교세포(glial cell)와 섬유성분은 있으나 신경세포체는 거의 없다. 진성사이막 내에는 겉질구조인 사이막핵이 있으며, 이 핵은 주위의 겉질아래회색질구조인 **사이막기댐핵**(nucleus accumbens septi)과 명확하게 구별된다. 투명사이막은 분노를 일으키는 현상을 포함해 다양한 행동양식을 조절하는 역할을 한다.

4) 후각뇌

후각뇌(rhinencephalon)는 대뇌 바닥표면에 위치한 후각망울(후구, olfactory bulb)과 후각삼각(olfactory trigone), 안쪽 · 중간 · 가쪽후각줄무늬체(medial, intermediate and lateral olfactory striae), 조롱박고리(이상엽, pyriform lobe), 편도체(amygdaloid body)의 일부 등 후각을 전달하는 중개핵과 신경로 및 일차후각겉질(primary olfactory cortex)을 함께 일컫는 용어이다 그림 11-5.

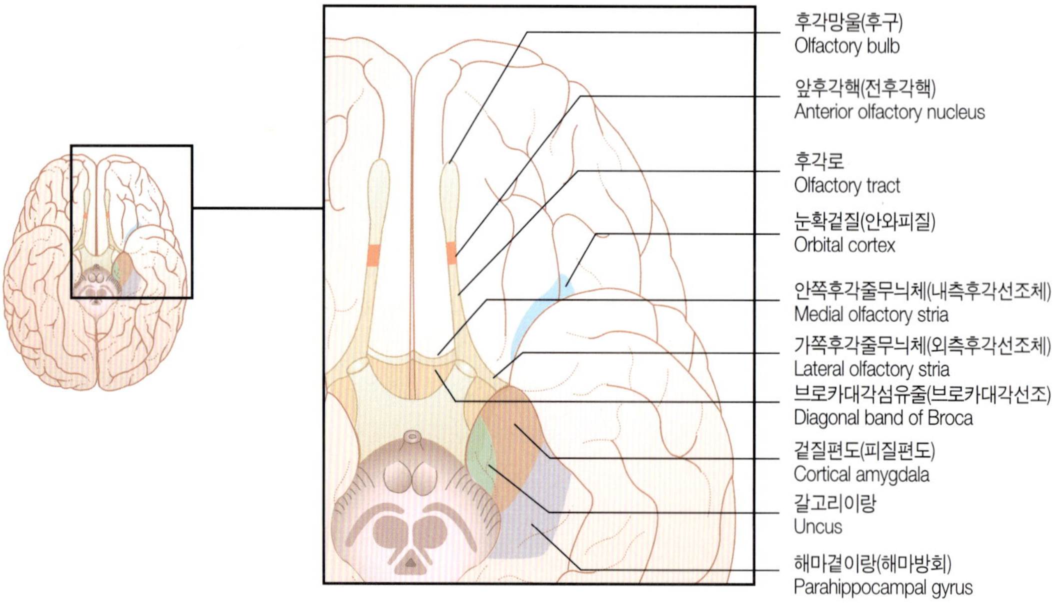

그림 11-5 사람 대뇌바닥영역의 후각뇌(rhinencephalon)의 구조

(1) 앞뇌바닥영역

대뇌반구의 바닥부와 안쪽부분에 있는 경계가 명확하지 않은 부위를 **앞뇌바닥영역**(basal forebrain area)이라고 한다. 이 부분은 경계가 뚜렷하지 않고 학자에 따라서는 후각뇌에 속하는 부분을 중복시켜 포함시키기도 하지만 대체적으로 앞관통질(anterior perforated substance)의 깊은곳에 있는 회색질인 무명질(substantia innominata)과 그 주위부분을 말한다.

5. 조롱박엽

조롱박엽(piriform lobe)는 후각이 발달한 동물에서 후각을 직접 받아들이는 부분이 서양배 모양으로 생겼기 때문에 붙여진 이름이며, 앞조롱박겉질, 편도체주위겉질, 내후각뇌겉질의 세 부분으로 나눌 수 있다.

앞조롱박고리겉질(prepiriform area or cortex)은 가쪽후각줄무늬체를 따라서 편도체의 앞부분까지 이어지는 좁은 부위를 말하며 주위이랑(gyrus ambiens)과 가쪽후각이랑(lateral olfactory gyrus, 가쪽후각핵 lateral olfactory nucleus)으로 구성되어 있다. **편도체주위겉질**(periamygdaloid area or cortex)은 반월이랑(gyrus semilunaris)이라고도 하며 편도체의 앞쪽 등쪽에 있는 좁은 겉질부위를 말한다. **내후각뇌겉질**(entorhinal area or cortex)은 둘레엽 해마곁이랑(parahippocampal gyrus) 앞쪽의 대부분을 차지하고 있으며 가쪽으로는 해마형성체의 해마이행부와 이어져 있다.

6. 편도핵복합체

편도체는 관자엽 앞쪽 끝부분 가쪽뇌실의 아래뿔(inferior horn)과 렌즈핵(lentiform nucleus) 사이 위치하는 회색질로서 여러 핵들로 구성되어 있기 때문에 **편도핵복합체**(amygdaloid nuclear complex)라고 한다. 이 핵군은 조롱박엽겉질(piriform cortex)의 깊은부위에 위치하며 관자엽 해마곁이랑의 앞쪽에서 등쪽 안쪽방향으로 위치한다. 부분적으로는 가쪽뇌실 관자뿔(아래뿔, temporal horn, inferior horn)의 앞쪽 안쪽 및 등쪽벽을 구성한다.

편도핵복합체는 안쪽 표면쪽에 위치한 작은 **겉질안쪽핵군**(corticomedial cell group)과 가쪽 바닥부분에 위치한 상대적으로 큰 **바닥가쪽핵군**(basolateral cell group)으로 나누어진다.

1) 겉질안쪽핵군

겉질안쪽핵군(corticomedial cell group)에는 앞편도구역(anterior amygdaloid area)과 겉질편도핵(cortical amygdaloid nucleus), 안쪽편도핵(medial amygdaloid nucleus), 가쪽후각핵(lateral olfactory nucleus)이 속해 있으며, 바닥가쪽핵군에는 가쪽편도핵(lateral nucleus), 바닥편도핵(basal nucleus), 덧쐐기다발핵(accessory cuneate nucleus) 및 중심핵(central nucleus)이 속해 있다 그림 11-6.

편도핵복합체의 겉질안쪽핵군(corticomedial nuclear group)은 후각경로(olfactory pathway)에서 직접 후각을 받는 일차후각영역(primary olfactory cortex) 중의 하나이다. 후각망울(olfactory

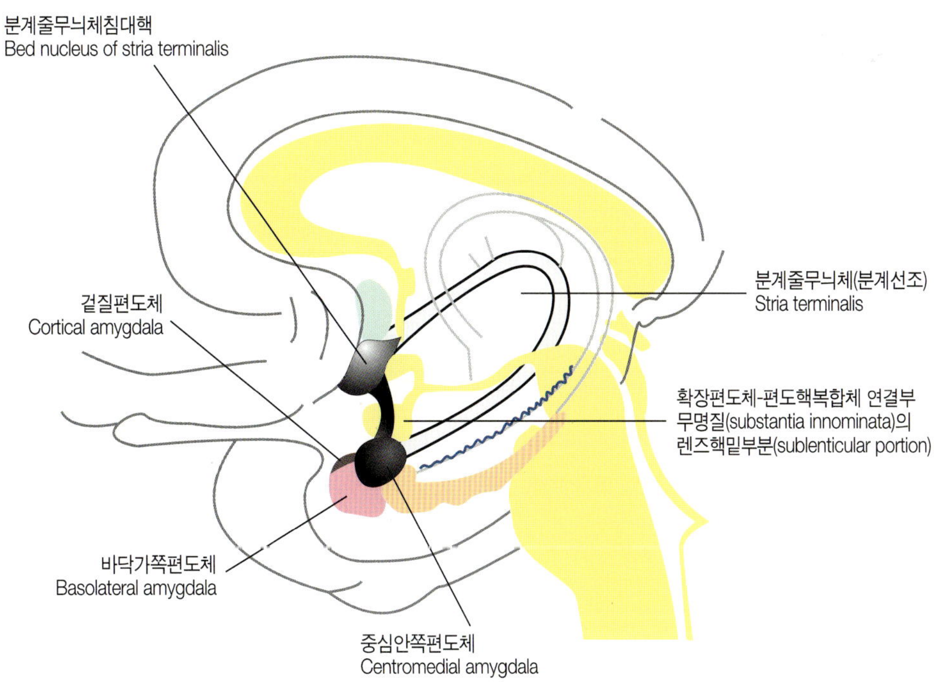

그림 11-6 확장편도체(extended amygdala)와 편도핵복합체(amygdaloid nuclear complex)의 연결

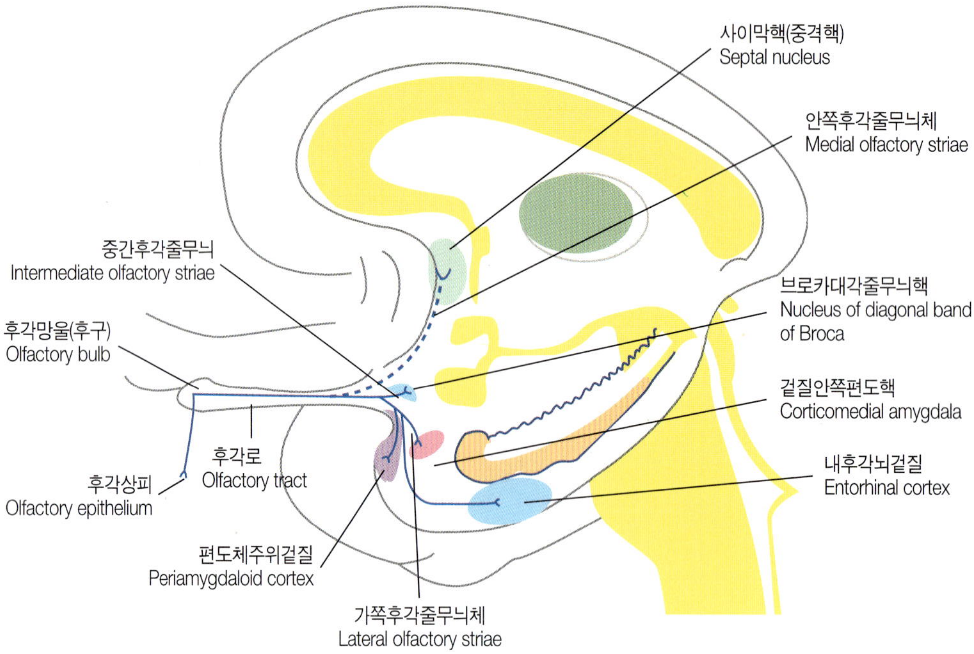

그림 11-7 후각경로(olfactory pathway)

후각은 후각상피(olfactory epithelium)에서 후각신경(olfactory nerve; CN I)을 통해 후각망울(olfactory bulb)에 전달되며, 후각망울 신경세포의 축삭은 후각로(olfactory tract)를 형성하여 대뇌겉질의 일차후각영역(primary olfactory area)으로 연결된다.

bulb)에서 나오는 날신경섬유는 후각로(olfactory tract)인 가쪽후각줄무늬체(lateral olfactory stria)를 이루어 주로 겉질편도핵(cortical amygdaloid nucleus)과 안쪽편도핵(medial amygdaloid nucleus)에 닿는다. 이 핵들은 후각겉질과 해마형성체에서 오는 들신경섬유도 받는다 그림 11-7.

2) 바닥가쪽핵군

바닥가쪽핵군(basolateral cell group)으로는 감각겉질의 연합영역-시각연합영역, 청각연합영역, 몸감각연합영역 등에서 여러 감각성 입력정보가 들어오며, 중심핵(central nucleus)에는 뇌줄기의 내장들신경핵(visceral afferent nucleus)인 고립로핵(solitary tract nucleus)과 팔곁핵(부완핵, parabrachial nucleus)에서 기원되는 들신경섬유가 들어온다. 바닥가쪽핵군의 날신경섬유는 줄무늬체(striatum), 특히 배쪽줄무늬체(ventral striatum)로 연결되며, 대뇌겉질과도 서로 연결되어 있다.

편도체(amygdala)는 자율신경계통과 관련되어 심장혈관, 호흡, 소화계통의 움직임을 조정하고, 특히 부신겉질자극호르몬(ACTH), 성호르몬의 분비에 관여하여 성행동에 중요한 역할을 하고 있다.

II 둘레계통의 연결

둘레계통에 속하는 여러 구조들은 모두 둘레계통의 중심부인 시상하부(hypothalamus) 및 사이막핵(septal nucleus)과 연결되어 있으며 시상하부와 사이막핵의 여러 부분을 전기적으로 자극하였을 때 기쁨, 슬픔, 분노, 식욕 등의 감정적 반응이 일어나는 것을 보아 이 부분이 감정의 표현과 밀접한 관계가 있다고 생각된다. 이와 같은 감정적 반응이 일어나는 곳은 시상하부와 보통 시상하부의 일부로 간주되는 시각교차앞구역(preoptic region), 그리고 사이막핵(septal nuclei)부위이며, 시상하부는 중간뇌 그물체에 속하는 배쪽뒤판핵(ventral tegmental area of Tsai), 등쪽뒤판핵(dorsal tegmental nucleus of Gudden), 대뇌다리사이핵(interpeduncular nucleus), 즉 중간뇌둘레구역(midbrain limbic area)과 고도로 연결되어 있기 때문에 이를 **사이막-시상하부-중간뇌 연속체**(septo-hypothalamo-mesencephalic continuum) 또는 **사이막-시각앞교차구역-시상하부-중간뇌 연속체**(septo-preoptico-hypothalamo-mesencephalic continuum)라고 한다 그림 11-8.

사이막-시상하부-중간뇌 연속체는 주로 해마형성체(hippocampal formation)와 일차후각영역(primary olfactory area), 그리고 편도핵복합체(amygdaloid nuclear complex)에서 입력을 받으며 척수와 뇌줄기의 일반내장날신경핵(GVE), 즉 자율신경의 신경절이전신경세포(preganglionic autonomic neuron)에 영향을 미쳐 자율신경 반응을 나타낸다.

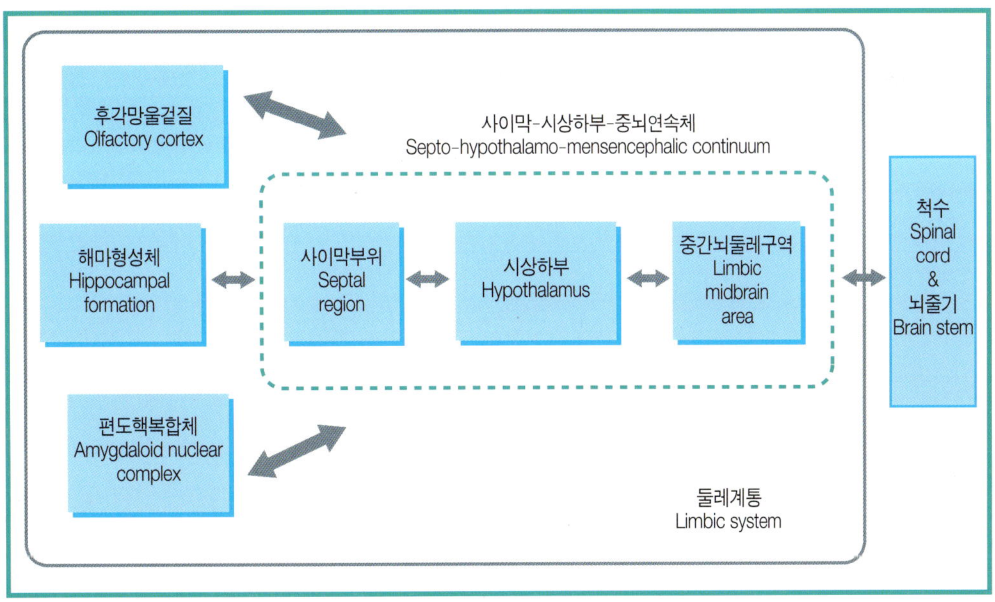

그림 11-8 사이막-시상하부-중간뇌 연속체(septo-hypothalamo-mensencephalic continuum)와 둘레계통(limbic system)에 속하는 구조의 관계

1. 파페즈 회로

기억(memory)에 작용하는 둘레계통의 중심회로의 하나로 연결 중 가장 잘 알려져 있다. 해마형성체(hippocampal formation)와 유두체(mammillary body), 시상앞핵군(anterior thalamic nuclei), 띠이랑(cingulate gyrus), 내후각뇌겉질(entorhinal cortex)을 연결하는 회로로서 **파페즈 회로**(Papez circuit)라고 불리운다 그림 11-9.

해마형성체에서는 뇌활을 통해 유두체로 신경섬유를 보내며 그 곁가지는 시상앞핵군에도 닿는다. 유두체에서는 유두시상로(mammillothalamic tract)를 통해 시상앞핵군에 신경섬유를 보낸다. 시상앞핵군에서 나오는 시상겉질섬유(thalamocortical fiber)는 띠이랑에 끝나며 띠이랑에서는 띠다발(cingulum)을 통해 내후각뇌겉질로 신경섬유를 보낸다. 내후각뇌겉질에서 나오는 섬유는 관통로(perforant path)와 백색로(alveolar path)의 두 경로를 통해 다시 해마형성체로 이어진다.

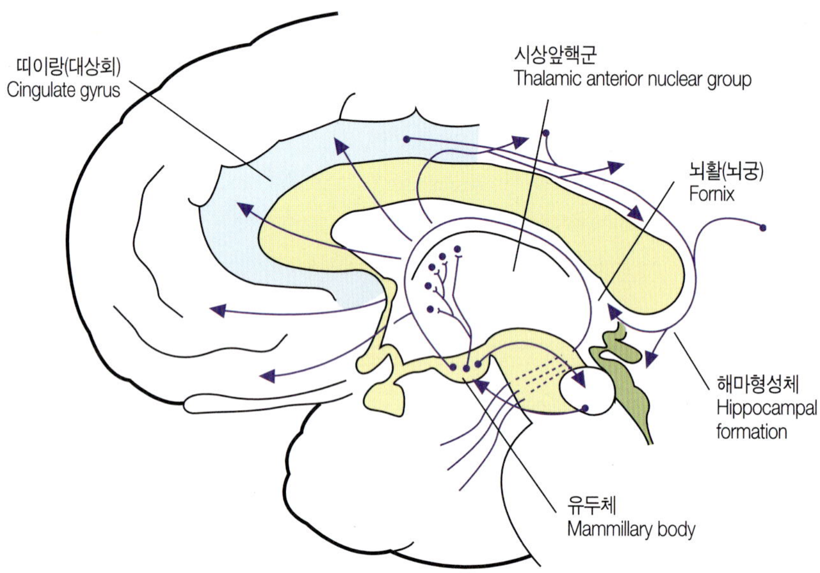

그림 11-9 파페즈 회로(Papez Circuit)

임상노트

✓ 둘레계통의 병변

양쪽의 앞띠이랑(anterior cingulate gyrus)의 혈관장애는 **무동성무언증**(akinetic mutism)이 나타나고, 맥박, 호흡, 체온의 이상 등 자율신경계통의 장애가 나타난다.

■ **해마형성체와 뒤통수관자이랑 부위의 장애**

해마형성체(hippocampal formation)와 뒤통수관자이랑(occipitotemporal gyrus)부위의 혈관장애는 맥관염(angitis), 섬망(delirium)의 증상이 나타난다.

■ **관자엽 안쪽의 장애**

뇌염(encephalitis)에 의해 둘레계통 부위 중 관자엽 안쪽의 장애를 입게 되면 정신질환과 혼동하기 쉬운 행동이상이 나타나기도 한다.

■ **갈고리발작**

갈고리발작(uncinate fits)은 가쪽후각영역이 손상되면 일종의 정신운동간질(psychosomatic epilepsy) 또는 관자엽간질(temporal lobe epilepsy)의 하나로 간질발작의 전조로 존재하지 않는 기분 나쁜 냄새를 느끼며(후각섬망, olfactory hallucination), 강한 감정적인 느낌이 일어나기도 하고, 물체가 갑자기 크게 보이거나 작게 보이는 감각성 섬망이 나타나기도 한다. 발작 중에는 입과 혀를 이상하게 움직이거나 의미없이 걷거나 때로는 피아노를 연주하거나 차를 운전하는 등 상당히 숙련된 행동을 할 수도 있다. 발작이 끝난 후에는 보통 발작 중에 일어났던 일을 완전히 잊어버리며, 완전한 의식상태로 돌아오기까지 몇 분에서 몇 시간이 걸리기도 한다. 이를 **복합부분간질**(complex partial seizure)이라고도 한다.

12

사이뇌

■ **학습목표**

1. 사이뇌의 구성을 안다.
2. 시상의 기본구조와 기능을 이해한다.
3. 시상핵의 구성과 연결, 각각의 기능을 이해한다.
4. 시상밑부, 시상상부, 시상하부의 기본 기능을 이해한다.

Ⅰ 사이뇌의 해부

사이뇌는 중간뇌의 위쪽으로 이어지는 부분이며 뇌줄기와 대뇌반구 사이에서 대뇌반구에 의하여 둘러싸여 있다. 사이뇌에 속하는 구조들은 **시상**(thalalmus), **시상밑부**(subthalamus), **시상상부**(epithalamus) 및 **시상하부**(hypothalamus)가 있는데, 이 중 가장 큰 기관은 시상이다 그림 12-1, 2.

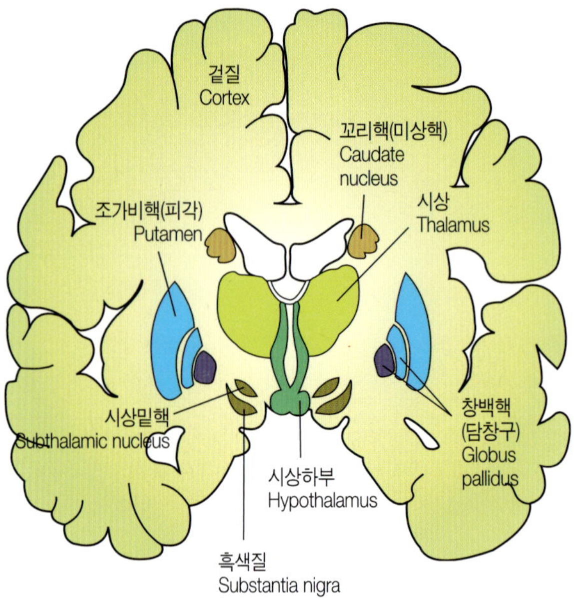

그림 12-1 뇌의 이마면 해부구조

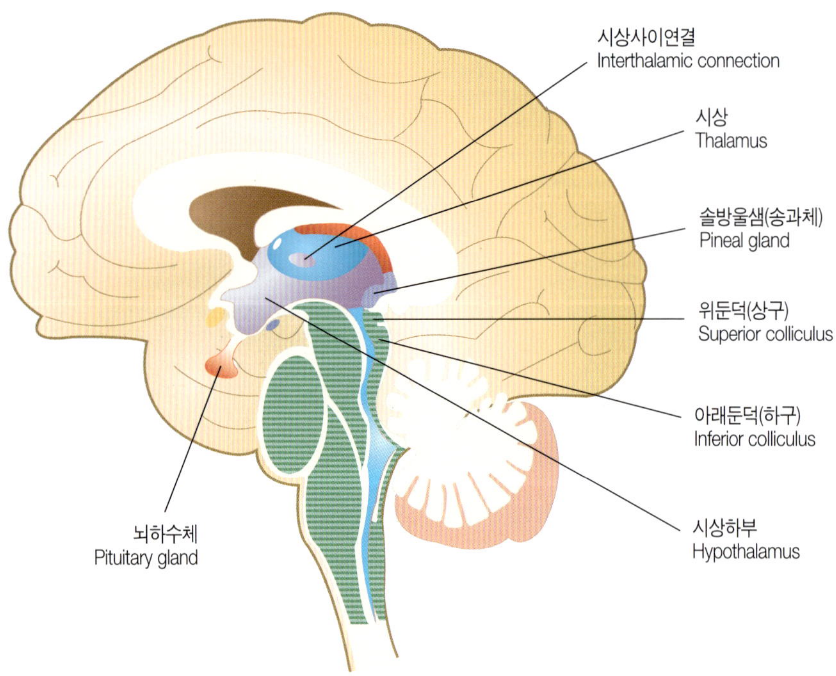

그림 12-2 사이뇌와 관련된 뇌의 시상면

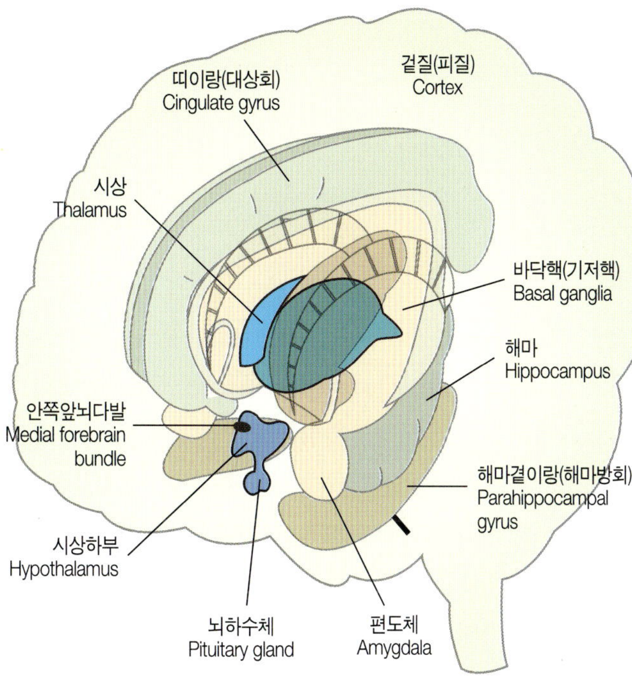

그림 12-3 뇌의 이마면 입체구조

시상(thalamus)은 셋째뇌실(제3뇌실, third ventricle)과 인접하여 있는데, 셋째뇌실을 사이에 두고 왼・오른쪽 시상으로 나누어지며 셋째뇌실의 아래쪽에 시상하부가 놓여 있다.

시상하부(hypothalamus)는 시상의 아래에 있고, 시상밑부의 앞쪽, 안쪽에 위치한다. 시상하부는 둘레계통(변연계, limbic system)과의 연결을 통하여 민무늬근육(smooth muscle)이나 심장의 근육 및 각종 분비샘들을 조절하는 자율신경계통의 전체적인 활동과 내분비기능의 조절, 감정의 조절, 체온조절 등에 있어서 중요한 역할을 한다.

시상상부(epithalamus)는 가장 작고 시상의 뒤쪽인 중간뇌의 위둔덕(superior colliculus) 바로 위쪽에 있다. 시상상부는 솔방울샘(송과체, pineal gland)과 고삐핵(수강핵, habenular nuclei)으로 이루어진다. 솔방울샘은 내분비기관으로 멜라토닌(melatonin)이라는 호르몬을 합성하며, 생체시계(biological clock)인 **수면-각성주기**(sleep-waking cycle)를 조절하고 사춘기의 시작을 조절한다. 고삐핵은 둘레계통과 관련이 있는 구조이며 냄새에 대한 감정적 반응 등에 관여한다.

시상밑부(subthalamus)는 시상의 아래쪽과 시상하부의 뒤가쪽에 있으며 시상밑핵(subthalamic nucleus)과 불확정구역(zona incerta), 그리고 바닥핵(basal ganglia)의 창백핵(globus pallidus)과 시상을 연결하는 섬유다발(포렐구역; Forel's field)로 이루어져 있다. 시상밑부는 바닥핵, 소뇌, 대뇌와 함께 신체 동작의 조절에 관여한다.

|| 시 상 ....

1. 시상의 겉구조

시상은 달걀 모양의 회색질 핵덩어리로 한쌍으로, 이루어져 있고 앞 · 뒤 길이가 3 cm, 가로길이와 높이가 1.5cm 정도이다. 안쪽과 위쪽에는 셋째뇌실이, 가쪽은 속섬유막(내포, internal capsule)이 놓이며, 앞쪽으로는 뇌실사이구멍(뇌실간공, interventricular foramen)까지 뻗어 있다. 아래로는 시상밑고랑(hypothalamic sulcus), 뒤로는 중간뇌(midbrain)로 이어진다. 윗면의 앞부분은 앞쪽으로 돌출되어 있어 **시상앞결절**(anterior tubercle)이라고 하고, 뒤부분에는 뒤쪽으로 돌출된 큰 융기가 있어 **시상베개**(시상침, pulvinar)라 한다.

시상의 위면은 대층(stratum zonale)이라고 불리우는 얇은 백색질 층에 싸여 있으며 가쪽면과 앞면은 **바깥섬유판**(외수판, external medullary lamina)이라는 백색질에 덮여 있다. 시상의 회색질은 **속섬유판**(내수판, internal medullary lamina)이라는 Y자 모양의 백색질판에 의하여 안쪽 및 가쪽과 앞부분으로 나뉘어진다. 속섬유판은 시상핵들을 서로 연결하는 신경섬유들로 구성된다.

양쪽의 시상은 사이에 있는 셋째뇌실에 의해 양쪽으로 나누어지는데, 중앙에 있는 작은 **시상사이붙음**(interthalamic adhesion, massa intermedia)을 통하여 양쪽의 시상이 연결되며 그 내부에는 시상의 중간핵군(middle nuclear group)이 있다. 안쪽면의 아래경계에는 시상하부고랑(hypothalamic sulcus)이 있어 시상하부와 경계가 된다. 가쪽면은 속섬유막에 의해 싸여 있으며, 시상에서 나가는 대부분의 날신경섬유들은 가쪽면을 통해 속섬유막으로 들어가 시상부챗살(thalamic radiation)을 형성하여 대뇌겉질에 이른다.

2. 시상의 속구조

시상 안에는 시상핵들의 신경연결을 이루는 얇은 층이 있는데 이를 **속섬유판**(internal medullary lamina)이라 한다. 속섬유판은 밖에서 볼 때 Y자 모양이며 속섬유판을 기준으로 시상의 주요 3부분인 **가쪽핵덩어리**(lateral nuclear mass), **안쪽핵덩어리**(medial nuclear mass) 및 **앞핵덩어리**(anterior nuclear mass)로 나누어진다. 속섬유판 속에는 **섬유판속핵**(내수판핵, intralaminar nuclei)이라는 여러 신경핵들이 있다.

1) 시상의 전반적 기능

시상은 대뇌겉질, 바닥핵(basal ganglia), 시상하부(hypothalamus)와 뇌줄기로 전달되는 정보를 중계하고 통합하는 중요한 정거장 역할을 한다. 이러한 시상의 기능을 요약하면 1) 통각의 일부와 후각을 제외한 모든 정보를 받아서 대뇌겉질과 관련된 감각영역으로 전달해 주는 중계소 역할을 하며, 2) 소뇌겉질(cerebellar cortex)과 바닥핵에서 나가는 수의적인 움직임(voluntary movement)

과 관련있는 날신경섬유들도 시상을 통해 대뇌의 운동겉질과 연결하여 운동과 관련된 기능을 가진다. 3) 시상은 뇌줄기의 그물체(reticular formation)와 대뇌겉질을 연결해 주어 의식(consciousness)에 관여한다. 이 외에 시상은 4) 둘레계통(limbic system)과도 연결되어 감정과 기억 기능에도 관여하며, 5) 대뇌의 연합겉질(association cortex)과도 연결되어 학습, 언어 등 고차원적인 정신작용에도 관련되어 있다.

2) 시상의 핵

대부분의 시상핵은 대뇌겉질로 날신경 정보를 보내는데, 다시 말하면 시상핵은 겉질밑구조(subcortical structure)에서 받은 입력을 대뇌겉질로 연결해주는 중계핵(relay nuclei)이다.

이러한 시상의 중계핵은 **특수시상겉질투사핵군**(specific thalamocortical projection nuclei)과 **비특수시상겉질투사핵군**(nonspecific thalamocortical projection nuclei)의 두 군으로 나누어진다. 특수시상겉질투사핵군은 감각이나 운동기능을 중계할 때 들신경정보의 입력을 받아 이를 특정한

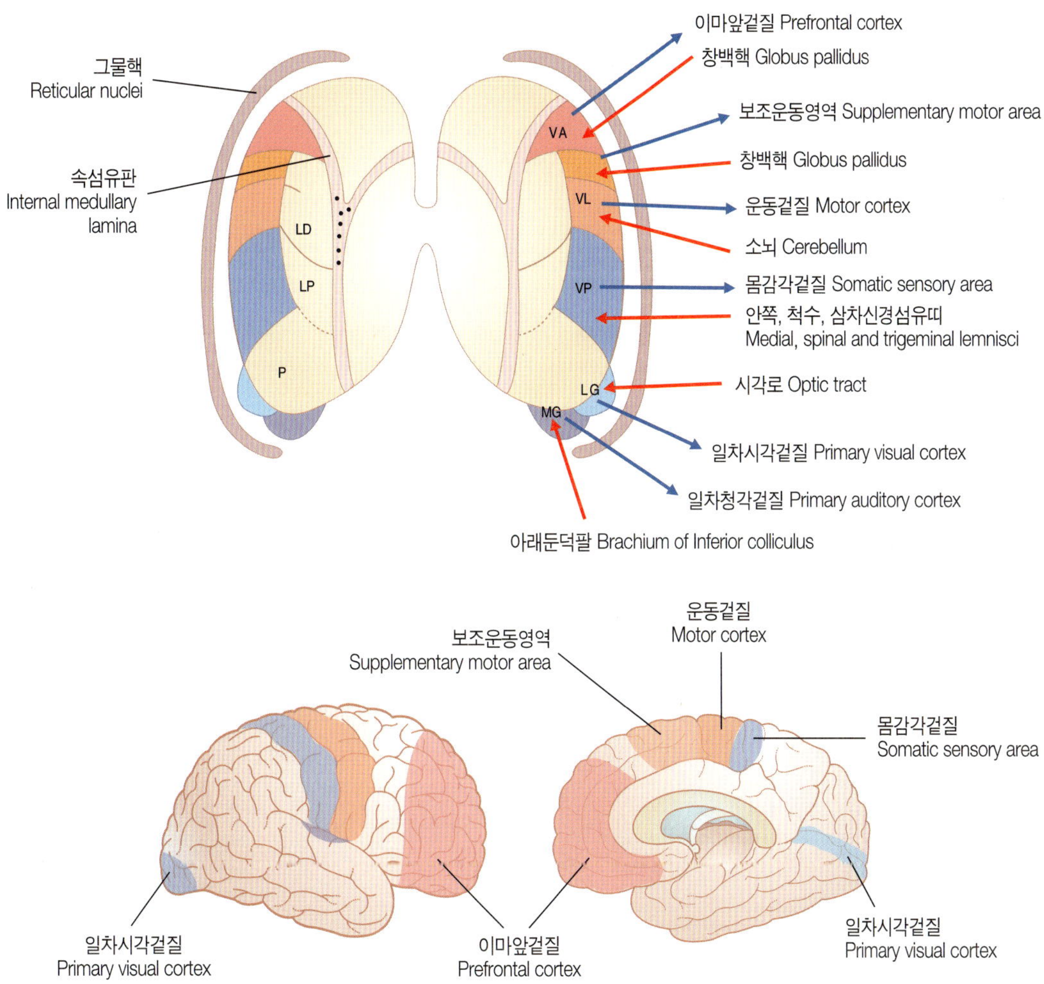

그림 12-4 시상의 핵들과 연결된 각 회로 및 부위

대뇌겉질부위로 전달해 주는 핵들을 말하며 주로 감각정보를 중계하는 **뒤배쪽핵**(후복측핵, ventral posterior nuclei; VP)군, 운동정보를 다루는 **가쪽배쪽핵**(외복측핵, ventral lateral nucleus; VL)과 **앞배쪽핵**(전복측핵, ventral anterior nucleus; VA), 둘레계통에서 들신경정보를 받아서 둘레계통으로 내보내는 **앞시상핵**(전시상핵, anterior thalamic nuclei; AN) 등이 있으며 시상핵의 대부분을 차지한다.

이와는 달리 여러 부위에서 다양한 종류의 입력을 받아 이를 연합겉질이나 둘레계통과 같은 불특정의 광범위한 대뇌겉질로 연결시켜 주는 중계핵들을 **비특수시상겉질투사핵군**이라 하며 **정중핵**(midline nucleus), **섬유판속핵**(내수판핵, intralaminar nucleus), **그물핵**(망상핵, reticular nucleus)이 이에 속한다.

또한 시상의 일부 핵은 시상 내의 다른 핵에서 들신경정보를 받아서 이를 대뇌겉질의 연합겉질(association cortex)로 보내는 **연합핵**(association nuclei)이 있다 그림 12-4.

(1) 가쪽부분(Lateral Part)

시상의 가쪽부분은 특수시상겉질투사핵군으로 구성되어 있으며 등쪽군(dorsal tier of the nuclei)과 배쪽군(venteral tier of the nuclei)으로 나누어진다 그림 12-5.

등쪽군은 **등쪽가쪽핵**(lateral dorsal nucleus; LD), **뒤가쪽핵**(lateral posterior nucleus; LP), **시상**

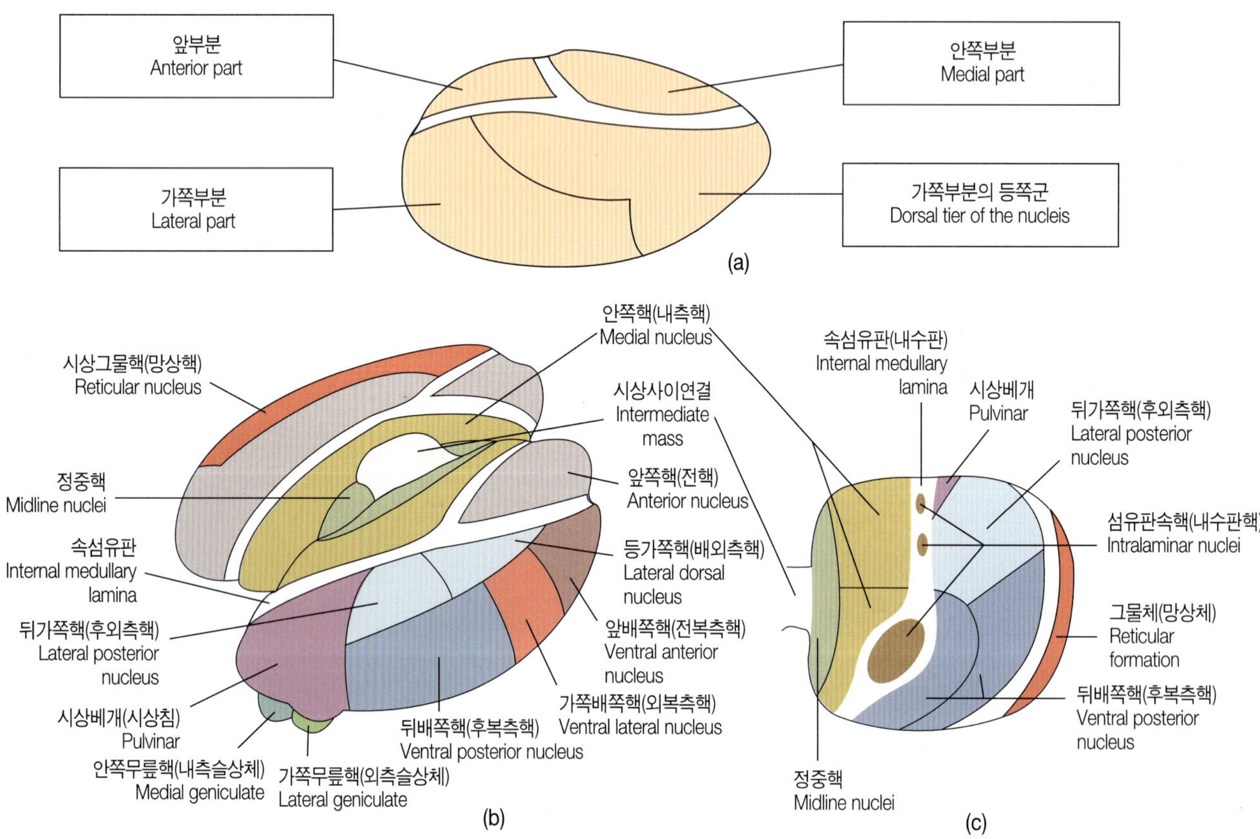

그림 12-5 시상 (a) 3가지 주요 핵무리. (b) 시상핵의 분류. (c) 시상의 이마절단면.

베개(pulvinar)로 구성되며 신경핵들 사이의 상세한 연결경로는 확실하지 않지만 다른 시상핵들, 마루엽(두정엽, parietal lobe), 띠이랑(cingulate gyrus), 뒤통수엽(posterior lobe), 관자엽(temporal lobe) 등과 서로 연결되어 있다. 기능은 아직 잘 알려져 있지 않다.

배쪽군은 앞배쪽핵(ventral anterior nucleus; VA), 가쪽배쪽핵(ventral lateral nucleus; VL), 뒤배쪽핵(ventral posterior nucleus; VP), 가쪽무릎체(외측슬상체, lateral geniculate body; LG), 안쪽무릎체(내측슬상체, medial geniculate body; MG)로 구성된다 그림 12-5.

① 앞배쪽핵(Ventral anterior nucleus; VA)

앞배쪽핵(VA)과 **가쪽배쪽핵**(VL)은 운동에 관여하는 중계핵으로 소뇌, 그물체(reticular formation), 중간뇌의 흑색질(substantia nigra), 바닥핵의 줄무늬체(striatum), 운동앞겉질(premotor cortex) 등과 연결되어 있다. 신경연결에 있어서 가쪽배쪽핵은 소뇌로부터, 앞배쪽핵은 주로 창백핵과 흑색질로부터 정보를 받아서 이마엽으로 정보를 내보낸다.

이 중 앞배쪽핵은 1) 작은세포부분(parvocellular part; VApc)과 2) 큰세포부분(magnocellular part; VAmc)으로 나누어지는데, 작은세포부분이 대부분을 차지한다.

작은세포부분은 앞운동영역에서 안쪽창백핵(GPi)으로 이어지는 들신경정보를 받고, 큰세포부분은 흑색질의 그물부분에서 들신경정보를 받아서 보조운동영역(supplementary motor area)으로 내보낸다. 일차운동겉질(primary motor cortex)의 섬유는 앞배쪽핵으로 들어오지 않는다.

② 가쪽배쪽핵(Ventral lateral nucleus; VL)

가쪽배쪽핵(VL)은 되먹임회로의 통합핵으로, 1) 대뇌겉질 → 소뇌겉질 → 대뇌겉질로 이어지는 회로와 2) 대뇌겉질 → 바닥핵 → 대뇌겉질로 이어지는 회로에 관여한다.

들신경정보는 소뇌의 치아핵을 거쳐서 들어오며, 같은쪽 바닥핵의 창백핵에서도 들어오는데 서로 겹치지는 않는다. 소뇌로부터의 정보는 운동앞영역과 일차운동영역으로 전달되고 창백핵에서의 정보는 보조운동영역으로 투사한다 그림 12-4, 6. 소뇌에서는 현재 진행 중인 동작에서 근육의 수축 정도 및 위치, 신체의 평형상태 등을 가쪽배쪽핵을 통하여 대뇌겉질로 전달하여 이것을 수의운동에 반영하게 하며, 바닥핵은 프로그램화 되어 있는 운동의 과정을 선택하게 한다. 가쪽배쪽핵은 대뇌겉질로 가는 정보에 대하여 대문의 역할을 담당한다 그림 12-6.

③ 뒤배쪽핵(Ventral posterior nucleus; VP)

뒤배쪽핵(VP)은 몸감각의 중개핵으로, 반대쪽 신체의 몸과 머리로부터 촉각, 통각, 온도감각, 위치감각 등의 일반감각 정보를 받는다. 뒤배쪽핵은 각 부위의 투사부위가 지정되어 있으며 뒤가쪽배쪽핵(ventral posterolateral nucleus; VPL), 뒤안쪽배쪽핵(ventral posteromedial nucleus; VPM), 뒤시상핵(posterior thalamic nucleus)으로 구성된다.

뒤가쪽배쪽핵(VPL)이 받아들이는 일반감각은 1) 가쪽척수시상로(외측척수시상로, lateral spinothalamic tract)로부터 몸통의 통증과 온도감각을 받아들이고, 2) 안쪽섬유띠(내측모대, medial lemniscus)로부터 몸통의 압박과 진동감각을 받고, 3) 앞척수시상로(anterior spinothalamic tract)를 통하여 몸통의 가벼운 촉각을 받으며, 4) 척수목시상로(spinocervicothalamic

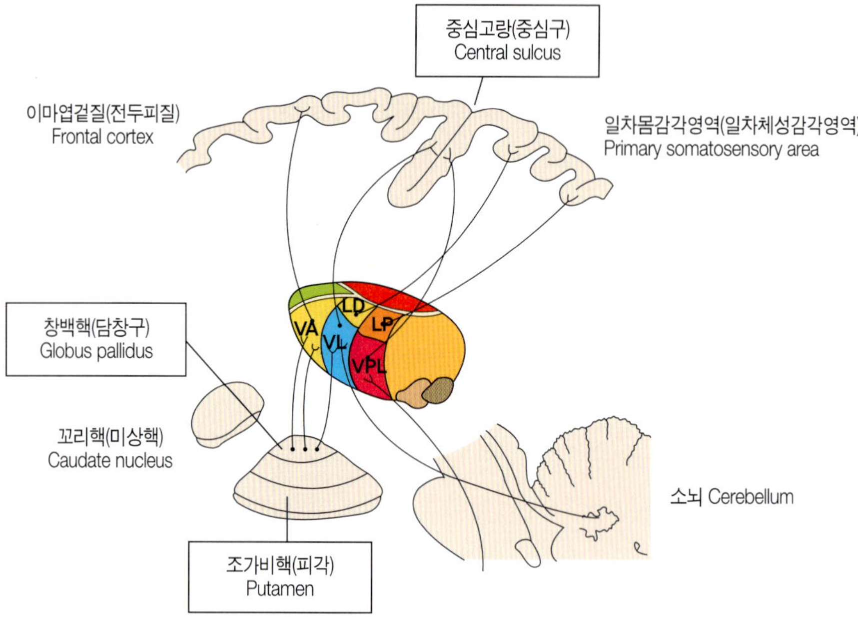

그림 12-6 가쪽핵군의 신경연결

뒤배쪽핵(VP)은 몸감각정보를 대뇌의 일차몸감각영역으로 전달하는데 뒤가쪽배쪽핵(VPL)은 팔다리와 몸통의 정보를, 뒤안쪽배쪽핵(VPM)은 목과 얼굴에서 오는 정보를 전달한다. 앞배쪽핵(VA)은 주로 창백핵에서, 가쪽배쪽핵(VL)은 주로 소뇌에서 정보를 받아 이마엽겉질로 보낸다.

tract)로부터 몸통의 촉각, 고유감각, 진동감각을 받아들인다. 또한 평형감각도 받아들인다.

뒤안쪽배쪽핵(VPM)은 삼차시상로(trigeminothalamic tract)와 고립로핵(solitary nucleus)으로부터 미각 등 얼굴과 입안의 모든 일반감각을 받는다.

뒤배쪽핵들의 날신경섬유들은 속섬유막(internal capsule)을 거쳐서 대뇌겉질의 일차감각영역과 이차감각영역으로 내보낸다. 뒤배쪽핵을 통한 경로의 특징은 감각수용범위가 좁고, 반대쪽에서 입력을 받으며 특정한 감각자극을 다루는 것이다.

④ 가쪽무릎체(Lateral geniculate body; LG)

가쪽무릎체(LG)의 들신경섬유정보는 양쪽 망막과 시각로를 통하여 받고 날신경섬유는 시각로부챗살(optic radiation tract)을 통해 일차시각겉질로 중계한다 그림 12-7. 가쪽무릎체는 두 가지 중요한 기능이 있는데 하나는 반대쪽 망막에서 일차시각겉질까지 시각정보를 중계하는 것이고 둘째는 이때 시각정보의 흐름을 변형시키고 조절하는 것이다.

⑤ 안쪽무릎체(Medial geniculate body; MG)

안쪽무릎체(MG)의 들신경섬유는 아래둔덕팔(inferior brachium)을 통하여 중간뇌의 아래둔덕(inferior colliculus)으로부터 받고 날신경섬유는 속섬유막과 청각부챗살(auditory radiation)을 통하여 관자엽의 일차청각겉질(primary auditory cortex)로 보낸다 그림 12-7. 청각정보는 안쪽무릎체에 들어와서 해당 주파수별로 층을 이루면서 대응(tonotopy)하는데, 이는 일차청각겉질로 전달되면서도 나타나서 고음은 안쪽으로, 저음은 바깥쪽으로 투사된다.

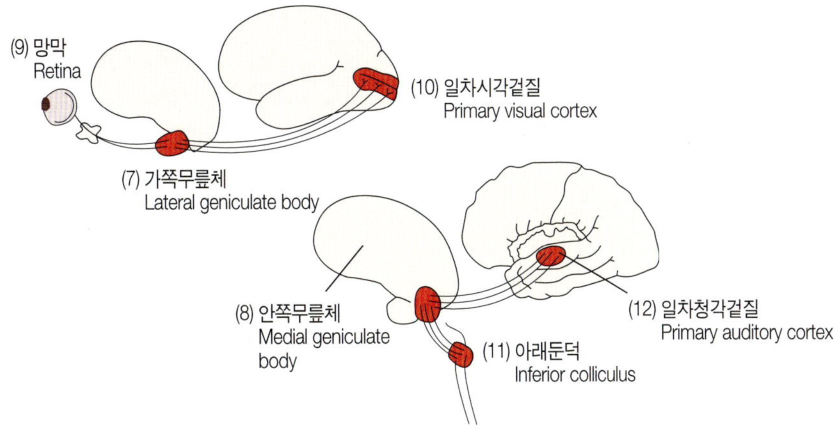

그림 12-7 안쪽 및 가쪽무릎체의 신경연결

(2) 앞부분(Anterior part)

앞시상핵군(anterior nuclear group)은 **배쪽앞핵**(anteroventral nucleus), **등쪽앞핵**(anterodorsal nucleus), **안쪽앞핵**(anteromedial nucleus) 등을 포함하여 **앞시상결절**(anterior thalamic tubercle)이라고 한다. 이 핵들은 둘레계통시상(limbic thalamus)의 주 구성원으로 둘레중계핵(limbic relay nuclei)이라고도 하며, 파페즈(Papez) 회로를 구성하고 기능적으로 둘레계통에 속한다.

앞시상핵군은 둘레계통에 속하는 시상하부의 유두체(mammillary body)로부터 유두시상다발(mammillothalamic tract)을 받는다. 또한 해마(hippocampus), 띠이랑(cingulate gyrus)에서 들신경섬유를 받고, 날신경섬유는 속섬유막의 앞다리(전각, anterior limb)를 통하여 대뇌의 띠이랑으로 가며 일부는 해마형성체(hippocampal formation)로도 간다. 앞시상핵들은 둘레계통과 기능적으로 밀접하게 연결되어 감정의 고저(emotional tone) 및 내장기능의 연결, 최근 기억의 기전과 관계가 있을 것으로 추측된다 그림 12-8.

(3) 안쪽부분(Medial part)

시상의 안쪽부분은 등쪽안쪽핵과 기타 작은 신경핵들로 구성된다.

① 등쪽안쪽핵(Dorsomedial nucleus; MD)

등쪽안쪽핵(MD)은 매우 큰 핵으로, 큰세포부분(magnocellular portion)과 작은세포부분(parvocellular portion)으로 나누어진다.

들신경섬유는 편도체(amygdaloid body), 후각계통, 시상하부에서 오며 날신경섬유는 이마앞겉질(전전두피질, prefrontal cortex)로 내보내고, 시상의 다른 신경핵들과도 상호 연결된다.

등쪽안쪽핵은 몸감각과 내장감각, 후각 등 다양한 감각정보들을 통합하고, 이마앞겉질과 함께 정서(affect), 감정(emotion), 분위기(mood), 느낌의 강도(feeling tones), 행동 등의 다양한 표현에 관여한다. 감정적 행동에도 관여하는 등쪽안쪽핵은 기억과도 관계가 있어서 이 부위의 손상

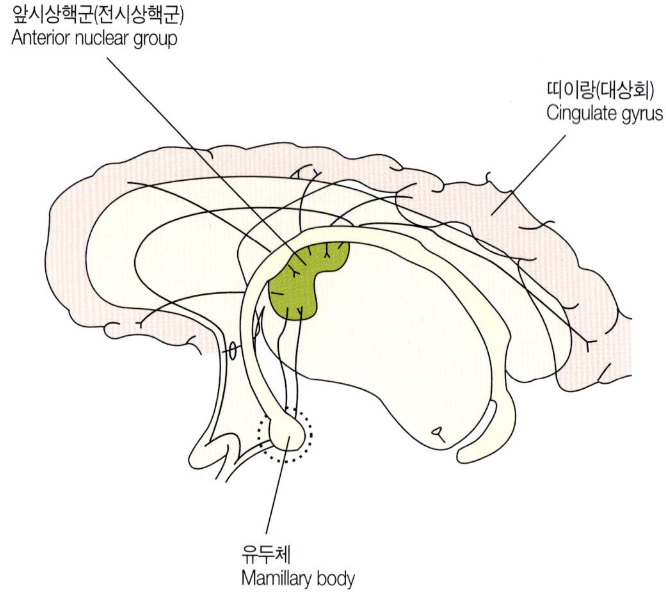

그림 12-8 앞시상핵군의 신경연결
앞시상핵군은 시상하부의 유두체와 해마, 띠이랑에서 들신경섬유를 받고 속섬유막의 앞다리를 통해서 띠이랑으로 가며 일부는 해마형성체로 간다.

으로 **코르사코프증후군**(Korsakoff syndrome)이 발생한다.

(4) 비특수시상겉질투사핵군(Nonspecific thalamocortical projection nuclei)

지금까지 특수시상겉질투사핵군들을 가쪽부분, 앞부분, 안쪽부분으로 나누어서 살펴보았는데, 그 이외의 비특수시상겉질핵군은 여러 부위에서 여러 종류의 입력을 받아 이를 연합겉질이나 둘레계통과 같은 불특정의 광범위한 대뇌겉질로 연결하는 군으로 다음과 같은 핵들이 있다.

① 정중핵(Midline nuclei; M)

정중핵(M)은 셋째뇌실과 가까이 있는 얇은 신경핵층으로 시상의 가장 안쪽에 있다. 정중핵은 그물체로부터 감각입력을 받고 시상하부와 등쪽안쪽핵으로 날신경섬유를 내보내는 것으로 추정된다. 정중핵의 기능은 정확하게 파악되지 않았으나, 다양한 감각에 대하여 본능적이고 감정적인 반응과 내장활동에 관여할 것으로 추측된다.

② 섬유판속핵(Intralaminar nuclei; I)

섬유판속핵(I)은 속섬유판(internal medullary lamina)의 안에 있는 핵들이며 **중심정중핵**(centromedian nucleus), **속방핵**(parafascicular nucleus) 등이 있다. 들신경섬유는 그물체, 흑색질, 위둔덕, 덮개앞구역(pretectal area), 척수시상로(통증)로부터 정보를 받고, 날신경섬유는 조가비핵(putamen)과 꼬리핵(caudate nucleus)으로 풍부하게 연결되어 있으며 시상의 가쪽핵군, 등쪽안쪽핵, 앞시상핵을 거쳐 대뇌겉질의 광범위한 영역으로 투사된다. 모든 섬유판속핵은 대뇌겉질과 왕복섬유연결을 가진다.

섬유판속핵의 기능은 대뇌겉질로 광범위하게 투사하여 전반적인 인식상태를 통합하고 의식수준 및 각성상태를 유지하며, 몸감각겉질과의 연결을 통해 감각과 운동의 통합에 관여하는 것이다. 또한 위치가 잘 구분되지 않는 불쾌감이 동반된 둔한 통증을 전달하기도 한다.

③ 시상그물핵(Thalamic reticular nucleus; R)

시상그물핵(R)은 가쪽섬유판(external medullary lamina)과 속섬유막 사이에 있는 얇은 회색질로 시상의 바깥쪽을 둘러싸고 있다. 들신경섬유는 겉질시상섬유(corticothalamic fiber)와 시상겉질섬유(thalamocortical fiber)로부터 받으며, 날신경섬유는 대뇌겉질로 보내지 않고 같은쪽 특수시상겉질투사핵군으로 보낸다.

시상그물핵의 기능은 시상그물핵세포가 GABA(gamma-aminobutyric acid)와 관련된 세포이며 그물핵 안에는 아세틸콜린에 민감한 니코틴성 아세틸콜린 수용체(nicotinic acetylcholine receptor)가 많이 분포되어 있는 것으로 보아 시상핵들의 감시, 통합 및 관문 역할을 담당하는 것으로 생각된다. 즉, 시상핵의 활동수준을 조절하므로 간접적으로 대뇌겉질의 기능에 영향을 준다. 시상그물핵은 시상과 대뇌겉질 사이에서 신호교환을 조절하는 역할을 한다.

표 12-1 시상핵의 분류, 연결경로와 기능

위치	분류	신경핵	들신경연결	날신경연결	기능
가쪽부분	중계핵군	앞배쪽핵(VA)	창백핵, 그물체, 운동앞겉질, 다른 시상핵	운동앞겉질, 보조운동영역	운동
		가쪽배쪽핵(VL)	소뇌, 바닥핵과 앞배쪽핵과 같은 부분	일차운동영역, 운동앞겉질, 보조운동영역	운동
		뒤가쪽배쪽핵(VPL)	안쪽섬유띠, 척수시상로	일차몸감각겉질	일반감각 중계
		뒤안쪽배쪽핵(VPM)	삼차섬유띠, 미각섬유	일차몸감각겉질	일반감각 중계
		가쪽무릎체(LG)	시각로	뒤통수엽의 시각겉질	반대쪽의 시각정보 중계
		안쪽무릎체(MG)	아래둔덕, 가쪽섬유띠	관자엽의 청각겉질 (위관자이랑; superior temporal gyrus)	양쪽의 청각정보를 중계하나 주로 반대쪽의 청각정보 중계
	연합핵군	등쪽가쪽핵(LD)	대뇌겉질, 다른시상핵	대뇌겉질, 다른 시상핵	미상
		뒤가쪽핵(LP)	대뇌겉질, 다른시상핵	대뇌겉질, 다른 시상핵	미상
		베개(P)	대뇌겉질, 다른시상핵	대뇌겉질, 다른 시상핵	미상
앞부분		앞시상핵(A)	유두시상다발, 띠이랑, 시상밑부	띠이랑, 시상밑부	감정의 고저, 최근 기억
안쪽부분		등쪽안쪽핵(MD)	이마앞겉질, 시상밑부, 나튼 시상핵	이마앞겉질, 시상밑부, 나튼 시상핵	몸감각, 내장감각, 후각 통합, 감정과 수관적 상태의 연결
비특수시상겉질투사핵군		정중핵(M)	그물체	미상	미상
		섬유판속핵(I)	그물체, 척수시상로, 삼차시상로	다른 시상핵, 대뇌겉질	의식수준과 각성상태
		시상그물핵(R)	대뇌겉질, 그물체	다른 시상핵	시상활동의 조절

Ⅲ 시상하부

시상하부(hypothalamus)는 시상의 아래쪽, 시상밑부의 안쪽에 있으며, 앞쪽 아래쪽으로는 시각교차(optic chiasm)에 이르고 앞쪽 위쪽으로는 앞교차연결(전교련, anterior commissure)에까지 뻗어 있고, 뒤쪽으로는 유두체(mammillary body)까지 포함되고 중간뇌와 이어진다.

시상하부의 무게는 4g 정도이며 자율신경 및 내분비계통의 조절에 적합하도록 둘레계통의 중앙에 있으며, 셋째뇌실 주위와 사이뇌(diencephalon)의 바닥에 놓인다.

시상하부는 둘레계통(limbic system)의 일부로 1) 감정에 관여하며, 2) 자율신경계의 중추이고, 3) 뇌하수체 앞엽에서 분비되는 호르몬의 양을 조절하는 호르몬을 생성하며, 4) 뇌하수체 뒤엽의 호르몬을 생산하는 등 내분비기능도 수행한다. 그러므로 시상하부는 비록 크기는 작지만 신체 전체의 환경을 일정하게 유지하는 항상성을 관리하는데, 주로 감정에 관여하고 자율신경계, 내분비계, 운동신경계를 조절한다.

시상하부의 구성에서 4개의 주요 영역은 (1) **시각교차앞구역**(시각교차전역, preoptic area), (2) **시각교차위구역**(시각교차상역, supraoptic area; 시삭상핵), (3) **결절영역**(tubercle area), (4) **유두체영역**(mammillary body area)이 있다.

시상하부는 몇 가지 중요한 핵으로 구분되어 있는데 시각교차앞구역의 ① 위시각교차핵(suprachiasmatic nucleus)과 시각교차위구역의 ② 뇌실곁핵(paraventricular nucleus), ③ 시각위핵(supraoptic nucleus), ④ 앞핵(anterior nucleus), 결절영역의 ⑤ 가쪽핵(lateral nucleus)와 ⑥ 배

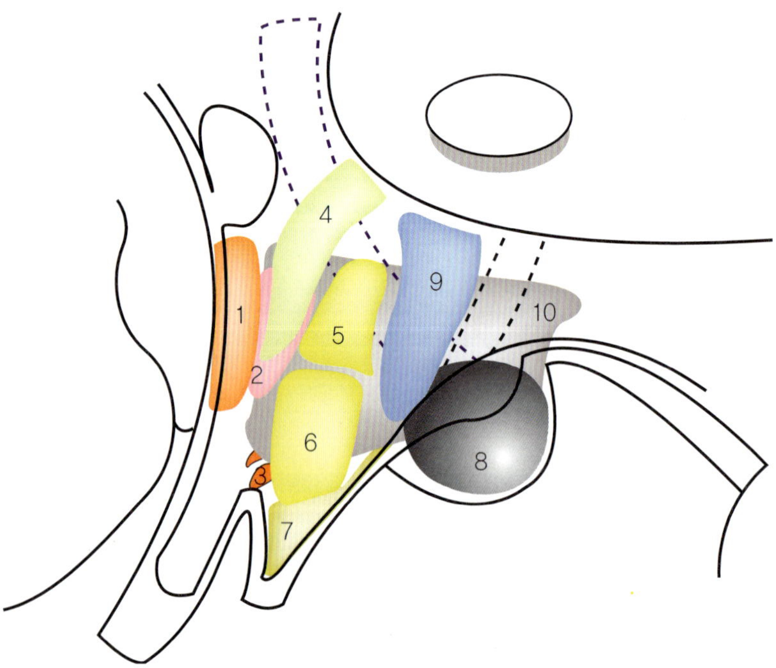

시상하부의 핵

1. 시각교차앞구역(시각교차전역) Preoptic area
2. 앞핵(전핵) Anterior nucleus
3. 시각위핵(시삭상핵) Supraoptic nucleus
4. 뇌실곁핵(뇌실방핵) Paraventricular nucleus
5. 등쪽안쪽핵(내측배핵) Dorsomedial nucleus
6. 배쪽안쪽핵(내측복핵) Ventromedial nucleus
7. 깔때기(누두) Infundibulum
8. 유두핵 Mammillary nucleus
9. 뒤핵(후핵) Posterior nucleus
10. 가쪽핵(외측핵) Lateral nucleus

그림 12-9 시상하부의 핵

쪽안쪽핵(ventromedial nucleus), ⑦ 등쪽안쪽핵(dorsomedial nucleus), ⑧ 활꼴핵(infundibular nucleus 혹은 궁상핵, arcuate nucleus), 유두영역의 ⑨ 유두핵(mammillary nucleus)과 ⑩ 뒤핵(posterior nucleus)이 있다 그림 12-9.

이러한 시상하부의 핵 중에서 시각앞핵(preoptic nucleus), 시각교차위핵, 유두핵 등의 신경핵들은 안쪽과 바깥쪽에 걸쳐 있으며 나머지 대부분의 시상하부핵들은 그 경계가 불분명하다.

시상하부의 신경정보 연결에서 들신경섬유들은 내장, 후각점막, 대뇌겉질, 둘레계통으로부터 받는다. 시상하부의 날신경섬유들은 뇌줄기나 척수의 자율신경신경절이전세포(autonomic preganglionic neuron)로 **등쪽세로다발**(배측종속, dorsal longitudinal fasciculus; DLF)과 안쪽앞뇌다발(내측전뇌속, medial forebrain bundle; MFB)을 통해 내림섬유를 보내며, 유두체에서는 유두체에서 시작되어 시상앞핵을 지나 띠이랑까지 중계되는 유두시상다발(mammillothalamic tract)을 통해 시상의 앞핵군(anterior nuclear group)과 가쪽등쪽핵(lateral dorsal nucleus; LD)으로 오름섬유를 보내고, 일부 곁가지는 유두뒤판다발(유두피개다발, mammillotegmental tract)을 통해 내려가 등쪽뒤판핵(dorsal tegmental nucleus)과 다리뇌그물핵(pontine reticular nucleus) 등 다리뇌 위쪽의 그물체에 닿는다.

1. 시상하부의 기능

시상하부는 신경연결, 혈류, 뇌척수액의 경로를 통하여 신체의 정보를 받아들인다. 이러한 정보를 토대로 시상하부는 조절(control)과 통합(integration)의 역할을 하는데, 주로 내분비계통과 자율신경계통을 통하여 수행한다.

내분비계통은 뇌하수체를 통해 호르몬이 조절되고, 자율신경계의 조절에는 시상하부가 중추적인 역할을 담당한다. 자율신경의 조절에서 시상하부는 뇌줄기나 척수에 있는 아래자율신경계통을 조절하는 상위중추이며 앞시상하부는 부교감신경을 흥분시키고, 뒤시상하부는 교감신경을 흥분시킨다. 이러한 조절은 행동과 관련된 기본적인 생리적 기능과 표현들인데 생리적 기능에는 체온조절, 수분균형, 심장박동, 혈압 및 위장관 조절이 있고 생리적 표현에는 노여움, 분노, 성적인 행동의 조절 등이 포함된다.

시상하부의 각 부위별로 보면 시각교차앞구역은 체온조절, 뇌하수체호르몬의 분비조절을 담당하고, 시각위핵은 항이뇨호르몬(antidiuretic hormone; ADH)을 생산, 분비하며 뇌실곁핵은 옥시토신(oxytocin)을 합성한다.

결절영역의 가쪽핵은 앞뇌(forebrain)와 중간뇌(midbrain) 사이에서 양방향으로 연결을 이루고 갈증을 담당하는 중추(thirst center)인 동시에 식욕을 촉진하는 식이중추(feeding center)이다. 배쪽안쪽핵에는 포만중추(satiety center)가 있어서 식욕을 억제하며, 가쪽핵의 식이중추와 상호작용을 한다. 등쪽안쪽핵은 수면과 관계가 있는 뇌줄기활성그물체인 솔기핵(raphe nuclei)과 청색반점핵(nucleus ceruleus)을 연결하여 수면을 조절한다.

유두영역의 뒤핵은 체온중추(heat-production center)로 혈관의 수축, 모발을 일으켜 세움, 떨림,

표 12-2	시상하부핵의 기능
시상하부핵	**기능(추정)**
시각위핵(supraoptic nucleus)	항이뇨호르몬(바소프레신) 합성
뇌실곁핵(paraventricular nucleus)	옥시토신 합성
가쪽핵(lateral nucleus)	식이중추(hunger center), 갈증중추(thirst center)
배쪽안쪽핵(ventromedial nucleus)	포만중추(satiety center)
등쪽안쪽핵(dorsomedial nucleus)	수면조절
뒤핵(posterior nucleus)	체온조절(추위에 반응)
시상하부앞핵(anterior nucleus)	체온조절(더위에 반응)
시각앞핵(preoptic nucleus), 시상하부앞핵(anterior nucleus)	부교감신경조절
시상하부뒤핵(posterior nucleus), 가쪽핵(lateral nucleus)	교감신경조절
위시각교차핵(suprachiasmatic nucleus)	하루주기리듬(circadian rhythm) 조절

혈당의 상승 등으로 체온을 유지한다. 또한 시상과 대뇌겉질 사이를 연결한 그물활성계(reticular activation system; RAS)에 의하여 수면에서 깨어나게 한다.

시상하부의 호르몬 조절은 신경계의 많은 부분에서 신호를 받아들여서 이를 처리하는 과정인데 고통을 당할 때나, 우울하거나 흥분할 때, 향기나 좋지 않은 냄새, 혈액 내의 영양분, 전해질, 수분 및 여러 가지 호르몬 농도는 시상하부를 억제하거나 흥분시킨다. 즉 시상하부는 신체를 원만하게 유지하도록 관련된 정보를 수집하는 곳이며, 이러한 정보를 활용하여 뇌하수체에서 호르몬 분비를 원활하도록 한다.

시상하부의 호르몬은 거의 대부분 뇌하수체로 이동되기 전에 결절에 있는 신경종말에서 분비되는데 시상하부분비호르몬(hypothalamic releasing hormone), 시상하부억제호르몬(hypothalamic inhibitory hormone)이 **시상하부-뇌하수체 문맥**(hypothalamic-hypophysial portal vessels)이라는 혈관을 통하여 뇌하수체로 가서 작용한다. 뇌하수체의 거의 모든 호르몬은 시상하부로부터 나오는 호르몬이나 신경에 의한 신호에 따라 조절된다.

Ⅳ 시상밑부

시상밑부(시상저부, subthalamus)는 시상의 아래에 있기 때문에 시상과 중간뇌뒤판의 사이에 있다. 즉, 시상의 배쪽가쪽, 속섬유막(internal capsule)의 안쪽, 시상과 중간뇌뒤판(중뇌피개, tegmentum of midbrain)의 중간에 위치한다.

시상밑부는 적색핵(red nucleus)과 흑색질(substantia nigra)의 머리쪽 끝부분을 포함하고 시상밑핵은 양면이 볼록한 렌즈 모양이다. 시상밑핵은 줄무늬체(선조체, corpus striatum)와 연결을 형성하여 근육작용의 조정에 관여하며 기능적으로는 바닥핵의 일부로 분류한다.

시상밑부는 중간뇌뒤판으로부터 시상으로 진행하는 중요한 신경로들을 포함하는데 안쪽섬유띠

(medial lemniscus), 척수섬유띠(spinal lemniscus), 삼차섬유띠(trigeminal lemniscus)의 머리쪽 끝부분 등이 여기에 속한다.

시상밑핵(subthalamic nucleus)은 시상밑부의 앞쪽가쪽부분으로 속섬유막 바로 안쪽에 위치하며, 가로면(수평면, transverse plane)에서 보면 양쪽이 볼록한 렌즈 모양으로 보인다.

시상밑핵은 같은쪽의 가쪽창백핵, 운동겉질, 다리다리뇌핵(pedunculopontine nucleus)에서 정보를 받으며 정보의 전달은 안쪽창백핵과 가쪽창백핵 양쪽 모두로 보내지만 대부분은 가쪽창백핵으로 보낸다. 일부는 흑색질로도 보내어 서로 회로를 형성한다.

이렇게 시상밑핵은 바닥핵의 창백핵 및 흑색질(substantia nigra)과 강한 신경학적 연결을 이루기 때문에 움직임 조절에 중요한 역할을 한다. 불확정구역(zona incerta)은 뇌줄기에 있는 그물체의 머리쪽 확장으로 볼 수 있으며, 시상으로 가는 일부 섬유들의 경유에 의해 형성되었다. 여기에는 안쪽섬유띠, 척수시상로 및 삼차시상로와 같은 오름감각신경로, 소뇌의 치아핵으로부터의 치아시상섬유(dentatothalamic fibers) 및 창백핵의 안쪽 분절로부터의 창백시상섬유들(pallidothalamic fibers)이 포함된다.

V 시상상부

시상상부(epithalamus)는 왼·오른쪽의 고삐핵(수강핵, habenular nucleus)과 연결로, 그리고 솔방울샘(송과체, pineal gland)으로 구성된다.

1) 고삐핵(Habenular nucleus)

시상의 뒤쪽 바로 안쪽에 있는 **고삐핵**(수강핵, habenular nucleus)은 관자엽의 편도핵(amygdaloid nucleus)에서 시상섬유줄(medullary stria of thalamus)을 통하여 신경정보를 받으며, 해마형성체(hippocampal formation)에서 뇌활(뇌궁, fornix)을 통해 정보를 받기도 한다.

고삐핵에서 시작되는 신경정보들은 다리사이오목(각간와, interpeduncular fossa)에 있는 다리사이핵(interpeduncular nucleus), 중간뇌의 덮개, 시상, 중간뇌의 그물체로 전달되며 후각, 내장감각, 몸감각의 정보들이 통합되는 장소로 여겨지고 있다.

2) 솔방울샘(Pineal gland)

사이뇌에 붙어있는 **솔방울샘**(송과체, pineal gland)은 작은 원뿔 모양의 구조물로 중간뇌의 뒤쪽에 있다. 원뿔 모양을 이루는 아래위에 있는 두 개의 자루를 **솔방울샘자루**(pineal stalk)라고 하며 위자루는 **고삐맞교차**(habenular commissure), 아래자루는 **뒤맞교차**(posterior commissure)라고 한다. 각 자루의 안쪽에 오목하게 들어간 부분인 솔방울오목(pineal recess)은 셋째뇌실의 연속이다.

솔방울샘은 뇌하수체, 이자섬(islet of Langerhans), 부갑상샘(parathyroid gland), 부신(adrenal gland), 생식샘(gonad) 등의 활성을 조절하는 내분비기관으로, 솔방울샘의 활성이 하루주기리듬(circadian rhythm)으로 나타나며 이는 빛에 의하여 영향을 받는 것으로 생각된다. 이 밖에도 솔방울샘은 멜라토닌의 합성에도 관여하며 생식기능의 조절에도 관여하는 것으로 알려져 있다.

임상노트

✓ 시상의 손상

시상은 신경정보의 중계 및 통합을 담당하는 중요한 기관이므로 작은 크기의 손상이라도 치명적인 기능 손실을 가져올 수 있다. 시상의 손상은 주로 출혈과 경색에 의하여 발생한다.

① 감각상실
시상의 뒤배쪽핵(VP)이 손상되면 반대쪽 신체의 단순촉각, 식별촉각, 근육관절감각 등의 모든 감각이 소실된다.
② 운동기능의 소실
시상의 손상이 인접한 기관인 속섬유막과 동반되어 일어나면 광범위한 운동 및 감각의 장애가 올 수 있으며, 꼬리핵(caudate nucleus)이나 렌즈핵(lentiform nucleus)과 동반되어 발생하면 조화운동못함증(운동실조증, ataxia)과 무도무정위운동증(choreoathetosis)이 나타날 수 있다.
③ 의식의 소실
시상의 손상이 인접한 기관인 중간뇌와 같이 발생하면 의식의 소실로 혼수상태가 나타날 수 있다.
④ 시상통증(thalamic pain)
시상의 손상 후 회복되는 과정에서 나타나는 중추신경성 통증이다. 반대쪽 신체의 가벼운 접촉에서 이상감각 등이 나타날 수 있으며, 약물로도 잘 호전되지 않는다.

✓ 시상하부의 손상

시상하부의 손상은 염증, 종양, 혈관질환에 의하여 발생할 수 있으며 시상하부가 뇌의 깊숙한 곳에 있기 때문에 물뇌증(뇌수두증, hydrocephalus)이나 뇌종양에 의한 압박에 의하여 손상받을 수 있다. 시상하부의 손상은 다음과 같은 증상들을 나타나게 한다.

① 감정장애(조울증 등)
② 수면장애(불면증 등)
③ 비만과 쇠약
④ 성기능장애
⑤ 고체온과 저체온
⑥ 요붕증(diabetes insipidus)

13

자율신경계통

▣ 학습목표

1. 자율신경계통의 구성에 대해 설명할 수 있다.
2. 몸운동계와 자율운동계의 운동경로가 어떻게 다른지 설명할 수 있다.
3. 자율신경계통의 교감신경분지와 부신속질의 관계를 설명할 수 있다.
4. 부교감신경의 위치를 설명할 수 있다.
5. 신경전달물질을 정리할 수 있다.
6. 자율신경활동을 가장 직접적으로 조절하는 뇌의 부위를 설명할 수 있다.
7. 자율신경계통 기능이 어떻게 감정에 영향을 받는지 설명할 수 있다.

Ⅰ 자율신경계통의 개요

자율신경계통은 심장근육, 민무늬근육 및 각종 분비샘의 활동을 지배하는 신경계통을 총칭하는데, 이는 고유한 생리적 특성을 갖고 있는 일종의 날신경계통으로서 내부장기, 즉 소화관, 심장, 허파, 자궁, 콩팥, 방광, 혈관, 그리고 각종 분비샘을 지배하는 무의식신경계통이다.

이처럼 신체의 항상성 유지, 스트레스 반응, 긴장성 활동 및 적응 등 생리적 개념은 자율신경계통을 이해함으로써 확립된다.

자율신경계통은 **교감신경계통**(sympathetic nerve system)과 **부교감신경계통**(parasympathetic nerve system)으로 구분된다. 교감신경은 가슴과 위쪽허리부분(L1~2)에서 시작(이는곳)되고 부교

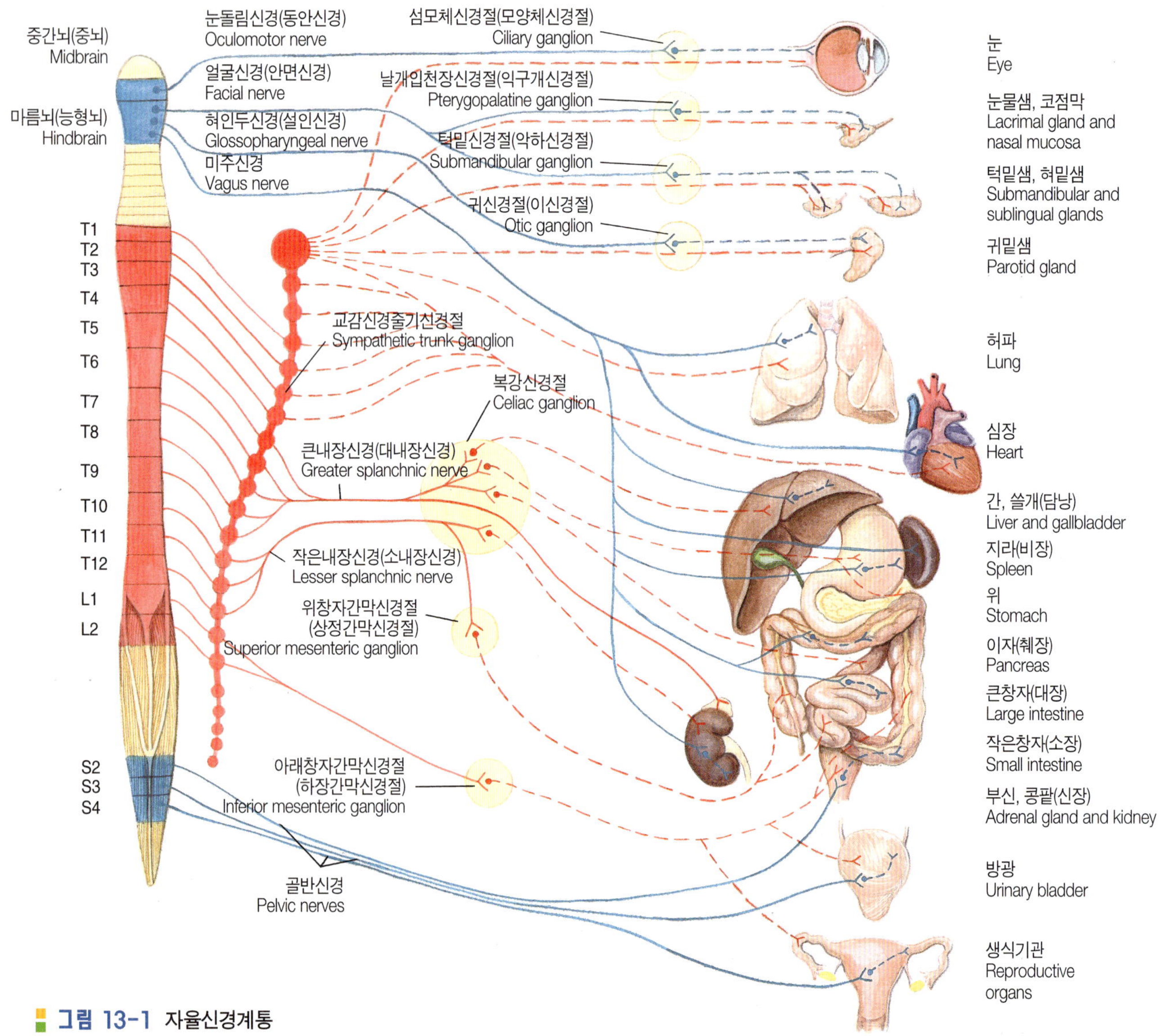

그림 13-1 자율신경계통

감신경은 4쌍의 뇌신경(3, 7, 9, 10)과 엉치신경(S2~4)에서 시작된다. 장기를 지배하는 날운동신경은 몸날운동신경과 달라 시작점과 장기 사이에 신경섬유를 교체하여 장기를 지배하고 있다. 즉 신경세포와 장기 사이를 연접하는 신경세포의 집단을 **신경절**(ganglion)이라 한다. 중추에서 신경절까지의 섬유를 **신경절이전섬유**(preganglionic fiber)라 하고, 신경절에서 장기까지의 섬유를 **신경절이후섬유**(postganglionic fiber)라 한다 그림 13-1.

1. 자율신경계통의 구성

자율신경계통은 생리적 상황에 맞게 많은 기관들의 활성이 증가되고 감소되는 체내 항상성 유지와 연관되어 있다. 자율신경계통(ANS)은 중추신경계통과 말초신경계통의 두 부분으로 이루어져 있지만 그 기능은 독립적이며, 인간의 의식적 조절과는 무관하다.

자율운동신경이 분포된 기관의 기능은 보통 불수의적이다. 자율 조절에 반응하는 효과기는 심장근육조직, 민무늬근육조직, 샘상피이다. 이러한 효과기들은 내장기관, 혈관, 그 외 기관 내의 분화된 구조들의 한 부분이다. 자율신경 분포의 불수의적 효과는 몸운동신경 분포에 의한 뼈대근육의 수의적 조절과 대조된다.

임펄스가 척수에서 신경근육접합(neuromuscular junction)까지 하나의 축삭을 따라 전도되는 몸운동계와는 달리, 자율운동경로는 자극의 운동 전달에 사용되는 2개의 신경세포를 가지고 있다. 첫 번째 자율운동신경세포는 세포체를 뇌, 척수의 회색질 내에 가지고 있다. 이 신경세포의 축삭은 효과기관에 직접 분포하기보다 자율신경절(autonomic ganglion) 내의 두 번째 신경세포와 연접을 이룬다. 그래서 첫 번째 신경세포를 **신경절이전**(preganglionic)**신경세포** 혹은 **연접이전**(presynaptic) **신경세포**라고 한다. 또한 이 경로에서 두 번째 신경세포를 **신경절이후**(postganglionic)**신경세포** 혹은 **연접이후**(postsynaptic)**신경세포**라고 하는데 이것은 자율신경절까지 뻗은 축삭을 가지며, 효과기관의 세포와 연접하고 있다.

신경절이전자율신경세포는 중간뇌, 다리뇌, 숨뇌 그리고 L3~S1을 제외한 척수의 위가슴신경에서 4번째 엉치신경부위까지 이는곳을 형성한다. 자율신경절은 머리, 목, 배 안에 존재한다. 자율신경절의 사슬은 척수의 양쪽에 평행하게 존재한다. 신경절이전신경세포의 이는곳과 자율신경절의 위치는 자율신경계통의 교감신경가지와 부교감신경가지를 구별하는 것을 도와준다.

2. 내장효과기관

운동신경이 절단되면 이완마비의 상태로 들어가는 뼈대근육과는 달리, 불수의 효과기들은 신경지배에서 어느 정도는 독립적이다. 민무늬근육은 신경자극이 없을 때에도 안정 시 긴장도(resting tone)를 유지한다. 사실 자율신경에 손상이 생기면 그 신경의 표적근육은 자극에 대해 정상일 때보다 더 예민해진다.

내재적인 근육 긴장에 더해서, 심장근육과 많은 민무늬근육은 율동적으로 수축하며, 심지어 신경자극이 없을 때에도 근육 자체에서 발생된 활동전위에 대해 반응한다. 자율신경은 증가할 수도 감소할 수도 있는 기초 발화율을 유지함으로써 안정 시 긴장도를 유지한다. 신경활동의 긴장성 변화는 효과기관의 내재적 활동의 변화를 일으킨다. 예를 들면, 심장으로 전달되는 흥분이 감소되면 심장의 박동은 느려질 것이다 표 13-1.

표 13-1 몸운동과 자율운동신경 지배의 비교

특 징	몸운동신경 지배	자율운동신경 지배
효과기관(표적부위)	뼈대근육 조직	심장근육조직, 민무늬근육조직, 샘상피
신경절의 유무	없다	신경절이후자율신경세포의 세포체가 척추 옆, 척추 앞, 종신경절에 위치
중추신경계통에서 효과기관까지의 신경세포의 수	1개	2개
신경근육접합의 구조	운동종판이 축삭종말에 있다.	연접후 막의 별다른 분화가 없다. 민무늬근육섬유의 모든 부분에는 신경전달물질의 수용기 단백질이 있다.
근육섬유에서 활동전위의 효과	흥분만 일어난다.	흥분이나 억제, 둘 중의 하나가 일어난다.
신경섬유의 형태	빠른 전도, 굵다(9~13㎛), 유수신경	느린전도 ; 신경절이전신경섬유가 말이집으로 싸여 있지만 가늘다(3㎛). ; 신경절이후신경섬유는 말이집으로 싸여 있지 않고 매우 가늘다(약 1.0㎛).
탈신경의 효과(활동전위의 일시적 혹은 영구적 소식)	이완마비와 위축	근육긴장과 기능에 최소한의 영향 ; 표적조직에는 탈신경과민이 나타난다.

II 자율신경계통의 구조

자율신경계통은 교감신경과 부교감신경으로 구분하는데, **교감신경**(sympathetic nerve)은 첫째 가슴신경~둘째허리신경 사이의 가쪽뿔에서 나오기 때문에 등허리신경계통(흉요수부, thoracolumbar division), **부교감신경**(parasympathetic nerve)은 뇌신경인 **눈돌림신경**(동안신경)과 **얼굴신경**(안면신경), **혀인두신경**(설인신경) 및 **미주신경**, 그리고 척수신경인 둘째~넷째엉치신경(제2~4천골신경)이 섞여서 나오므로 **머리엉치신경계통**(craniosacral division)이라고도 한다.

교감신경이나 부교감신경 모두 신경지배 시 뇌와 척수에서 시작한 일차신경세포의 축삭이 해당 장기에 가려면 반드시 도중에 위치하는 신경절(ganglion)에서 이차신경세포로 연접되어야 하는데, 신경절에 이르기 전까지의 신경섬유는 **신경절이전섬유**(preganglionic fiber)라고 하며, 신경절에서 해당 장기 사이의 이차신경세포의 축삭을 **신경절이후섬유**(postganglionic fiber)라고 한다.

교감신경신경절에는 척주 양쪽을 따라 위아래로 분포된 교감신경줄기(sympathetic trunk) 사이에 형성된 20여 개의 **교감신경줄기신경절**(ganglia of sympathetic trunk) 혹은 척추옆신경절(paraverbral ganglion)과 교감신경줄기신경절보다 멀리 떨어져 형성되어 있는 복강신경절(celiac ganglion), **위창자간막신경절**(상장간막신경절, superior mesenteric ganglion) 및 **아래창자간막신**

경절(하장간막신경절, inferior mesenteric ganglion) 등과 같은 **중간신경절**(intermediary ganglion) 혹은 가쪽신경절(collateral ganglion)이 있으며, **부교감신경절**에는 지배 장기의 내벽 또는 부근에 형성되어 있는 **종말신경절**(종신경절, terminal ganglion)이 있다.

1. 교감신경분지

척수의 가쪽뿔에서 나온 신경절이전섬유는 운동섬유인 앞뿌리와 같이 척수에서 나오면 다시 교감신경섬유들만 분리되어 척주 양쪽을 따라 형성되어 있는 교감신경줄기로 들어가 교감신경줄기신경절(ganglion of sympthetic trunk)의 이차신경세포와 연접하고, 일부는 중간신경절(intermediary ganglion)로 들어간다. 이곳에서 시작한 이차신경세포의 신경절이후섬유들은 부교감신경분지와 합쳐 자율신경얼기(자율신경총, autonomic plexus)를 만들면서 지배 장기로 향하는데, 교감신경줄기신경절에서 시작한 신경절이후섬유는 그들과 상응하는 척수신경과 다시 만나 피부의 혈관, 털주머니 및 땀샘을 지배하게 된다.

척수의 가쪽뿔에서 나와 교감신경줄기와 연결되는 신경절이전섬유는 말이집신경으로 구성되어 있어 희게 나타나므로 **백색교통가지**(white communicating ramus)라고 하고, 교감신경줄기신경절에서 시작하여 척수 신경과 다시 교통하는 신경절이후섬유는 민말이집신경섬유로 구성되어 회색을 띠므로 **회색교통가지**(gray communicating ramus)라고 한다 그림 13-2.

이러한 교감신경계통은 그 신경줄기의 위치에 따라 편의상 머리목부분, 가슴배부분 및 골반부

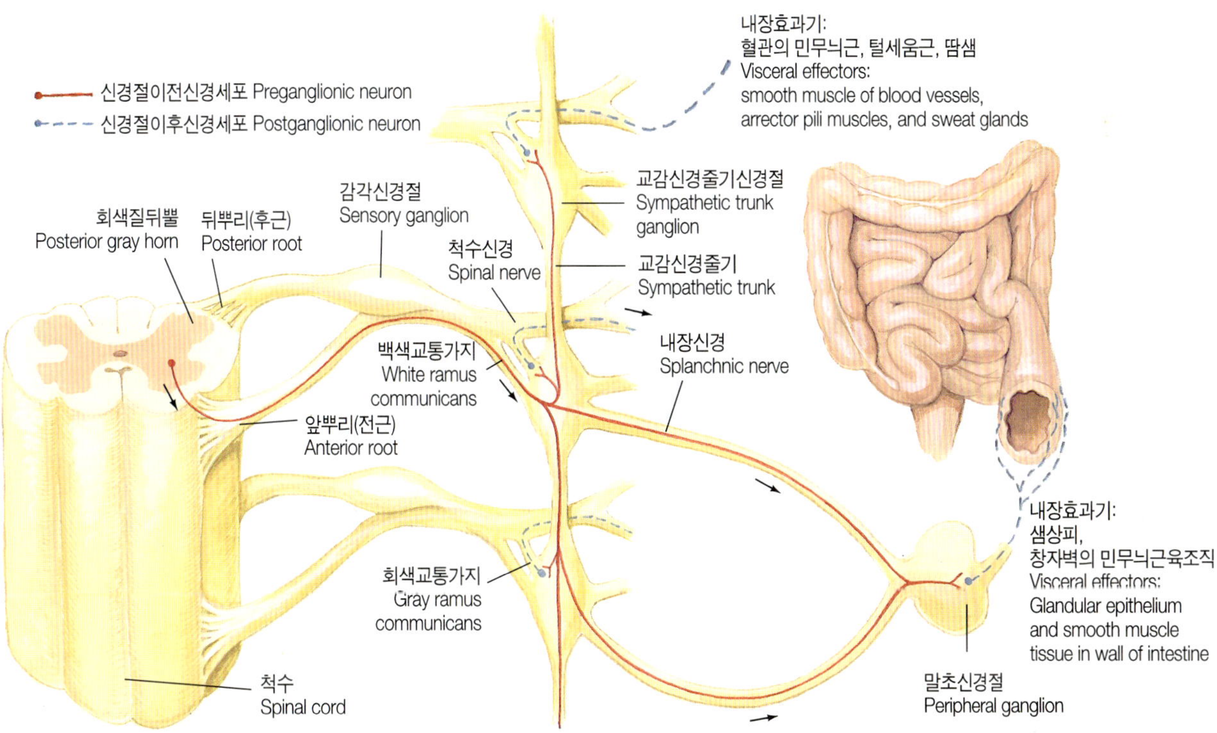

그림 13-2 자율신경계통(ANS)의 교감신경분지의 교감신경줄기신경절과 교감신경줄기, 교통가지)

분으로 구분하여 설명한다.

머리목부분의 교감신경은 위쪽으로 **속목신경얼기**(내경동맥신경총, internal carotid plexus)가 되어 머리뼈안으로 들어가고, 아래쪽으로 가슴부분(흉부)의 교감신경줄기에 이어지는데, 이곳에서 3개의 위 · 중간 · 아래목신경절(superior, middle & inferior cervical ganglia)을 형성한다.

이들은 머리목부위의 샘과 민무늬근육에서 분지하여 침샘과 눈물샘 등을 지배하며, 심장을 향하여 3개의 심장신경을 내보내어 심장 바닥부위에서 심장신경얼기(심장신경총, cardiac ganglion)를 형성한 후 심장근육과 심장동맥(관상동맥)에 분포한다.

가슴배부분에서 가슴부분의 신경줄기는 **가슴신경절**(흉신경절, thoracic ganglion)을 형성하여 기관과 허파, 식도, 심장 및 대동맥 등에 말초가지를 내보내는 한편, **큰작은내장신경**(대소내장신경, greater & lesser splanchnic nerves)이 분지되어 가로막을 관통하여 배안으로 나와 **복강신경얼기**(복강신경총, celiac plexus)와 **위창자간막신경얼기**(상장간막신경총, superior mesenteric plexus)로 들어간다. 이들 신경얼기에서 나온 신경절이후섬유는 동맥을 따라 각 장기에 분포한다.

또한 배부위의 교감신경줄기에 있는 4~5쌍의 **허리신경절**(요신경절, lumbar ganglia) 가지들은 **아래창자간막신경얼기**(하장간막신경총, ingerior mesenteric plexus)와 **아래배신경얼기**(하복신경총, hypogastric plexus)를 형성하여 배부위 및 골반의 내장에 분포한다.

골반부분의 신경줄기는 4~5쌍의 **엉치신경절**(천골신경절, sacral ganglia)을 형성하고, 아래는 양쪽의 교감신경줄기와 합쳐져 꼬리뼈(미골) 앞면에서 홀신경절(무대신경절, ganglion impar)이 된다. 말초가지는 부교감신경인 골반내장신경과 함께 곧창자(직장)와 방광 주변에서 **골반신경얼기**(골반신경총, pelvic plexus)를 만들어 골반내 장기 및 생식기 등에 분포한다 표 13-2.

표 13-2 자율신경계통의 교감신경가지

지배하는 신체구조	신경절이전신경세포의 이는곳	신경절이후신경세포의 이는곳
눈	C8, T1	목신경절
머리와 목	T1~T4	목신경절
심장과 허파	T1~T5	상부가슴신경절
팔	T2~T9	아래목신경절, 상부가슴신경절
위배안 내장	T4~T9	복강신경절, 위창자간막신경절
부신	T10, T11	부신속질
비뇨계통	T12~L2	복강신경절, 아래창자간막신경절
다리	T9~L2	허리신경절, 상부엉치신경절

2. 부교감신경분지

부교감신경계통은 뇌신경과 엉치신경으로 구성되며 신경절이전신경의 세포체는 뇌줄기와 엉치신경에 있고 교감신경에 비해 신경절이전신경섬유가 매우 길어서 효과장기 속이나 인접부위에 있는 신경절에서 신경절이후신경과 연접을 형성한다 표 13-3.

눈돌림신경핵(동안신경핵, oculomotor nucleus)에서 유래되는 신경절이전신경은 눈돌림신경을

표 13-3	자율신경계통의 부교감신경가지		
신 경	신경절이전신경세포의 시작부	신경절의 위치	효과기관
눈돌림신경	중간뇌(뇌)	섬모체신경절	눈(홍채와 섬모체의 민무늬근육)
얼굴신경	다리뇌(뇌)	날개입천장신경절, 턱밑신경절	머리의 눈물샘, 점액샘, 침샘
혀인두신경	숨뇌(뇌)	귀신경절	귀밑샘
미주신경	숨뇌(뇌)	기관 내 또는 가까이에 있는 신경절	심장, 허파, 위장관, 간, 이자
엉치신경	S2~S4(척수)	기관 가까이에 있는 신경절	큰창자의 아래쪽 절반, 방광, 생식기관

따라 동공조임근(동공괄약근)이나 눈의 섬모체근(모양체근, ciliary muscle)에 분포되고, 침분비핵(타액핵, nucleus salivatoris)에서 시작되는 신경절이전신경은 얼굴신경(안면신경, facial nerve)과 혀인두신경(설인신경, glossopharyngeal nerve)을 통해 침샘을 지배하는데, 턱밑샘과 혀밑샘은 위침분비핵(상타액핵, nucleus salivatorius superior)으로부터 고실끈신경(고삭신경, chorda tympani)을 통해 오는 부교감신경의 지배를 받고, 아래침분비핵(하타액핵, nucleus salivatorius inferior)에서 유래된 신경은 혀밑신경과 귀신경절(이신경절, otic ganglia)을 통해 귀밑샘에 분포한다.

숨뇌의 미주신경핵에서 시작하는 신경절이전섬유는 미주신경(vagus nerve)을 통해 가슴안과 배안 내 장기에 분포하며 전체 부교감신경의 약 75%가 미주신경에 포함되어 있다.

S2~S4 사이에서 유래되는 부교감신경의 엉치부위는 **골반신경**(pelvic nerve)을 통해 골반내 장기에 분포한다. 부교감신경은 소화관의 민무늬근육과 샘조직, 배설기관, 생식기관, 허파, 심방, 눈물샘과 침샘 등에 분포하며, 생식기관과 뇌의 혈관을 제외하고는 다른 장기의 혈관민무늬근육에는 분포하고 있지 않다.

12쌍의 뇌신경 중 4쌍은 신경절이전부교감신경세포를 포함하고 있다. 눈돌림신경(III), 얼굴신경(VII), 혀인두신경(IX), 미주신경(X)이 그것이다. 처음 3개 뇌신경 내의 부교감신경세포는 머리에 위치한 신경절에서 연접한다.

눈돌림신경(동안신경, oculomotor nerve; III)은 몸운동신경세포와 부교감신경세포로 구성되어 있으며, 중간뇌의 눈돌림신경핵에서 시작한다. 이러한 부교감신경세포들은 섬모체신경절(모양체신경절, ciliary ganlion)에서 연접하며, 섬모체신경절의 신경절이후신경세포들은 홍채의 섬모체근과 수축근에 신경지배를 한다.

얼굴신경(안면신경, facial nerve; VII)은 다리뇌에서 시작하는 신경절이전신경세포들은 얼굴신경(안면신경, facial nerve)의 날개입천장신경절(익구개신경절, pterygopalatine ganglion)로 이동하며, 날개입천장신경절은 신경절이후신경세포를 코점막, 인두, 입천장, 눈물샘으로 보낸다. 얼굴신경의 또 다른 신경세포들은 턱밑신경절(아하신경절, submandibular ganglion)에서 종말하며, 턱밑신경절은 신경절이후신경세포들을 혀밑샘과 턱밑샘으로 보낸다.

혀인두신경(설인신경, glossopharyngeal nerve; IX)의 신경절이전신경세포들은 귀신경절(이신경절, otic ganglion)에서 연접하며, 귀신경절은 귀밑샘의 신경지배를 위해 신경절이후신경세포를 보낸다.

미주신경(vagus nerve; X)은 신체에서 가장 광범위하게 부교감신경 지배를 하고 있다. 한 쌍의 미주신경이 가슴우리(흉곽)를 지나면서 가슴세로칸(종격) 내의 **심장신경얼기**(심장신경총, cardiac plexus)와 **허파신경얼기**(폐신경총, pulmonary plexus)를 형성한다. 허파신경얼기의 가지는 허파 안으로 혈관과 기관지를 동반한다. 허파신경얼기 아래에서 미주신경의 가지가 융합되어 **식도신경얼기**(식도신경총, esophageal plexus)를 이룬다.

식도의 아래에서 미주신경세포가 모여 **앞미주신경줄기**(전미주신경간, anterior vagal trunk)와 **뒤미주신경줄기**(후미주신경간, posterior vagal trunk)를 이룬다. 미주신경줄기는 가로막의 식도구멍(식도열공, esophageal hiatus)을 통해 배안으로 들어간다. 미주신경줄기에서 나온 신경세포는 위의 앞면과 뒤면을 지배한다. 배안 내의 미주신경가지들은 **복강신경얼기**(복강신경총, celiac plexus)와 **배대동맥신경얼기**(복대동맥신경총, plexus of abdominal aorta)를 형성하기도 한다.

미주신경의 신경절이전신경세포들은 지배를 받는 기관 내부에 있는 신경절이후신경세포와 연접한다. 그래서 이러한 신경절이전신경세포들은 매우 길며 심장, 허파, 식도, 위, 이자, 간, 큰창자, 작은창자의 위쪽 절반에 부교감신경을 분포시킨다. 신경절이후부교감신경세포들은 이러한 기관 내의 신경절에 닿아 있으면서 이들과 같은 기관의 민무늬근육조직과 샘상피를 지배한다.

엉치신경(천골신경, sacral nerve), 즉 척수의 엉치뼈부위 신경절이전신경세포들은 큰창자의 아래쪽 절반, 곧창자(직장), 비뇨생식계통에 부교감신경 지배를 한다. 미주신경과 같이, 이러한 신경세포들은 효과기관에 존재하는 신경절과 연접한다. 그래서 내장기관의 부교감신경은 신경절이전신경세포로 이루어져 있는 반면, 교감신경은 신경절이후신경세포로 이루어져 있다 표 13-4.

표 13-4 자율신경계통의 교감신경과 부교감신경 분지의 구조적 특성의 비교

특징	교감신경	부교감신경
신경절이전신경세포의 세포체의 위치	척수의 가슴허리부분	중간뇌, 마름뇌, 척수의 엉치뼈부위
신경절의 위치	척수옆신경절과 척수앞신경절 사슬	효과기관 내부 또는 가까이에 있는 신경절
신경절이후신경세포의 분포	신체 전체	보통 머리와 내장으로 한정된다.
신경절이전신경세포에서 신경절이후신경세포로 자극의 방산	대량 방산(하나의 신경절이전신경세포가 20개의 신경절이후신경세포를 활성화시킨다.)	소량 방산(하나의 신경절이전신경세포가 몇 개의 신경절이후신경세포를 활성화시킨다.)

III 자율신경계통의 기능

자율신경계통은 내분비계통과 더불어 신체 내부환경의 항상성을 유지해 준다. 그 섬세한 조절에 의해 신체 내부환경에 적합한 내적 조정을 한다. 내분비조절은 자율신경조절보다는 좀 느리고 혈류로 운반되는 호르몬에 의해 그 영향을 미친다.

자율신경계통의 기능은 호르몬과 함께 몸안 환경의 동적 항상성을 유지하는 것을 돕는 것이다

표 13-5. 교감신경가지는 아드레날린성 효과를 통해 신체를 조절한다. 부교감신경가지는 콜린성 효과를 통해 신체의 에너지를 보존한다. 그래서 몸안 항상성은 대부분 교감신경과 부교감신경 지배의 대항작용과 상호 보충작용에 의존한다.

자율신경계통의 교감신경과 부교감신경의 가지는 서로 다른 경로로 내장기관에 영향을 준다. 교감신경가지의 집단 활성화는 심장박동수 증가나 혈당 상승, 뼈대근육으로의 혈류량 증가와 같은 긴급상황에서의 신체 활성화를 준비한다. 교감신경가지의 테마는 싸움-도피반응(알림반응, fight-or-flight reaction)으로 요약될 수 있다.

부교감신경 자극의 효과는 교감신경 자극의 효과와는 많은 부분에서 반대작용을 나타낸다. 일반적으로 부교감신경가지는 전체적으로 활성화되지 않는다. 분리된 부교감신경의 자극은 심장박동의 서행이나 내장혈관의 확장, 위장관 활동의 증가를 야기할 수 있다. 교감신경과 부교감신경의 활성화에 대한 내장기관의 서로 다른 반응은 이 두 가지의 신경절이후신경세포가 분비하는 신경전달물질이 서로 다르기 때문이다.

표 13-5 자율신경 자극이 여러 효과기관에 미치는 효과

	기관	교감신경 효과	부교감신경 효과
눈	홍채(동공산대근)	동공확장	-
	홍채(동공수축근)	-	동공수축
	섬모체근	이완(멀리 보기 위해)	수축(가까이 보기 위해)
분비샘	눈물샘(누선)	-	분비 자극
	땀샘(한선)	-	분비 자극
	침샘(타액선)	분비 감소; 침이 진해짐	분비증가; 침이 묽어짐
	위	-	분비 자극
	창자	-	분비 자극
	부신속질	호르몬 분비 자극	-
심장	박동속도	증가	감소
	전도	증가	감소
	박출력	증가	-
혈관	모든 기관에 영향	대부분 수축	일부 기관만 확장(음경)
허파	세기관지	확장	수축
	점액샘	분비 억제	분비 자극
위장관	운동성	운동억제	운동 자극
	조임근(괄약근)	조임 자극	조임방해
	간	글리코겐 가수분해	-
	지방세포	지방 가수분해 자극	-
	이자(췌장)	외분비 억제	외분비 자극
	지라(비장)	수축 자극	
	방광	근긴장 촉진	수축 자극
	털세움근(입모근)	털이 선다, 닭살	-
	자궁	임신 시에는 수축, 비임신 시에는 이완	-
	음경	사정	발기(혈관확장으로 인한)

1. 자율신경계통의 신경전달물질

아세틸콜린(acetylcholine; Ach)과 **노르에피네프린**(norepinephrine; NE)은 자율신경계통과 관련된 중요한 신경전달물질이다. 아세틸콜린은 몸운동신경 끝부분에서 분비되는 신경전달물질로 모든 자율신경계통의 신경절이전섬유축삭에서 분비되며, 부교감신경의 신경절이후섬유축삭에서 분비된다. 아세틸콜린(Ach) 분비섬유는 콜린성 섬유로 불린다. 반대로 교감신경 대부분의 신경절이후섬유축삭에서는 노르에피네프린이 분비되며 아드레날린성 섬유라 한다 그림 13-3.

한편 땀샘, 뼈대근육을 지배하는 일부 혈관 및 외부생식기를 지배하는 교감신경신경절이후섬유에서는 아세틸콜린과 노르에피네프린이 항상 촉진 또는 억제작용을 하지는 않는다. 즉, 신경전달물질뿐만 아니라 표적기관에 위치한 수용체의 종류에 의해 작용이 결정된다. 수용체는 여러 종류가 있으며 표적기관에 서로 다른 효과(촉진 또는 억제)를 나타낸다.

1) 아드레날린성 자극에 대한 반응

아드레날린성 수용체에는 알파와 베타 수용체가 있다. 보통 노르에피네프린이나 에피네프린과 결합하는 알파 수용체는 기능을 촉진시키며(stimulatory), 베타 수용체는 억제작용(inhibitory)을 나타내기도 한다. 그러나 예외도 있는데, 심장근육에 있는 베타 수용체가 노르에피네프린과 결합할 경우 심장의 활동은 급격히 증가한다. 이러한 반응은 알파와 베타 수용체에도 몇 가지 종류가 있기 때문이며, 이 수용체 중 그 표적기관에 우세하게 작용하는 수용체의 영향을 받는다.

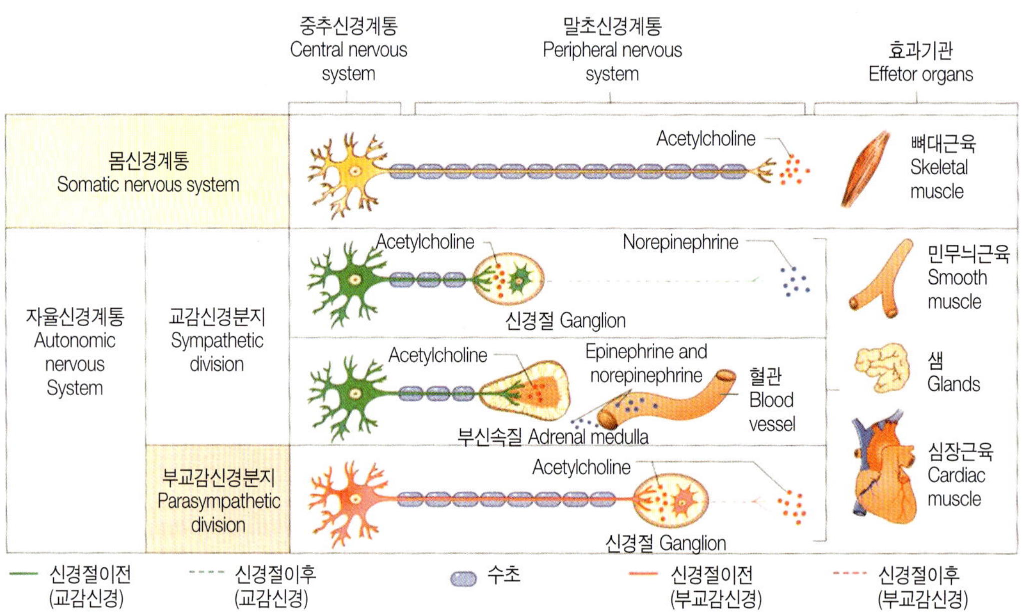

그림 13-3 자율신경계통(ANS)의 신경전달물질

2) 콜린성 자극에 대한 반응

아세틸콜린 수용체에는 니코틴성(nicotinic)과 무스카린성(muscarinic) 수용체의 2가지 종류가 있다. 아세틸콜린과 비슷한 작용을 하는 약물과 결합하는 **니코틴성 수용체**(nicotinic receptors)와 버섯의 독인 무스카린(muscarinic)에 의해 활성화되는 **무스카린성 수용체**(muscarinic receptors)이다.

(1) 니코틴성 수용체

니코틴성 수용체는 뼈대근육세포의 신경근육 이음부와 교감, 부교감신경의 신경절이전신경섬유 및 부신속질의 호르몬 생성세포에서 볼 수 있다.

아세틸콜린의 효과는 니코틴성 수용체와 결합하여 신경 및 효과기관 세포를 자극하고 흥분시키는 작용을 한다.

(2) 무스카린성 수용체

무스카린성 수용체는 모든 부교감신경의 표적기관에 위치하며, 교감신경의 콜린성 신경절이후신경섬유에 의해 지배를 받는 땀샘, 뼈대근육, 혈관과 같은 효과기관의 세포막에 위치한다.

아세틸콜린은 무스카린성 수용체와 결합하여 표적기관에 억제 및 흥분작용을 나타낸다. 예를 들어, 심장근육의 수용체가 아세틸콜린과 결합할 경우 심장의 활동은 느려지며, 위장관계의 민무늬근육에 있는 수용체가 아세틸콜린과 결합할 경우에는 위장관계 민무늬근육의 운동성이 증가한다.

니코틴성 아세틸콜린 수용체는 항상 흥분성이다. 그러나 무스카린성 아세틸콜린 수용체는 G-protein과 연관되어 있으며, 이 단백질은 상이한 막 통로를 개폐할 수 있고 상이한 막 효소를 활성화할 수 있다. 그 결과로 무스카린성 수용체는 흥분성 혹은 억제성이다.

최근 무스카린성 수용체의 5개 아형(subtype)이 밝혀졌다. 이 중 약간은 민무늬근육 수축과 샘분비를 일으키는 한편, 다른 것은 심장박동수를 갖춘다.

3) 자율신경계통의 이중지배

(1) 이중신경지배를 받는 기관(Organs with dual innervation)

교감신경과 부교감신경은 서로 대항적으로 작용하는 경우가 대부분이나, 아주 드물게 협동적으로도 작용한다. 장기의 활동을 항진 또는 억제시키는 데는 몇 가지 방법이 있다. 교감신경만 지배하는 땀샘(한선), 털세움근(입모근), 혈관에서는 교감신경 흥분으로 활동성이 결정된다.

그러나 교감신경과 부교감신경이 다같이 분포된 장기들은 서로 대항적으로 지배하고 있어 교감신경의 항진과 부교감신경의 항진의 결과에 따라 통합된 반응으로 장기의 활동성이 결정된다.

자율신경계통의 기능적 상호작용에 대한 효과기관 지배의 양식은 다음과 같다.

① **자율성 지배(Autonomy)**

자율신경의 흥분성이나 활동양식은 의지적 지배를 받지 않고 주로 반사에 의해 변화한다. 이렇게 해서 지배영역에 있는 심장근육, 민무늬근육(내장, 혈관) 및 샘 등의 기능을 조절한다.

② **신경절이전섬유와 신경절이후섬유**

자율신경은 효과기관에 이르기까지 중간에 신경절 또는 신경얼기에서 연접을 한다. 교감신경의 경우 연접은 교감신경절에 있고 효과기관과 떨어져 있기 때문에 신경절이후섬유의 길이가 길다. 부교감신경의 연접은 대부분 말초 효과기관인 장기 근처에 있어서 신경절이후섬유가 짧다. 일반적으로 신경절이전섬유보다 신경절이후섬유의 수가 많아 연접에서 발산이 일어난다. 교감신경은 특히 발산이 현저하여 신경절이후섬유의 분포영역이 광범위하다. 부신속질만은 예외적으로 신경절이전섬유만으로 지배되고 신경절이후섬유는 없다.

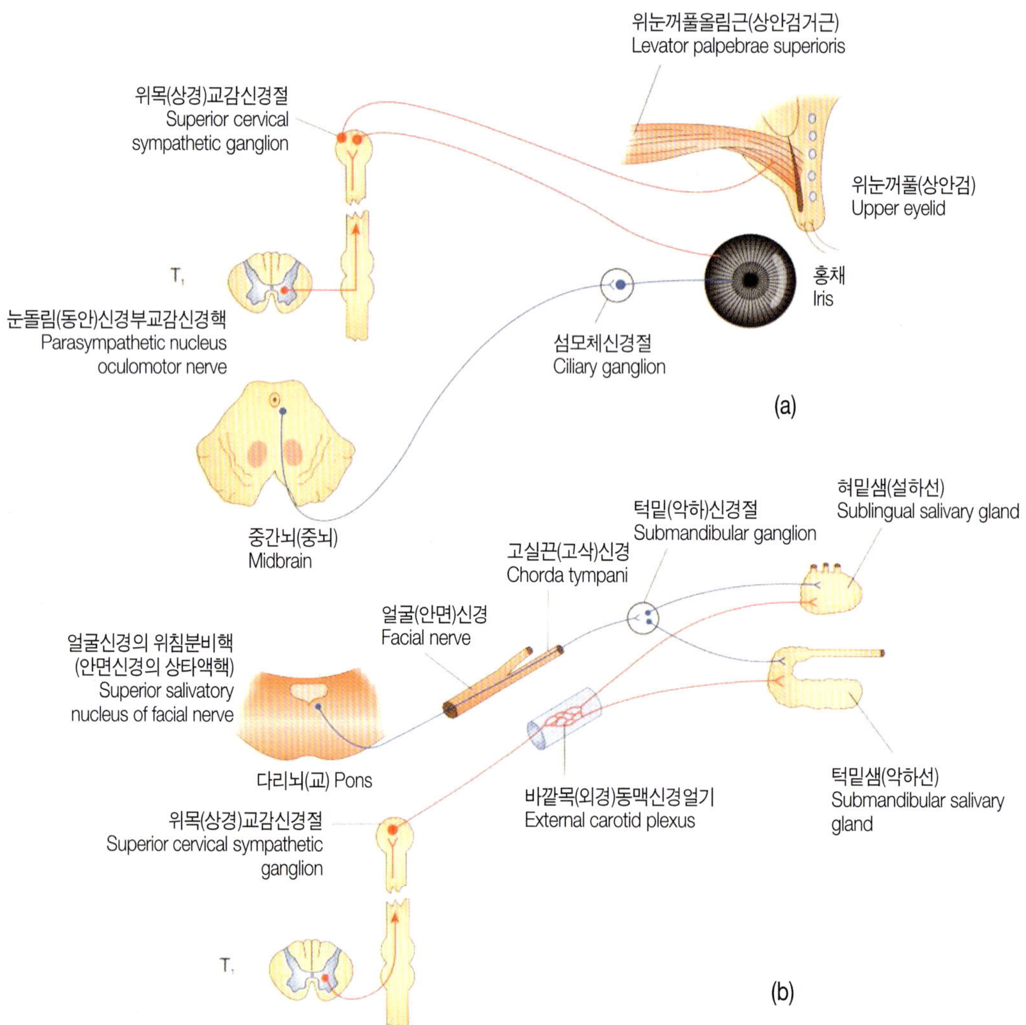

그림 13-4 위눈꺼풀과 홍채(a), 혀밑샘과 턱밑샘(b)의 자율신경지배

③ 길항지배(Antagonistic innervation)

교감 및 부교감신경의 두 계통은 어떤 기관의 활동을 촉진하기도 하고 억제하기도 하여 상호 길항적인 작용을 한다. 이것을 **길항지배**라고 하는데, 기관에 따라서는 길항적이 아닌 것도 있다. 예를 들면 눈돌림근에 대해서는 모두 수축작용이 있다. 그러나 기능적으로 교감신경은 동공확대근(동공산대근)을, 부교감신경은 축소근을 지배하여 길항적으로 작용한다.

④ 지속지배(Tonic innervation)

교감신경은 끊임없이 일정한 흥분상태를 지속하고 있어 지배하는 기관에 일정한 흥분자극을 보내고 있다. 이것을 **지속지배**라고 한다. 두 계통이 미치는 자극효과의 평형을 이루는 것으로 그 기관의 흥분성이 유지되고 있는 것이다. 혈관의 대부분이나 털세움근, 땀샘 등은 교감신경만으로 지배되고 부교감신경섬유를 받지 않고 있다. 그러나 이와 같은 기관의 활동 상태는 지속지배에 의해 흥분충동의 증감에 따라 조절되고 있다.

⑤ 상반지배(Reciprocal innervation)

길항지배에 있는 어떤 기관에 대해서 교감신경의 활동이 높아진 상태에서는 부교감신경의 활동은 억제되고 있는데, 이와 같은 관계를 **상반지배**라고 한다.

(2) 이중지배를 받지 않는 기관(Organs without dual innervation)

대부분의 기관은 교감신경과 부교감신경의 이중지배를 받지만 부신속질, 털세움근, 땀샘 그리고 대부분의 혈관들은 교감신경의 지배만을 받는다. 이러한 경우, 교감신경세포의 긴장도의 증가와 감소에 따라 조절이 이루어진다. 예를 들면, 혈관의 수축은 교감신경의 활성이 증가됨에 의해 아드레날린성 수용기를 자극하여 일어나며, 혈관확장은 교감신경 활성의 감소로 인한 것이다.

교감신경 활성은 열에 대한 적절한 체온조절 반응이 요구된다. 예를 들면, 더운 방 안에서는 교감신경 활성이 감소되어 피부 표면의 혈관을 확장시켜 피부로의 혈류량을 증가시키고, 이로 인해 열 방출이 더 쉬워진다. 반면에 운동 중에는 교감신경 활성이 증가되어 팔다리 피부의 혈관이 수축되고 몸의 땀샘이 자극받는다.

몸의 **에크린땀샘**(외분비한선, eccrine sweat gland)은 교감신경 자극에 대한 반응으로 묽은 액체를 분비한다. 이런 묽은 땀의 증발은 체온을 떨어뜨리는 데 도움이 된다. 에크린땀샘은 또한 교감신경 자극에 대한 반응으로 **브라디키닌**(bradykinin)이라는 화학물질을 분비한다. 브라디키닌은 땀샘 근처의 혈관 표면을 확장시켜 열 발산을 돕는다. 운동이 끝나면 교감신경 활성은 저하되고 팔다리 표면의 혈류량은 증가되는데, 이것은 대사 열을 제거하는 데 도움이 된다. 이러한 모든 체온조절 반응은 부교감신경의 직접적인 작용 없이 일어난다.

IV 고위 뇌중추에서의 자율신경계통 조절

내장기능은 대부분 자율신경반사에 의해 조절된다. 대부분의 자율신경반사에서 감각의 입력은 뇌 중추로 바로 전달되며, 차례로 신경절이전자율신경세포의 내림경로의 작용을 조절한다. 자율신경의 활동을 직접적으로 조절하는 신경중추는 감각입력에 의한 것과 같이 고위 뇌의 영향을 받는다.

1. 숨 뇌

뇌줄기의 **숨뇌**(연수, medulla oblongata)는 자율신경계통(ANS) 활동을 가장 직접적으로 조절하는 부분이다. 대부분의 자율적 반응은 숨뇌의 직접적 자극에 의해 일어날 수 있으며, 숨뇌에는 순환, 호흡, 배뇨, 생식, 소화계통의 조절중추가 존재한다. 이러한 중추로의 감각 입력은 대부분 미주신경의 감각신경세포를 통해 들어온다.

2. 시상하부

뇌하수체의 바로 위에 위치하는 **시상하부**(hypothalamus)는 자율신경계통(ANS)의 총괄적 조절과 중추 통합을 담당한다. 뇌줄기와 뇌하수체뒤엽으로 가는 운동섬유에 의해, 또 뇌하수체앞엽을 조절하는 호르몬에 의해 시상하부는 다양한 움직임을 통해 몸신경, 자율신경, 내분비 반응을 조직화할 수 있다.

시상하부의 각기 다른 부위를 실험적으로 자극하면 공격, 성적 행동, 식사, 포만감 등의 특징적인 자율적 반응을 일으킬 수 있다. 예를 들어, 시상하부 가쪽을 지속적으로 자극하면 동물은 계속 음식을 먹게 되고 곧 비만이 된다. 반면에 시상하부의 안쪽을 자극하면 먹는 것을 거부하게 된다. 다른 부위에는 삼투압수용기가 있어 갈증을 느끼게 하고 뇌하수체 뒤엽에서 항이뇨호르몬(ADH)을 분비하게 한다.

시상하부에는 또한 신체의 자동온도조절 장치가 있다. 앞시상하부(전시상하부, anterior hypothalamus)에 실험적으로 온도를 낮추면 오한(몸반응), 비오한열생산(교감신경반응)을 일으킨다. 이 시상하부 부위의 온도를 높이면 과호흡(몸운동신경에 의해 자극)과 혈관확장, 침 분비, 땀 분비(자율신경에 의해 자극)가 일어난다. 숨뇌에 의한 교감신경과 부교감신경반사의 조화는 시상하부에 의한 몸신경 반응과 내분비 반응의 조절과 함께 통합되어 나타난다. 시상하부의 작용은 고위 뇌중추에 의해 차례로 영향을 받는다.

3. 둘레계통, 소뇌, 대뇌

둘레계통(변연계, limbic system)은 섬유로와 신경핵의 집단으로 뇌줄기 주위에 가장자리를 형성한다. 둘레계통은 대뇌겉질의 띠이랑, 시상하부, 뇌활, 섬유로, 해마(hippocampus), 편도핵을 포함한다. 척추 진화의 초기단계부터 파생되어 나온 이러한 구조들은 후각 정보가 중추에 전달되는 데 중요한 역할을 하기 때문에 한때 **후각뇌**(rhinencephalon) 또는 'smell brain' 이라고 불렀다.

영장류에서는 이러한 구조가 분노, 공포, 성욕, 공복감, 단기기억과 같은 원초적 감정을 조절하는 기능을 포함하는 자율신경계통 중추가 된다. 시상하부와 둘레계통의 그 외 부분 사이의 복잡한 회로는 홍조, 창백함, 실신을 포함한 감정에 따르는 내장반응에 관여한다.

실험적, 임상적 관찰에서 자율신경과 서로 연관된 멀미(오심, 땀 분비, 심혈관계 변화)가 소뇌의 운동경로를 자르면 제거된다는 것을 알 수 있었다. 이것은 소뇌에서 숨뇌로 가는 자극이 자율신경계통(ANS)의 작용에 영향을 준다는 것을 확실하게 알려 준다. 더구나, 대뇌겉질의 이마엽과 관자엽은 감정과 성격이 연관된 아래뇌영역에 영향을 끼친다.

임 상 노 트

✓ 연관통증(Referred pain)

대부분의 내장은 자율신경만으로 지배된다. 그러므로 내장의 통각은 들신경 자율신경을 따라가게 된다. 내장통각의 들신경경로는 주로 교감신경과 함께 달려 뒤뿌리를 통해 척수로 들어간다. 이후는 몸신경 통각과 같은 경로를 달리기 때문에 내장으로부터의 들신경경로는 자율신경만으로 이루어지는 것이 아니다.

내장의 특정한 곳에 질환이 있을 경우 반드시 그 내장을 덮고 있는 가까운 피부가 아니라 멀리 떨어진 피부면에 아픔을 느끼고 또는 그곳의 감각이 과민하게 된다. 이것을 **연관통증**(referred pain)이라 한다. 예를 들면 심장에서 심장근육으로 가는 혈액공급이 충분하지 못할 때(심근허혈, myocardialischemia)에는 왼편 윗가슴과 왼팔의 안쪽, 복장뼈의 중앙 위에서 심한 통증을 느끼며 목 밑과 턱으로 통증이 퍼져나가는 것을 경험

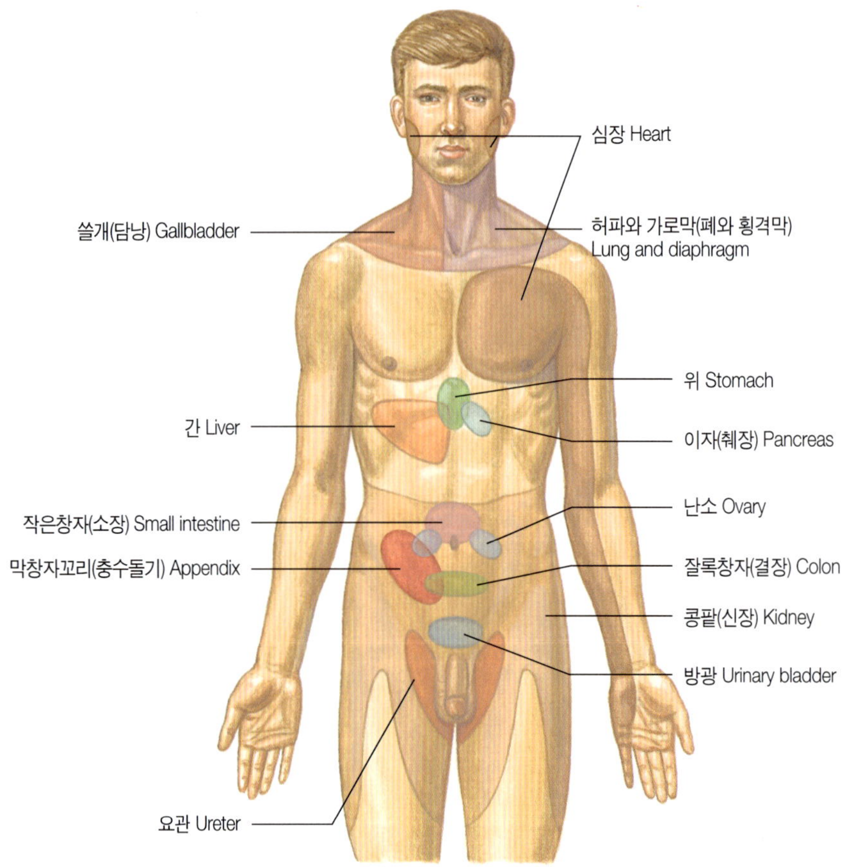

그림 13-5 연관통증과 관련된 피부영역

임상노트

할 것이다.
내장의 감각신경에서 일어나는 격심한 흥분이 척수에서는 피부에서 오는 통각신경과 같은 분절에 수렴되므로 감각의 투사에 있어서 마치 피부가 아픈 것처럼 느끼게 된다고 설명하는 것을 **수렴투사설**이라 한다.
내장에서 오는 통각흥분충동이 척수의 같은 분절 안의 세포군의 흥분성을 높이기 때문에 몸통각신경세포도 쉽게 흥분한다고 설명하는 연구자도 있다. 이와 같이 내장에 이상이 있을 때 그것의 들신경과 같은 분절에 속하는 피부 분절에 해당된 띠 모양의 피부에 통각과민이 일어나게 되는데 이 피부분절을 **띠**(head band)라고 한다.
연관통의 예로서 협심증(angina pectoris)의 아픔이 왼편 겨드랑쪽으로 퍼져 나가는 것, 신장결석이 콩팥깔때기로부터 요관으로 이행하는 경우에 아픔이 같은쪽 샅굴부위에 투사하는 것, 가로막 중심부의 자극에 의하여 목이나 어깨에 아픔을 느끼고 가로막의 주변이 자극되었을 경우에는 복벽에 아픔을 호소하는 따위들이다.
이상의 내장신경과 몸신경과의 관련 이외에 내장신경 상호 간의 연관으로서 막창자꼬리염(충수염, appendicitis)의 경우 위에 자발통을 느끼는데, 이 경우에도 막창자꼬리부위 밖에서 압박하면 아픔을 막창자꼬리부위에 국한하여 느끼게 된다.
강한 수축에 의한 통각과 수축 및 그것에 수반하는 순환장애 때문에 생긴 통각을 일으키는 물질로서 아세틸콜린(acetylcholine), 세로토닌(serotonin), 히스타민(histamine) 등을 들 수 있다.

14

뇌척수막과 뇌실

■ 학습목표

1. 뇌척수막의 종류와 구조를 확인한다.
2. 뇌실의 해부학적 위치와 기능을 설명한다.
3. 뇌척수액의 생성과 순환경로를 익힌다.
4. 뇌척수막, 뇌척수액 및 지방조직에 의한 중추신경 보호기전을 이해한다.
5. 뇌척수액의 역할과 혈액-뇌장벽의 기능을 설명한다.

뇌와 척수는 매우 약한 반고체성 조직으로 단단한 머리뼈(두개골, skull)에 의해 보호되어 있으며 머리뼈 속면에 있는 **뇌척수막**(meninges)에 의해 지지되어 있다. 속면에는 중추신경계통을 보호하고 **뇌척수액**(cerebrospinal fluid; CSF)의 생성과 순환을 담당하는 뇌조직의 내강이 있는데 이를 **뇌실**(ventricle)이라 하며, 뇌실에는 오른 · 왼가쪽뇌실, 셋째뇌실, 넷째뇌실이 있다. 각 뇌실에는 뇌척수액을 생산하는 맥락얼기가 있다.

| 뇌척수막 ....

뇌와 척수를 싸고 있는 3겹의 피막으로 바깥층은 섬유성 결합조직인 **경질막**(경막, dura mater), 중간층은 거미줄 모양의 **거미막**(지주막, arachnoid membrane), 안쪽은 얇고 투명한 **연질막**(연막, pia mater)으로 구성되어 있다. 거미막과 연질막 사이의 공간인 **거미막밑공간**(지주막하강, subarachnoid space)에는 뇌척수액이 채워져 있다 그림 14-1.

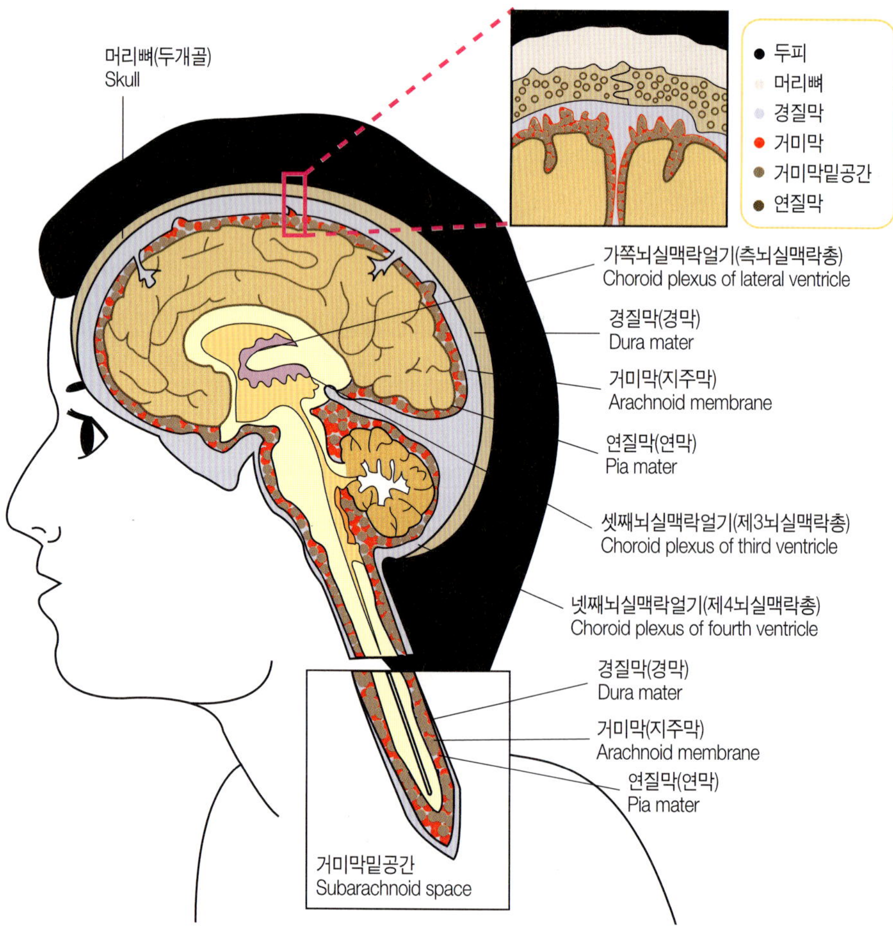

그림 14-1 뇌척수막의 구조

1. 경질막

뇌막의 가장 바깥쪽에 있는 **경질막**(dura mater)은 질기고 신축성이 없는 튼튼한 안·바깥의 이중구조를 하고 있으며 바깥쪽의 뼈내막층과 안쪽의 뇌막층으로 나뉘어진다. 바깥층은 신경과 혈관이 많이 분포되어 있으며 뼈막과 융합되어 있고 안쪽층은 뇌를 싸고 있으며 그 사이공간에는 **경질막정맥굴**(sinus of dura mater)이 형성되어 있다. 경질막에는 수막동맥(meningeal artery)과 다섯째뇌신경인 삼차신경(trigeminal nerve; V)이 분포한다. 일반적으로 뇌에는 통증을 느끼는 신경이 없어서 통증을 느끼지 못하지만 뇌막에는 통증을 느끼는 신경이 많기 때문에 뇌막염(meningitis) 등 염증이 있는 경우에는 심한 두통을 느끼게 된다. 매우 두꺼운 치밀결합조직으로 되어 있는 경질막의 안쪽층은 여러 부위에서 머리뼈의 공간 내로 깊이 들어가 있어 뇌를 지지하고 안정화시킨다. 이러한 뇌의 경질막은 경질막주름을 형성하여 뇌를 몇 개의 구역으로 구분하게 되는데 **대뇌낫**(대뇌겸, falx cerebri)은 대뇌반구의 왼·오른쪽을 구분하는 낫 모양의 주름이며 경질막이 겹쳐져 대뇌반구 사이인 **대뇌세로틈새**(대뇌종열, longitudinal cerebral fissure)로 함입되어 있고 대뇌낫의 앞쪽부분은 벌집뼈(사골, ethmoid bone)의 볏돌기(계관, crista galli)에, 뒤쪽 가장자리는 **소뇌천막**(tentorium cerebelli)과 합쳐진다 그림 14-2. 볼록한 위쪽은 머리뼈에 부착되어 있으며 경질막 안바깥층 사이에 있는 경질막정맥굴에는 거미막이 돌출되어 형성된 거미막융모

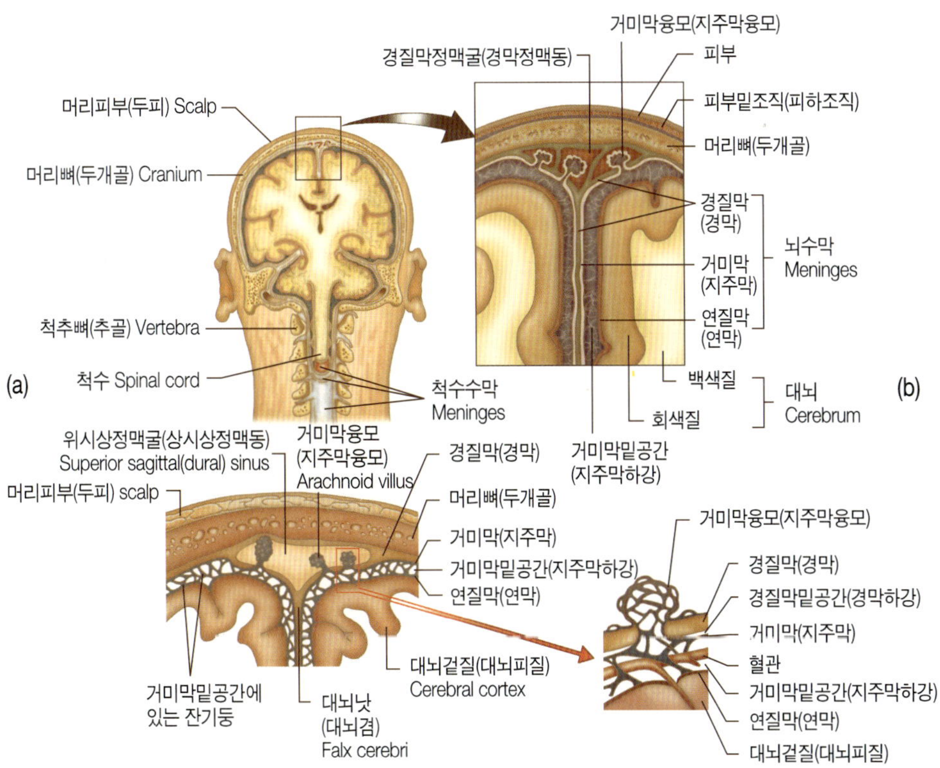

그림 14-2 대뇌낫과 거미막융모

(arachnoid villus)가 있어 뇌척수액이 흡수되는 장소가 된다.

또한 소뇌반구와 대뇌 사이의 경계를 이루고 있는 주름을 소뇌천막, 대뇌낫 아래 소뇌의 왼·오른쪽 반구를 구분하는 주름을 **소뇌낫**(소뇌겸, falx cerebelli)이라 하며, 뇌하수체를 덮고 있는 안장가로막(안격막, diaphragm selle)의 위쪽으로 시각신경 교차가 일어난다.

척수의 경질막은 대뇌의 것과 달리 단일 막으로 되어 있으며 경질막과 뼈막 사이에 공간을 형성하고 그 아래쪽은 가늘어져 **종말끈**(종사, filum terminale)을 싸고 꼬리뼈까지 연결되어 있다.

2. 거미막

연질막의 바깥쪽으로 레이스 모양의 **거미막**(지주막, arachnoid membrane)은 경질막의 바로 아래에 위치하는 단일 막으로 신경의 분포가 적고 고유혈관이 없는 얇은 결합조직이다. 거미막과 경질막 사이에는 좁은 경질막밑공간이 형성되어 있고 연질막과의 사이에는 비교적 넓은 **거미막밑공간**(지주막하강, subarachnoid space)이 형성되어 있어 뇌척수액이 지나가며 정중구멍과 가쪽구멍을 통해 넷째뇌실과 통한다. 거미막밑공간은 아교섬유와 탄력섬유로 이루어진 섬세한 그물로 이루어져 있으며, 경질막밑공간을 가로지르는 대뇌정맥은 지지구조가 거의 없어 손상에 매우 취약하다. 여기에 출혈로 혈액이 차게 되면 빠져나갈 곳이 없다.

척수의 거미막은 경질막과 유합되어 있고 연질막과의 사이에 거미막밑공간을 형성하여 뇌척수액을 함유하고 있으며 허리천자(요추천자)를 통한 뇌척수액의 검사는 둘째허리뼈와 셋째허리뼈 사이의 거미막밑공간에서 시행한다.

3. 연질막

연질막(pia mater)은 뇌를 직접 싸고 있는 얇은 막으로 뇌의 표면에 있는 고랑과 틈새를 따라 들어가 있다. 뇌의 주된 동맥과 정맥 혈관이 풍부한 연질막은 다양한 함입으로 맥락조직과 가쪽뇌실, 셋째뇌실, 넷째뇌실의 맥락얼기를 형성하는 주요 구성원이 된다. 이 층의 큰 혈관들은 가지를 치고 있으며 뇌겉질의 표층부에 영양을 공급하는데 혈관을 따라 뇌실질쪽으로도 들어간다. 뇌로 들어간 연질막의 일부는 셋째뇌실과 넷째뇌실 천장 및 가쪽뇌실벽으로 들어가 복잡한 모세혈관그물을 싸게 되는데 이러한 모세혈관그물을 **맥락얼기**(맥락총, choroid plexus)라 하며 이곳에서 뇌척수액이 형성된다. 맥락얼기는 연질막의 성긴결합조직과 이를 덮고 있는 단층입방상피 또는 단층원주상피로 되어 있는데, 이를 **맥락상피**(choroid epithelium)라 하며 뇌실의 뇌실막과 연결되어 있다.

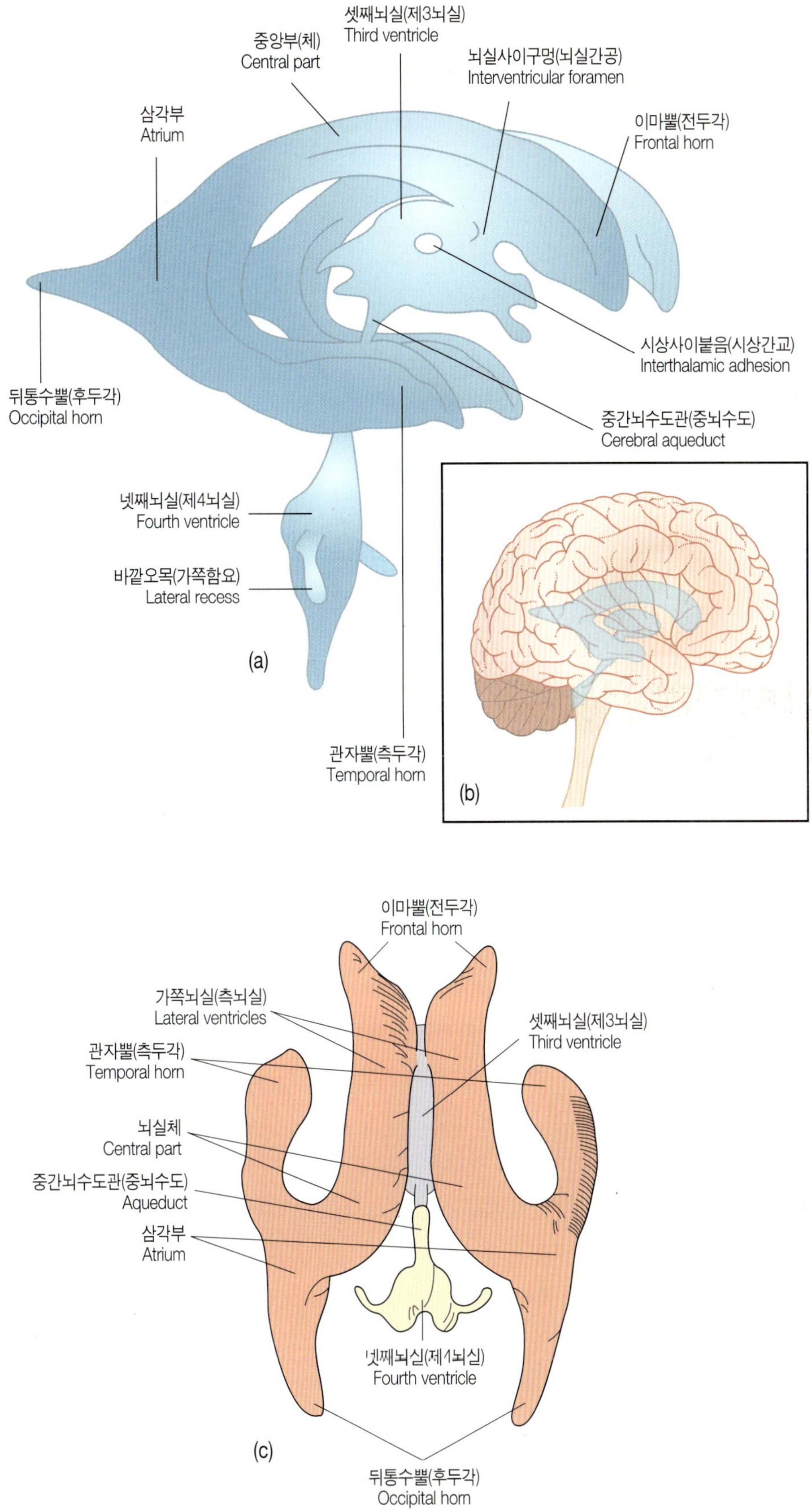
셋째뇌실(제3뇌실)
Third ventricle
중앙부(체)
Central part
뇌실사이구멍(뇌실간공)
Interventricular foramen
삼각부
Atrium
이마뿔(전두각)
Frontal horn
시상사이붙음(시상간교)
Interthalamic adhesion
뒤통수뿔(후두각)
Occipital horn
중간뇌수도관(중뇌수도)
Cerebral aqueduct
넷째뇌실(제4뇌실)
Fourth ventricle
바깥오목(가쪽함요)
Lateral recess
(a)
관자뿔(측두각)
Temporal horn
(b)
이마뿔(전두각)
Frontal horn
가쪽뇌실(측뇌실)
Lateral ventricles
셋째뇌실(제3뇌실)
Third ventricle
관자뿔(측두각)
Temporal horn
뇌실체
Central part
중간뇌수도관(중뇌수도)
Aqueduct
삼각부
Atrium
넷째뇌실(제4뇌실)
Fourth ventricle
(c)
뒤통수뿔(후두각)
Occipital horn

그림 14-3 뇌실계통

|| 뇌 실 ....

신경관의 내강이 각 부위별로 확장되어 이루어진 **뇌실**(ventricles)은 윗부분에 왼 · 오른 **가쪽뇌실**(측뇌실, lateral ventricles)을 비롯하여 **뇌실사이구멍**(뇌실간공, interventricular foramen), **셋째뇌실**(제3뇌실, third ventricle), **중간뇌수도관**(중뇌수도, cerebral aqueduct) 그리고 **넷째뇌실**(제4뇌실, fourth ventricle)로 구분된다 그림 14-3.

1. 가쪽뇌실

대뇌반구 안쪽 왼 · 오른쪽에 두 개의 크게 확장되어 있는 불규칙한 모양의 내강이 있는데 이를 **가쪽뇌실**(측뇌실, lateral ventricle)이라 하며, **뇌실사이구멍**(interventricular foramen)에 의해 셋째뇌실과 연결되어 있다. 가쪽뇌실은 가운데 중심부와 세 개의 돌출부로 구성되어 있는데 이마엽쪽을 **이마뿔**(전두각, frontal horn), 뒤통수엽쪽을 **뒤통수뿔**(후두각, occipital horn), 관자엽쪽을 **관자뿔**(측두각, temporal horn)이라 한다. 중심부는 뇌실사이구멍에서부터 뇌들보 팽대부까지 뻗어 있고 위쪽으로는 뇌들보, 안쪽으로는 **투명사이막**(투명중격, septum pellucidum) 뒷부분, 아래쪽으로는 꼬리핵, 시상, 맥락얼기, 천장의 일부분과 접해 있다. 이마뿔은 앞쪽으로 뻗어 있고 위쪽으로는 뇌들보, 안쪽으로는 투명사이막의 앞부분, 아래가쪽으로는 꼬리핵의 머리부분과 접해 있으며, 앞쪽으로 뇌들보의 무릎(슬)이 놓여 있다. 뒤통수뿔은 시상의 뒤쪽에서 아래쪽으로 곡선을 그리며 점차 가늘어지고 그 끝은 막혀 있다.

가쪽뇌실의 표면은 **뇌실막세포**(상의세포, ependymal cell)로 덮여 있으며 가쪽부위에는 혈관성 구조인 맥락얼기(choroid plexus)가 형성되어 있어, 주로 이곳에서 뇌척수액이 만들어진다. 가쪽뇌실의 맥락얼기는 뇌실사이구멍에서부터 아래뿔까지 아치 모양으로 뻗어 있으며 맥락얼기를 형성하는 연질막 혈관은 맥락틈새(맥락열, choroid fissure)를 따라 함입되는데 맥락틈새는 천장과 시상의 위쪽과 뒤쪽면 사이 그리고 꼬리핵과 해마의 중앙부(체) 사이, 관자뿔 속막 사이에 위치한다. 천장과 시상 사이에 삼각형 모양으로 연질막이 배열되어 있는데 이것을 셋째뇌실의 **맥락조직**이라 한다. 이 부분의 정점은 연속된 뇌실사이구멍에 닿아 있고 그 바닥부위는 시상의 뒤쪽 수준에 위치하며 여기에서 두 개의 층으로 분리된다. 위쪽은 뇌들보의 팽대부와 연결되어 있고 아래쪽은 뇌줄기의 덮개(개, tectum)를 덮는 연질막과 연결된다. 이 조직의 경계면은 가쪽뇌실의 중앙부로 돌출되면서 맥락얼기를 이루고 셋째뇌실의 맥락얼기는 이 부분의 접혀진 면에 접해 있다.

2. 셋째뇌실

사이뇌 속에 형성되어 있는 **셋째뇌실**(제3뇌실, third ventricle)은 가쪽뇌실 몸체 아래에 위치하고 있는 폭이 좁고 길이가 긴 공간으로 두 개의 시상과 시상하부 근처를 둘로 나누는 정중앙에 위치한 틈새 모양의 구조물이다. 셋째뇌실은 지붕, 바닥, 그리고 4개의 벽(앞 · 뒤쪽벽, 2개의 가쪽벽)으로 구성되어 있고 지붕은 맥락조직으로 되어 있다. 바닥은 시각신경교차, 회색융기(tuber cinereum), 깔때기부분(누두부, infundibulum), 유두체, 뒤관통질(posterior perforated substance) 그리고 중간뇌뒤판(중뇌피개, tegmentum of midbrain)의 가장 윗부분으로 구성된다. 앞쪽벽은 미세한 종판이 형성되는데 시각신경교차로에서부터 뇌들보의 부리가 있는 곳까지 늘어져 있으며 그 위쪽 끝에는 앞교차연결(전방교련, anterior commissure)과 뇌실사이구멍이 있다. 뒤쪽벽은 솔방울샘과 뒤교차연결(후교련, posterior commissure), 고삐교차연결(수상교련, habenular commissure)로 이루어져 있다. 양 옆으로 셋째뇌실, 뒤 위쪽으로 시상의 안쪽면이, 앞 아래쪽으로는 반대쪽의 시상하부가 경계를 이루고 있다. 앞쪽으로는 짤막한 시상사이붙음(시상간교, interthalamic adhesion)에 의해 좁은 뇌실사이구멍을 서로 연결하여 가쪽뇌실과 연결되어 있고 뒤쪽으로는 **중간뇌수도관**(중뇌수도, cerebral aqueduct)에 의해 넷째뇌실과 연결되어 있다. 중간뇌수도관은 약 1.5cm 정도 길이의 가는 관으로 되어 있으며 중간뇌에 위치한다.

3. 넷째뇌실

다리뇌와 숨뇌 사이에 형성되어 있는 **넷째뇌실**(제4뇌실, fourth ventricle)은 위쪽으로 중간뇌수도관과 연결되어 있고 아래쪽으로는 숨뇌의 꼬리쪽에서 좁아져 척수의 중심관(central canal)으로 이어지며 **정중구멍**(정중구, median aperture; Luschka)과 두 개의 **가쪽구멍**(외측구, lateral aperture; Magendie)에 의해 거미막밑공간과 연속되어 있다. 넷째뇌실의 가쪽부분에 좁게 늘어나 있는 가쪽 오목한 부위가 있는데 뇌실의 가장 넓은 부분에서 바깥쪽으로 뻗어 아래소뇌다리 위쪽에서 곡선을 그리며 뇌줄기를 싸고 돈다. 가쪽구멍은 소뇌편엽의 아래혀인두신경과 미주신경의 입꼬리당김근(소근, risorius) 뒤쪽에 위치한다. 넷째뇌실은 가쪽경계, 천장 그리고 바닥으로 구성되어 있다. 가쪽경계는 위소뇌다리, 아래소뇌다리, 쐐기다발(설상속)융기와 얇은다발(박속)융기에 의해서 위아래로 가쪽을 형성한다. V자 모양의 지붕 위쪽과 아래쪽은 **위숨뇌천장**(상연수장막, superior medullary velum)과 **아래숨뇌천장**(하연수장막, inferior medullary velum)에 의해서 형성되는데, 이 천장은 위소뇌다리와 아래소뇌다리 사이에 있는 얇은 백색질의 판이다.

아래숨뇌천장 아래에는 정중구멍이 있고 뇌척수액은 이 구멍과 가쪽구멍을 통해 거미막밑공간으로 배출된다. 이 두 개의 구멍은 뇌실과 거미막밑공간 사이의 유일한 연결통로이기 때문에 이곳이 막히면 **물뇌증**(수두증, hydrocephalus)이 발생하게 된다. 지붕의 아랫부분과 가쪽 오목한 부위의 뒤쪽벽은 연질막의 혈관얼기로 함몰되어 있고 T자 모양의 맥락얼기를 형성한다. 바닥을 이루는 **마름오목**(능형와, rhomboid fossa)의 전체적인 모양은 마름모꼴이며 정중앙고랑에 의해서 대칭적으로 반으로 나뉜다. 그 위쪽인 뇌줄기와 아래쪽 숨뇌부분은 미세한 신경섬유의 다발로 이루어진 넷째뇌실의 **숨뇌선조**(striae medullares)로 구획된다.

정중앙고랑의 왼 · 오른쪽 옆면은 세로로 융기되어 있는데 **안쪽융기**라고 하며 이 융기의 가쪽부분에 약간 들어간 부분을 **위오목**(상와, superior fovea)이라고 한다. 위오목의 아래 안쪽(정중고랑쪽)

으로 약간 부풀어 있는 부분을 **얼굴둔덕**(facial colliculus)이라 하며, 갓돌림신경(abducens nerve)과 얼굴신경(VII, facial nerve)이 둘러싸고 있으며 위오목의 아래쪽면에는 속귀신경영역이 있다.

숨뇌선조 아래는 열두째뇌신경 위에 놓여 있는데 이 부분을 **혀밑삼각**(hypoglossal trigone)이라 하고 가쪽으로 약간 파여 있는 **아래오목**(하와, inferior fovea)부분은 근처의 미주삼각(vagus trigone)과 더불어 혀인두신경 등쪽핵과 미주신경의 일부분 위에 놓여 있다.

아래오목의 가쪽에는 안뜰영역 아래가 있는데 속귀신경의 안뜰핵 일부가 놓여 있다. 더 깊은면에서는 삼차신경, 단일로, 의핵의 일부가 넷째뇌실의 바닥 아래에 있다. 이들 핵들의 일부 특히 등쪽 미주신경핵 주변의 그물체들은 심장혈관기능, 호흡기능, 대사기능과 다른 중요한 기능에 관여하며 **생명기능의 중추**(vital center)라고도 하기 때문에 이 부분에서 생기는 작은 병변도 아주 심각한 결과를 초래할 수 있다.

III 뇌척수액

뇌실과 척수의 중심관 그리고 거미막밑공간에 채워져 있는 **뇌척수액**(cerebrospinal fluid; CSF)은 뇌와 척수에 가해지는 외부 혹은 내부의 압력을 흡수하고 재분배함으로써 충격으로부터 중추신경계통을 지지 및 보호해주는 역할을 한다. 또한 중추신경계통에는 림프샘이 없기 때문에 뇌척수액이 그 역할을 대신하며 혈액과 신경조직 사이의 물질전달을 하는 역할을 하는데 이 전달과정에는 혈액과 뇌장벽 사이에 모세혈관과 맥락얼기의 내피세포로 구성되어 있는 **혈액-뇌장벽**(blood-brain barrier)이 존재한다. 또한 일부 약제들이 이 장벽을 통과하지 못하기 때문에 임상적으로 매우 중요하다. 전해질의 교환은 거미막밑공간보다 뇌실에서 더 잘 흡수되는 반면 물의 교환은 뇌실보다 수조(cistern)에서 더 잘 이루어진다.

대부분의 뇌척수액은 뇌실의 맥락얼기에서 만들어지는데, 모세혈관 여과와 능동수송에 의해 상피세포로부터 분비되는 뇌척수액은 하루에 약 500mL(0.35mL/min) 정도 형성된다. 뇌실 내 뇌척수액의 전체 양은 약 140mL(허리천자에 의해 얻을 수 있는 최대 양) 정도로 일정하게 유지되며 생산과 재흡수에 의해 끊임없이 새로워지므로 1일 생성되는 양은 약 3번 정도 순환할 수 있는 양이다.

맥락얼기는 연질막에서부터 뇌실의 벽에 붙어 있는 중심줄기에서 뻗어 나온 많은 융모로 구성되어 있으며 융모의 내부에는 천공성 모세혈관그물로 구성되어 있다. 그 중 가쪽뇌실의 맥락얼기가 가장 크며 대부분의 뇌척수액을 생성한다.

뇌척수액의 순환은 뇌실사이구멍을 통해 셋째뇌실로 유입되고 여기에서 생성된 뇌척수액과 합해져 중간뇌수도관을 통해 넷째뇌실로 유입된다. 넷째뇌실 및 척수의 중심관 등 모든 생성원에서 형성된 뇌척수액과 합쳐진 다음 정중구멍과 가쪽구멍을 통해 거미막밑공간으로 나가게 된다 그림 14-4. 그 다음 뇌척수액은 뇌의 바닥에서 서로 연결되어 있는 거미막밑수조를 통해 순환하고 대뇌반구 위를 거쳐 상승하는데 **위시상정맥굴**(superior sagittal sinus) 가까이에서 거미막은 경질막을 뚫고 **거미막융모**(arachnoid villi)로 구성되어 있는 거미막과립이라고 하는 돌기를 형성하며

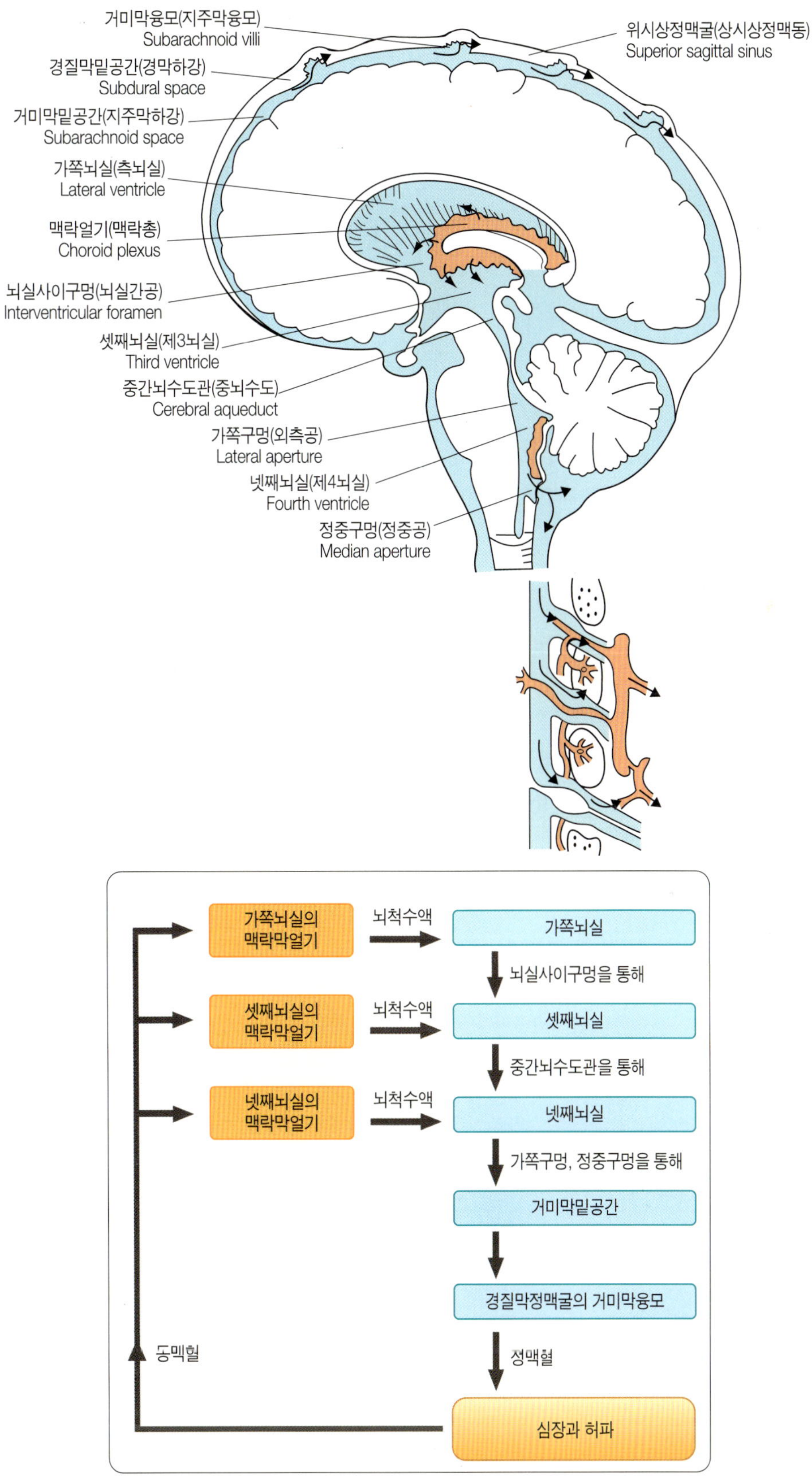

그림 14-4 뇌척수액의 순환

이곳에서 뇌척수액은 정맥순환계로 흡수되고 소량이 바로 척수 근처로 내려간다. 성인의 거미막밑공간은 둘째엉치뼈까지 확장되어 있기 때문에 허리뼈의 가시돌기 사이에서 허리천자를 통해 척수의 손상 없이 뇌척수액을 얻을 수 있다.

보통 뇌척수압은 누운 상태에서 110mmH_2O(8mmHg) 정도이며 순환경로가 어떤 원인으로 인해 폐쇄되면 뇌척수액의 배출이 어렵게 되고 머리속압력(두개내압)이 상승하는 **물뇌증**(hydrocephalus)을 일으킨다. 어린이에게서 물뇌증이 발생하면 뇌의 신경계를 압박할 뿐 아니라 뇌의 성장저해를 초래하게 되어 지능장애 및 경련 등을 일으킨다.

뇌척수액은 주로 뇌와 척수를 보호하는 기능을 하는데 부력을 통해 뇌 무게를 감소시키고 뇌가 머리뼈에 부딪히지 않도록 하는 완충작용을 할 뿐 아니라 영양분, 화학적 전령 및 노폐물을 이동시키는 매개체 역할을 한다. 또한 Ca^{2+}, K^+, Mg^{2+} 등의 이온농도를 조절함으로써 혈압, 심박수, 혈관운동, 근육 긴장, 감정 등의 조절에 영향을 미칠 뿐 아니라 pH 7.35 유지를 통해 뇌의 세포바깥액과 평형을 이루게 함으로써 신경계의 항상성을 유지한다.

IV 혈액-뇌장벽 ....

뇌에 있는 모세혈관 내피세포 사이와 맥락얼기에 있는 상피세포 사이의 막은 단백질이 뇌에 들어가는 것을 효과적으로 방지하고 더 작은 입자들의 침투를 느리게 하는데 이는 뇌손상이나 장애를 일으킬 수 있는 물질을 통제하기 위한 구조적 장치이며 이러한 물질의 제한적 교환방식을 **혈액-뇌장벽**(blood-brain barrier; BBB)이라 한다.

물, 이산화탄소, 산소는 뇌를 쉽게 통과하며 지질 용해성이 있는 스테로이드계 호르몬들도 뇌를 쉽게 통과할 수 있다. 그러나 단백질과 폴리펩티드는 뇌를 쉽게 통과하지 못하며 요소, 수소이온, 중탄산이온 등은 매우 느리게 통과한다. 제한된 물질교환을 위해 뇌 모세혈관에는 많은 운반체-매개(carrier-mediated) 수송체계가 있다. 예를 들어 뇌의 중요한 에너지원인 포도당의 경우는 혈액-뇌 장벽의 수동적 통과는 느린 대신 포도당 운반체(GLUT1)에 의해 뇌 모세혈관의 벽을 통과한다. 만성적인 GLUT1의 결핍이 있는 유아의 경우는 혈당농도가 정상인 상태에서 척수액 내 낮은 포도당 농도를 유지함으로써 발작과 발육지연을 가져온다. 또 다른 운반체인 Na^+-K^+-$2Cl^-$ 공동운반체는 ET-1과 ET-3에 의해 촉진되는데 뇌의 K^+ 농도를 낮게 유지하는 기능을 하는 것으로 알려져 있다. 그리고 몇 가지 유기산, 콜린, 핵산 전구체 및 아미노산을 운반하는 운반체도 뇌 모세혈관에 존재한다. 반면 뇌로부터 혈액으로의 물질의 이동은 이보다는 훨씬 더 자유롭게 이루어진다. 이는 거미막융모를 경유해 정맥혈 안으로 뇌척수액이 용적 이동하기 때문이며 더욱이 모세혈관벽에는 다양한 운반-매개 전달체계들이 존재하기 때문이다.

혈액-뇌 장벽의 생리적 기능은 중추신경 내 칼륨, 칼슘, 마그네슘, 수소이온 등 이온변화를 조절함으로써 뉴런 환경의 항상성을 유지하는데 있으며 또한, 혈액 속에 존재하는 내인성 및 외인성 독소로부터 뇌를 보호하고 대순환으로 신경전달물질이 새어나가는 것을 방지하는 기능을 한다.

임상노트

머리속압력(두개내압)의 상승은 여러 가지 원인으로 인해 일어날 수 있으며 뇌척수압이 250mmH_2O이상으로 상승하게 되면 심각한 문제를 야기하게 된다. 뇌압상승의 가장 흔한 원인은 뇌종양, 뇌농양, 물뇌증, 혈종, 양성 머리속압력 상승 등이 있으며 뇌압상승으로 인해 구토 및 구역이 동반되는 두통, 시야장애 및 균형장애 등이 초래될 수 있다.

✓ 물뇌증

물뇌증(수두증, hydrocephalus)은 뇌척수액의 과잉생성 혹은 흡수장애로 인해 흐름이 막힌 상태를 의미하며, 뇌척수액이 과잉 축적됨에 따라 뇌실에서는 뇌척수액의 압력이 증가하게 된다. 결국 뇌실의 확장으로 인한 뇌의 팽창은 머리뼈에 의해 대뇌반구가 위축되거나 신생아의 경우에는 대뇌반구가 확장되는 현상이 발생된다.

물뇌증의 원인은 크게 세 가지로 뇌척수액의 과잉생산, 뇌척수액 순환통로의 폐쇄, 뇌정맥굴에서의 뇌척수액 흡수장애 등이 있다. 뇌척수액의 과잉생산으로 인한 물뇌증은 일부 종양에서 볼 수 있으며 순환통로의 폐쇄에 의한 물뇌증에는 막힌 부위에 따라 **비교통성 물뇌증**(noncommunication hydrocephalus)과 **교통성 물뇌증**(communication hydrocephalus) 두 가지 형태가 있다.

비교통성 물뇌증은 **내물뇌증**(internal hydrocephalus)이라고도 하며 전형적으로 선천기형이나 혹은 종양, 출혈, 공간점유 병터에 의해 중간뇌수도관이 폐쇄되어 발생한다. 이 경우 뇌척수액이 거미막밑공간에 이르지 못하고 뇌실 속에 쌓이게 된다. 또한 루시카구멍(Luschka foramen)과 마장디구멍(Magendie foramen)이 차단될 때도 뇌척수액이 몸쪽부에서부터 차단된 곳까지 축적되고 뇌실을 팽창시킨다.

반대로 교통성 물뇌증은 **외물뇌증**(external hydrocephalus)이라고도 하며 맥락막유두종, 뇌막염, 대뇌 발달장애 혹은 뇌 위축 등의 원인으로 거미막밑공간의 뇌실계 밖이 막혀 뇌척수액이 흐르지 못해 압력이 증가되는 현상이다. 허리부분의 정상 CSF 압력은 70~180mmH_2O이며 평균 112mmH_2O의 압력에서 여과와 흡수는 같은 비율로 일어나고 약 68mmH_2O 이하에서는 흡수가 중지된다. 그러나 거미막융모의 재흡수 능력이 감소되었을 때에는 뇌척수액이 다량 축적되고 이 부분이 부어올라 안쪽으로는 뇌를 압박하며 밖으로는 뇌머리뼈를 압박하게 된다.

유아성 물뇌증(infantile hydrocephalus)인 경우는 2세 이전에 머리뼈 봉합이 완전히 이루어지지 않은 관계로 머리가 상당히 커지는 특징이 있다. **폐색성 물뇌증**(obstructive hydrocephalus)은 셋째뇌실과 넷째뇌실 사이의 중간뇌수도관 사이가 협착되어 일어나며 거미막 과립이나 출혈, 염증성, 뇌척수액의 과도한 증가나 점도의 증가가 원인이 될 수 있다. 경증은 주로 성인에서만 관찰되고 급성이면서 중증인 경우는 두통과 뚜렷한 지능감소를 보이며 경우에 따라서는 시신경유두부종(papilledema)의 원인이 되기도 한다. 경증 물뇌증은 뒤로 비틀거리는 경향을 특징으로 하는 보행 불안정과 소변찔끔증(요실금, uracratia)이 주된 증상이다.

임상증상은 발생시기, 폐쇄 정도에 따라 다르게 나타나는데 급성인 경우 심한 두통과 함께 구역, 구토가 동반되고 시신경유두부종이 관찰되며 경우에 따라서는 여섯째뇌신경의 마비가 동반되기도 한다. 이 밖에도 양쪽성 상위운동세포 징후인 병적반사, 깊은힘줄반사 항진, 강직성 마비 등을 동반하기도 하며 점차적으로 고위걷질기능인 기

임상노트

억력의 장애를 보이기도 하고 소변찔끔증(요실금)이 나타날 수도 있다.
진단 및 치료는 뇌 CT, MRI 등을 통해 뇌실확장 여부 및 원인을 확인할 수 있고 물뇌증을 야기한 일차성 병터를 제거하기 어려운 경우는 신경외과적인 방법으로 뇌실복막강션트(ventriculoperitoneal shunt)를 시술하지만 뇌실의 함몰을 야기할 수 있는 경질막밑 혈종을 일으키기도 한다.

✓ 뇌수막종

뇌수막종(meningioma)은 성장속도가 느린 양성 종양으로 뇌를 싸고 있는 수막의 거미막세포나 거미막 모자세포에서 발생되며 뇌종양 중 비교적 흔한 종양으로 비교적 성인에 발생되며 45세 전후 여성에서 가장 흔하게 발생한다.
주로 증상은 뇌압상승에 따른 두통, 오심, 구토 등 뇌조직과 뇌신경을 압박함으로써 나타나는 증상들로서 다른 뇌종양에서 보이는 소견들과 유사하며 특히 뇌의 위치에 따른 특이 소견들을 동반하는 경우가 있다. 성장속도가 느리기 때문에 부분발작, 머리속압력 상승의 증상이나 국소적 신경장애 등의 증상을 보이면 종양이 상당히 커져 있음을 시사한다.
진단은 보통 CT, MRI 또는 SPECT가 도움이 되며 석회화 침적이 있는 경우 단순 머리뼈 촬영으로도 확인할 수 있다. 초기 병터는 수술로 치유되며 종양 제거 시 종양에 밀착된 뇌경질막은 제거해야 하고 경질막 결손부위는 뼈막 등으로 재건한다. 또 혈류량이 많은 종양의 경우 최근에는 종양색전술을 시술한 후 수술을 시행하기도 한다.

✓ 뇌수막염

뇌수막염(encephalomeningitis)은 연질막과 거미막의 염증을 말하며 주로 세균이나 바이러스의 감염에 의해 일어나지만 곰팡이, 악성 조직의 침윤, 혈액(거미막밑공간 출혈) 또는 화학물질(약물이나 조영제) 등이 원인이 되기도 한다. 바이러스가 가장 흔한 원인으로 뇌척수액에서 림프구성 반응을 일으키며, 세균감염인 경우는 다핵형 백혈구증가증을 일으킨다. 결핵균에 의해 감염되는 경우 결핵성 수막염을 일으키는데 가족 중에 결핵환자가 있는 경우 빈발하며 만성반응이 나타난다.
임상양상은 급성 또는 점진적인 발열, 구토, 두통, 의식저하나 발작을 보이며 목부위조직과 뇌신경이상(셋째, 넷째, 여섯째, 일곱째뇌신경), 편마비, 언어장애, 시야결손, 유두부종 등의 국소적 징후가 나타난다.
치료는 병원체의 종류에 따라 세균성인 것은 병원균에 선택적인 항생체를 투여하고 바이러스성인 경우는 항생물질은 효과가 없기 때문에 척수액을 빼내어 뇌압을 낮추고 안정을 취하게 하는데 대부분 양성으로 저절로 회복된다.

15

신경계통의 혈액공급

■ 학습목표

1. 대뇌의 혈액공급을 하는 혈관들에 대하여 설명할 수 있다.
2. 앞대뇌동맥, 중간대뇌동맥, 뒤대뇌동맥의 분포영역과 임상증상에 대하여 설명할 수 있다.
3. 대뇌동맥고리(윌리스고리)의 구성혈관 및 의의를 설명할 수 있다.
4. 대뇌의 정맥 분포에 대하여 설명할 수 있다.
5. 척수에 혈액공급을 하는 혈관의 분포영역 및 임상증상에 대하여 설명할 수 있다.

뇌의 무게는 전체 체중의 2% 밖에 되지 않으나, 심장박출량의 15%를 받고 신체 전체에서 사용되는 산소의 20%를 소비한다. 이러한 값들은 뇌의 높은 대사율과 산소요구도를 반영한다. 또한 회색질 단위부피당 혈류량은 백색질에 비해 4배에 달한다. 한 방울의 혈액이 속목동맥(내경동맥, internal carotid artery)이나 척추동맥(vertebral artery)으로 들어가서 뇌를 거쳐 속목정맥(내경정맥, internal carotid vein)으로 나오는 데는 약 7초가 소요된다. 뇌는 에너지 생산에 필요한 포도당과 산소를 거의 저장하지 못하기 때문에 이러한 혈액의 흐름은 항상 지속적으로 유지되어야 한다. 따라서 뇌의 혈액공급을 담당하는 뇌혈관은 매우 중요하며, 뇌혈관이 막히거나(폐색), 출혈, 관류저하를 일으키면 뇌의 기능이상을 초래하게 되는데, 가장 대표적인 질환 중 하나가 뇌혈관사고(cerebrovascular accident; CVA) 또는 뇌졸중(stroke)이다.

I 뇌의 혈관

뇌의 혈액공급은 왼 · 오른쪽 한 쌍씩의 속목동맥과 척추동맥을 통해서 들어가며, 이 동맥들은 거미막밑공간에 위치하며 그 가지들이 뇌의 바닥면에서 서로 연결되어 **대뇌동맥고리**(cerebral arterial circle of Willis; **윌리스고리**, circle of Willis)를 형성한다. 뇌로 들어간 혈액들은 주로 속목정맥을 통해서 심장으로 되돌아간다. 일반적으로 속목동맥은 뇌혈액의 80%를 담당하고, 척추동맥은 20%를 담당한다고 알려져 있다.

1. 동 맥

1) 속목동맥(Internal carotid artery)

(1) 경 로

속목동맥(내경동맥, internal carotid artery)은 온목동맥(총경동맥, common carotid artery)에서 시작하여 목동맥관(경동맥관, carotid canal)을 통해 머리뼈(두개골, skull) 속으로 들어간다. 이후 바로 **해면정맥굴**(해면정맥동, cavenous sinus) 속을 지나서 나비뼈(접형골, sphenoid bone)의 앞침상돌기(전상돌기, anterior clinoideus process) 밑에서 S자 모양의 **목동맥굽이**(carotid siphon)을 이룬 후 **앞대뇌동맥**(전대뇌동맥, anterior cerebral artery; ACA)과 **중간대뇌동맥**(중대뇌동맥, middle cerebral artery; MCA)으로 갈라진다. 이 외의 속목동맥의 가지들 중 주요가지에는 뒤대뇌동맥을 연결시키는 **뒤교통동맥**(후교통동맥, posterior communicating artery)과 해면정맥굴에서 나온 속목동맥에서 이는곳을 형성하는 **앞맥락얼기동맥**(전맥락총동맥, anterior choroidal artery)이 있다 그림 15-1.

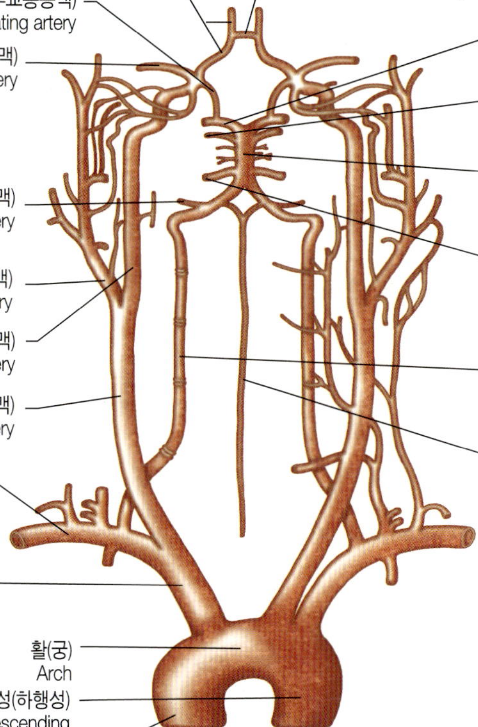

(a)

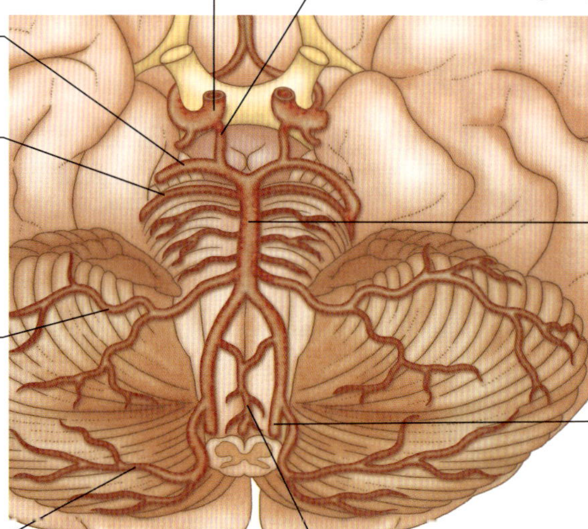

(b)

그림 15-1 뇌의 혈액공급

뇌의 혈액공급은 좌우 한쌍의 속목동맥과 척추동맥에 의해서 이루어진다. (a)는 뇌에 혈액공급을 하는 전체 혈관들을 보여주고 있으며, (b)는 실제 뇌표면상에 위치하는 혈관의 분포를 보여준다.

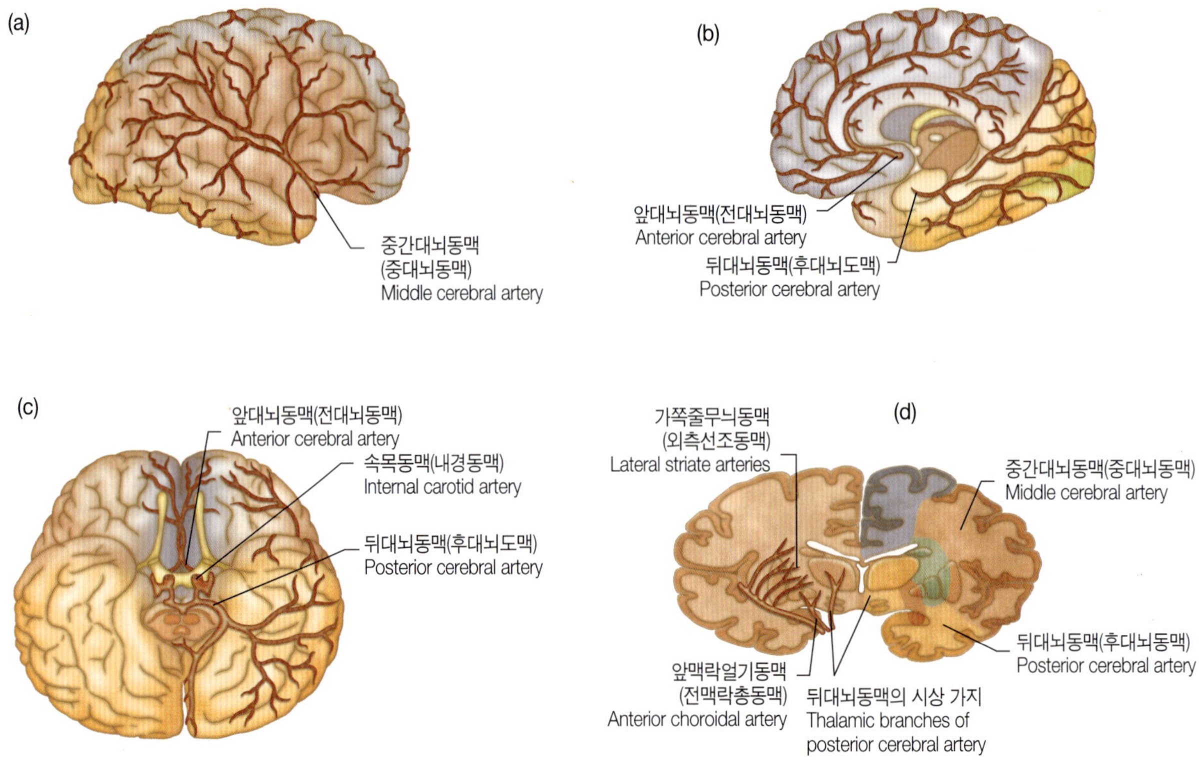

그림 15-2 앞대뇌동맥, 중간대뇌동맥, 뒤대뇌동맥, 앞맥락얼기동맥의 분포영역
대뇌의 가쪽면, 안쪽면, 아랫면 및 관상면의 혈관별 분포영역을 보여주고 있다. 푸른색은 중간대뇌동맥, 노란색은 뒤대뇌동맥, 빨간색은 앞맥락얼기동맥, 연두색은 가쪽줄무늬동맥의 분포영역을 나타낸다. (a) 대뇌 가쪽면의 큰 표면가지 분포. (b) 대뇌 안쪽면의 큰 표면가지 분포. (c) 대뇌 아랫면의 큰 표면가지 분포. (d) 대뇌 이마면의 관통가지 분포.

(2) 앞대뇌동맥의 분포 및 임상증상

앞대뇌동맥의 큰 표면가지는 이마엽(전두엽, frontal lobe)의 눈확면(안와면, orbital surface)과 안쪽면 및 마루엽(두정엽, parietal lobe)의 안쪽면, 뇌들보(뇌량, corpus callosum) 앞쪽에 분포하고, 작은 관통가지는 깊은부분 대뇌와 사이뇌, 둘레엽, 꼬리핵 머리, 속섬유막의 앞뿔에 혈액공급을 한다 그림 15-2.

앞대뇌동맥의 경색증(infarction)으로 인해 발생할 수 있는 임상증상은 표 15-1과 같다.

(3) 중간대뇌동맥의 분포 및 임상증상

중간대뇌동맥의 큰 표면가지는 이마엽, 마루엽 및 관자엽, 뒤통수엽 및 섬엽을 포함하는 대부분의 대뇌겉질 가쪽면과 백색질에 분포하며, 작은 관통가지는 백색질 깊은부분과 속섬유막의 뒤가지, 조가비핵, 가쪽 창백핵, 꼬리핵 몸통, 아래쪽 시각로부챗살에 혈액공급을 한다 그림 15-2.

중간대뇌동맥 영역의 경색은 가장 빈번하게 보여지는 뇌졸중증후군을 일으킨다. 중간대뇌동맥 경색증으로 인해 발생할 수 있는 임상증상은 표 15-2과 같다.

표 15-1 앞대뇌동맥 경색증에 의한 주요 임상증상

임상증상	손상 구조물	특 징
근육약화와 감각소실	일차운동겉질(안쪽면), 일차감각겉질(안쪽면)	일차운동겉질과 일차감각겉질의 부위별 대응연결(somatotopy)의 안쪽면은 다리를 조절하는 영역이기 때문에 근육약화와 감각소실이 반대쪽 먼쪽 다리에 주로 나타남
소변찔끔증(요실금)	중심옆소엽 또는 중심옆소엽의 앞쪽	
언어장애 (speech disturbance)	보조운동영역 (Brodmann 6a, 6b)	언어상실증의 유형으로 분류하기도 하지만, 운동무기력증(motor inertia)의 유형으로 분류하기도 함
교감신경성 행위상실증 (sympathetic apraxia)	뇌들보의 앞쪽	오른쪽 운동겉질에서 왼쪽(우세반구)의 운동겉질로의 연결이 차단됨으로써 나타나며, 왼쪽팔에 행위상실증이 나타남
의지상실증(abulia)	안구이마겉질, 둘레엽심부, 보조운동영역, 띠이랑	양측성 앞대뇌동맥 영역의 경색으로 나타나며, 혼자서 의사결정 또는 행동결정을 할 수 없는 상태를 말한다.

표 15-2 중간대뇌동맥 경색증에 의한 주요 임상증상

임상증상	손상 구조물	특 징
근육약화와 감각소실	일차운동겉질(가쪽면), 일차감각겉질(가쪽면)	얼굴과 팔에 주로 나타나며, 손에서 가장 심하게 나타난다. 몸쪽 팔과 몸통, 얼굴의 이마근육, 인두 및 턱근육은 양쪽 대뇌반구의 신경지배를 받으므로 거의 약화되지 않는다. 일반적으로 통증 및 온도감각은 소실되지 않지만, 분별성 및 고유감각은 손상을 입는다. 이로 인해 팔다리조화운동못함증(관절위치각 소실), 두점식별각 소실, 입체인지불능, 감각소멸(extinction)이 나타날 수 있다.
팔다리조화운동못함증(사지실조, limb ataxia), 이점식별각 소실, 입체인지불능, 감각소멸	일차감각겉질(가쪽면), 마루엽 가쪽면	중간대뇌동맥 병변 시 주로 나타나는 분별성 및 고유감각 손상으로 인해 발생하는 증상이다.
반대쪽 공동주시(공액주시, conjugate gaze) 부분마비	이마안구영역 (Brodmann 8)	급성기에 나타날 수 있으며, 손상쪽으로 눈이 편위되므로, 반대쪽 공동주시 마비가 일어나며 일반적으로 1~2일 후 사라진다.
같은쪽반맹증(동측반맹, homonymous hemianopsia)	시각로부챗살 (optic radiation)	마루엽쪽 시각로부챗살이 주로 손상될 경우 아래쪽사분반맹이, 관자엽쪽 시각로부챗살(Meyer' s loop)이 주로 손상될 경우 위쪽사분반맹이 나타난다.
언어상실증(실어증)	우세반구 언어중추	이마엽 눈확겉질 손상은 브로카언어상실증을 유발시키고, 위관자이랑 뒤쪽 손상은 베르니케언어상실증을 유발시킨다. 눈확겉질 손상이 광범위할 경우 전실어증이 유발될 수 있다.
운동행위상실증(실행증)	왼쪽 마루엽 가쪽면	
공간적 인지장애	오른쪽 마루엽 가쪽면	구조성행위상실증(constructional apraxia), 국소인식불능증(topograph-agnosia), 착의행위상실증(dressing apraxia), 반신무시(hemineglect), 질병인식불능증(anosognosia), 신체인식장애(asomatognosia) 등이 나타나며, 이러한 현상은 손상된 시각영역에서만 한정되서 나타나며 정신상태는 손상받지 않는다.

(4) 앞맥락얼기동맥의 분포 및 임상증상

앞맥락얼기동맥은 해마의 앞쪽과 속섬유막의 아래쪽 2/3에 위치하는 뒤가지, 갈고리이랑, 안쪽 창백핵, 편도핵(amygdala)에 혈액공급을 하며 그림 15-2, 이 혈관이 막히면 반대쪽 반신마비와 감각소실이 일어나며, 시상의 가쪽무릎체에 손상이 일어나 같은쪽반맹증(homonymous hemianopsia)이 일어난다.

2) 척추동맥(Vertebral artery)

(1) 경 로

척추동맥(vertebral artery)은 목의 아래부분에 위치한 빗장밑동맥(쇄골하동맥, subclavian artery)에서부터 시작되고, 목척추뼈의 가로돌기(횡돌기, transverse process)의 가로구멍(횡돌공, transverse foramen)을 통과하고 뒤통수뼈의 큰구멍(대공, foramen magnum)을 통해 머리뼈로 들어간다. 머리뼈로 들어온 각각의 척추동맥은 앞척수동맥(전척수동맥, anterior spinal artery)과 뒤아래소뇌동맥(후하소뇌동맥, posterior inferior cerebellar artery) 가지를 낸다. 척추동맥은 다리뇌(교, pons)-숨뇌(연수, medulla oblongata) 이행부위에서 반대쪽의 척추동맥과 만나 하나의 **뇌바닥동맥**(뇌기저동맥, basilar artery)을 형성한다. 이 동맥계를 **척추동맥-뇌바닥동맥계**(vertebro-basilar arterial system)라고도 하며, 손상 시 목숨을 잃거나 혼수상태에 빠지게 되는 경우가 많아 기능적으로 매우 중요하다. 뇌바닥동맥은 이후에 한 쌍의 **뒤대뇌동맥**(후대뇌동맥, posterior cerebral artery; PCA)이 된다. 뒤대뇌동맥은 속목동맥에서 분지하는 뒤교통동맥에 의해 중간대뇌동맥과 앞쪽에서 연결된다 그림 15-1.

(2) 뒤대뇌동맥의 분포 및 임상증상

뒤대뇌동맥은 큰 표면가지는 일차시각겉질(일차시각피질, primary visual cortex, Brodmann area 17)을 포함한 뒤통수엽(후두엽, occipital lobe) 안쪽면 및 관자엽(측두엽, temporal lobe) 아랫부분, 뇌들보의 뒤쪽에 분포하고, 작은 관통가지는 중간뇌의 일부, 시상과 시상밑핵에 혈액공급을 한다 그림 15-2.

뒤대뇌동맥의 경색증(infarction)으로 인해 발생할 수 있는 임상증상은 표 15-3과 같다.

표 15-3	뒤대뇌동맥 경색증에 의한 주요 임상증상	
임상증상	손상 구조물	특 징
반대쪽 · 같은쪽 반맹증	한쪽 새발톱겉질	이 경우 황반시야는 손상을 받지 않는다. 이는 황반시야가 투사되는 뒤통수극이 중간대뇌동맥으로부터 혈액공급을 받기 때문이다.
읽기언어상실증(실독증)	뇌들보의 왼쪽 뒤쪽	이 경우 언어상실증과 필기불능증(실서증)을 동반하지 않으면서 읽기언어상실증이 나타난다.
안톤증후군 (Anton syndrome, 겉질시각상실)	양쪽 새발톱겉질	경색이 양쪽에서 나타날 경우(예를 들어, 뇌바닥동맥에서 뒤대뇌동맥이 이는곳을 형성하는 부위) 발생하며, 자신이 볼 수 없다는 것을 인식하지 못한다.
기억장애	양쪽 아래안쪽 관자엽	
시상통증증후군	시상	손상 반대쪽 감각소실을 일으키는데 때때로 통각 및 이상감각이 동시에 나타나기도 한다.
편발리즘	시상밑핵	손상 반대쪽에서 나타난다.
중간뇌증후군	중간뇌	같은쪽 눈돌림신경핵 마비와 반대쪽 편마비가 특징적으로 나타난다.
이름못대기증 (명칭언어상실증)	우성반구의 뒤통수엽겉질	물체와 색상 등의 이름을 알지 못하는 것이 특징적으로 나타난다.

(3) 척추동맥과 뇌바닥동맥의 분포 및 임상증상

척추동맥과 뇌바닥동맥의 가지는 크게 **앞척수동맥**(척추동맥가지)을 포함하며 중앙부 구조물에 혈액공급을 하는 **중심옆가지**(정중방지, paramedian branches), 좀 더 가쪽면 구조물에 혈액공급을 하는 **짧은 주변부 가지**(short circumferential branches), **뒤아래소뇌동맥**(척추동맥가지)과 **앞아래소뇌동맥** 및 **위소뇌동맥**(기저동맥가지)을 포함하며 뇌줄기의 가쪽면 구조물 및 소뇌다리, 소뇌 자체에 혈액공급을 수행하는 **긴 주변부 가지**(long circumferential branches)로 구성된다 그림 15-3.

척추동맥은 숨뇌의 주요 혈관으로 피라밋의 아래쪽 3/4, 안쪽섬유띠, 올리브 뒤쪽(가쪽연수), 소뇌의 뒤아래부분에 혈액공급을 담당한다. 뇌바닥동맥은 다리뇌의 주요 혈관으로 숨뇌, 다리뇌, 소뇌, 중간뇌 및 사이뇌(간뇌, diencephalon) 아랫부분 등에 분포한다. 중간뇌는 대부분 뒤대뇌동맥에 의해 혈액공급을 받는다 그림 15-4.

뇌줄기 구조물의 손상으로 인해 나타나는 임상증상은 증후군으로 정리될 수 있는데, 숨뇌와 다리뇌는 크게 가쪽증후군과 안쪽증후군으로 구분할 수 있으며, 중간뇌는 배쪽, 뒤판 또는 등쪽 증후군으로 특징지어진다 그림 15-5, 표 15-4. 또한, 위쪽 뇌줄기의 양쪽성 중심옆구역의 경색은 오름그물활성계통(ARAS)을 손상시켜 혼수를 일으킬 수 있으며, 아래 다리뇌의 입쪽 양쪽성 경색은 눈을 움직이는 근육을 제외한 전체 근육의 마비를 일으켜 **감금증후군**(Lock-in syndrome)을 일으킬 수 있다.

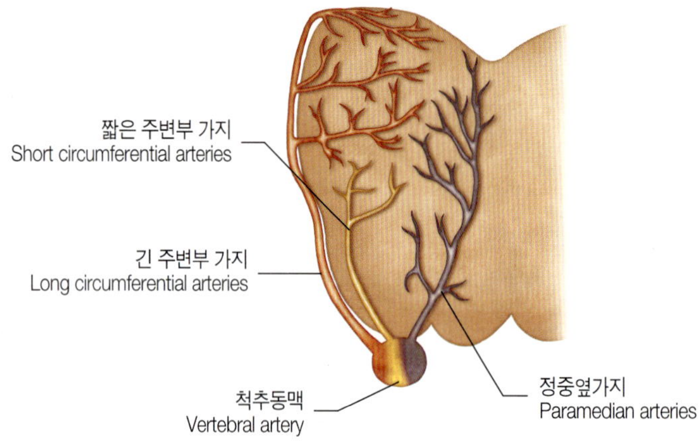

그림 15-3 척추동맥의 가지 분포

숨뇌에 혈액공급을 하는 척추동맥을 보여준다. 척추동맥은 중심옆가지(푸른색), 짧은 주변부 가지(노란색), 긴 주변부 가지(붉은색)로 구분되며, 뇌바닥동맥도 동일하게 구분된다.

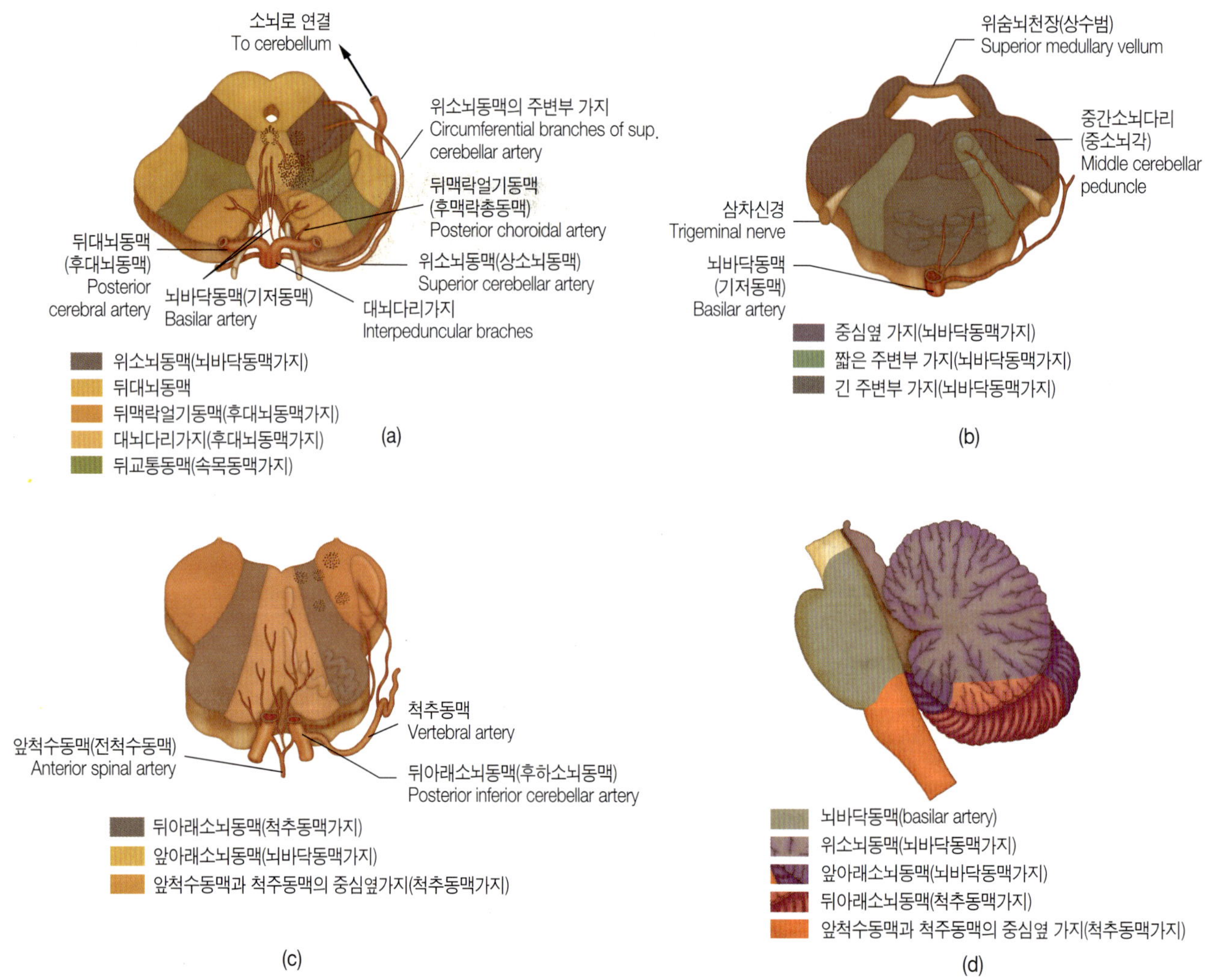

그림 15-4 뇌줄기 및 소뇌의 혈액공급

중간뇌는 뒤대뇌동맥, 다리뇌는 뇌바닥동맥, 숨뇌는 척추동맥, 소뇌는 뇌바닥동맥과 척추동맥으로부터 주로 혈액공급을 받는다. 푸른색 계통은 뇌바닥동맥, 붉은색 계통은 척추동맥, 노란색 계통은 뒤대뇌동맥과 그 가지들의 분포영역을 나타낸다. (a) 중간뇌. (b) 다리뇌. (c) 숨뇌. (d) 소뇌.

3) 대뇌동맥고리(Cerebral arterial circle of Willis)

척추동맥계통과 속목동맥계통은 대뇌의 바닥부위에서 교통동맥들로 서로 연결되어 고리를 이루고 있다. 즉 두 개의 앞대뇌동맥은 앞교통동맥에 의해서 연결되고, 뒤쪽에서 뒤교통동맥이 속목동맥과 뒤대뇌동맥을 연결하여 **대뇌동맥고리**(윌리스고리, 대뇌동맥환, cerebral arterial circle of Willis)를 이루고 있다. 이러한 혈관 사이의 상호연결(문합, anastomoses)은 뇌의 혈액공급이 막혔을 때 뇌를 보호하는 역할을 수행하며, 정상 상태에서는 교통동맥으로 혈액이 거의 흐르지 않고 이들 동맥 사이에 혈압이 다를 때만 혈액이 흐르는 보완장치라고 할 수 있다.

선천적으로 불완전한 대뇌동맥고리는 일반적으로 나타나며, 뇌졸중 환자에게 더 자주 관찰된다. 대뇌동맥고리와 이 고리에서 가까운 가지들에서 폐쇄되는 경우에는 곁순환이 충분히 이루어져 큰 문제가 발생하지 않지만, 먼 가지들이 폐쇄되는 경우에는 곁순환이 불충분하거나 완전히 폐쇄되어 신경장애 증상이 나타난다.

이 외의 중요한 혈관 사이 상호연결에는 뇌 표면에서 나타나는 앞 · 중간 · 뒤대뇌동맥 사이의 연결(공동혈액공급 가장자리 영역 또는 분수계영역(sharing border zone or watersheds)이 있다. 분수계영역의 병변은 광범위한 관류저하(저관류, hypoperfusion; 전신혈압이 낮아지는 경우) 시 손상받기 쉬우며 이를 **가장자리영역 경색** 또는 **분수계영역 경색**이라고 한다.

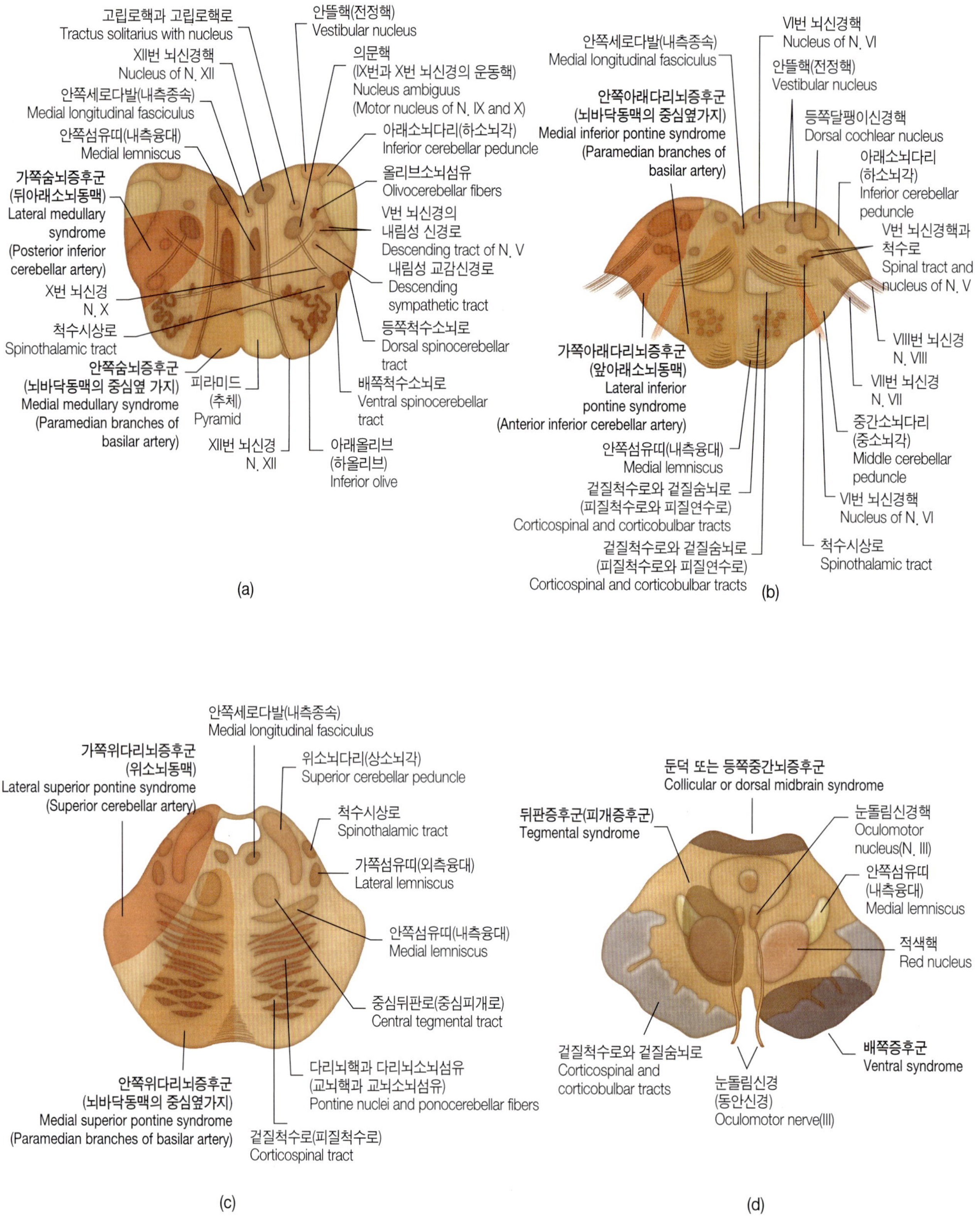

그림 15-5 뇌줄기의 수준별 혈관증후군 뇌줄기의 경우 혈관 손상의 수준에 따라 나타나는 증후군도 다르다. 각 수준별 증후군은 표 15-5에서 나타냈다. (a) 숨뇌 수준. (b) 아래 다리뇌 수준. (c) 위 다리뇌 수준. (d) 중간뇌 수준.

표 15-4 뇌줄기 혈관증후군의 주요 임상증상

부위	증후군	손상혈관	손상 구조물	발현양상
숨뇌	가쪽숨뇌증후군 (왈렌버그증후군)	척추동맥 뒤아래소뇌동맥	안뜰핵	어지러움증, 구역(오심), 구토, 눈떨림 (안구진탕)
			아래소뇌다리, 소뇌	보행실조, 같은쪽 팔다리조화운동못함증
			삼차신경핵과 내림성신경로	같은쪽 얼굴부분의 통각과 온각 감소
			척수시상로	반대쪽 신체의 통각 및 온각 감소
			혀인두신경, 미주신경, 의문핵	언어곤란증, 쉰목소리, 같은쪽 입천장과 성대 약화, 같은쪽 구역반사 감소
			내림성 교감신경섬유 손상	같은쪽 호너(Horner)증후군
			고립로핵	같은쪽 미각소실, 딸꾹질
	안쪽숨뇌증후군 (데제린증후군)	척추동맥 뇌바닥동맥의 중심옆가지	겉질척수로	반대쪽 반불완전마비
			혀밑신경핵 및 혀밑신경	같은쪽 혀근육 약화, 말더듬증, 마비쪽으로 혀 편위
			안쪽섬유띠(내측융대)	통각과 온각은 보존, 반대쪽 고유감각 및 분별성 감각 손상
다리뇌	가쪽아래 다리뇌증후군	앞아래소뇌동맥	혀인두신경, 미주신경, 의문핵부분을 제외하고는 가쪽숨뇌증후군과 비슷함.	
			달팽이신경핵	한쪽 귀울림, 귀먹음
			얼굴신경핵, 얼굴신경	같은쪽 얼굴근 약화
	안쪽아래 다리뇌증후군	뇌바닥동맥의 중심옆가지	겉질척수로	반대쪽 반불완전마비
			다리뇌주시센터*	같은쪽 주시마비
			갓돌림신경핵, 갓돌림신경	눈의 갓돌림 마비
			안쪽섬유띠	통각과 온각은 보존, 반대쪽 고유감각 및 분별성 감각 손상
	가쪽위다리뇌 증후군	위소뇌동맥	위 및 중간소뇌다리, 소뇌	팔다리조화운동못함증 및 보행조화운동못함증
			척추시상로	반대쪽 신체의 통각 및 온각 감소
			안쪽섬유띠	통각과 온각은 보존, 반대쪽 고유감각 및 분별성 감각 손상
	안쪽위다리뇌 증후군	뇌바닥동맥의 중심옆가지	중심뒤판로(중심피개로)	입천장근 경련, 인두, 후두, 얼굴, 눈 또는 호흡근의 불수의적인 움직임
			안쪽섬유띠	통각과 온각은 보존, 반대쪽 고유감각 및 분별성 감각 손상
			겉질척수로	반대쪽 반불완전마비
			안쪽세로다발(내측종속)	신경핵사이 눈근육 마비
중간뇌	배쪽증후군 (대뇌다리증후군, 웨버증후군)	뒤대뇌동맥의 대뇌다리가지와 뒤맥락얼기동맥	눈돌림신경	같은쪽 벌림주시 또는 수직주시 마비, 동공 확대
			겉질척수로, 겉질연수로	반대쪽 얼굴, 팔, 다리의 마비
	뒤판증후군 (클라우드증후군)		눈돌림신경핵	눈돌림신경 마비
			위소뇌다리(추측)	반대쪽 실조, 떨림(진전, 적핵떨림)
	배쪽 및 피개동시손상 (베네딕드증후군)			
	등쪽증후군 (파리노증후군)		뒤교차, 사이질핵	위쪽 수직응시 손상
			덮개앞영역	동공빛반사 소실

* 다리뇌주시센터(pontine gaze center)는 중심옆다리뇌그물체와 갓돌림신경핵을 합쳐서 부르는 용어임.

2. 정 맥

뇌의 정맥은 판막이 없고 근육층이 발달되어 있지 않아 혈관벽이 매우 얇으며, 대뇌정맥, 소뇌정맥, 뇌줄기정맥으로 나누어지며, 이들 정맥들은 **경질막정맥굴**(경막정맥동, dural sinus)로 모이게 되고 결국 머리뼈바닥에서 **속목정맥**(내경정맥, internal jugular vein)을 통해, **팔머리정맥**(완두정맥, brachiocephalic veins), **위대정맥**(상대정맥, superior vena cava)을 지나 심장으로 흘러간다. 경질막정맥굴은 경질막의 두 층 사이에 존재하며, 다른 뇌정맥과 같이 판막이 없는 굵은 정맥이다. 뇌의 정맥은 동맥에 비해 변이가 많으며 그 경로도 일정하지 않는 경우가 많다.

경질막정맥굴에 속하는 주요 정맥굴 중 **위시상정맥굴**(상시상정맥동, superior sagittal sinus)은 대뇌낫(대뇌겸, falx cerebri)의 위를 따라 세로방향으로 길게 뻗어 있으며, 위 · 가쪽 및 안쪽대뇌겉질의 혈액을 받아 뒤통수로 가서 **정맥굴합류**(정맥동교회, confluence of sinus)로 열리고, 여기서 **가로정맥굴**(횡정맥동, transverse sinus) 및 **구불정맥굴**(S상정맥동, sigmoid sinus)을 거쳐 속목정맥으로 가며, 기타 모든 정맥굴도 이 근처에서 혈액을 받아 속목정맥으로 간다. 여기에서 위시상정맥굴의 마루뼈부

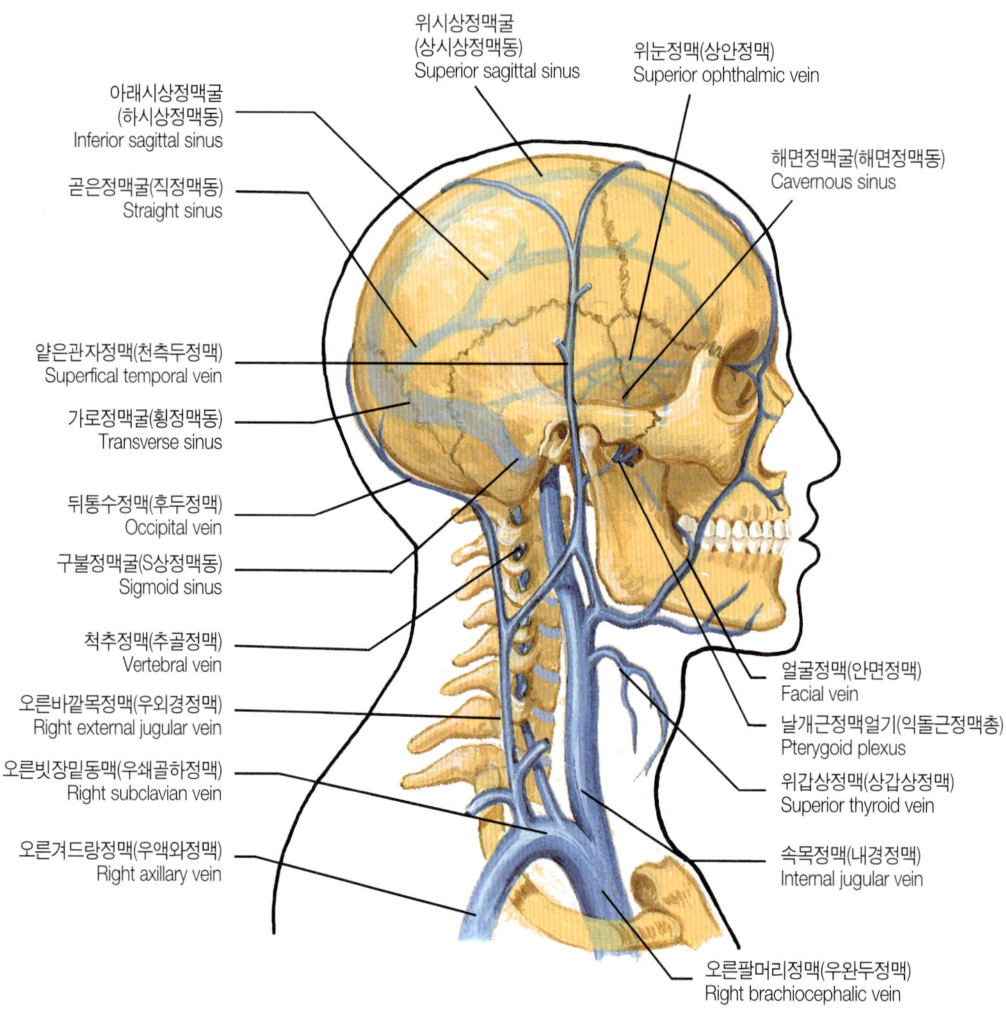

그림 15-6 머리목부분의 정맥 분포

위에는 **거미막융기**(지주막과립, arachnoid villus)가 존재하여 뇌척수액이 정맥굴로 흡수된다.

대뇌 깊은부위의 정맥들은 속대뇌정맥(대뇌내정맥, internal cerebral vein)으로 모이고, 양쪽 속대뇌정맥이 모여서 큰대뇌정맥(대대뇌정맥, great cerebral vein of Galen)이 되며, 이후 곧은정맥굴(직정맥동, straight sinus)로 이어지고, 가로정맥굴 및 구불정정맥굴을 거쳐 속목정맥으로 간다. 대뇌바닥의 일부 정맥들은 **위 및 아래바위정맥굴**(상 · 하추체정맥동, superior and inferior petrosal sinus)로 이어져 구불정맥굴이나 해면정맥굴로 간다. 해면정맥굴은 가로정맥굴 및 속목정맥과 연결되어 있다 그림 15-6.

II 척수의 혈관

1. 동맥

척추동맥이 뇌바닥동맥을 형성하기 직전에 한 개의 **앞척수동맥**(전척수동맥, anterior spinal artery)과 두 개의 **뒤척수동맥**(후척수동맥, posterior spinal artery)을 낸다. 앞척수동맥은 **앞정중틈새**(전정중틈새, anterior median fissure)를 따라 세로로 배열되어 있으며, 뒤척수동맥은 **뒤가쪽고랑**(후외측고랑, posterolateral sulcus)을 따라 세로로 배열되어 있다. 앞척수동맥은 척수원뿔까지

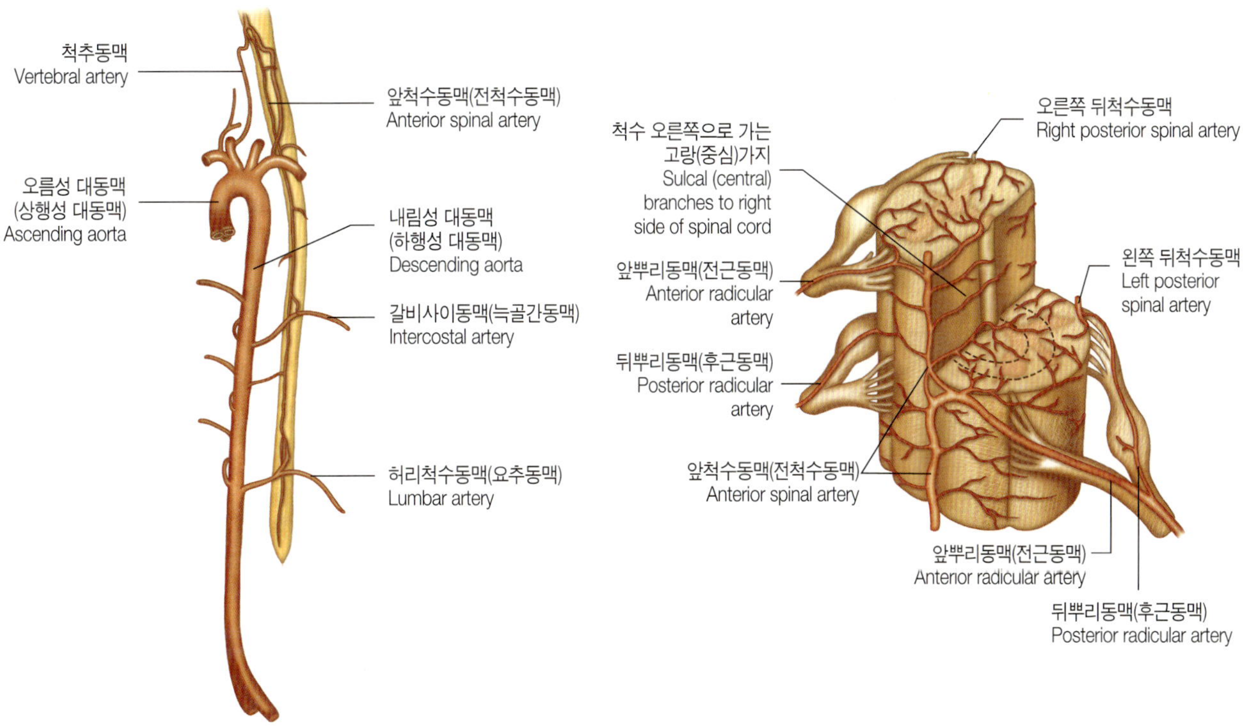

그림 15-7 척수동맥의 기원 및 분포 척수동맥은 척추동맥에서 한 개의 앞척수동맥과 두 개의 뒤척수동맥이 일어난다.

하행한 다음 척수원뿔에서 뒤쪽으로 돌아 뒤척수동맥과 연결된다.

이들 동맥들은 척추동맥으로부터만 혈액공급을 받지 않으며 대동맥(aorta) 및 속엉덩동맥(내장골동맥, internal iliac artery)에서 이는곳을 형성하는 앞뿌리동맥(anterior radicular artery)과 뒤뿌리동맥(posterior radicular artery)들과 연결되어 혈관얼기(plexus)를 형성하는데, 척수동맥을 통해 위에서 내려오는 혈액공급을 각 분절로 들어오는 **뿌리동맥**(분절동맥, segmental artery)들이 보강해 주는 역할을 한다고 할 수 있다. 그러므로 목신경분절은 척추동맥에서 이는곳을 형성하는 척수동맥에 의해서 주로 혈액공급을 받으며, 가슴신경분절과 허리신경분절은 뿌리동맥과 연결된 척수동맥에 의해서 주로 혈액공급을 받는다고 말할 수 있다 그림 15-7.

앞척수동맥은 척수의 앞쪽 2/3에 혈액공급을 하고, 뒤척수동맥은 뒤쪽 1/3에 혈액공급을 수행한다. 그러나 뒤척수동맥의 경우 세로방향으로의 연속성 및 문합성이 발달되어 있는데 비해, 앞척수동맥은 연속성의 발달이 미약하기 때문에 척수경색의 경우 앞척수동맥 영역에 제한되어 나타나는 경우가 많으며, 뒤척수동맥이 폐쇄되는 경우는 매우 드물다. 그리고 앞척수동맥의 경우 척수의 왼쪽과 오른쪽의 1/2로 교차하여 들어가는 고랑동맥(sulcal artery)을 분지하기 때문에 때때로 **브라운-세카르증후군**(Brown-Sequard syndrome)을 유발시켜, 같은쪽 약화와 반대쪽 통각 및 온도감각 소실이 나타난다. 척수동맥의 경색증(infarction)으로 인해 발생할 수 있는 임상 증후군은 표 15-5와 같다.

표 15-5 척수 혈관증후군의 주요 임상증상

증후군	손상혈관	손상 구조물	발현양상
앞척수증후군	앞척수동맥	겉질척수로	다리 불완전마비 또는 팔다리 불완전마비
		척수시상로	병변부위 아래 통각 및 온도감각 손상
		척수 앞뿔(전각)	목 및 허리에 병변 시, 팔 및 다리근육들의 위축성 약화가 나타남
뒤척수증후군	뒤척수동맥	등쪽백색기둥	고유감각 및 분별성 감각 손상. 감각실조증이 현저하게 나타남

2. 정 맥

척수의 정맥혈은 정맥얼기를 통해 빠져 나가는데 그 분포는 동맥 분포와 거의 유사하다. 척수의 정맥들은 꼬불꼬불한 세로정맥들로 합쳐지는데 세로정맥들은 뇌정맥이나 정맥굴과 교통하며, 주로 **속척추정맥얼기**(internal vertebral venous plexus)로 유입된다. 이와 같이 척수의 정맥계는 척주의 정맥계, 머리의 정맥계, 그리고 골반 및 배안의 정맥계와 연결되어 있으며 판막이 존재하지 않기 때문에, 무거운 물건을 들어올리거나 기침을 할 때처럼 가슴 속이나 배 속의 압력이 증가되면, 정맥혈액이 전신순환으로 잘 배출되지 못하여 척수의 정맥계로 갈 수 있어 척수정맥압 또는 뇌척수압의 상승이 초래될 수 있다. 또한 척수 정맥계는 골반이나 배안의 장기에 발생한 악성종양의 전파로가 될 수 있다.

| 참고문헌 |

1. 신경과학. 송창호 저, 정문각, 서울, 2006.
2. 신경과학(제3판). L.K. Ekman 원저, 김종만 외 공역, 정담미디어, 서울, 2009.
3. 신경과학. R.D. Adams 외 원저, 아담스신경과학 편찬위원회 역, 정담, 서울, 1998.
4. 신경해부생리학. 김종만 저, 도서출판 정담, 서울.
5. 신경해부생리학. 노민희 외 공저, 청구문화사, 서울, 2005.
6. 신경해부생리학. 이한기 외 공저, 현문사, 서울.
7. 신경해부학: 구조와 기능(제5판). C.R. Noback 외 원저, 김성수 외 공역, 정문각, 서울, 1999.
8. 의학신경해부학. 이원택 · 박경아 공저, 고려의학, 서울, 1996.
9. 인체해부학. 김명희 외 공저, 현문사, 2002.
10. 인체해부학. 노명희 외 공저, 정담미디어, 2007.12
11. 인체해부학(제2판). 전국물리치료(학)과 교수협의회 편, 정문각, 서울, 2009.
12. 임상신경해부학. R.S. Snell 원저, 박경한 역, 신흥메드싸이언스, 서울, 2003.
13. 최신 신경학. 김진수 · 최경규 · 이명식 공저, (주)과학서적센터, 서울, 2000.
14. 치료사를 위한 임상신경학(제2판). 김종만 저, 정담미디어, 서울, 2003.
15. Clinically oriented Anatomy(3rd ed.), keith L. Moore, Williams & Wilkins, 1992.
16. Neurology and neurosurgery illustrated(4th ed.), K.W. Lindsay, I. Bone, ELSEVIER, United Kingdom, 2004.
17. Physiology Behavior Nell R. Carlson, Allyn and Bacon, 1994.
18. Principles of neural science(4th ed.), E.R. Kandal, J.H. Schwartz, T.M. Jessell, McGraw Hill, USA, 2000.
19. http://clinic-clinic.com/clncl-mdcne/nrsrgry/nrlgc_exam.htm
20. http://han.chonbuk.ac.kr/med_board/read.cgi?board=han&y_number=375
21. http://medicine.tamu.edu/neuro/outline.htm
22. http://myhome.shinbiro.com/~kyun2000/moa.htm
23. http://rhsc.kcn.ac.kr/sub_5/sub5_10.htm
24. http://tiny.britannica.co.kr/bol/illust.asp?med_id=ohumano022a4.gif
25. http://web.khu.ac.kr/~neuron/databank/study_plan/plan1.html

한글 찾아보기

ㄱ

ㄴ

ㅇ

영문 찾아보기

A

B

C

D

E

F

G

H

I

J, K, L

M

N

O

P

R

S

T

U

V

W, Z

저자와의
협의로
인지생략

| 신경해부생리학 |

발행일 2010년 8월 5일 초판 인쇄
2010년 8월 20일 초판 발행

저 자 감경윤 · 김석범 · 김정기 · 배주한 · 송창호 · 윤용순
이선명 · 이윤미 · 이인경 · 이진종 · 장 철 · 정현애

발행인 김 시 동
발행처 정 문 각
서울특별시 마포구 대흥동 210-1 봉화빌딩 4층
출판등록 1990년 10월 25일 9-246호
전 화 02) 713-0421~3
팩 스 02) 704-6265
전자우편 jungmunk@unitel.co.kr
홈페이지 www.jungmunkag.co.kr

정 가 **35,000원**

ISBN 978-89-7742-447-0 93510